中医经典养生文库

黄帝内经养生

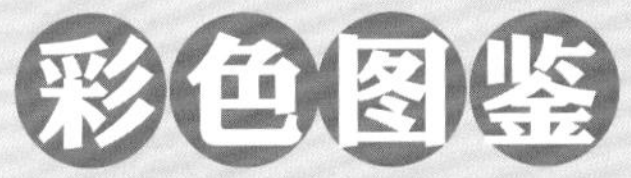

谢 宇 主编

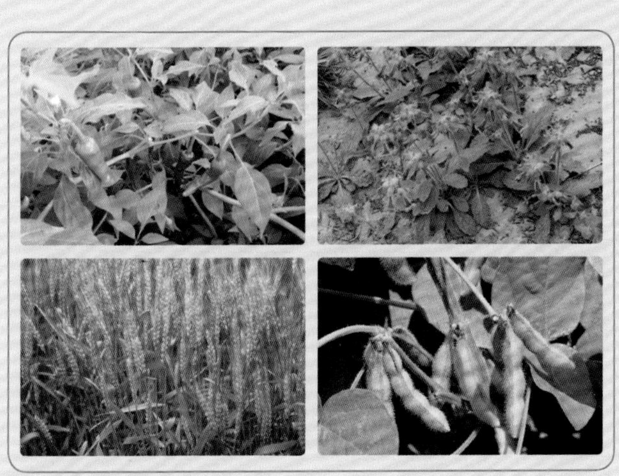

CNS 湖南科学技术出版社

编委会名单

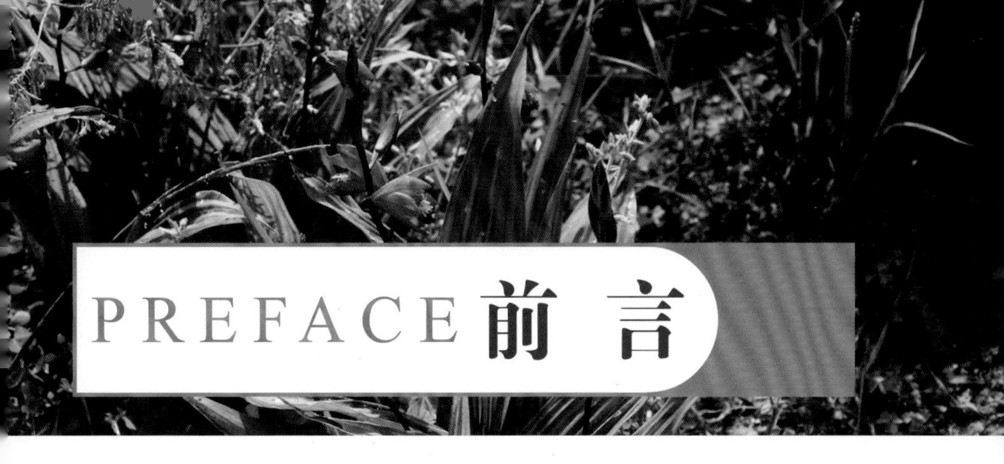

PREFACE 前 言

纵观中医学发展史，《黄帝内经》具有不可取代的重要地位，我国现今的若干中医学理论、思想几乎都沿用了此经典。可以这样说，2000多年以来，试图对中医学进行研究并深入挖掘的人不计其数，而真正成就国学医药之名的依旧是《黄帝内经》。

只不过，随着时代的变化，《黄帝内经》中深奥的语言及内涵已经成为困扰现代中医治疗、养生爱好者的大问题，能够真正读懂它，应用它，并将其轻松应用于日常者寥寥无几。更不要提那些打着养生、营养等话题，以《黄帝内经》为幌子，进行营养品、保健品推销的“专家”了。

正是因为这种现状的存在，一直高高在上的《黄帝内经》才被置于尴尬的境地。人们一边热烈哄抬它，又一边购回家中束之高阁。这种热切追求，却只能被视为“装饰”的结局是对中医学经典的冷落。而笔者的梦想，就是让中医学发扬光大，让经典巨著真正走入民间，成为人们茶余饭后随手可阅的实用书籍。时至今日，经过反复对照、翻译，以及和现代生活的接轨，终于成就这本可称为现代版《黄帝内经》的《黄帝内经养生彩色图鉴》。

我们不求读者对《黄帝内经》有多么深入的了解，也不要求每个人都能将中医学发扬光大。但如果可以取《黄帝内经》中的有效医方，对现实生活及身体健康有益，并将中医治病、养生之作用惠及万千炎黄后代，让中医学之根深植于民族内心，那么还有什么比这更有意义的事呢？

因此，笔者不惜多年案牍之苦，从《黄帝内经》开篇起，选取具有经典内涵、意义深远、轻松好用的诊、治、疗、养之方，全面总结本书的精华。让打开此书的人，不会再因语言的限制而一头雾水，更不会因为药方、治疗的精微而一筹莫展。笔者之语也许没有《黄帝内经》原书立论高远、语法精深，但却用最简单的语句写出了书中自存的深奥医理。

同时，笔者不以单一对原文的翻译为本，更结合书中所提、所用以及现代中医学理论的精华，对人们生活中经常遇到的感冒、伤风、头疼、脑热等病痛保养之法进行总结，为的就是让看过此书的人，从根本上明白自己为什么生病，而且又能用轻松简单的方法治愈它，进而从源头上杜绝此类疾病的再生。

《黄帝内经》自古被谓之“仰观天文，俯察地理，中知人事”的天下第一智慧奇书。笔者之所译、所集，不过是从中窥取一二，既不能被称为感悟之顿作，也不敢视其为经典总结。只希望您在打开这本被重新翻译、编撰过的现代活学活用版《黄帝内经养生彩色图鉴》后，能从中将有益于身心的句段、方法信手拈来，灵巧运用，笔者的辛苦研读也就有意义了。

感谢您为选择本书所作出的明智选择及为中医文化的传承和传播所作的贡献！

编　者

于北京

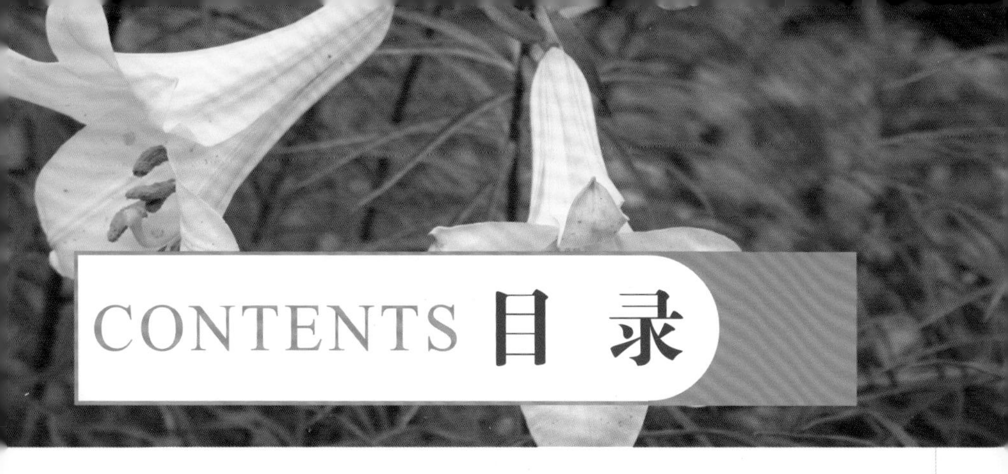

素问篇

灵枢篇

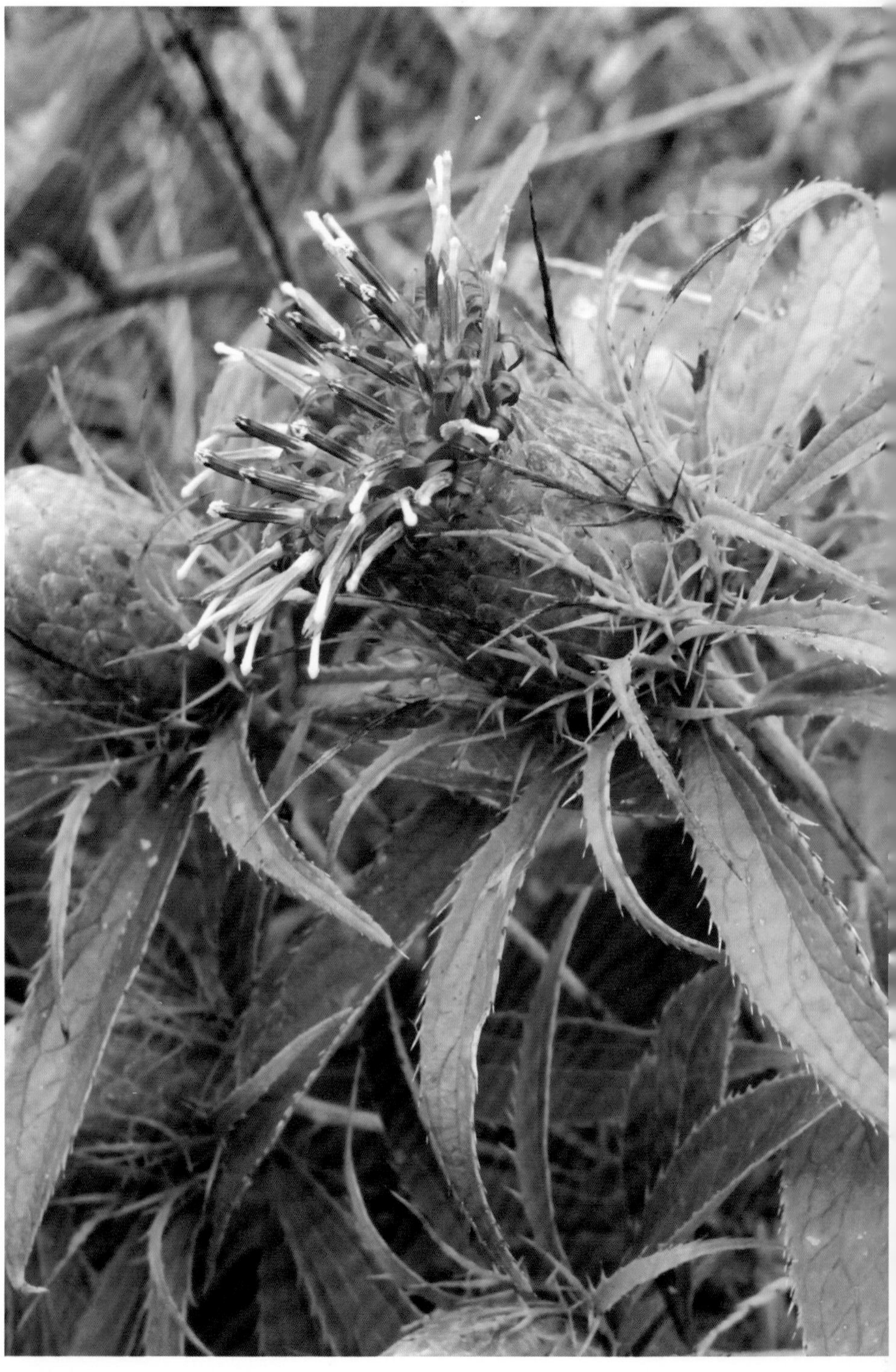

素问篇

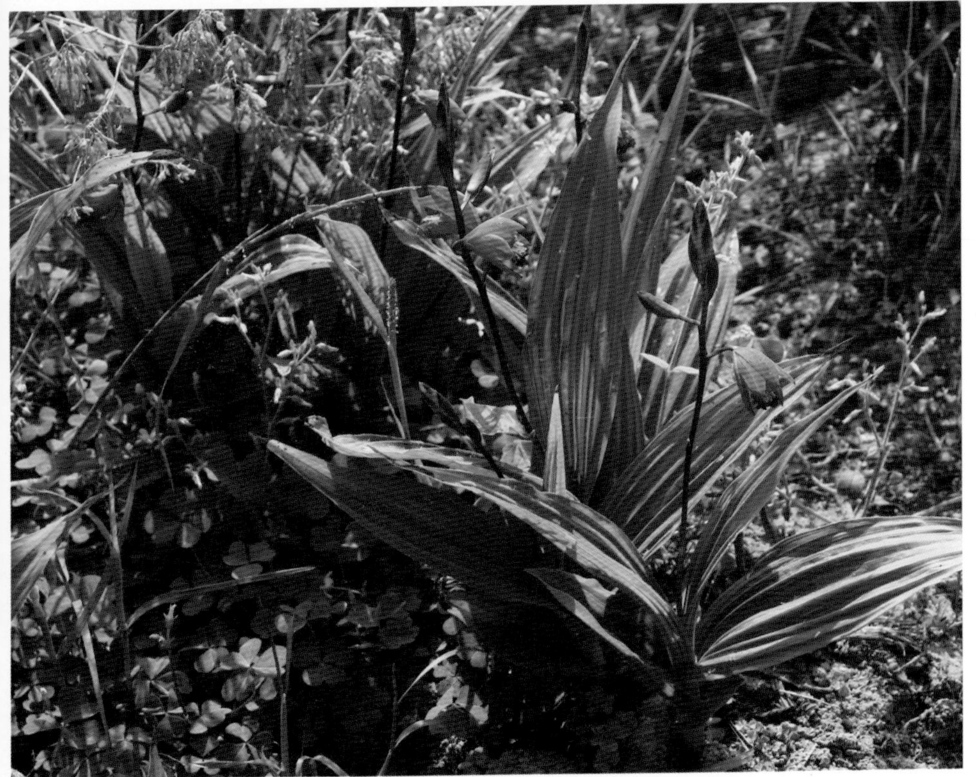

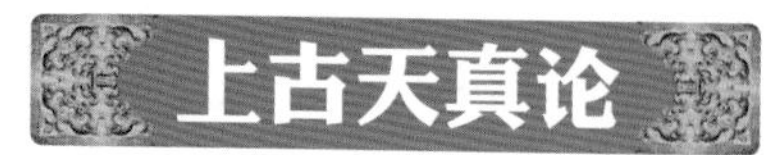

上古天真论

本篇要点

1. 阐述了养生的积极意义，既能预防疾病，又能延年益寿。
2. 具体指出了养生的方法。

原文译注

原文 昔在黄帝，生而神灵，弱而能言，幼而徇齐，长而敦敏，成而登天。乃问于天师[①]曰：余闻上古之人，春秋皆度百岁，而动作不衰。今时之人，年半百而动作皆衰者，时世异耶？人将失之耶？

译文

当年，黄帝生来神异聪灵，还在襁褓之中就能够说话，幼年时思维敏捷反应迅速，长大后笃实聪颖，及至成年就登上了天子之位。黄帝问岐伯道：我听说，上古之人都能年过百岁而行动不显衰老。现在的人，年龄刚过半百就行动衰弱无力了。这是由于时代不同造成的呢，还是因为今天的人们失于养生造成的呢？

原文 岐伯对曰：上古之人，其知道者，法于阴阳，和于术数[②]，食饮有节，起居有常，不妄作劳，故能形与神俱，而尽终其天年，度百岁乃去。今时之人不然也，以酒为浆，以妄为常，醉以入房，以欲竭其精，以耗散其真，不知持满，不时御神，务快其心，逆于生乐，起居无节，故半百而衰也。

译文

岐伯回答说：上古之人，大都了解养生的道理，所以能效法于阴阳之道，并采用各种养生方法来保养身体，饮食有节制，作息有常规，不过分劳心劳力，因而能够使形体和精神协调，活到他们应该到的寿数，到100岁以后才去世。现在的人就不同了，把酒当作浆水一样纵饮无度，经常沉迷于荒乱的生活中，乘着酒兴纵意房事，因过度色欲而耗竭精气，造成真元败散。正是由于不懂得保持体内精气的充盈，不能有节制地运用精神，贪图一时的快意，背弃生命获得真正快乐的大道，生活全无规律，所以才活到50岁就出现衰老的迹象了。

原文 夫上古圣人之教下也，皆谓之虚邪贼风，避之有时，恬淡虚无③，真气从之，精神内守，病安从来？是以志闲而少欲，心安而不惧，形劳而不倦，气从以顺，各从其欲，皆得所愿。故美其食，任其服，乐其俗。高下不相慕，其民故曰朴。是以嗜欲不能劳其目，淫邪不能惑其心，愚智贤不肖不惧于物，故合于道。所以能年皆度百岁而动作不衰者，以其德全不危也。

译文

上古的圣人经常教导他的人民：一年四季中的各种病邪，要根据节气的变化而适时躲避；在思想上要安闲清静，不贪不求，使体内真气和顺，精神内守，这样，疾病又怎么会侵袭你呢？所以上古的人都能神志安闲，欲望不多，心性平和，无忧无虑，形体劳苦而不疲倦，真气从容而顺调，每个人都感到自己的愿望得到了满足。所以都能以自己食用的食物为甘美，以穿着的衣服为舒适，以所处的环境为安乐，不因地位的尊卑而羡慕、嫉妒，这样的人民才称得上是朴实。对这些朴实的人民来讲，嗜好和欲求不能干扰他们的视听，淫乱邪论也不能扰乱他们的心态，无论是愚笨的、聪明的，或者是有才能的、能力差的，都不去追求食色的享乐，因此能符合养生之道。他们活过100岁但行动却不显衰老，就是因为他们道德完善没有偏差。

注释

①天师：黄帝对岐伯的尊称。

②和于术数：指用合适的养生方法来调和身体。

③恬淡虚无：恬淡，指清闲安静；虚无，指心无杂念。恬淡虚无，指内心清闲安静而没有任何杂念。

养生智慧

1. 吃西瓜，好处多多

西瓜又称“夏瓜”“寒瓜”，堪称“瓜中之王”。西瓜不含脂肪，富含人

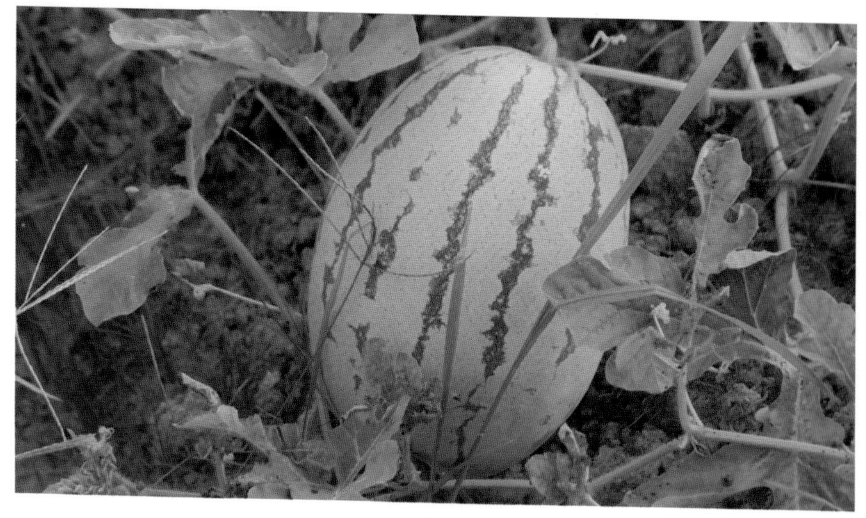

西瓜

体所需要的多种营养物质。每100克西瓜瓤约含蛋白质1.3克，糖类4.2克，粗纤维0.3克，钙6毫克，磷10毫克，铁0.2毫克，胡萝卜素0.3毫克，维生素B_1 0.02毫克，维生素B_2 0.02毫克，维生素C 3毫克，另含各种氨基酸、有机酸、无机盐和微量元素如锌、钾等。

现代医学研究表明，西瓜中含有的糖、盐、酸等物质，有治疗肾炎和降血压的作用。中医学认为，西瓜是一种富有营养、纯净、食用安全的水果，有生津、除烦、止渴、解暑热、清肺胃、利小便、助消化、促代谢的功效，是一种可以滋补身体的食物，适用于高血压、肝炎、肾炎、肾盂肾炎、黄疸、胆囊炎、水肿患者以及中暑发热、汗多口渴之人食用。

此外，西瓜皮性味甘寒，能解暑清热、止烦渴、化湿利尿，可作为配菜食用。

2. 交友，也需呵护心理

（1）相处时，不要斤斤计较

友谊意味着给予，它应该是无私的。朋友相处斤斤计较，惟恐自己吃亏，这种有利必争、有荣誉不让、有责任便推的人，很难有真正的朋友。对人不要过于苛求，对朋友身上的不足和缺点，我们应该抱着宽容的态度，真诚地互相理解，互相支持，互相帮助，取长补短，共同进步。

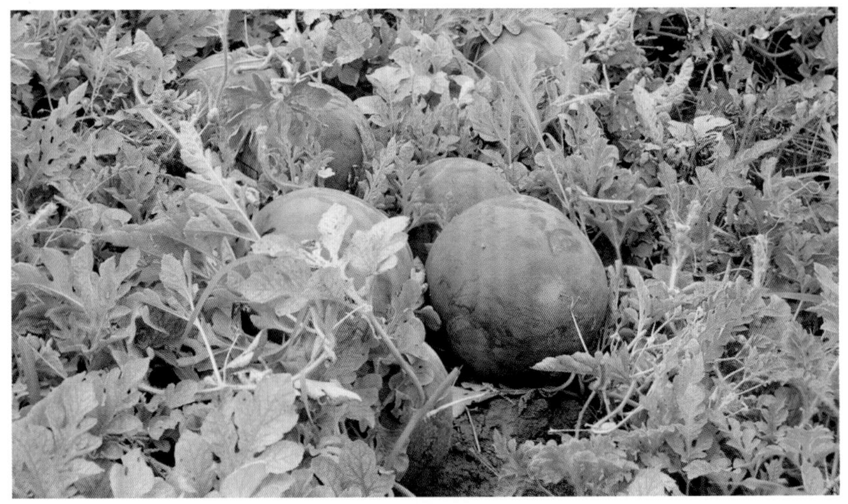

西瓜

（2）烦恼时，不要过分依赖朋友

当有苦恼的时候，向朋友说说心里话，听听朋友的建议；遇到难题时，同朋友商量一下，找出解决的办法；经济上有困难，请有能力的朋友施以援手，等等，这些都是可以的。但不能忘记，朋友也有自己的事要做，他也有各种各样的难题要解决，也会遇到经济上困难需要帮助。如果只是站在自己的角度来考虑问题，过分依赖朋友，这种事情多了，朋友就会逐渐离你而去，因为你们之间的友情已经成为他的一种负担，使他不堪重荷，便会逃之夭夭。

（3）生活中，功利心不要那么重

现实生活中，有些人交友完全是实用主义，以亲疏分等次，以尊卑论级别。凡对我有利者，则热情相待，交往甚密；对我无利者，则冷眼相待，旁若路人；对有地位、有权势的朋友，笑容可掬，想方设法地巴结；对一般朋友，则态度冷漠，爱搭不理。

（4）有成绩时，不要自高自大

虚怀若谷，谦和谨慎，能使人广交朋友，获得他人的信任和好感；而孤芳自赏，自命不凡，则会使人敬而远之，惹人反感。有些人在学习上、事业上取得一点成绩，便得意忘形，夸夸其谈，看不起别人，与人越来越疏远，最终成为“孤家寡人”。

五脏生成

本篇要点

1. 五脏与其所含的脉、筋、皮、肉、骨等之间的关系。
2. 五味、五色、五脉和五脏的密切关联。

原文译注

原文 心之合[①]脉也，其荣[②]色也，其主[③]肾也。肺之合皮也，其荣毛也，其主心也。肝之合筋也，其荣爪也，其主肺也。脾之合肉也，其荣唇也，其主肝也。肾之合骨也，其荣发也，其主脾也。

译文

心脏在外与之相合的是血脉，它的外荣是面色，它的制约者是肾脏。肺脏在外与之相合的是皮肤，它的外荣是汗毛，它的制约者是心脏。肝脏在外与之相合的是筋，它的外荣是爪甲，它的制约者是肺脏。脾脏在外与之相合的是肌肉，它的外荣是口唇，它的制约者是肝脏。肾脏在外与之相合的是骨骼，它的外荣是头发，它的制约者是脾脏。

原文 是故多食咸，则脉凝泣而变色；多食苦，则皮槁而毛拔；多食辛，则筋急而爪枯；多食酸，则肉胝䐢而唇揭[④]；多食甘，则骨痛而发落。此五味之所伤也。故心欲苦，肺欲辛，肝欲酸，脾欲甘，肾欲咸。此五味之所合也。

译文

所以过食咸味，则使血脉凝涩不畅，而颜面色泽发生变化；过食苦味，则使皮肤枯槁而毫毛脱落；过食辛味，则使筋脉紧急而爪甲枯干；过食酸味，则使肌肉变厚皱缩而口唇翻起；过食甘味，则使骨骼疼痛而头发脱落。这是偏食五味所造成的损害。所以心脏需要苦味之物滋养，肺脏需要辛味之物滋养，肝脏需要酸味之物滋养，脾脏需要甘味之物滋养，肾脏需要咸味之物滋养。这是五味分别与五脏之气相合的对应关系。

原文 五脏之气，故色见青如[5]草兹者死，黄如枳实者死，黑如炱[6]者死，赤如衃[7]血者死，白如枯骨者死，此五色之见死也。青如翠羽者生，赤如鸡冠者生，黄如蟹腹者生，白如豕膏者生，黑如乌羽者生，此五色之见生也。生于心，如以缟[8]裹朱；生于肺，如以缟裹红；生于肝，如以缟裹绀[9]；生于脾，如以缟裹栝楼实；生于肾，如以缟裹紫，此五脏所生之外荣也。

译文

五脏反映于面部的气色，面色出现青如死草、枯暗无华的为死症，出现黄如枳实的为死症，出现黑如烟灰的为死症，出现红如凝血的为死症，出现白如枯骨的为死症。这是五色中表现为死症的情况。面色青如翠鸟之羽毛者生，红如雄鸡之冠者生，黄如螃蟹之腹者生，白如猪之脂肪者生，黑如乌鸦之毛者生。这是五色中表现有生机的情况。心脏有生机，其面色就像细白的薄绢裹着朱砂；肺脏有生机，面色就像细白的薄绢裹着粉红色的丝绸；肝脏有生机，面色就像细白的薄绢裹着天青色的丝绸；脾脏有生机，面色就像细白的薄绢裹着瓜蒌之实；肾脏有生机，面色就像细白的薄绢裹着紫色的丝绸。这些都是五脏的生机显露于外的荣华。

原文 色味当五脏：白当肺、辛；赤当心、苦；青当肝、酸；黄当脾、甘；黑当肾、咸。故白当皮，赤当脉，青当筋，黄当肉，黑当骨。诸脉者皆属于目，诸髓者皆属于脑，诸筋者皆属于节，诸血者皆属于心，诸气者皆属于肺，此四肢八溪之朝夕也。

译文

色、味与五脏相应：白色和辛味应于肺，红色和苦味应于心，青色和酸味应于肝，黄色和甘味应于脾，黑色和咸味应于肾。因五脏外合五体，所以白色相合于皮肤，红色相合于血脉，青色相合于诸筋，黄色相合于肌肉，黑色相合于骨骼。各条脉络之气，都上注于目，而诸髓之气都上注于脑，诸筋之气都联系着骨节，诸血脉都统属于心，诸气机都统属于肺，同时，气血的运行则朝夕来往，不离于四肢八大关节的部位。

注释

①合：指配合。

②荣：也就是荣华表现。

③主：是指受制约。

④肉胝䐢而唇揭：胝，音同“之”，皮厚的意思；䐢，即皱，皱缩的意思；揭，即掀起的意思；肉胝䐢而唇揭，就是皮肉坚厚皱缩，口唇干裂，表皮掀起的意思。

⑤青如：指死草的颜色，即青中带有枯黑的颜色。

⑥炱：音同“台”，是煤烟灰的意思。

⑦衃：音同“胚”，意思是凝固了的血块。

⑧缟：即生绢，色白质薄而光润。

⑨绀：是一种青中带有红色的丝织品。

养生智慧

1. 益气健脾粥

（1）参苓粥

【原料】人参3～5克（或党参15～20克），白茯苓15～20克，生姜3～5克，粳米200克。

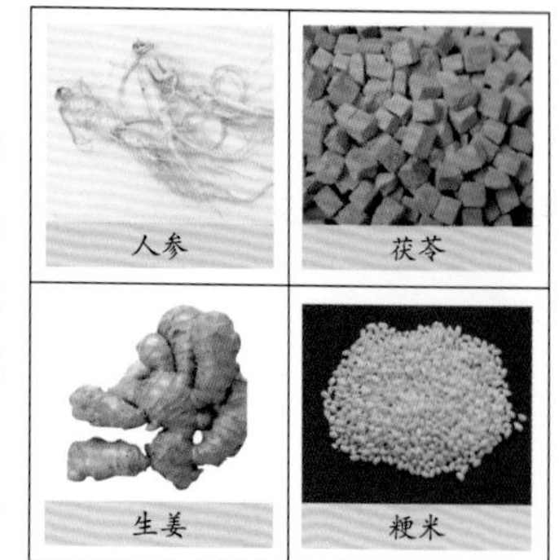

【制法】首先把人参（或党参）、生姜切为薄片，把茯苓捣碎；放入沙锅，然后加水浸半小时，再加热煎取汁液，可再复煎1次；将2次滤汁液合并，倒入沙锅，放入粳米煮至粥成即可。

【用法】每日1剂，于早、晚空腹时温热服食。

【功效】益气健脾，渗湿养胃。

【适用】脾胃气虚，湿困中焦之体弱多病、神疲倦怠、四肢乏力、脘腹痞满、食欲不振、反胃呕吐、大便稀薄等。

（2）槟榔粥

【原料】槟榔10克，粳米50克，白糖适量。

【制法】先把槟榔捣碎，装入纱布袋内；再和洗净的粳米一同放入沙锅内，

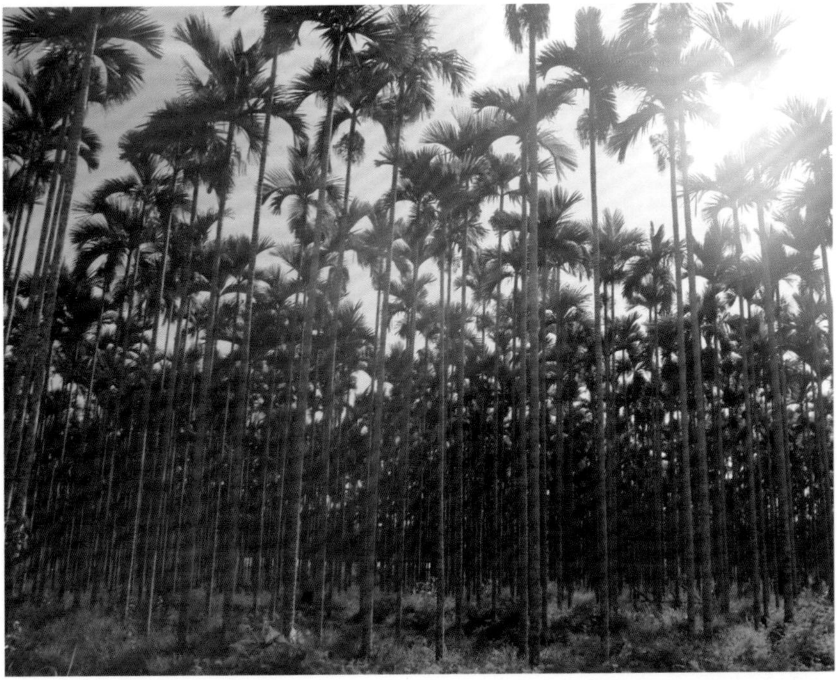

槟榔

加水熬煮至米烂粥成，加入白糖调味即可。

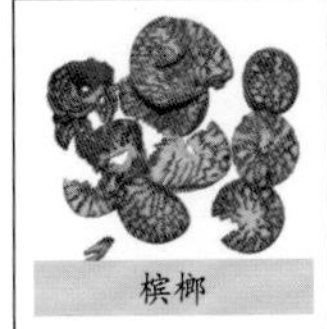
槟榔

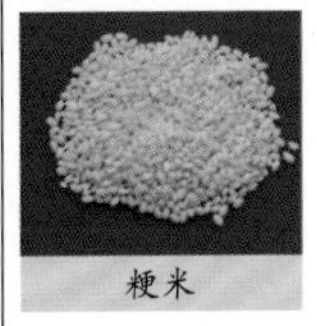
粳米

【用法】空腹顿服。

【功效】益气和胃，消积导滞，利水消肿，杀虫通便。

【适用】脾虚湿阻，食积气滞之脘腹胀痛、嗳气厌食，水肿脚气、虫积腹痛、急（慢）性肝炎、胆囊炎、肝硬化腹水、慢性肾病水肿、肠道寄生虫病、消化不良等。

2. 脚趾，也需要按摩

用脚趾抓地、抓鞋底，一次抓5分钟左右。两只脚可以分别进行，也可以同时进行，每日2～3次；或者按捏脚趾，时间最好控制在15分钟左右，睡前进行最为方便；对于长期坐办公室、缺乏运动的白领来说，多走路也有同样的效果，因为走路会促进脚趾的血液循环。

四气调神大论

本篇要点

1. 叙述了春、夏、秋、冬适应气候变化的摄生法则。
2. 人们如何适应气候的变化是养生技巧中的关键。

原文译注

原文 春三月，此谓发陈[①]，天地俱生，万物以荣，夜卧早起，广步于庭，被发缓形，以使志生，生而勿杀，予而勿夺，赏而勿罚，此春气之应，养生之道也。逆之则伤肝，夏为寒变，奉长者少。

译文

春季的3个月，是草木发芽、枝叶舒展的时令，天地自然都富有生气，万物欣欣向荣。此时，人们应该晚睡早起，多到室外散步；散步时散开头发，解开衣带，使形体舒缓，放宽步子，使精神愉快，胸怀开畅，保持万物的生机，不要滥行杀伐，多施予，少敛夺，多奖励，少惩罚，这是适应春季的时令，保养生发之气的方法。如果违逆了春生之气，便会损伤肝脏，提供给夏长之气的条件不足，到夏季就会发生寒性病变。

原文 夏三月，此谓蕃秀[②]，天地气交，万物华实，夜卧早起，无厌于日，使志无怒，使华英成秀，使气得泄，若所爱在外，此夏气之应，养长之道也。逆之则伤心，秋为痎疟，奉收者少，冬至重病。

译文

夏季的3个月，是自然界万物繁茂秀美的时令，此时天气下降，地气上腾，天地之气相交，植物开花结实，长势旺盛。人们应该晚睡早起，不要厌恶天长炎热，情志应保持愉快，切勿发怒，要使精神之英华适应夏气以成其秀美，使气机宣畅，通泄自如，精神外向，对外界事物有浓厚的兴趣，这是适应夏季的气候，保护夏长之气的方法。如果违逆了夏长之气，就会损伤心脏，提供给秋收之气的条件不足，到秋天容易发生痃疾，冬天再次发生疾病。

原文 秋三月，此谓容平，天气以急，地气以明，早卧早起，与鸡俱兴，使志安宁，以缓秋刑，收敛神气，使秋气平，无外其志，使肺气清，此秋气之应，养收之道也。逆之则伤肺，冬为飧泄③，奉藏者少。

译文

秋季的3个月，是万物果实饱满、已经成熟的时令。此时，天高风急，地气清肃，人应早睡早起，和鸡的活动时间相仿，以保持神志的安宁，减缓秋季肃杀之气对人体的影响；收敛神气，以适应秋气并达到相互平衡，不使神志向外越泄，以保持肺气的清肃功能，这就是适应秋令的特点而保养人体收敛之气的方法。若违逆了秋收之气，就会伤及肺脏，提供给冬藏之气的条件不足，冬天就要发生飧泄病。

原文 冬三月，此谓闭藏，水冰地坼，无扰乎阳，早卧晚起，必待日光，使志若伏若匿，若有私意，若已有得，去寒就温，无泄皮肤，使气亟夺，此冬气之应，养藏之道也。逆之则伤肾，春为痿厥，奉生者少。

译文

冬天的3个月，是生机潜伏、万物蛰藏的时令。水寒成冰，大地龟裂，人应该早睡晚起，待到日光照耀时起床才好；不要轻易地扰动阳气，妄事操劳，要使神志深藏于内，安静自若，好像有个人的隐秘，严守而不外泄，又像得到了渴望得到的东西，把它秘藏起来一样；要躲避寒冷，求取温暖，不要使皮肤开泄而令阳气不断地损失，这是适应冬季的气候而保养人体闭藏功能的方法。违逆了冬令的闭藏之气，就要损伤肾脏，以致提供给春生之气的条件不足，春天就会发生痿厥之疾。

注 释

①发陈：即推陈出新。

②蕃秀：蕃，即繁茂、茂盛；秀，即秀丽；蕃秀，即繁茂秀丽。

③飧泄：一种因消化不良而导致泄泻的疾病。

养生智慧

1. 两款经典茶，让你告别酷热

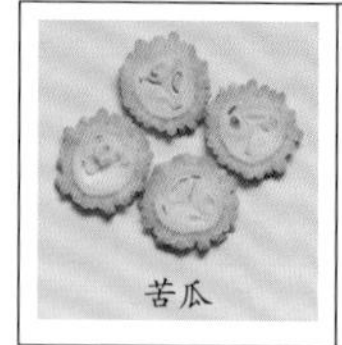
苦瓜

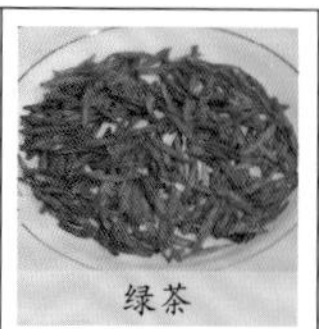
绿茶

（1）苦瓜茶

【原料】苦瓜1个，绿茶适量。

【制法】将苦瓜上端切开，挖去瓤，装入绿茶，把苦瓜挂于通风处阴干；把洗净的干苦瓜连同茶叶切碎，混匀；每次取10克放入杯中，沸水冲泡，闷半小时。

【用法】每日1～2次，不拘时频饮。

【功效】清热，解暑，除烦。

【适用】中暑发热、口渴烦躁、小便不利者。

（2）荸荠茶

【原料】荸荠茎60克。

【制法】把荸荠茎洗净，水煎即可。

【用法】每日1剂，不拘时代茶饮。

【功效】清热利尿。

【适用】肾炎水肿者。

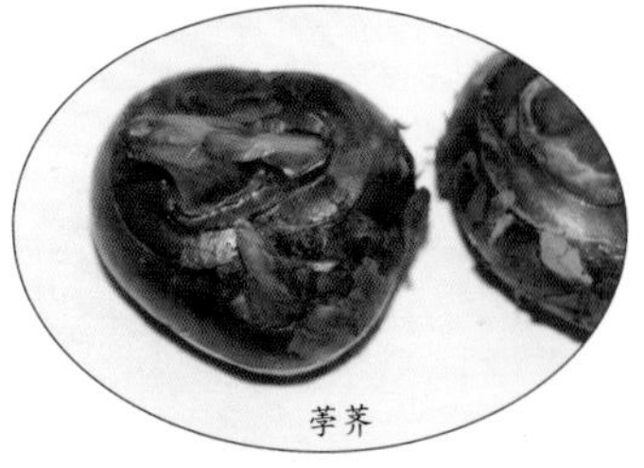
荸荠

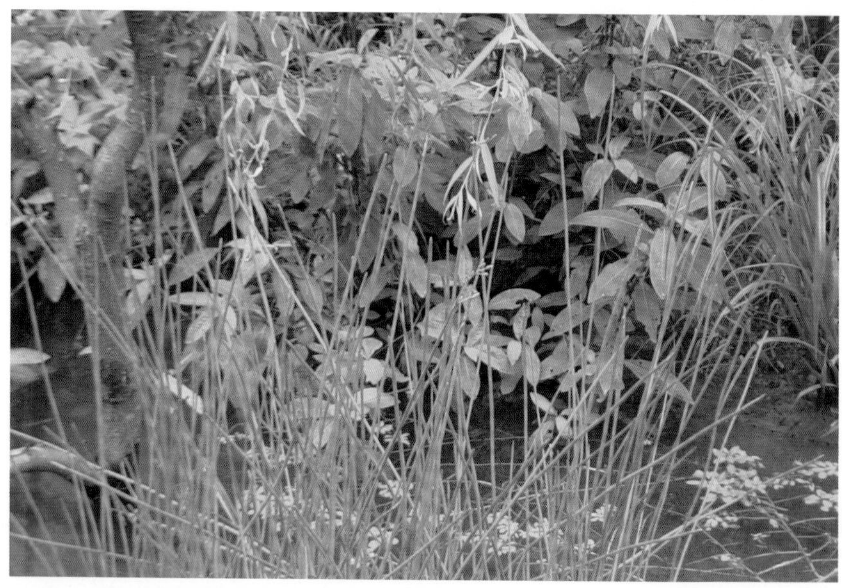
荸荠

2. 精神出了问题，怎样拿食物来拯救？

【宜】精神病患者常服用氯丙嗪类药物，对肝脏有一定损害，饮食中宜多食保肝食物，增加糖类、蛋白质和维生素C等营养成分的供给。

进食对大脑有益的各种食品，如瘦肉、鱼类、蛋类、奶类、香蕉、苹果等含胆碱物质的食物，对改善和缓解精神病症状有一定作用。

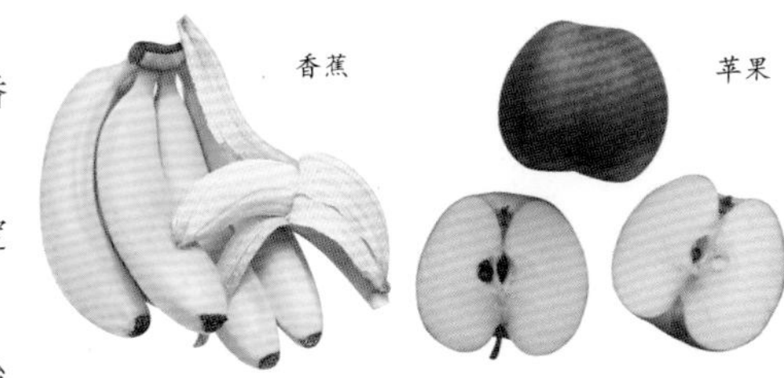

进行电休克或胰岛素休克治疗的患者，体力消耗甚大，应多吃高蛋白、高热量食物以补充能量，但要防止暴饮暴食。

狂躁型患者，多有火热现象，如面红目赤、大便秘结等，宜进食泻火通便饮食，如绿豆汤、甘蔗汁、清凉饮料、多纤维蔬菜等。

【忌】绝对禁止酒类及刺激性食物，因酒类中的乙醇对脑神经细胞有刺激性，对精神病患者危害极大。另外，服用治疗精神病的药物，大多应禁酒，因酒精能增加这些药物的毒性，造成不良后果；刺激性食物如辣椒、胡椒、葱、姜、大蒜等食物能增强神经的兴奋性，狂躁病患者应禁食。

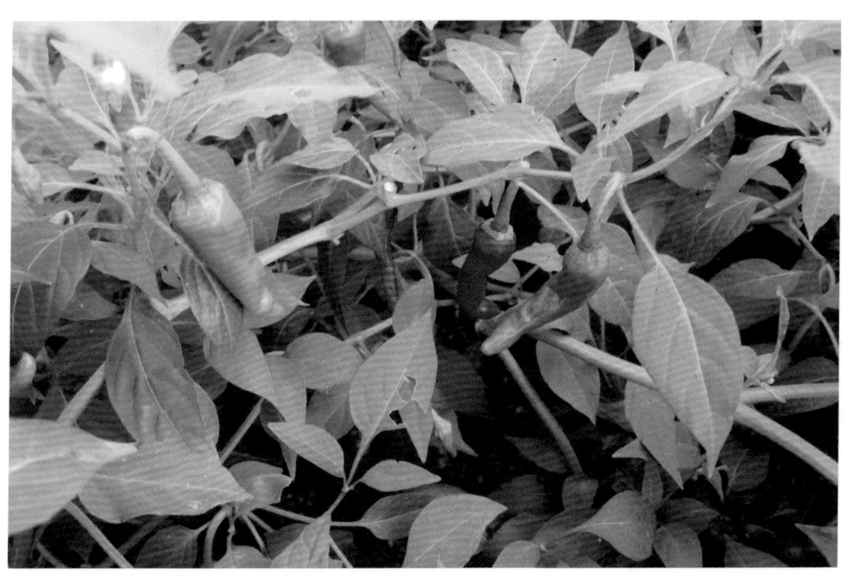

辣椒

阴阳应象大论（一）

本篇要点

1. 说明了阴阳五行最基本的规律。
2. 阐述了阴阳五行在主要方面的运用情况。

原文译注

原文 黄帝曰：阴阳者，天地之道[①]也，万物之纲纪，变化之父母[②]，生杀之本始[③]，神明之府[④]也。治病必求于本。

译文

黄帝说：阴阳之道，是自然界的根本规律，是分析和归纳万事万物的纲领，是事物发展变化的根源，是事物产生与消亡的根本，也是千变万化的各种运动现象之原动力。因此，在治疗疾病时，必须推求它阴阳变化的根本。

原文 故积阳为天，积阴为地。阴静阳躁，阳生阴长，阳杀阴藏。阳化气，阴成形。寒极生热，热极生寒。寒气生浊，热气生清。清气在下，则生飧泄；浊气在上，则生䐜胀。此阴阳反作，病之逆从也。

译文

清阳上升，积聚而成为蓝天，浊阴下降，积聚而成为大地。阴主安静而阳主躁动，阳主生发而阴主长养，阳主肃杀而阴主敛藏。阳气可以化生清气和能量，阴气可以构成有形的物质。寒到极点可以转化为热，热到极点可以转化为寒。寒气的凝固，可以产生浊阴，热气的升腾，可以产生清阳。清阳之气应升不升而在下，就会发生飧泄；浊阴之气应降不降而在上，就会发生胀满病。这是由于阴阳升降运动反常、消化功能逆乱所致。

原文 故清阳为天，浊阴为地；地气上为云，天气下为雨；雨出地气，云出天气。故清阳出上窍，浊阴出下窍；清阳发腠理，浊阴走五脏；清阳实四支[⑤]，浊阴归六腑。

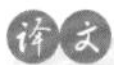

所以清阳之气上升而为蓝天，浊阴之气凝聚而为大地；地气上升成为云，天气下降而为雨；雨来源于地面的水汽，云成于天气的蒸化。所以饮食水谷所代的清阳之气出于人体的上窍，饮食水谷所代的糟粕和废水由前后二阴排出；清阳之气的作用是发散腠理，浊厚的阴精的作用是充养五脏；清阳之气能使四肢健壮有力，饮食物则靠六腑将其转化成糟粕。

注释

①道：即法则、规律。

②父母：这里指根源、起源。

③生杀之本始：生，指生长；杀，指消亡；生杀之本始，就是自然界万物生长和消亡的根本动力。

④神明之府：神，变化玄妙，不能预测；明，指事物昭著清楚；府，物质积聚的地方；神明之府，就是说宇宙万物变化极其玄妙，有的显而易见，有的隐匿莫测，都源于阴阳。

⑤清阳实四支："支"通"肢"；清阳，指在外的清净的阳气；四肢主外动，所以清阳充实四肢。

养生智慧

1. 益气养阴，有秘方

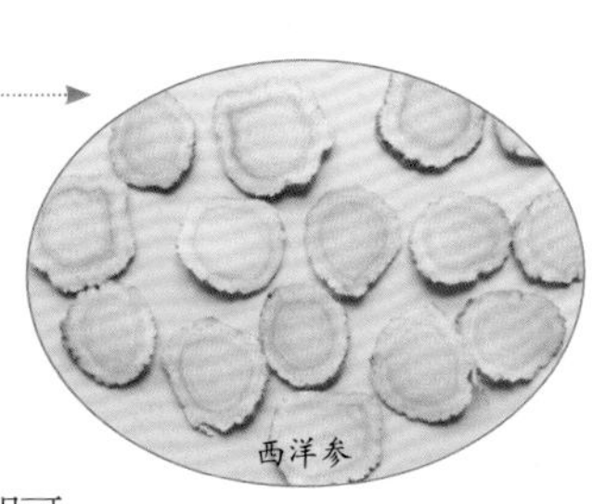
西洋参

（1）西洋参茶

【原料】西洋参3克。

【制法】首先把西洋参洗净、润透，切成薄片，并置于杯中，再用沸水冲泡，盖闷15分钟后即可。

【用法】代茶频饮，1日内饮完，参片可嚼食。

【功效】益气养阴。

【适用】肺虚久咳、咽干口渴、年老体虚、气阴双虚，以及癌症放射治疗、化学治疗或术后体倦燥热、口干唇燥等。

（2）熟地黄汤

【原料】人参10克，熟地黄12克，麦冬15克，天花粉12克，糯米（布包）

20克，大枣10克，甘草3克。

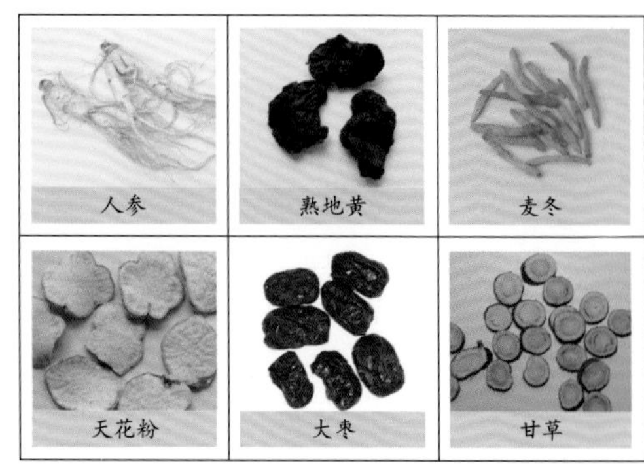

【制法】加水适量，煎到七分时去渣。

【用法】水煎，每日分2次服。

【功效】益气养阴，润睛明目。

【适用】气虚阴血不足所致的神疲气短，形体消瘦，心烦口渴，两目干涩作痛、畏光、不能久视、视物昏花，头晕耳鸣等。

2. 做菜调味时，不要错放了“四君子”

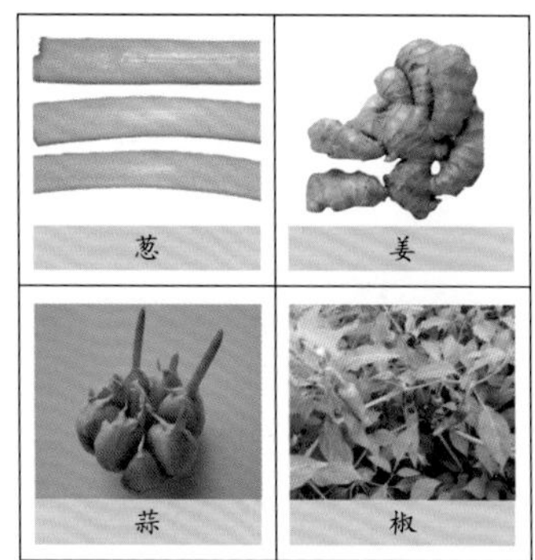

葱、姜、蒜、椒，人称调味“四君子”，它们不仅能调味，而且能杀菌去毒，对人体健康大有裨益。但在烹调中如何投放才能更提味、更有效，却是一门学问。

（1）肉食，重点是多放椒

烧肉时宜多放花椒，牛肉、羊肉、狗肉更应多放。花椒有助暖作用，还能去毒。

（2）鱼类，重点是多放姜

鱼腥气大，性寒，食之不当会呕吐。生姜既可缓和鱼的寒性，又可解腥味。烹调鱼时多放姜，可以帮助消化。

（3）贝类，重点是多放葱

大葱不仅能缓解贝类（如螺、蚌、蟹等）的寒性，而且还能抗过敏。不少人食用贝类后会出现过敏性咳嗽、腹痛等症状，烹调时就应多放大葱以避免过敏反应。

（4）禽肉，重点是多放蒜

因为蒜能提味，所以烹调鸡、鸭、鹅肉时宜多放蒜，它会使肉更香、更好吃，人们也不会因为消化不良而拉肚子。

阴阳应象大论（二）

本篇要点

1. 大自然有四季，人有五脏；大自然有五行，人有五种情绪。
2. 季节变化对应人体五脏，即人之脏腑与天之阴阳相对。

原文译注

原文 天有四时五行，以生长收藏，以生寒暑燥湿风。人有五脏化五气，以生喜怒悲忧恐。故喜怒伤气，寒暑伤形。暴怒伤阴，暴喜伤阳。厥气上行，满脉去形。喜怒不节，寒暑过度，生乃不固。故重阴必阳，重阳必阴。故曰：冬伤于寒，春必温病；春伤于风，夏生飧泄；夏伤于暑，秋必痎疟[①]；秋伤于湿，冬生咳嗽。

译文

自然界有春、夏、秋、冬四季交替，同时也有金、木、水、火、土五行变化，从而才产生寒、暑、湿、燥的气候。而人有五脏，就会产生喜、怒、忧、恐、悲五种不同的情绪。情绪变化可以伤气，天气变化则伤形。人如果忽然发怒，就会损伤阴气，突然大喜，阳气受伤。人体气逆上行，会让经络不畅。平时如果情绪不加以控制，冷热不进行调节，生命也就不能稳固了。所以，阴极就会转为阳，而阳极则会转为阴。冬天受了寒，春天肯定会生温病；春天要是受了风，夏天就容易飧泄；夏天如果中暑，秋天肯定多发疟疾；秋天若受湿邪，冬天则要咳嗽了。

原文 故曰：天地者，万物之上下也；阴阳者，血气之男女也；左右者，阴阳之道路也；水火者，阴阳之征兆也；阴阳者，万物之能始也。故曰：阴在内，阳之守也；阳在外，阴之使也。

译文

所以说：天地为自然界之上下，阴和阳则如同男女与气血的关系；左右就是阴阳两条路；水火寒热，为阴阳的象征；阴和阳，才是自然界的原始动力。因此说：阴阳相守，两者一内一外，相互作用。

原文 故天之邪气，感则害人五脏；水谷之寒热，感则害于六腑；地之湿气，感则害皮肉筋脉。

译文

所以，当天气变化，侵害人体，就会伤及五脏；饮食不知寒热，就会让六腑受伤；大地有湿气，侵犯人体则使皮肉、筋脉损伤。

注释

①痎疟：疟疾的统称。

养生智慧

1. 学会调节情绪，有益身心

现代生活压力大，竞争多，情绪往往比较压抑。而过度忧虑、低沉的情绪，很容易影响人体的气血循环，导致脏腑不调，功能衰退。因此，平时学会在生活中调节自身情绪，不但能消除压抑，还能减少病邪侵扰。

通常情况下，遇到不开心、生气的事情时，不妨试试以下小方法。

转移思想：这是给自己情绪的一个缓冲，生气的事情总是越想越气，但如果能换一件事情来进行思考，就可以轻松抛开眼前的不快，从而有效避免过分生气的情绪一直盘绕不去。

倾诉法：遇到压抑、不快的时候，找个朋友聊一聊，或者通过文字进行宣泄，这样能快速化解心里的不良情绪，为身体带来全新的轻松感受。

修身养性：平时多给自己寻找一些业余兴趣爱好，利用假期种种花，练练书法，或者出去走走。这可让自己逐渐变得平和安详，自然也就不那么容易生气、动怒了。

2. 健康要素：四时节制，饮食得宜

现代生活最大的问题在于四季有空调，室内室外温差大，我们日久天长地待在空调室内，对于自然界的天气变化失去有力抵抗，变得容易感冒、生病甚至直接进入亚健康状态。平时如果能少用空调，多让身体适应一下冬冷夏热的

变化，那么人体的免疫功能就可以得到很好的“锻炼”，在面对气候的突然变化时自然也就从容得多了。

同时，在饮食方面应该有所注意，不要一味嗜生冷，也不要惟甜、辣不爽。长期嗜冷食、甜食、辣食都会减弱脾胃的功能。脾胃的调理在于食物的温和与节制，若能在不同的季节，对应身体需求进行合适进食，无疑是对身体最好的帮助。所以，给自己脾胃一个饮食接受的标准，给自己身体一个寒热体验的机会，让健康自然而然地回归。

阴阳离合论

本篇要点

1. 指出了自然界的阴阳变化万千。
2. 自然界变化要则在于一阴一阳，也就是“阴阳对立”和“阴阳统一”。

原文译注

原文 黄帝问曰：余闻天为阳，地为阴，日为阳，月为阴，大小月三百六十日成一岁，人亦应之。今三阴三阳，不应阴阳，其故何也？岐伯对曰：阴阳者，数之可十，推之可百，数之可千，推之可万，万之大不可胜数，然其要一也。

译文

黄帝问道：我听说天属阳，地属阴，日属阳，月属阴，大月和小月合起来共360天而为1年，人也与此相应。如今所说人体的三阴三阳，和天地阴阳之数不符，这是什么道理呢？岐伯回答说：阴阳在具体运用时，经过进一步推演，可以由一及十，由十及百，由百及千，由千及万，甚至数也数不尽，但是概括起来，它的规律却只有一个。

原文 天覆地载，万物方生，未出地者，命曰阴处，名曰阴中之阴；则出地者，命曰阴中之阳。阳予之正，阴为之主；故生因春，长因夏，收因秋，藏因冬。失常则天地四塞[①]。阴阳之变，其在人者，亦数之可数。

译文

由于上天的覆盖和大地的承载，万物才会产生，未长出地面时称阴处，又称阴中之阴；若已长出地面，就成为阴中之阳。阳气赋予万物的是生机，阴气赋予万物的是形体，所以，万物的生发因于春气的温暖，盛长因于夏气的炎热，收成因于秋气的清凉，闭藏因于冬气的寒冷。如果阴阳的消长失于正常，则天地间生长收藏的变化就要止息。这种阴阳的消长变化，在人来说，也有一定的规律，并且是可以推知的。

注 释

①四塞：指四时阴阳之气阻隔不通。

养生智慧

1. 早春时节，女性不要爱上裙装而忘了健康

现在，有些爱美的女士不顾早春寒风的侵袭，穿上裙装走上大街。这种违反季节时令，一味追求时装美、线条美的做法，会对人体健康带来不利影响。

因为人的双脚距心脏最远，血液循环较差，供血不足会引起局部组织坏死。人体双脚一旦受寒，就会反射性地使鼻黏膜的供血量大大减少，引起上呼吸道黏膜的毛细血管收缩，黏膜得不到营养，抵抗力很快减弱。于是，原来潜伏在鼻咽部的病菌、病毒便乘虚而入，使人得病，或旧病复发，或上呼吸道疾病频繁发生。此外，寒冷的侵袭，还会引起冻疮，诱发关节炎，严重者还会导致病毒性心肌炎。

2. 药酒要当心，老年人更须小心

有的老年人为了补养身体，常用党参、人参、五味子、枸杞子、蛤蚧、天麻、海马等一些名贵中药泡酒喝，认为这样能延年益寿。其实，药浸泡在酒里，虽能把药品的某些成分浸出，但每次饮进药酒中的有效成分还是有限的。如果药酒饮入过量，酒精的危害要远比药效大许多。酒精能导致甲状旁腺素分泌不足，进而使肠道对钙、维生素D的吸收下降，会出现急躁、记忆力减退、心肌收缩无力等症状。而对于有支气管哮喘的老年人，更不能饮用药酒。制酒时使用的漂白防腐剂亚硫酸类，在水中容易释放出二氧化硫，引起哮喘发作。

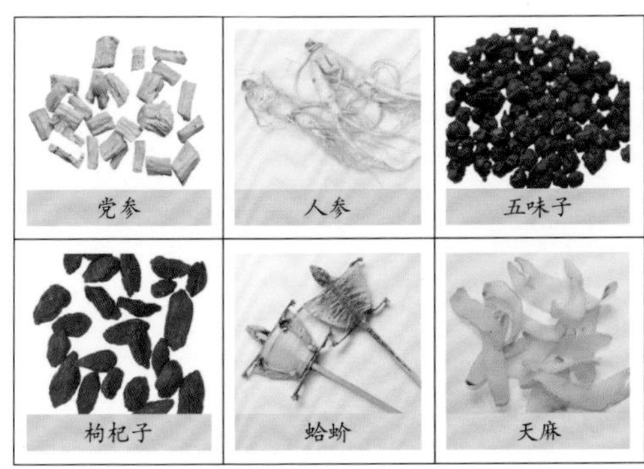
党参　人参　五味子　枸杞子　蛤蚧　天麻

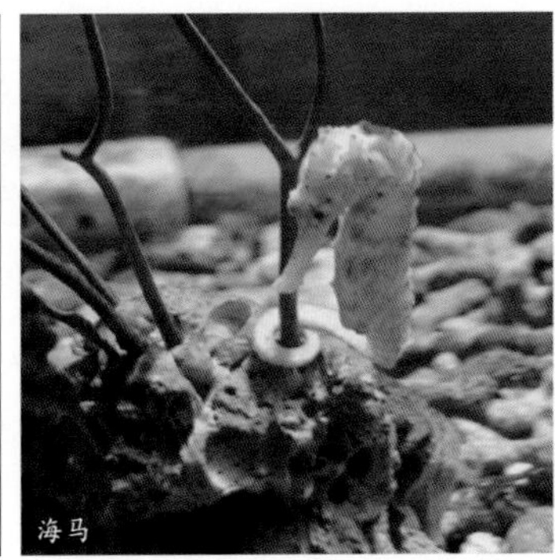
海马

灵兰秘典论

本篇要点

1. 论述了人体六脏六腑的功能、特点，对内脏功能不仅分工而且合作的关系进行了说明。

2. 阐明了心主神明和心在十二脏中的关键地位，对“主明则下安”“主不明则十二官危”进行了强调。

原文译注

原文 黄帝问曰：愿闻十二脏之相使，贵贱何如？岐伯对曰：悉乎哉问也！请遂言之。心者，君主之官也，神明出焉。肺者，相傅之官，治节出焉。肝者，将军之官，谋虑出焉。胆者，中正之官，决断出焉。膻中者，臣使之官，喜乐出焉。脾胃者，仓廪[①]之官，五味出焉。大肠者，传道之官，变化出焉。小肠者，受盛之官，化物出焉。肾者，作强之官，伎巧出焉。三焦者，决渎之官，水道出焉。膀胱者，州都[②]之官，津液藏焉，气化则能出矣。凡此十二官者，不得相失也。故主明则下安，以此养生则寿，殁世不殆，以为天下则大昌。主不明则十二官危，使道闭塞而不通，形乃大伤，以此养生则殃。以为天下者，其宗大危，戒之戒之！

译文

黄帝问道：我想听你谈一下人体六脏六腑这12个器官的职责分工、高低贵贱是怎样的呢？岐伯回答说：你问得真详细呀，请让我谈谈这个问题。心脏，主宰全身，犹如国家的君主，人的精神意识思维活动都由此而出。肺脏，犹如国家的丞相，辅佐着君主，因主一身之气而调节全身的活动。肝脏，犹如国家的将军，谋略由此而出。胆脏，中正之官，决断由它而出。膻中，犹如君主的使臣，心志的喜乐靠它传布出来。脾胃犹如国家粮库的长官，五味的营养靠它们的作用而得以消化、吸收和运输。大肠犹如负责转运物品的官员，它能传送食物的糟粕，使其化为粪便排出体外。小肠犹如负责接收贡品的官员，它承受胃中下行的食物而进一步分化清浊。肾脏，犹如负责建设的官员，它能够使人发挥潜力而产生各种技巧。三焦，犹如负责水利的官员，它能够通行水道。膀胱是汇聚水液的器官，蓄藏津液，通过气化作用，方能排出尿液。以上这十二官，虽有分工，但其作用应该协调而不能相互脱节。所以君主如果明智顺达，则下属也会安定正常，用这样的道理来养生，就可以使人长寿，终生不会发生危殆，用来治理天下，就会使国家昌盛繁荣。君主如果不能明智顺达，那么，包括其本身在内的十二官就都要发生危险，各器官发挥作用的途径闭塞不通，形体就要受到严重伤害，在这种情况下，谈养生续命是不可能的，只会招致灾祸，缩短寿命。同样，以君主之昏聩不明来治理天下，那政权就危险难保了，千万要警惕再警惕。

原文 至道在微，变化无穷，孰知其原！窘乎哉，消者瞿瞿[3]，孰知其要！闵闵之当[4]，孰者为良！恍惚之数，生于毫氂，毫氂之数，起于度量，千之万之，可以益大，推之大之，其形乃制。

译文

至深的道理是微渺难测的，其变化也没有穷尽，要清楚地知道它的本源，实在是困难得很呀。有学问的人勤勤恳恳地探讨研究，可是谁能掌握它的精要内涵？那些道理暗昧难明，就像被遮蔽着，怎能了解到它的精华是什么？尽管医学的道理深刻精微，但那些包括医道在内的无穷无尽的事物，都是产生于极其微小精细的变化。然后积少成多，就可能需要用规律法度去衡量了。从一到百，从百到万以致无穷，然后再断续扩大到一定程度，就逐渐成为大的实体而被人们所了解。而毫也是起于更小的度量，只不过把它们千万倍地积累扩大，推衍增益，才演变成了形形色色的世界。

注　释

①仓廪：储藏未去壳的谷物的地方称为仓，储藏已去壳的谷物的地方称为廪。

②州都：州指水中的陆地；都，指水所汇集之处。州都，即水陆汇集之处。

③消者瞿瞿：消者，“消”通“肖”，指有智慧的人；瞿瞿，勤奋的

样子。

④闵闵之当：闵闵，深远；当，事理妥当、合适。闵闵之当，指道理深奥。

养生智慧

1. 患了风湿性心脏病，该怎样调理？

【宜】少量多餐，多食用易消化的食物，多食用黄色、绿色的蔬菜及水果。

【忌】风湿性心脏病晚期患者，后期由于心脏功能不全，体内常积留大量的钠而发生水肿。若摄入盐过多，体内的钠无法排出体外，就会造成严重的水肿，越发增加心脏负担。因此，风湿性心脏病患者必须控制盐的摄取；限制油腻的食物，如动物脂肪、黄油、奶油等，这类食物富含饱和脂肪酸，会引起血液中胆固醇上升。

2. 补气血的药膳，你吃过吗？

（1）桃仁旋覆花鸡

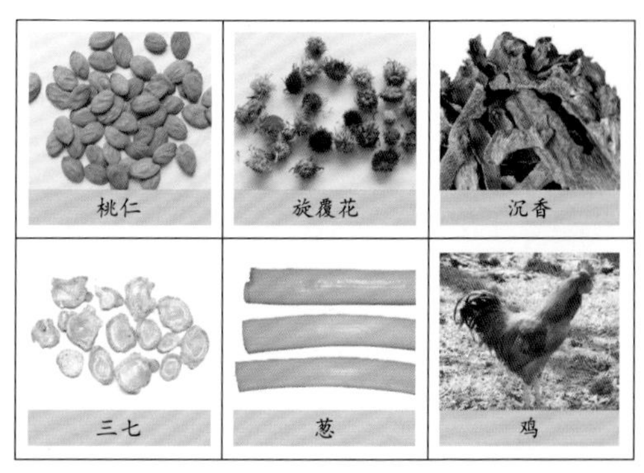

【原料】桃仁10克，旋覆花5克，沉香4克，三七5克，青葱5根，鸡1只，绍酒、姜、盐、上汤各适量。

【制法】桃仁去皮、尖，旋覆花洗净，沉香打粉，三七打粉，共装入纱布袋中；鸡宰杀后，去毛、内脏及爪，洗净；姜切丝，青葱切段。将鸡放在蒸盆内，将盐、绍酒抹在鸡身上，把桃仁、旋覆花、沉香、三七、葱、姜放入鸡腹内，加入上汤1000毫升。把盛鸡的蒸盆置蒸笼内，蒸1小时即成。

【用法】每日1次，每次食鸡肉50克，喝汤。

【功效】滋补气血，活血化瘀。

【适用】心气不足、气血瘀滞型心脏疾病患者。

（2）白萝卜煨羊肉

【原料】羊肉、白萝卜各500克，盐、胡椒粉、葱花、料酒各适量。

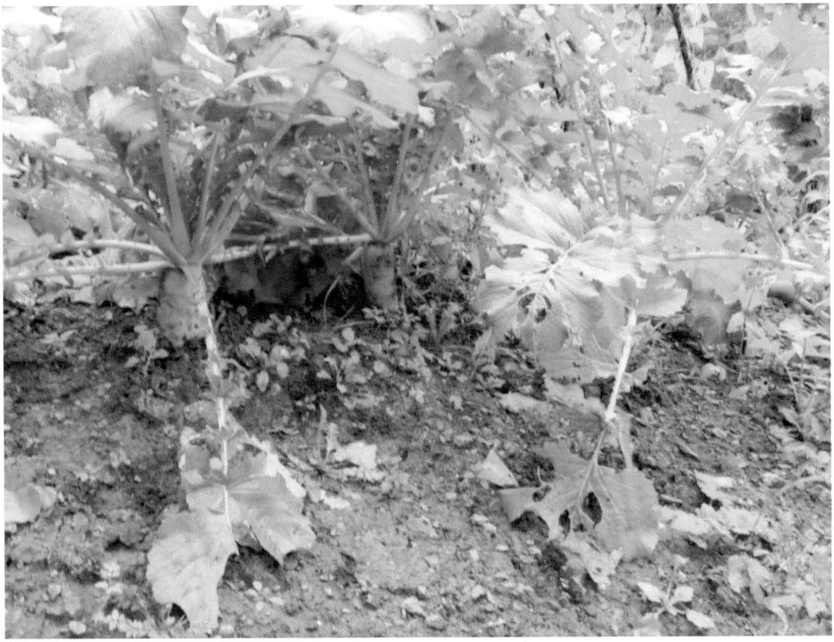

白萝卜

【制法】将羊肉去筋、膜，切成块，入沸水锅内焯一下，捞出洗净；将白萝卜去皮、洗净，切成片待用。锅置火上，加入清水，放羊肉烧沸后改用文火煨至羊肉熟，加入盐、料酒、葱花、萝卜片，至羊肉烂熟、萝卜片入味，调入胡椒粉即可。

【用法】佐餐食，每日早、晚各1碗。

【功效】白萝卜含有丰富的维生素C、氨基酸等营养物质，能降低体内胆固醇浓度，减少高血压、冠心病的发生。羊肉含蛋白质、脂肪、钙、铁、磷和维生素A、维生素B_1、维生素B_2，有温中祛寒、温补气血等作用。二者合烹，除健体壮阳外，还有降血压、降血脂、预防冠心病等功效。

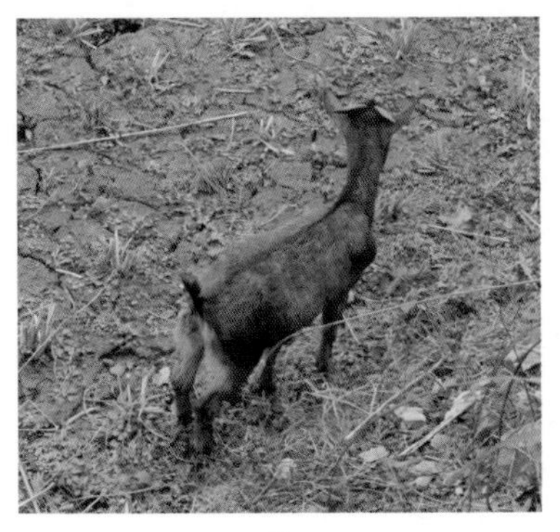

羊

【适用】哮喘、贫血、产后气血两虚、肺结核、气管炎、腹部冷痛、体虚畏寒、营养不良、腰膝酸软、阳痿早泄以及一切虚寒病症。

异法方宜论

本篇要点

1. 阐述了东、南、西、北、中央的地理环境、自然气候之间的区别，及存在差异的生活习惯，对人体生理活动、人体疾病会造成何种影响。

2. 说明医生治病时必须对病情和治疗方法进行了解及掌握，同时要结合实际情况。

原文译注

原文 黄帝问曰：医之治病也，一病而治各不同，皆愈，何也？岐伯对曰：地势使然也。故东方之域，天地之所始生也，鱼盐之地，海滨傍水。其民食鱼而嗜咸，皆安其处，美其食。鱼者使人热中①，盐者胜血，故其民皆黑色疏理，其病皆为痈疡，其治宜砭石②。故砭石者，亦从东方来。

译文

黄帝问道：医生治病，同一种病而治法不同，但都治好了，这是什么道理呢？岐伯回答说：这是由于地理条件不同的缘故。例如东方是自然界万物生发之气开始的地方，这个地区盛产鱼盐，临海近水，当地的人多吃鱼类而嗜好咸味，人们均安居其处，饮食丰美。但是，鱼吃多了易使热积于中，盐吃多了易耗伤血液，所以该地的居民多皮肤色黑而皮肉腠理疏松，易患痈肿疮疡一类疾病，这种病适宜用砭石治疗。所以用砭石治病的方法，是从东方传来的。

原文 西方者，金玉之域，沙石之处，天地之所收引也。其民陵居而多风，水土刚强，其民不衣而褐荐，其民华食而脂肥，故邪不能伤其形体，其病生于内，其治宜毒药③。故毒药者，亦从西方来。

译文

西方为盛产金玉的地区，遍地沙石，是自然界敛收之气来源之处。当地的人多依丘陵而居，其地多风，水土之性刚强，人们的衣服不是丝织成而是粗毛或粗麻织成的，铺的是草席，饮食非常鲜美，吃的是酥酪膏肉之类，因而他们的身体肥胖，不易受外邪侵犯，其所发生的疾病，多是由于饮食不调、七情不节等自身内部原因引起，这种病适宜用药物治疗。所以用药物治病的方法，是从西方传来的。

原文 北方者，天地所闭藏之域也。其地高陵居，风寒冰冽，其民乐野处而乳食，脏寒生满病，其治宜灸焫。故灸焫者，亦从北方来。

译文

北方为自然界闭藏之气产生的地区。其地势高，人们依丘陵而居，气候风寒冷冽，当地居民喜欢在野外住宿，吃的是牛羊乳汁，易因内脏受寒而生胀满一类疾病，这种病适宜用艾灸法治疗。所以用艾灸治病的方法，是从北方传来的。

原文 南方者，天地所长养，阳之所盛处也。其地下，水土弱，雾露之所聚也。其民嗜酸而食胕，故其民皆致理而赤色，其病挛痹，其治宜微针。故九针者，亦从南方来。

译文

南方是自然界万物生长繁育、阳气最盛的地方。其地洼下，水土较弱，由于水湿的蒸发，经常雾露集聚。当地的人们喜欢吃酸味和酵化过的食物，其皮肤腠理多致密而色赤，易发生筋脉拘挛、麻痹不仁一类疾病，这种病适宜用微针治疗。所以用九针治病的方法，是从南方传来的。

原文 中央者，其地平以湿，天地所以生万物也众。其民食杂而不劳，故其病多痿厥寒热，其治宜导引按蹻④，故导引按蹻者，亦从中央出也。

译文

中央地区，地势平坦而湿润，自然界出产的物资众多，人们饮食丰富，生活比较安逸，少于劳动，易发生痿痹、厥逆一类的疾病，这种病适宜用导引按摩法治疗。所以用导引按摩治病的方法是从中央地区传出来的。

原文 故圣人杂合以治，各得其所宜。故治所以异而病皆愈者，得病之情，知治之大体也。

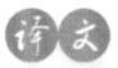

所以高明的医生，能够综合各种治法，根据不同病情，恰当地运用相应的治法，使之各得适宜的治疗。所以治法虽然不同，而病却均能痊愈，就是因为他能了解病情，掌握治疗方法的缘故。

注 释

①热中：指热邪蓄积于中的病症。

②砭石：古代的一种治疗工具，用此刺治某些疾病。

③毒药：泛指各种治病的药物。

④导引按跷：导引，指活动筋骨肢节；按，指按摩；跷，指活动手足。

养生智慧

1. 绝对不能忽视的养生面食

（1）羊杂面

【原料】白面粉500克，羊舌、羊肾、蘑菇各100克，盐、味精、胡椒粉、姜各适量。

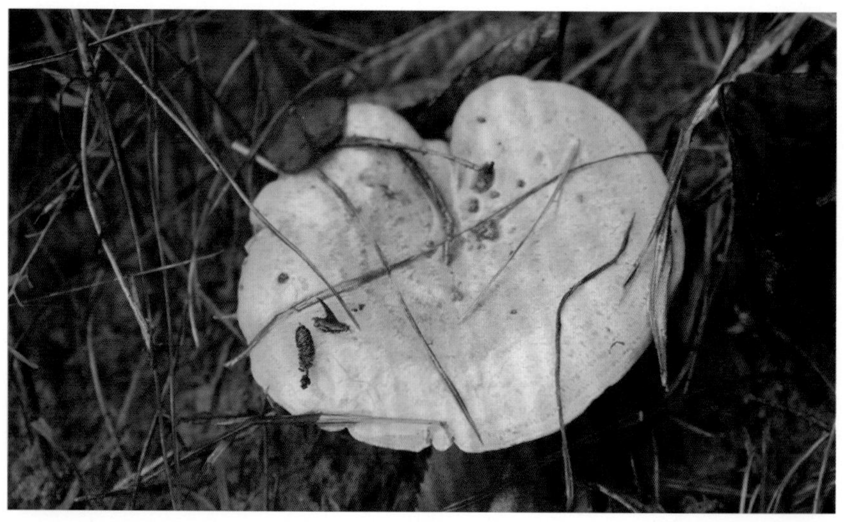

蘑菇

【制法】将羊舌、羊肾洗净，切成片；把蘑菇洗净，对切开；白面粉加水揉成面团，擀薄后切成面条。羊舌片、羊肾片及蘑菇入锅，加入适量的水，放入姜，置武火上烧沸后改用文火炖煮至熟烂；下面条，用盐、味精、胡椒粉调味即成。

【用法】佐餐食，每日早、晚各1碗。

【功效】补心益肾。

【适用】虚劳羸瘦、心肾不足、腰膝酸痛、心悸不宁等。

（2）白术黄花面

【原料】白术15克，面条500克，豆芽250克，水发香菇30克，黄花菜15克，嫩姜、芹菜、菜油、酱油、味精各适量。

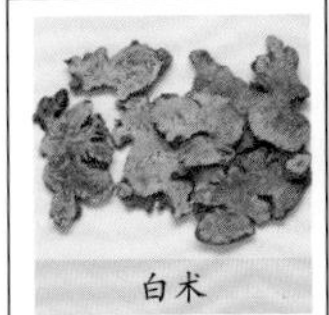
白术

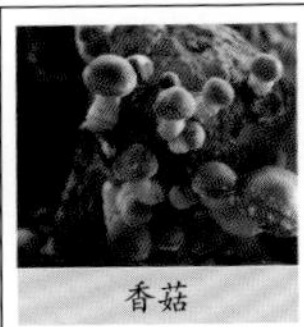
香菇

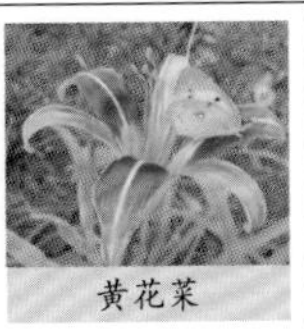
黄花菜

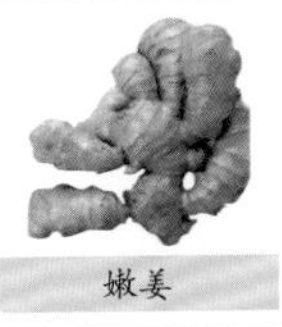
嫩姜

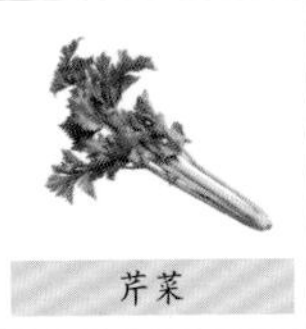
芹菜

【制法】将白术研成细粉；香菇、嫩姜切丝；芹菜放沸水锅中焯一下，切碎；豆芽洗净、去根，黄花菜切寸段。将面条放在沸水锅中浸透，捞起沥干水分，然后切开，淋上熟菜油，拌匀抖松。将炒锅放在中火上，倒入菜油烧至油冒烟，取出一半待用。然后将姜丝放入稍煸，加香菇、黄花菜翻炒，再加酱油、白术粉、味精及少量水煮沸后，即将面条、豆芽倒入锅中翻拌，加盖稍焖至干熟透，拌入留下的熟油。装盘时，在面条上铺芹菜。

【用法】每日1次，每次适量。

【功效】健脾益气，补虚益精。

【适用】脾虚气弱的肿瘤、冠心病、高血压等病。

2. 不可不知的养生米饭

（1）菠萝饭

【原料】香米饭（蒸熟）250克，鸡蛋1个，鲜菠萝1个，熟腰果仁少许，青红菜椒各1/2个，洋葱半个，鲜虾仁100克，蚝油、油、盐、鸡精各适量。

【制法】将新鲜菠萝切半，用小刀挖出其果肉，切成1厘米大小的丁浸入盐水中，保留1/2个菠萝壳做容器；青红菜椒切成1厘米大小的丁；洋葱切丁；锅中放入油并置于火上，待油六成热时磕入鸡蛋，炒成鸡蛋碎，盛出备用；用开水把虾仁烫熟；锅内留底油，待油热后，依次放入洋葱、青红椒翻炒，加入香米饭炒匀；往锅中放入鸡蛋碎、菠萝丁、虾仁，加入盐、蚝油、鸡精调味；将炒好的菠萝饭盛入菠萝碗中，撒上熟腰果仁即可。

【用法】随餐食用。

【功效】营养全面，富含蛋白质和维生素，有助于提高记忆力。

【适用】记忆力减退、营养缺乏等。

（2）地黄首乌酒糯米饭

【原料】生地黄400克，何首乌500克，酒曲100克，糯米适量。

【制法】将地黄、何首乌水煎，取浓汁；糯米煮成饭；米饭与药汁、酒曲同拌匀后，置容器中密封酿酒，春夏5日，秋冬7日。取其中带绿色的中间的酒汁先饮，其他滤汁收贮备用。

【用法】每日3次，每次饮10～20毫升。

【功效】补气益阴。

【适用】阴虚骨蒸、烦热口渴、须发早白、热性出血，以及肝肾精血亏虚之遗精、带下、腰膝酸软、肌肤粗糙、体力虚弱等。

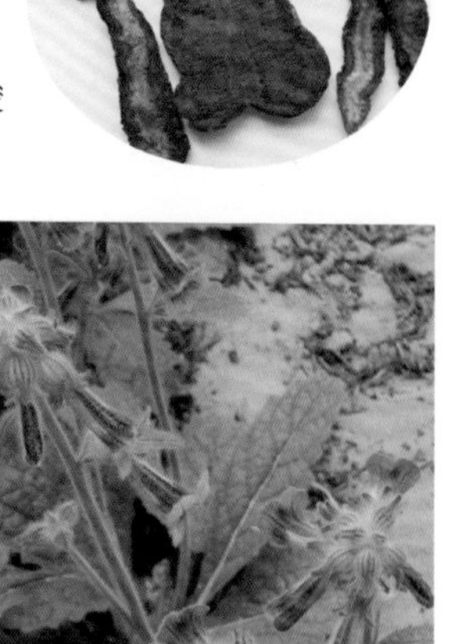

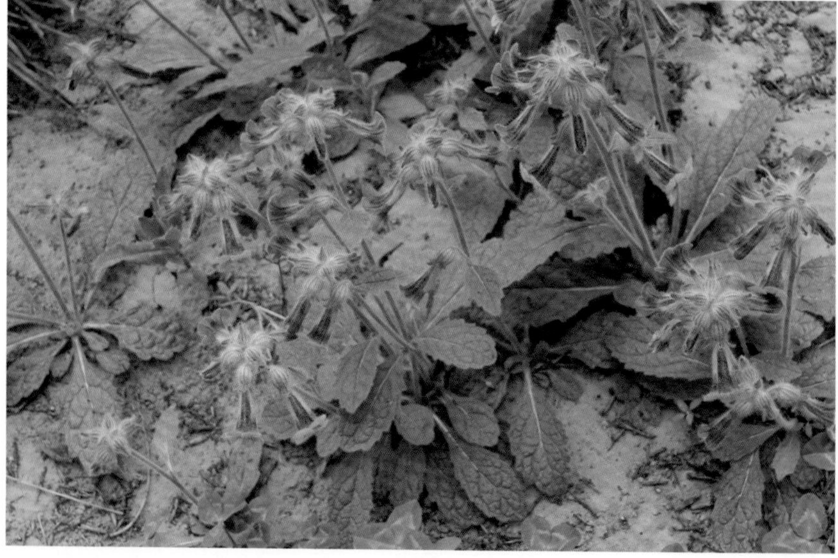

地黄

移精变气论

本篇要点

1. 阐述了因时代、生活环境不同而导致的疾病发生情况也不一样。
2. 说明详细的问诊要同时结合四时和五行进行全面的分析，这非常重要。

原文译注

原文 黄帝问曰：余闻古之治病，惟其移精变气①，可祝由②而已。今世治病，毒药治其内，针石治其外，或愈或不愈，何也？

译文

黄帝问道：我听说古时治病，只是移易改变患者的精气，使之精神复强而内守，用画符诵咒并祈祷神灵的祝由方法，病就可以治好。现在治病就不同了，用药物治其内，针石治其外，病仍然有的能治好，有的治不好，这是什么原因呢？

原文 岐伯对曰：往古人居禽兽之间，动作以避寒，阴居以避暑，内无眷慕之累，外无伸宦之形，此恬憺之世，邪不能深入也。故毒药不能治其内，针石不能治其外，故可移精祝由而已。当今之世不然，忧患缘其内，苦形伤其外，又失四时之从，逆寒暑之宜，贼风数至，虚邪朝夕，内至五脏骨髓，外伤空窍肌肤，所以小病必甚，大病必死，故祝由不能已也。

译文

岐伯说：古代人巢居穴处，追逐生存于禽兽之间，用形体运动以御寒，到阴凉之处以避暑，在内没有眷恋思慕名利的烦恼，在外没有追逐官职名利的行为，处在这种清静无为的环境中，则其精气内守，邪气是不能深入侵犯的。所以当其患病时，既不需要药物治其内，也不需要针石治其外，只是用祝由方法来改变其精气，病就可以治愈。现在的人们就不同了，内心被名利的忧患所煎熬，身体被求官的劳苦所损伤，又不能顺从四时气候的变化，违反了寒暑的时宜，加上贼风的不断侵袭，一旦感受了邪气，内则深入到五脏骨髓，外则伤害其孔窍肌肤，由于精气已虚，所以小病必重，大病必死，因此，祝由的方法就治不好他的病了。

原文 帝曰：善。余欲临病人，观死生，决嫌疑，欲知其要，如日月光，可得闻乎？

译文

黄帝说：好。我想在诊察患者时，能够做到观察死生、决断疑难病症，掌握其要领，像日月之光那样明显，这些道理你能讲给我听吗？

原文 岐伯曰：色脉者，上帝之所贵也，先师之所传也。上古使僦贷季，理色脉而通神明，合之金木水火土、四时八风六合，不离其常，变化相移，以观其妙，以知其要。欲知其要，则色脉是矣。色以应日，脉以应月，常求其要，则其要也。夫色之变化，以应四时之脉，此上帝之所贵，以合于神明也。所以远死而近生。生道以长，命曰圣王。

译文

岐伯说：主望色和切脉的方法，是上古帝王所重视、先师所传授的。上古的皇帝，曾命医生僦贷季研究人的气色和脉象的道理，使之通达神明，配合于金、木、水、火、土五行和四季、八风、六合的正常活动，及其变化更移的规律，并从观察这些奥妙的变化中，掌握其要领。而这些要领，应用在诊察疾病上，就是望色和切脉。气色的明暗变化，就像太阳之有阴晴；脉象的虚实变化，就像月亮之有盈亏，要经常研究这些要领，并取法于这些要领。人的气色变化，是和四季的脉象相应的，上古帝王之所以重视，是因为掌握了这一道理，就能达到神灵相通的境地，就可以从色脉诊察出死生的征兆，所以能远离死亡而保持生命。善于摄生而能使寿命延长的人，就是“圣王”。

注 释

①移精变气：王冰注：“移谓移易，变谓变改，皆使邪气不伤正，精神复强而内守也。”

②祝由：上古时代的一种治病方法。

养生智慧

现代美发攻略

如今，不良环境在蔓延，你有没有呵护自己的秀发呢？其实，步骤很简单，而“五步走”就可以轻松搞定。

第一步，梳通秀发

在经过一天忙碌的生活后，洗发前不妨先播放轻音乐，把所有的烦恼先放下，边听音乐边洗发。洗发前先用宽齿梳子将头发理顺。注意，千万不要不耐烦地拉扯头发。

第二步，净化发丝

用温水彻底淋湿头发，水温控制在38℃左右；往手掌里倒入洗发露，用手心把洗发露揉起泡沫。从头皮部位抹起，由发根至发梢，将洗发露均匀地抹在头发上，并用指腹轻轻按摩。然后指头轻轻按摩头皮，由头顶移至太阳穴，再左右按摩整个头部，顺着颈部一直按至双肩，左右摇摆头部，颈项放松。建议选用二合一洗发水，在清洁秀发的同时，由内而外滋润发丝、改善发质，补充头皮损失的水分和养分，洗发、护发一次轻松完成。

第三步，清洗秀发

清洗时，让水漫过头发，并自上而下抚摸头发。重要的是此时保证不过分地用力摩擦头发，因为摩擦很容易引起损伤；也不要用梳子粗暴地拉扯头发，因为发根经热水浸泡后很脆弱，头发容易被拉掉。

第四步，吹干头发

有人以为吹风机会伤害头发，所以习惯自然风干，但这样往往是外层的头发干了，头皮却还是潮湿的。如此一来，头皮就容易滋生细菌，反而更受伤。所以，在洗发和按摩步骤完成后，把吹风机调到适宜的温度，从发根向发梢吹干。

第五步，科学梳头

建议湿发时，不要把头发梳通。正确梳理头发的方法是待头发大致干后，从发根开始梳，慢慢地梳向发梢。这样不仅可以减少头发之间的摩擦力，而且可以又快又好地把头发梳通。洗发后给自己泡杯茉莉花茶，在音乐的伴随下享受此刻的悠闲时光。

汤液醪醴论（一）

本篇要点

1. 阐述了汤液醪醴的制造和应用。
2. 说明了调摄精神在养生方面和防病方面所起的作用。

原文译注

原文 黄帝问曰：为五谷汤液及醪醴[①]，奈何？岐伯对曰：必以稻米，炊之稻薪，稻米者完，稻薪者坚。

译文

黄帝问道：用五谷做汤煎剂和药酒，方法如何？岐伯说：必须用稻米作原料，稻秸作燃料，因为稻米得气完备，稻秸得气坚劲。

原文 帝曰：何以然？岐伯曰：此得天地之和，高下之宜，故能至完，伐取得时，故能至坚也。帝曰：上古圣人作汤液醪醴，为而不用，何也？岐伯曰：自古圣人之作汤液醪醴者，以为备耳，夫上古作汤液，故为而弗服也。中古之世，道德[②]稍衰，邪气时至，服之万全。

译文

黄帝说：为什么这样呢？岐伯说：稻米得天地阴阳的和气，生长于高下适宜的土地上，所以得气最为完备；又由于稻至秋季这一最为得当的时候收割，所以稻秸之质坚劲。黄帝说：上古时代的“圣人”作汤煎剂和药酒，制成后却不使用，是什么原因呢？岐伯说：古代圣人作汤煎剂和药酒，是为了以备不时之需的，因为上古时代的人们，清静无为，患病较少，所以，虽然作成汤煎剂，却是备而不用。到中古时代，社会道德有所下降，人体比较虚弱，但还未至真气败坏的程度，虽然时常因邪气的侵袭而患病，但多病势较微，所以用汤煎剂、药酒治疗，病即可痊愈。

原文 帝曰：今之世不必已，何也？岐伯曰：当今之世，必齐[③]毒药攻其中，砭石针艾治其外也。帝曰：形弊血尽而功不立者何？岐伯曰：神不使也。帝曰：何谓神不使？岐伯曰：针石，道也。精神不进，志意不治，故病不可愈。今精坏神去，荣卫不可复收。何者？嗜欲无穷，而忧患不止，精气弛坏，营泣卫除，故神去之而病不愈也。

译文

黄帝说：现在的人们，虽然服了汤煎剂、药酒，但是病不一定能治好，这是什么原因呢？岐伯说：现在的人们，仅服汤煎剂和药酒是治不好病的，必须调制药物以治其中；砭石、针灸治其外，始能治好病。黄帝说：有的患者，经用药物、针灸等法治疗后，弄得形体弊坏、气血竭尽，但仍不见效，这是什么缘故呢？岐伯说：这是因为患者的神气已经败坏，已不能使那些治法发挥应有的作用。黄帝说：为什么不能发挥其应有的作用呢？岐伯说：针石，是用以治病的方法。但用在精神已经毁坏、意志已经散乱不定的人身上，并不能发挥其应有的作用，所以病不愈。况且现在患者又是精坏神去，营卫已到不可收拾的地步了。这是为什么呢？主要是由于他生活上嗜欲无穷，精神上忧患不止，以致精气毁坏，营血涩少，卫气也失去正常的功能，所以神气去而病不愈。

注释

①醪醴：浊酒。

②道德：此处指养生之道，也指社会风尚。

③必齐：用新鲜的生药所绞出的药汁儿。

养生智慧

1. 什么人不能穿羽绒服？

羽绒服保暖性好、轻便、美观、结实等，深受人们青睐。但是，有些人穿羽绒服会影响健康，引起疾病或使原有疾病的病情加重。如过敏性鼻炎、喘息性气管炎、哮喘患者忌穿羽绒服。因为羽绒服的保温层是用家禽的羽毛加工制成的。这些羽毛的细小纤维和人体皮肤相接触或被吸入呼吸道后，可成为一种变应原，使人体细胞产生变态反应、毛细血管扩张、管壁渗透性增加、血清蛋白与水分渗出或大量地进入皮下组织。这时身体便出现皮疹和瘙痒等症状。这些物质还能使支气管平滑肌痉挛、黏膜充血水肿、腺体分泌增加、支气管管腔狭窄，使人出现鼻咽痒、眼痒、流涕、胸闷等症状。

2. 年轻人穿衣太紧，会非常糟糕

有些男女青年，为了追求苗条，显露曲线美，喜欢穿一些紧箍在身上的衣服。这样做是不当的，长期如此，对身体有害无益。因为穿上紧胸束腰的衣服，像用带子缠住肢体，会影响胸廓发育，降低肺活量；腰束得过紧，腹式呼吸不能正常进行，势必影响胃肠功能及血液循环，甚至还可能引起胃下垂和女性的子宫移位等疾病。另外，穿很紧的裤子，对男女青年的生殖器官也会产生不良影响。

汤液醪醴论（二）

本篇要点

1. 主要论述患者与医生之间的关系，生病的人应该早接受治疗。
2. 对于形体水肿的病症，要以疏通五脏郁积为主。

原文译注

原文 帝曰：夫病之始生也，极微极精，必先入结于皮肤。今良工皆称曰病成，名曰逆，则非针石不能治，良药不能及也。今良工皆得其法，守其数，亲戚兄弟远近，音声日闻于耳，五色日见于目，而病不愈者，亦何暇不早乎？

岐伯曰：病为本，工为标，标本不得，邪气不服，此之谓也。

译文

黄帝问：所有的病，虽然都不能早先预料，但一般都是先从身体皮肤外部开始的。等到医生诊断时，才知道病已经形成，而且多会发展严重，不好治疗，只得用针石医治，吃药已经不管用了。如今好的医生都明白法度，遵守医数之道，和患者就如同亲人、兄弟一般，对他们声音的变化每日都可以听到，对他们气色的变化每日也都能看到，可是却治不好病，这是因为治疗不及时吗？

岐伯说：这是因为患者是本，医生是标，标本之间合作不够，病也就不能治好，原因就在这里。

原文 帝曰：其有不从毫毛而生，五脏阳以竭也，津液充郭，其魄独居，孤精于内，气耗于外，形不可与衣相保，此四极急而动中，是气拒于内，而形施于外，治之奈何？

岐伯曰：平治于权衡，去宛陈莝[①]，微动四极，温衣，缪刺其处，以复其形。开鬼门[②]，洁净府[③]，精以时限，五阳已布，疏涤五脏。故精自生，形自盛，骨肉相保，巨气乃平。

译文

黄帝问：有些病并不是从身体外部开始的，而是五脏的阳气不足，从而令体内水气充盈；这使阴气充足，独占于体内，阳气就更加消耗，致使身体浮肿，连衣服也穿不进，身体四肢同时影响脏腑，其阴气不能推动脏腑，水气只能于外表现，像这样的病该怎么医治？

岐伯说：想要去除水肿，首先应根据病情，视其轻重，将体内积水驱除出体内，同时要患者活动四肢，促进阳气生发，注意添衣保暖，帮助身体阳气集聚，如此阴气容易散去。再用针刺之法，对浮肿之处进行针刺，让水排出，令身体恢复原状。也可用出汗、多排小便的方法，打开汗毛孔，排尽膀胱之液，让阴精逐渐平复，五脏充满阳气，从而疏通脏腑的郁积水气。如此，经脉打通，精气生成，身体也就自然变得强大起来，骨骼与肌肉能保持正常状态，人体正气便自然恢复了。

注释

①去宛陈莝：宛，积滞、郁结的意思；陈，为时间长，沉积之意；莝，铲除杂草的意思。去宛陈莝可译为将沉积在体内的积滞之物去除。

②鬼门：皮肤表面的汗毛孔。

③洁净府：府，指脏腑之中的膀胱。洁净府的意思就是将膀胱内的小便排出，中医学称利小便。

养生智慧

1. 关注身体变化，将疾病扼杀于无形

身体每日都存在着细微的变化，我们应该在日常中时时关注身体所发出的不同信号，如咳嗽、发热、肌肉酸疼、浑身无力等明显且多见却往往被忽略的小症状。因为这些身体所发出的信号，都有可能是疾病发生、变化的前兆，只有正确对待，才能将疾病扼杀于摇篮之中。

通常情况下，我们可以定期称体重，规定一日三餐每餐的量，细心感受身体常见病症的特征，区分感冒、发热、炎症等不同的疾病感受，从而对疾病做到知己知彼。一旦身体有所不适，应该及时就医，与医生进行良好的沟通，做到早发现，早治疗，不让小病拖成大病，大病拖到不容易治疗的地步。这种做法，不管是年轻人还是老年人，都有利于保养身体并促进健康。

2. 生活中简单有效的祛水肿的饮食方

（1）薏米冬瓜排骨汤

【原料】薏苡仁30克，冬瓜200克，排骨200克，料酒、盐各适量。

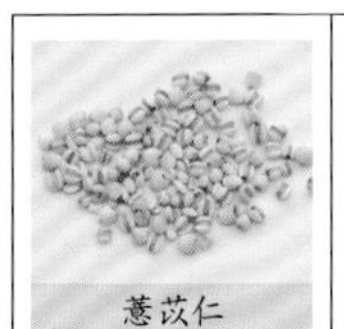
薏苡仁

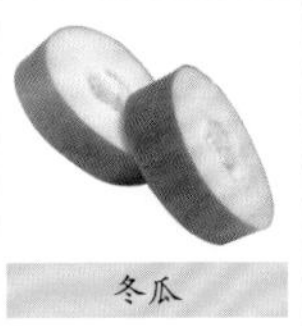
冬瓜

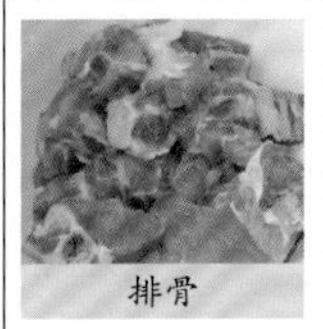
排骨

【制法】将冬瓜去皮，薏苡仁、排骨分别洗净，全部放进煲内，加适量清水武火煮开，然后撇去浮沫，放少许料酒，文火慢炖，直到冬瓜熟烂、排骨脱骨，加盐调味即可。

【用法】每周食用1～3次。

【功效】祛湿利水，健脾强身。

【适用】夏季，全家食用。

（2）眉豆芡实煲鸡脚汤

【原料】芡实30克，眉豆40克，冬菇4朵，瘦肉50克，鸡脚6个，生姜3片。

【制法】将芡实、眉豆、冬菇洗净，瘦肉切小块，鸡脚斩小段，一起与生姜放进煲内，武火煮开后改文火煲2小时便可。

【用法】每周食用1～3次。

【功效】健脾化湿，强健身体。

【适用】食欲不强、胃口不佳、体有湿气者。

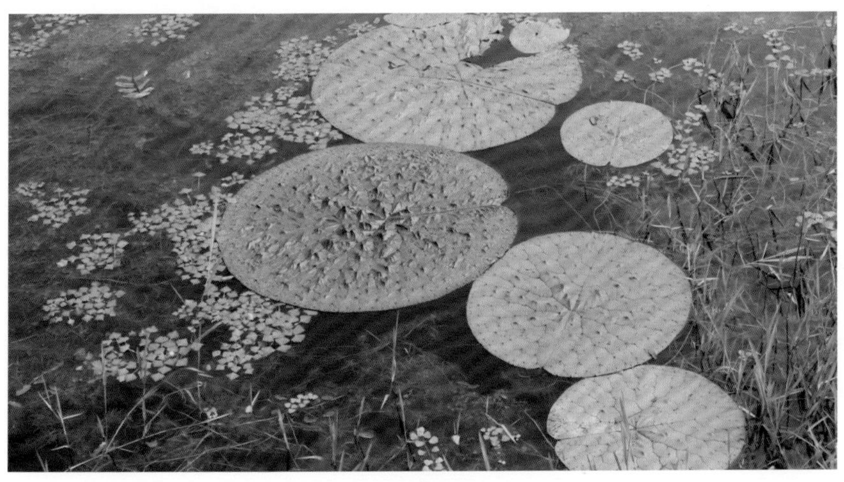
芡实

诊要经终论（一）

本篇要点

阐述了针刺疗法应结合四时气候，这是因为其与天气、地气、人气息息相关。一旦违反了该规律，就会酿成不良的后果。

原文译注

原文 黄帝问曰：诊要何如？岐伯对曰："正月二月，天气始方[①]，地气始发，人气在肝。三月四月，天气正方，地气定[②]发，人气在脾。五月六月，天气盛，地气高，人气在头。七月八月，阴气始杀[③]，人气在肺。九月十月，阴气始冰，地气始闭，人气在心。十一月十二月，冰复，地气合，人气在肾。

译文

黄帝问道：诊病的要领是什么呢？岐伯回答说：正月、二月，天之气正在发生，地之气开始萌动，此时人气在肝。三月、四月，天之阳气正盛，地之气开始繁育万物，此时人气在脾。五月、六月，天之气最为旺盛，地之气升到极高，此时人气在头。七月、八月，阴气开始肃杀，此时人气在肺。九月、十月，阴气开始凝结，地气开始闭藏，此时人气在心。十一月、十二月，冰冻坚厚，地气密闭，此时人气在肾。

原文 故春刺散俞，及与分理，血出而止，甚者传气，间者环也。夏刺络俞，见血而止，尽气闭环，痛病必下。秋刺皮肤，循理，上下同法，神变而止。冬刺俞窍于分理，甚者直下，间者散下。春夏秋冬，各有所刺，法其所在。

译文

所以春天应刺散布于经络肌腠之间的腧穴，待到出血就要停针，病重的应久留针，使其气流通并布散开来，然后出针，病稍轻的，留针的时间要短暂，候其经气循行一周之后，始可出针。夏天应针刺潜在于络脉间的腧穴，见血即止，待邪气尽散后，以手按闭针孔，约在其经气在体内循环一周后，病痛之气便下行而愈。秋天应刺皮肤，循其肌肉的腠理而刺，手经和足经的刺法相同，至患者的神色较未刺前有所改变而止。冬天应深刺其腧穴于腠理深处的近筋骨，病重的，可于其邪气所在之处，直刺深入，病轻的，应于其邪气所在之处，或左或右或上或下分散用针。春夏秋冬，各有其相应的刺法，即根据人气所在，确定针刺的部位。

原文 春刺夏分，脉乱气微，入淫骨髓，病不能愈，令人不嗜食，又且少气。春刺秋分，筋挛，逆气，环为咳嗽，病不愈，令人时惊，又且哭。春刺冬分，邪气著脏，令人胀，病不愈，又且欲言语。

译文

如果春天刺了夏天的部位，将使心气受伤，而脉乱气微，致邪气深入，浸淫于骨髓，不但病不能愈，反因心火衰微，胃土失养而不思饮食，正气不足。春天刺了秋天的部位，将使肺气受伤，就会使人筋脉拘挛，气机逆乱，邪气逆转，环周及肺以致咳嗽，不但病不能愈，反因肝气伤而时惊，肺气伤而欲哭。春天刺了冬天的部位，将使肾气受伤，致邪气深入五脏，使人胀满，不但病不能愈，而且使人多言。

原文 夏刺春分，病不愈，令人解堕。夏刺秋分，病不愈，令人心中欲无言，惕惕[④]如人将捕之。夏刺冬分，病不愈，令人少气，时欲怒。

译文

夏天刺了春天的部位，将使肝气受伤，不但病不能愈，而且使人全身懈惰无力。夏天刺了秋天的部位，将使肺气受伤，不但病不能愈，而且使人心中不欲言语，自觉恐惧有如别人将要逮捕他一样。夏天刺了冬天的部位，将使肾气受伤，不但病不能愈，反而使人正气虚弱，时时想要发怒。

原文 秋刺春分，病不已，令人惕然欲有所为，起而忘之。秋刺夏分，病不已，令人益嗜卧，又且善梦。秋刺冬分，病不已，令人洒洒时寒。

译文

秋天刺了春天的部位，将使肝气受伤，不但病不能愈，反因肝气不能养心而心神不足，想要做什么事，起来却忘了。秋天刺了夏天的部位，将使心气受伤，不但病不能愈，而且使人更加嗜睡、容易做梦。秋天刺了冬天的部位，将使肾气受伤，不但病不能愈，反而使人感到寒气森森，常常发冷。

注释

①方：发生。

②定：通正，正在。

③杀：肃杀，收敛肃杀之义。

④惕惕：惊恐的样子。

养生智慧

1. 养生“鱼”膳

（1）山药炖水鱼

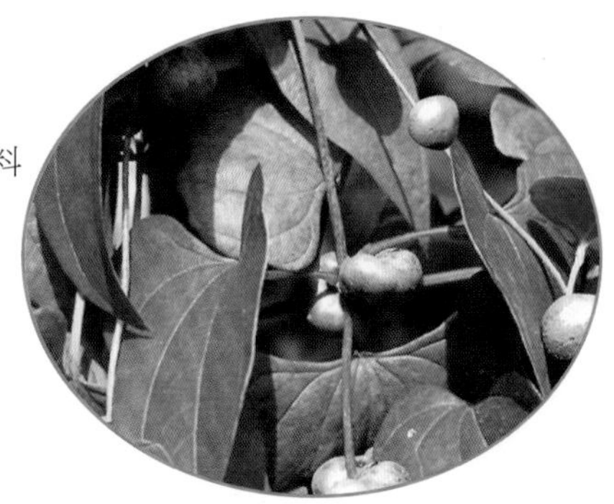

山药

【原料】山药30克，水鱼1条，调料适量。

【制法】先用热水烫水鱼，使其排尿，再去内脏，切块；加山药隔水炖至水鱼熟烂调味即可。

【用法】饮汤食肉，每周1次。

【功效】滋阴补肾。

【适用】高血压。

（2）山茱萸炖甲鱼

【原料】山茱萸20克，甲鱼250克，大枣20枚，葱、姜、盐各适量。

【制法】将甲鱼剁去头、爪，除去内脏；山茱萸洗净；大枣洗净、去核；葱洗净切段，姜切片。山茱萸放入锅内，加水2000毫升煎煮20分

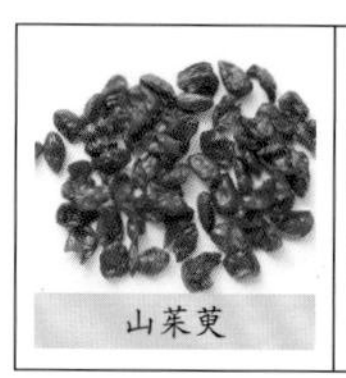

山茱萸

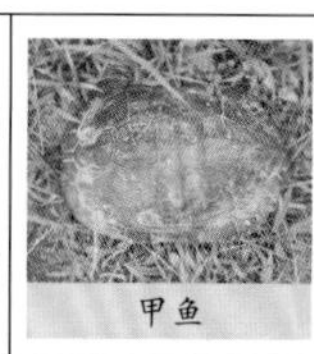

甲鱼

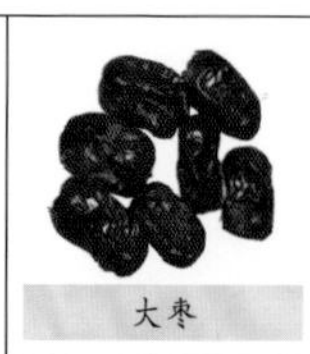

大枣

钟，加入甲鱼、大枣、姜，炖熬1小时调味即成。

【用法】每日2次，每次100克，佐餐、单食均可。

【功效】滋阴补肾，益气补血。

【适用】肝肾阴虚。

2. 和鸡、鸭“合拍”的补肾药膳

（1）栗子蒸鸡

【原料】栗子250克，母鸡1只，盐、黄酒、姜片各适量。

【制法】栗子去壳；母鸡宰杀后去毛及内脏，剁成小块。将栗子和鸡肉共装入盆内，加入盐、黄酒和姜片，上锅隔水蒸至鸡肉熟透即可。

【用法】佐餐食，分次食完。

【功效】健脾补肾，温中益气，活血止血。

【适用】脾肾阳虚之低血压症。

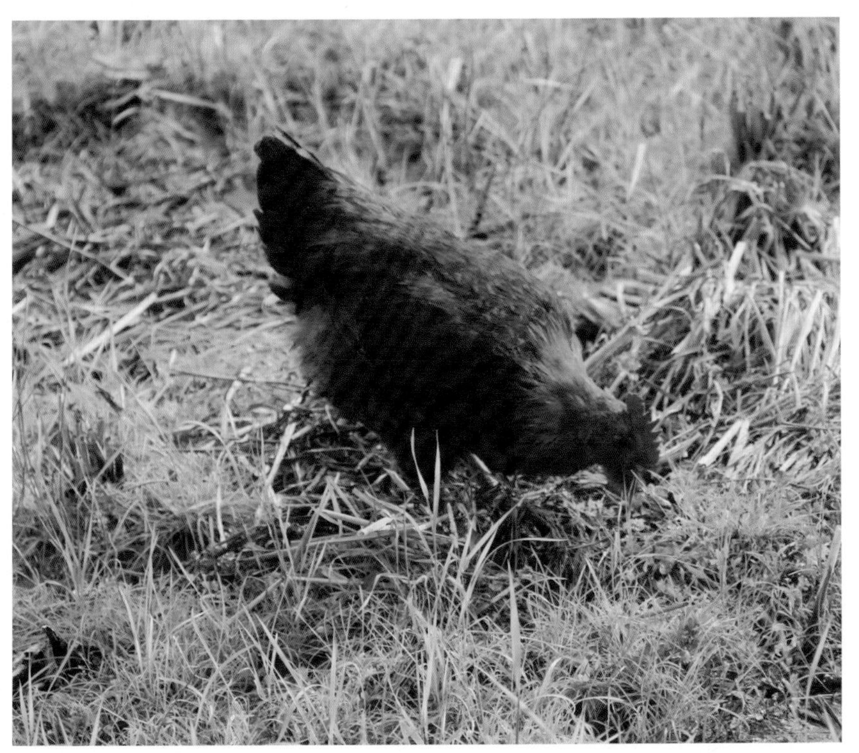

母鸡

（2）核桃油烫鸭

【原料】核桃仁200克，荸荠150克，洋鸭1只，鸡肉泥100克，油菜末、葱、生姜、盐、鸡蛋清、味精、料酒、湿玉米粉、花生油各适量。

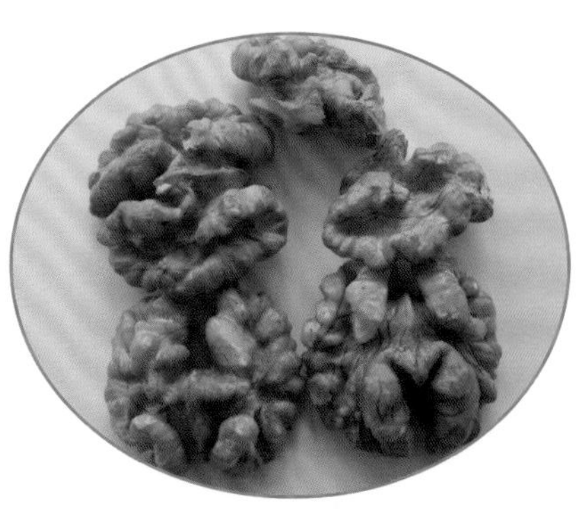
核桃仁

【制法】将洋鸭宰杀，去毛，开膛去内脏，洗净，用开水氽一下，装入盆内，加入葱、生姜、盐、料酒各少许，上笼蒸熟透取出晾凉后，去骨，切成两块，另用鸡肉泥、鸡蛋清、湿玉米粉、味精、料酒、盐调成糊，再把核桃仁、荸荠剁碎，加入糊内，淋在鸭子内膛肉上。将鸭子放入锅内，用油炸酥，捞出沥去余油，用刀切成长条块，摆在盘内，四周撒些油菜末即可。

【用法】每日1次，每次吃鸭肉200克。

【功效】补肾固精，温肺定喘，润肠。

【适用】肾虚咳嗽、腰痛、阳痿、大便燥结、肾虚石淋等症。

诊要经终论（二）

本篇要点

1. 使用针灸应该注意的问题。
2. 人体十二经脉不通会引发什么样的问题。

原文译注

原文 凡刺胸腹者，必避五脏。中心者，环死；中脾者，五日死；中肾者，七日死；中肺者，五日死；中鬲者，皆为伤中，其病虽愈，不过一岁必死。刺避五脏者，知逆从也。所谓从者，鬲与脾肾之处，不知者反之。刺胸腹者，必以布巾著之，乃从单布上刺，刺之不愈，复刺。刺针必肃，刺肿摇针，经刺勿摇。此刺之道也。

译文

在胸部、腹部进行针刺的时候，一定要注意规避五脏。如果刺到心脏，经气在人体环周12个时辰便要死去；如果刺到脾脏，5天就会致死；而刺到肾脏，7天则死；刺到肺脏，5天会致死；如果刺到了膈膜部位，可视为伤中，当时病情虽然会减轻，但不超过1年患者必死。要想针刺胸、腹部位而不伤五脏，就要知道下针的从逆。所谓的“从”，就是要知道脾、肾等脏器与膈膜的位置，否则就会伤及脏器。刺胸、腹的时候，应该用一块布盖在上面，用针从布上向下刺，刺一次不见效，就要再继续刺。在刺针时，必须严肃安静，如果是为肿胀的患者进行针刺，可以轻摇针头，令脓血流出；如果是给经脉不通的人刺针，则不能摇针。这就是刺针的方法。

原文 帝曰：愿闻十二经脉之终奈何？岐伯曰：太阳之脉，其终也，戴眼，反折瘛疭①，其色白，绝汗乃出，出则死矣。少阳终者，耳聋，百节皆纵，目圜绝系②，绝系一日半死，其死也，色先青白，乃死矣。阳明终者，口目动作，善惊，妄言，色黄，其上下经盛，不仁，则终矣。少阴终者，面黑，齿长而垢，腹胀闭，上下不通而终矣。太阴终者，腹胀闭不得息，善噫，善呕，呕则逆，逆则面赤，不逆则上下不通，不通则面黑，皮毛焦而终矣。厥阴终者，中热嗌干，善溺心烦，甚则舌卷，卵上缩而终矣。此十二经之所败也。

译文

黄帝问：请告诉我十二经脉不通会怎么样呢？岐伯说：当太阳经脉不通时，患者双眼上视，身背反张，手脚抽搐，脸色发白，大汗淋漓，汗如果一停，便要死去了。少阳经脉不通时，患者听力减弱，骨节松弛，两只眼睛惊恐不转，一天半时间就会死去；临死的时候，脸色发青，逐渐由青色转为白色，最后死亡。阳明经脉不通时，患者会口眼㖞斜，不能正常动作，经常有惊恐之状，还会语无伦次，脸色发黄，经脉上下所经过的部位，都有盛燥之状，当这种盛燥慢慢变成肌肉麻木时，人就死了。少阴经脉不通的时候，患者脸色发黑，牙龈部位向内收，使牙齿变长，上附有黄垢，肚子也胀满，上下不通，这时患者就会死去。太阴经脉不通的时候，患者肚子胀，呼吸不利，会经常嗳气，还有呕吐，呕吐致使气逆上行，令面色发红，如果气不能上逆行走，则会上下不通，从而造成面色发黑，皮肤毛发干枯，最终死亡。厥阴经脉不通的时候，患者会胸中发热，嗓子干燥，小便多，心里烦，直至舌头上卷，睾丸上缩，最后死去。这就是十二经脉不通造成的病症。

注释

①瘛疭：手脚痉挛，抽搐，又称抽风。

②目圜绝系：谓双目惊恐地直视前方、目系之气已经衰绝。

养生智慧

1. 针灸治疗对人体有什么好处？

针灸作为中医学的一个独立系统，对于人体五脏六腑、皮肉筋骨、经脉穴位有着直接的刺激作用，可以直接打通经络，针对穴位敏感点及病灶进行治疗与改善，使人体气血阻滞、虚弱之症得到缓解。同时，针刺可以进行良好的身体补、泻养生，再以艾条的灸法加热穴位，进行经络的疏通，调理身体阴阳，疗效极好。

如今，人们崇尚减肥，但运动减肥往往难以坚持，药物又伤身体根本；而用针刺减肥不但无副作用，效果还很明显。中医学认为，人体之所以会发胖、瘦弱、疼痛、生病，皆起于经络的阻塞与失调。用针刺、艾灸进行调理，比起药物更加理想。

不过，在选择针灸疗法的时候，人们应该对自己的心理进行良好的接受度调节，以免因为晕针而产生不好的感受。

2. 自我经络调法

（1）三线意念通络法

平躺在床上，两手自然摆放在身体两侧，手背部朝外。在心中为自己的身体分成三条线，第一条：由头顶向头部两侧，至颈部两侧，再到两肩向下顺胳膊外侧，一直到两只手的两侧。第二条：由面部向下到颈部，然后到胸部、腹部、两条腿的向上部位，一直到两脚的脚背、脚趾面。第三条：由脑后部到枕骨，向下到背部、臀部、两腿贴床面的部位一直到脚后跟。

三条线可以视为身体两侧、前部与后部。通络时，以意念由上向下移动，在不同的位置分别停留1～2分钟。比如第一条，先闭上眼睛，全部心思都放于脑部，接着顺两侧向下移动，一直到手指的中指末端便可以了。三条线分别如此进行，就等于用意念帮助身体经络放松，从而推动气血向前。

功效：这种自我以意念通经络的方法，对于身体亚健康、睡眠不好的人非常有效，能平和心态，放松身体，每日晚饭后1小时进行一次即可。

（2）五脏呼吸调理法

这里的呼吸不是自然的吐气、吸气，而是以发出不同的声音，来制造不同的呼吸方式，从而带动五脏不同部位进行呼吸的过程。通常情况下，呼吸时只要掌握好5个字的发音就可以，分别为：呵、吹、呼、嘘、呬。5个不同的发声可以分别带动五脏，它们的对应次序如下。①呵：对心，能泄心火；②吹：对肾，能补肾气；③呼：对脾，可健脾胃；④嘘：对肝，能养肝脏；⑤呬：对肺，可清肺燥。

这套运动最适合每日清早进行，在念的时候以鼻子吸气，以嘴呼气，可以发出声，也可以按口形默念。同时，对于自己身体感觉到的不足，能加强锻炼。比如，感觉食欲不好，需要健脾开胃，就以“呼”字为主，反复多进行几次；如果是眼睛发赤，模糊，则可以多念“嘘”，通过养肝达到明目的功效。

脉要精微论（一）

本篇要点

1. 按照医生切脉的位置来了解人体内脏的病变。
2. 举例引述各种脉象主病，并以资作临床参考。

原文译注

原文 帝曰：有故病五脏发动，因伤脉色，各何以知其久暴至之病乎？岐伯曰：悉乎哉问也！征其脉小色不夺者，新病也！征其脉不夺[①]其色夺者，此久病也；征其脉与五色俱夺者，此久病也；征其脉与五色俱不夺者，新病也；肝与肾脉并至，其色苍赤，当病毁伤，不见血，已见血，湿若中水也。

译文

黄帝说：有旧病又有五脏感触外邪而得的新病，都会影响到脉色而发生变化，怎样区别它是旧病还是新病呢？岐伯说：你问得很详细啊，只要验看它的脉虽小而气色却不失于正常的，就是新病；验看它的脉象不失正常而气色失于正常，则是旧病；验看它的脉象与气色均失于正常的，也是旧病；验看它的脉象与面色都不失于正常的，乃是新病。如果肝脉与肾脉同时出现，脉见沉弦，气色青赤，是因为有毁伤瘀血所致，而外部没有见血，或外部已见血，若非此症，则是由于湿邪或水邪所致。

原文 尺内两傍[②]，则季胁也。尺外以候肾，尺里以候腹。中附上，左外以候肝，内以候鬲；右外以候胃，内以候脾。上附上，右外以候肺，内以候胸中；左外以候心，内以候膻中。前以候前，后以候后。上竟上者，胸喉中事也；下竟下者，少腹腰股膝胫足中事也。

译文

尺肤之内两边的部位，可以诊察季肋的病情。尺肤之外，可以诊察肾脏，尺肤之里，可以诊察腹部。尺肤部的中段、左臂的外侧可以诊察肝脏，左臂的内侧可以诊察膈部；右臂的外侧可以诊察胃腑，右臂的内侧可以诊察脾脏。尺肤部的上段，右臂外侧可以诊察肺脏，右臂内侧可以诊察胸中；左臂外侧可以诊察心脏，左臂内侧可以诊察膻中。尺肤部的前面，臂内阴经所属的部位可以诊察胸腹部；臂外阴经所属的部位可以诊察背部。从尺肤上段直达鱼际处，主胸部与喉部的疾病；从尺肤部的下段直达肘横纹处，主小腹、腰、股、膝、胫、足等处的疾病。

原文 粗大者，阴不足阳有余，为热中也。来疾去徐，上实下虚，为厥巅疾；来徐去疾，上虚下实，为恶风也。故中恶风者，阳气受也。有脉俱沉细数者，少阴厥也；沉细数散者，寒热也；浮而散者为眴仆。诸浮不躁者皆在阳，则为热；其有躁者在手。诸细而沉者，皆在阴，则为骨痛；其有静者在足。数动一代者，病在阳之脉也，泄及便脓血。

译文

脉象洪大的，是由于阴精不足而阳气有余，故会造成内热之病。脉象来时急疾而去时徐缓，这是由于上部实而下部虚，气逆于上，会造成厥逆、癫仆一类的疾病；脉象来时徐缓而去时急疾，这是由于上部虚而下部实，会造成疠风之病。患这种病的原因，是因为阳气虚而失去捍卫的功能，所以才感受邪气而发病。所有的脉象都沉细而数的，表明人的足少阴经发生了厥逆；脉象都沉细数散，表明得了阴虚阳亢之虚劳寒热病；脉象虚浮而散，表明人患了目眩昏倒之病。所有脉象都浮而不躁，表明邪气都在体表，会出现发热的症状；如浮而躁急的，则病在手三阳经。所有的脉象都又细又沉，表明邪气均已侵入体内，会造成骨节疼痛，病在手三阴经；如果脉细沉而静，其病在足三阴经。脉动过速而时有中止，是病在阳分，为阳热郁滞的脉象，会出现泻痢或大便带脓血的疾病。

注　释

①不夺：指不失正常。

②两傍：两边的部位。

养生智慧

1. 提高睡眠质量有哪“三宝”？

（1）睡子、午觉

“子、午”时分是人体经气“合阴”及“合阳”的时候，有利于养阴及养阳。晚上11时以前入睡，效果最好。因为在这个时候休息，最能养阴，睡眠效果最好，可以起到事半功倍的作用。午觉只需在午时（11时~13时）休息30分钟即可，因为这时是“合阳”时间，阳气盛，所以工作效率最好。

（2）减慢我们的呼吸

睡前可以适当地静坐、散步、看慢节奏的电视、听舒缓的音乐等，使身体逐渐入静，静则生阴，阴盛则寐，最好能躺在床上做几分钟静气功，做到精神内守。

（3）睡前用温水泡脚

这样可以促进心肾相交。心肾相交意味着水火相济，对阴阳相合有促进作用，阴阳合抱，睡眠当然能达到最佳的境界。

2. 五脏粥疗法

（1）龙眼莲子猪肝粥

【原料】龙眼肉20克，莲子30克，猪肝100克，粳米60克，盐、黄酒各适量。

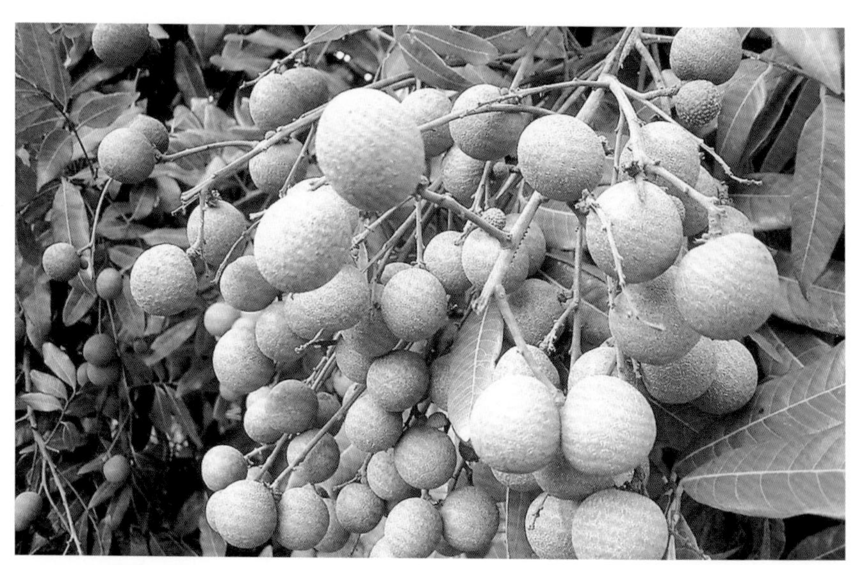

龙眼

【制法】将龙眼肉、莲子、猪肝分别洗净，莲子去皮、心，猪肝切成片。粳米用清水淘洗，与龙眼肉、莲子同入锅，加水适量，煮成稀粥，待粥将熟时放入猪肝、盐和黄酒，等到猪肝熟透即可。

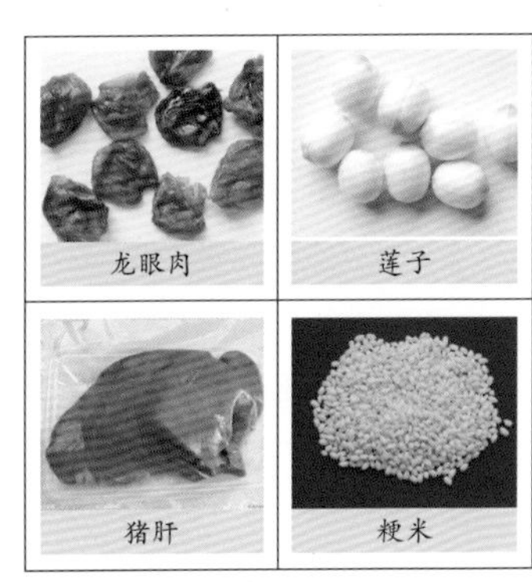

【用法】每日早餐温服，可连服5～7日。

【功效】健脾补血，益气补虚，补益五脏，养心安神。

【适用】气阴两虚型低血压症。

（2）蛋花粥

【原料】鸡蛋1个，粳米100克，盐少许。

【制法】粳米以常法煮粥，待粥将熟时，把鸡蛋打匀后加入粥内，再煮片刻，放盐即可。

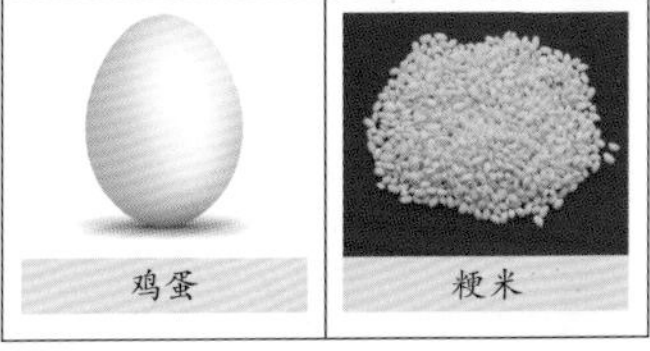

【用法】每日早、晚各食1次，常用。

【功效】补益五脏，养血润燥。

【适用】气血亏虚之低血压症。

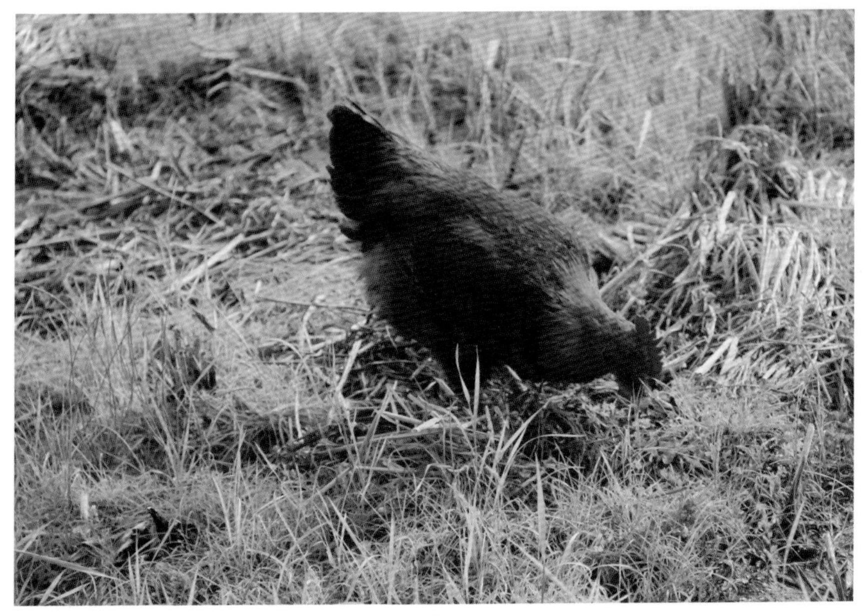

鸡

脉要精微论（二）

本篇要点

主要讲述脉象与四时、病变的关系，从脉象了解病情的变化与发展。

原文译注

原文 帝曰：脉其四时动奈何？知病之所在奈何？知病之所变奈何？知病乍在内奈何？知病乍在外奈何？请问此五者，可得闻乎？

译文

黄帝问：脉象是怎样根据四时的变化而变动的呢？如何通过脉象知道病变的情况？又怎么知道疾病发生了什么样的变化？从脉象上如何知道病变发生在体内？又如何知道病变发生于体外呢？以上五个问题，能讲给我听听吗？

原文 岐伯曰：请言其与天运转大也。万物之外，六合[①]之内，天地之变，阴阳之应，彼春之暖，为夏之暑，彼秋之忿，为冬之怒。四变之动，脉与之上下，以春应中规[②]，夏应中矩[③]，秋应中衡[④]，冬应中权[⑤]。是故冬至四十五日，阳气微上，阴气微下；夏至四十五日，阴气微上，阳气微下。阴阳有时，与脉为期，期而相失，知脉所分，分之有期，故知死时。微妙在脉，不可不察，察之有纪，从阴阳始，始之有经，从五行生，生之有度，四时为宜，补泻勿失，与天地如一，得一之情，以知死生。是故声合五音，色合五行，脉合阴阳。

译文

岐伯说：我先说一下人体阴阳升降与天地动转的联系。万物之外，六合之内，天地变化，阴阳四时，都相互对应。如春天温暖，夏天炎热，秋天有急劲之风，冬天生寒冷之气。四时的变化，与人体脉象变化同时升降、沉浮。春天的时候，人体脉象圆滑，夏天脉象洪大，秋天则脉象轻浮，冬天脉象沉伏。所以过了冬至，到立春的四十五天时间里，人体阳气上升，阴气下降，而夏至到立秋的四十五天时间里，则阴气上升，阳气下降。四时阴阳的升降有一定的规律，人体脉象的变化也是如此，与之对应。脉象变化若与四时阴阳不相对应，则可根据病态，从脉象获知病情变化、所属脏位。再根据脏腑之气的盛衰，知道病情发展与死亡时间。四时、阴阳变化微妙，不能不知，而想要知道，都是从阴阳开始的。要结合身体十二经脉，与身体五行生机，观察生机之度，以四时阴阳为依据进行分析；不让身体补泻有失，体质相对平衡，与天地阴阳相统一；知道了天人统一的道理，也就可以知道生死之道了。所以，五声配以五音，五色配以五行，而脉象与阴阳相合。

原文 是知阴盛则梦涉大水恐惧，阳盛则梦武火燔灼，阴阳俱盛则梦相杀毁伤；上盛则梦飞，下盛则梦堕；甚饱则梦予，甚饥则梦取；肝气盛则梦怒，肺气盛则梦哭；短虫多则梦聚众，长虫多则相击毁伤。

译文

由此可知人体阴气过盛会梦见过大水，心生恐惧；阳气太盛则会梦见被武火烧灼；阴阳都盛就会在梦里进行厮打伤残；身体上部盛，会在梦中飞腾；身体下部盛，则会在梦中堕落；吃得过饱做梦时，就会梦到送食物给别人；而如果太饿时做梦，则会梦到寻找食物；当肝气过盛时，梦里容易生气发怒，肺气盛就会在梦中啼哭；如果肚子里有虫，会梦到很多人聚在一起；肚内有长的虫子，梦里就会打架受伤。

原文 是故持脉有道，虚静为保。春日浮，如鱼之游在波；夏日在肤，泛泛乎万物有余；秋日下肤，蛰虫将去；冬日在骨，蛰虫周密，君子居室。故曰：知内者按而纪之，知外者终而始之。此六者，持脉之大法。

译文

所以，诊脉要根据一定的方法，保持心平气和才行。春天的脉象，多会浮而在外，就像小鱼在水里游；夏天的脉在皮肤上，洪大而且充满手指，如同夏天万物的生长之势；秋天的脉在皮肤下，如同虫子蛰伏；冬天的脉沉到骨头里去，好比虫子冬眠，闭门不出，人们也都在室内一样。因而，想要知道脏腑的问题，通过脉象就能清楚；想要知道经气的问题，则要在经脉的循行上进行了解；春、夏、秋、冬、内、外六个方面，是诊脉的依据所在。

原文 心脉搏坚而长，当病舌卷不能言；其软而散者，当消环自己。肺脉搏坚而长，当病唾血；其软而散者，当病灌汗，至今不复散发也。肝脉搏坚而长，色不青，当病坠若搏，因血在胁下，令人喘逆；其软而散，色泽者，当病溢饮。溢饮者，渴暴多饮，而易入肌皮肠胃之外也。胃脉搏坚而长，其色赤，当病折髀；其软而散者，当病食痹。脾脉搏坚而长，其色黄，当病少气；其软而散，色不泽者，当病足胫肿，若水状也。肾脉搏坚而长，其色黄而赤者，当病折腰；其软而散者，当病少血，至今不复也。

译文

心脉强壮而长，与手指相搏击，则为心经火盛，会病至舌头发卷，不能说话；如果心脉软散，则会产生消渴，等到胃气恢复，病情转好。肺脉强壮而长，是肺火太盛，会于痰中带血；如果肺脉软散，则会出汗不止；这时千万不可以用发散的方法进行治疗。肝脉强壮而长，与手指相搏击，会面色发青，如果面色不青，就可以知道病由内而生，为摔跌或者搏击所致，此时因为胁下有瘀血，肺气升降不利，所以人会喘逆；如果其脉软散，再加之面色有光泽，就会发溢饮病，病人口渴难耐，致使暴饮，因此水不化气，容易流入胃外，渗透皮肤、肌肉。胃脉强壮而长，脸色发红，为髀痛如折之病；若胃脉软散，脸色没有光泽，则为胃气不足，食痹之症。脾脉强壮而长，脸色发黄，为脾气不运，为气虚之症；如果脾脉软散，脸色无光泽，就是脾虚，因不能运化水湿，所以足胫浮肿如水状。肾脉强壮而长，脸色又黄中带红，是心脾之火犯肾，致使腰部疼痛；如肾脉软散，则会精血不足，身体无法保持健康。

注 释

①六合：东、南、西、北、天、地，指天下之意。

②春应中规：规，为古代画圆的工具，指春天的脉象应该像画圆一样流畅，圆滑。

③夏应中矩：矩，方形之意，指夏天的脉象应该洪大，如同方形的矩一样。

④秋应中衡：衡，为秤杆之意，指秋季脉象轻，应该像秤杆一样平衡上下。

⑤冬应中权：权，秤砣的意思，指冬天脉象沉伏，如同称砣一样向下坠。

养生智慧

调节身体阴阳平衡，促进脉象平和，以达延年益寿之效。

身体脉象平和与否，与体内阴阳平衡息息相关。因此，阴阳的协调是养生法则中重要的环节。想要达到脉象平和，实现延年益寿的心愿，就应该好好调节身体的阴阳平衡。一般做到以下几点，即可轻松养生。

1. 慢

慢是养生的关键，也是身体脏腑平和的关键。古人认为，人的呼吸若能相对放缓频率，其寿命就会得到相应延长。而如今，随着生活节奏的变快，人们已经普遍不能适应慢生活、慢呼吸的养生法则。其实，想要慢下来并不困难，首先要做的就是把心慢下来。也就是说，想的事情不要太多，将紧张的精神状态放平，很快你就会发现自己的呼吸也不会那样急促了。

当然，很多人会说放慢了动作，工作效率也就体现不出来了。既然工作时我们身不由己，那么下班之后，不妨将自己从快节奏中解放出来，慢慢地择菜、做饭，甚至慢慢地吃饭，收拾卫生、洗澡……如此直到入睡，这一段时间的慢生活，就足以减缓白天所承受的快节奏压力和内心紧张，从而维持身体阴阳平衡的状态。

2.静

慢与静实际是两个相对应的生活方式，就如同阴与阳，虽然看似不相关，却内理密切。一个懂得慢生活、慢养生的人，对于静势必有着强烈的向往；而且，当人的心态放慢，呼吸、行为变慢时，安静自然而至。那么，静对于人体的阴阳平衡有什么作用呢？

一般来说，快、忙、急等一系列的行为都会让人体的阳气、阴精得到耗损，相反，如果能放缓自己的急躁行为，放慢自己的生活节奏，那么内心的安静就能帮助生命所需的阴、阳之气得到蓄积。另外，静更是一个养心的过程，它甚至比慢还要呵护心脏的感受。当一个人静下来时，不但大脑得到放松，身体得到放松，就连体内血液的循环也开始变得自然，这就为心脏、血压提供了良好的运行空间。

所以，安静养生法的好处在于，可以减少身体的消耗，平和血压的变化，为身体的气血循环铺平道路。如此，人体阴阳又怎么可能不平衡呢？

3.低

这里的低不是让你变矮，也不是要你低碳生活，而是在生活的温度上，相对降低高温的度数。这是为什么？其实并不难理解，就如同《黄帝内经》里提到的："高者其气寿，下者其气夭。"意思是高山上生活的人寿命偏长，而山下的人则相对较短。这就是因为高山之上温度相对较低，而相对较低的温度既减少了人体阴阳之气的消耗，也减慢了身体代谢的速度，自然人体变老的过程也缓慢起来。

我们现在生活的地球恰恰是温度普遍上升的状态，那么我们就更要选择相对低温的环境来生活了。想要达到低温，除了在夏日为身体降温之外，还要记得冬天暖气不要开太足。另外，饮食上一定要关注那些相对水生的食物，因其温度都不会太高，自然有利于养生，如大米、白菜、小麦、秋梨、冬枣等。

不过，所谓低温并不是一味让你从身体上来降温，大肆进食冰饮、冷水、冰啤等食物，这样人体阳气就要受到很大损伤。所以相对平衡又合适的低温要在20℃～28℃，同时应该注意体内、体外相平衡，室内、室外相接近，穿衣、饮食相对应的过程。只有有效调节饮食、关注起居、引导精神、适量运动，才能真正使体内阴阳达到平衡状态。

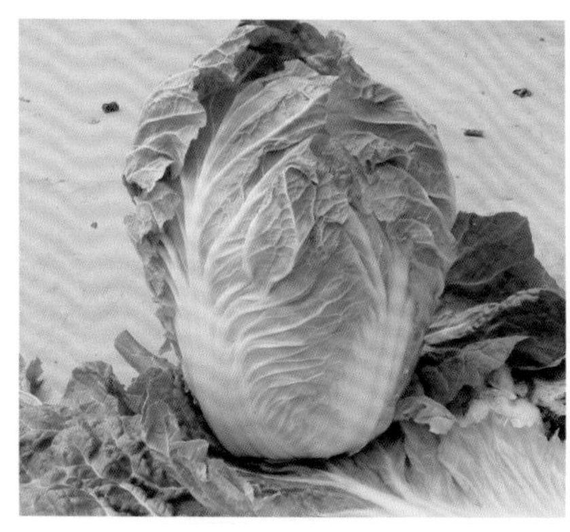

白菜

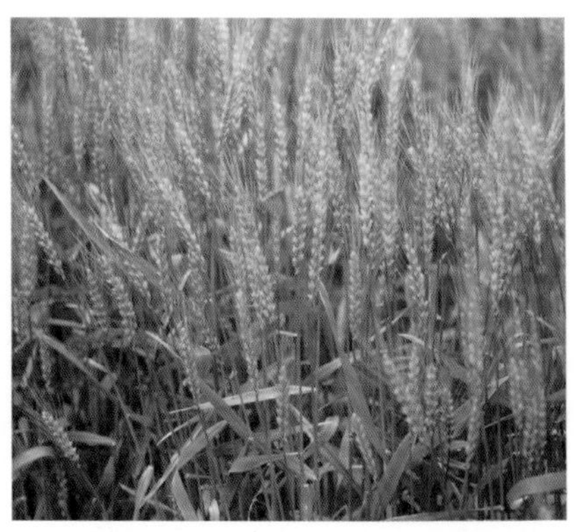

小麦

平人气象论

本篇要点

1. 针对平脉、病脉和死脉说明了五脏的脉象。
2. 阐述了四时不同的脉象。

原文译注

原文 春胃微弦曰平[①]；弦多胃少曰肝病；但弦无胃曰死；胃而有毛[②]曰秋病，毛甚曰今病。脏真散于肝，肝藏筋膜之气也。

译文

春天有胃气的脉应该是弦而柔和的微弦脉，就是无病；如果弦象很明显而缺少柔和的胃气，为肝脏有病；脉见纯弦而无柔和的胃气，主死；若虽有胃气而兼见轻虚以浮的毛脉，是春见秋脉，故预测其到了秋天就要生病，如毛脉太甚，现时就会发病。春天脏真之气散于肝，故肝藏筋膜之气。

原文 夏胃微钩[③]曰平；钩多胃少曰心病；但钩无胃曰死；胃而有石[④]曰冬病，石甚曰今病。脏真通于心，心藏血脉之气也。

译文

夏天有胃气的脉应该是钩而柔和的微钩脉，乃是无病；如果钩象多而缺少柔和的胃气，为心脏有病；脉见纯钩而无柔和的胃气，主死；若虽有胃气而兼见沉象的石脉，是夏见冬脉，故预测其到了冬天就要生病，如石脉太甚，现时就会发病。夏天脏真之气通于心，心之所藏则是血脉之气。

原文 长夏胃微软弱曰平；弱多胃少曰脾病；但代[⑤]无胃曰死；软弱有石曰冬病，弱甚曰今病。脏真濡于脾，脾藏肌肉之气也。

译文

长夏有胃气的脉应该是微弱的脉，乃是无病；如果弱脉多而缺少柔和胃气，为脾脏有病；如果见弱而无胃气的代脉，主死；若弱脉中兼见沉象的石脉，估计其到了冬天就要生病；如石脉太甚，现时就会发病。长夏脏真之气濡养于脾，脾藏肌肉之气。

原文 秋胃微毛曰平；毛多胃少曰肺病；但毛无胃曰死；毛而有弦曰春病，弦甚曰今病。脏真高于肺，以行营卫阴阳也。

译文

秋天有胃气的脉应该是轻虚以浮而柔和的微毛脉，乃是无病；如果脉象毛多而缺少柔和之胃气，为肺脏有病；如脉见纯毛而无胃气，就主死亡；若毛脉中兼见弦象，预测其到了春天就要生病；如弦脉太甚，现时就会发病。秋季脏真之气上藏于肺，肺位高居上焦，故肺主运行营卫阴阳之气。

原文 冬胃微石曰平；石多胃少曰肾病；但石无胃曰死；石而有钩曰夏病，钩甚曰今病。脏真下于肾，肾藏骨髓之气也。

译文

冬天有胃气的脉应该是沉石而柔和的微石脉，乃是无病；如果脉见沉石而缺少柔和的胃气，为肾脏有病；如脉见沉石而无柔和的胃气，主死；若沉石脉中兼见钩脉，预测其到了夏天就要生病；如钩脉太甚，现时就会发病。冬天真脏之气下藏于肾，肾藏骨髓之气。

注 释

①春胃微弦曰平：即春季脉有胃气略带弦就是平常人的脉象。

②毛：形容脉来轻浮无力，如按在毛上的感觉。

③钩：形容脉来洪大，来盛去衰之义。如钩端微曲之象。

④石：形容脉来沉实，如石沉水中。

⑤代：指软弱之极而无胃气之脉。

养生智慧

戴帽、脱帽，不可小觑：

1. 忌秋凉早戴帽

俗话说：“秋不忙加冠，春不忙减衣。”特别是一些年老体弱的人，习惯秋风一起或稍有寒意就忙着戴帽子。也就是说，很少让头部的肌肤在稍冷的环境中“锻炼”一下，这样就减弱了头部的抗菌防病能力，待到真正天寒地冻、数九寒冬的时候，就经不住寒冷的侵袭，容易引起伤风感冒。

2. 忌遇热就脱帽

请不要在寒冬有汗气时随便脱帽。因为冬季戴帽进行长跑、打球等运动或做较重的体力活儿后，一般头部会冒汗，这时头部体表的毛细血管扩张、散热。如果随便脱帽宽衣，受寒风吹袭后，会引起伤风感冒、头痛、咳嗽。正确的做法是回到室内，先擦去汗再脱帽。

3. 冬天忌光头不戴帽子

数九隆冬，人们往往注意多穿衣服以防寒保暖，但却忽视头部的防寒保暖。许多人把戴不戴帽子视作无足轻重的事情；也有的人只顾潇洒，再冷的天气也光着头。这些做法是不科学、不可取的。

人的头部和整个身体的热平衡，有着密切的关系。在寒冷的条件下，一个人如果只是身上穿得很暖，但是不戴帽子，那么身体的热量会迅速从头部散去，这种热散失所占的比例相当大。据有关实验结果表明：处于静止状态，不戴帽子的人，从头部散失的热量，在环境气温为15 ℃时，为人体总热量的1/3；当环境气温为-15 ℃时，从头部散失的热量却高达人体总热量的3/4以上。

另外，在热生理学中，把散热多于产热称“热债”。总体来说，在热债不大于105焦（25卡）的情况下，人体基本维持热舒适状态；在热债达到335千焦（80千卡）时，人体就会有不舒服的冷感；如热债达到622千焦（150千卡）时，人体便会出现激烈的寒颤。

由此可见，冬天在室外戴一顶帽子，即使是比较薄的帽子，其防寒效果也是显著的。而天气再冷也不戴帽子的做法是有损身体健康的。

玉机真脏论（一）

本篇要点

1．描写了真脏脉象，并据此预测死期。与此同时，还说明了真脏脉的出现导致死亡的原因。

2．诊病要从患者身上去体验，同时结合气候的变化和周围的环境。

原文译注

原文 黄帝曰：见真脏曰死，何也？岐伯曰：五脏者，皆禀气于胃，胃者，五脏之本也。脏气者，不能自致于手太阴，必因于胃气，乃至于手太阴也。故五脏各以其时，自为而至于手太阴也。故邪气胜者，精气衰也；故病甚者，胃气不能与之俱[①]至于手太阴，故真脏之气独见，独见者，病胜[②]脏也，故曰死。帝曰：善。

译文

黄帝说：见到真脏脉就要死亡，是什么道理呢？岐伯说：五脏的营养，都依靠胃府的水谷精微来供养，胃为水谷之海，以养五脏，故为五脏之本。五脏之脉气，不能自行到达手太阴脉口，必须依赖胃气的作用，才能到达手太阴。所以五脏之气各按其应旺之时，随同胃气，自行出现于手太阴脉口。如果邪气盛，精气必然衰弱和不足，所以当疾病严重时，胃气就不能与五脏之气一齐到达手太阴脉口，因而真脏脉气便会单独出现，真脏脉的出现，是由于病气胜过脏气所致，如此则胃气已败，故主死。黄帝说：好。

原文 黄帝曰：凡治病，察其形气色泽，脉之盛衰，病之新故，乃治之，无后其时。形气相得，谓之可治；色泽以浮，谓之易已；脉从四时，谓之可治；脉弱以滑，是有胃气，命曰易治，取之以时。形气相失，谓之难治；色夭不泽，谓之难已；脉实以坚，谓之益甚；脉逆四时，为不可治。必察四难而明告之。

译文

黄帝说：一般在治病的时候，必须首先诊察患者的形体、神气及色泽的变化、脉象的盛衰、疾病的新久，然后给予及时的治疗，不可迁延时日。患者形气相一致，气盛形也盛，气虚形也虚，是可治之症；颜色润泽而鲜明，疾病也容易痊愈；脉象和四时相应是可治之症。脉柔软而滑利，是有胃气的现象，疾病容易治疗，必须抓住有利时机，进行治疗。形气不相称，如形盛气衰，气盛形衰，这样的疾病难以治疗；颜色晦暗枯槁，疾病难以治愈；脉实而坚硬，使疾病加重；脉与四时相反，是疾病到了不可治疗的地步。必须审查疾病在发展变化中的四种不易治疗的情况，并清楚地告诉患者。

原文 所谓逆四时者，春得肺脉，夏得肾脉，秋得心脉，冬得脾脉，其至皆悬绝沉涩者，命曰逆四时。未有脏形，于春夏而脉沉涩，秋冬而脉浮大，名曰逆四时也。病热脉静，泄而脉大，脱血而脉实，病在中脉实坚，病在外脉不实坚者，皆难治。

译文

所谓脉与四时相反，就是春天见到肺脉，夏天见到肾脉，秋天见到心脉，冬天见到脾脉，而且这些脉象来时皆悬绝无根，或沉涩不起，这就叫作与四时相反的脉象。假如五脏的脉形不能随着时令而表现于外，而在春夏阳气生旺的季节，反见沉涩的脉象；在秋冬阳气收藏的季节，反见浮大的脉象，这又称逆四时。热病脉宜洪大而反沉静，泄泻脉应沉小而反浮大，脱血脉应轻虚而反实强，病在中是内伤脉应虚而反坚实，病在外是脉应实坚而反不实坚，这些都是脉证相反的情况，都属于难治之症。

注　释

①俱：一齐。

②胜：胜过。

养生智慧

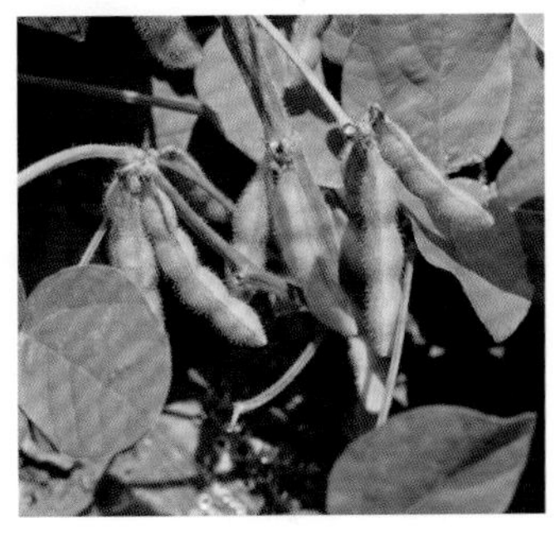
大豆

1. 不可小觑的“营养之王”——大豆

大豆被称为“营养之花”“豆中之王”“田中之肉”，是数百种天然食物中最受营养学家推崇的食物。每100克大豆含蛋白质36.3克，是小麦的3.6倍，玉米的4.2倍，稻米的5倍，番薯的10倍，比牛肉、鸡肉、牛奶的含量高2倍以上，比猪肉的高1倍，且品质较好；富含人体需要的8种必需氨基酸，接近全脂蛋白。大豆的脂肪含量也很丰富，高达15%～20%，且以不饱和脂肪酸为主。

此外，大豆含有特殊成分——皂苷，具有抗感染、抗溃疡及降血脂的作用。每100克大豆还含有粗纤维4.8克，钙367毫克，磷571毫克，铁11毫克，胡萝卜素0.4毫克，维生素B_1 0.79毫克，维生素B_2 0.25毫克，尼克酸2.1毫克。

现代医学认为，大豆可以预防动脉硬化，抑制人体发胖，防止缺铁，补充钙质以及减少胆固醇在体内积存，促进脑细胞发育，增强记忆力，降低血糖和防癌抗癌。中医学认为，大豆性平味甘，有宽中益气、利大肠、清热解毒、利水消肿之功效。

青豆嫩食，炒着吃或煮着吃，有补肝养胃、滋补强壮的功效。黑豆的蛋白质含量最高，有助于长筋骨，并有悦颜面、乌须发、明目宁心和延年益寿的功效。

2. 炎炎夏季里，不能少了绿豆汤

夏季天热，每日喝几碗用绿豆熬的汤大有裨益。这是因为绿豆营养丰富，每100克含蛋白质23.8克，糖类59克，粗纤维5.2克，钙155毫克，磷417毫克，铁6.3毫克，胡萝卜素0.18毫克，维生素B_1 0.14毫克，烟酸2.4毫克。绿豆中的赖氨酸含量较高，是大米和小米的1～3倍。中医学认为，绿豆味甘，性凉，有清热解毒、止渴消暑、利尿润肤之功效，是人们在夏季补充营养和消暑的佳品。

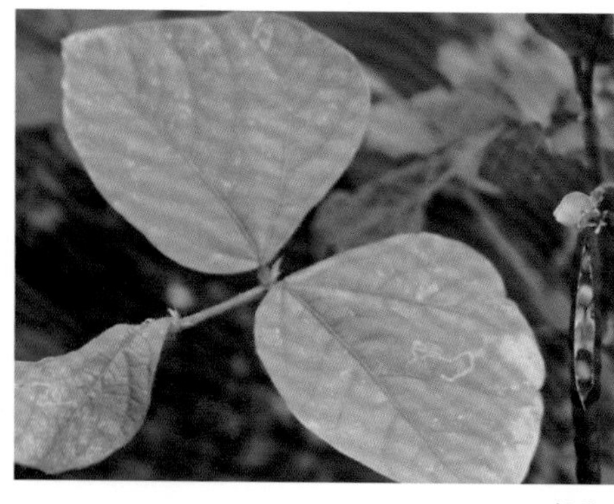
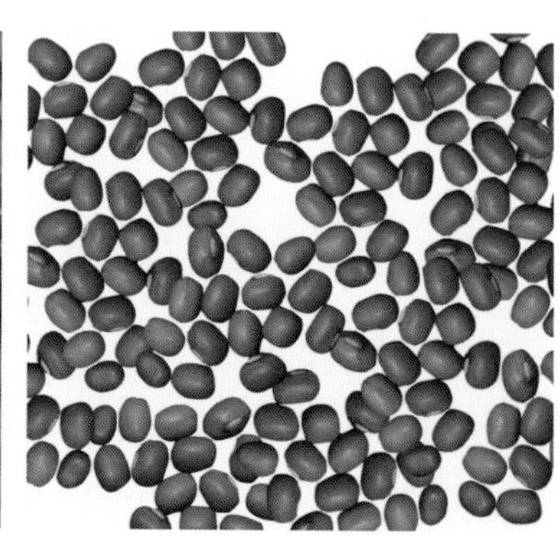

绿豆

玉机真脏论（二）

本篇要点

本篇主要讲述脾脏之病，其病之后会产生什么样的症状，以及与五脏的关系。

原文译注

原文 帝曰：善。四时之序，逆从之变异也，然脾脉独何主。

岐伯曰：脾脉者土也，孤脏以灌四傍者也。

帝曰：然则脾善恶，可得见之乎。

岐伯曰：善者不可得见，恶者可见。

帝曰：恶者何如可见。

岐伯曰：其来如水之流者，此谓太过，病在外；如鸟之喙者，此谓不及，病在中。

帝曰：夫子言脾为孤脏，中央土以灌四傍，其太过与不及，其病皆何如？

岐伯曰：太过，则令人四支不举；其不及，则令人九窍不通，名曰重强[1]。

译文

黄帝说：天地四时有序，脉象也因此各自对应，有逆有从，但为什么都没有谈到脾脏，它究竟主何时令呢？

岐伯说：脾脉五行属土，位于各脏腑中央，为孤脏，以其他脏器进行灌溉补给。

黄帝问：那脾脉的正常与异常，可以看得到吗？

岐伯说：如果脾脉正常，那就看不到；但如果脾脉有异常，则可以看到。

黄帝问：脾脉有病怎么看到呢？

岐伯说：脾脉若如同水流之状，散散流淌，这就是太过了，病表现在外；如果脾脉有如鸟的喙一般，那就是不足，病表现在体内。

黄帝问：先生讲脾是一个孤脏，居于脏腑之中，属土，专门为四周提供补给，那它如果太过或者不足，都会出现什么病呢？

岐伯说：如果是太过了，人就会四肢不便，不能上举；如果不足，那就会令人九窍不通，这叫作重强。

原文 黄帝曰：五脏相通，移皆有次，五脏有病，则各传其所胜[②]。不治，法三月若六月，若三日若六日，传五脏而当死，是顺传所胜之次。故曰：别于阳者，知病从来；别于阴者，知死生之期。言知至其所困而死。

译文

黄帝说：五脏是相通的，疾病转移，会有一定的次序；当五脏生病，就会各按五行相克的次序进行相传。如果不能掌握最好的时机进行治疗，那么三个月或者六个月，又或者三天、六天，五脏都被传到，人也就要死了，这是相克次序的顺传法则。所以说，能辨别三阳，就可以知道病生于哪个经脉，而能辨别三阴，则可以知道患者的生死之日。也就是说，知道患者因为次序相传而死。

注释

①重强：重，脏气的重叠；强，是指气不顺畅；意思就是脾气功能失调，造成四肢不举、五脏不和、九窍不通的病变。

②各传其所胜：五行之中，水克于火，火克于金，木克于土，金克于木，土克于水；意思就是五行相克，各有次序。

养生智慧

1. 如何调理脾脏

脾脏于五脏至关重要，调理起来就要格外注重，只有脾脏好，其他脏腑才能得以良好地运行。不过，脾脏调理要分清证型。中医学认为，脾脏之证多为三个类型：脾阳虚、脾阴虚、脾气虚。三种类型的症状各不相同，一般脾阳虚会腹胀、便溏、腹痛、喜温喜按、小便清长、四肢不温等；而脾阴虚则口渴欲饮、干呕、呃逆、饥不欲食、食不知味等；脾气虚会腹脘胀满、精神不振、形体消瘦、少气懒言等。

因此，在调理脾脏的时候，自己要将脾脏症状找准，除了进行正规的中药调理之外，日常的饮食结构也要进行调整。通常情况下，调理脾脏必定要规律饮食，一日三餐有序，拒绝暴饮暴食，而且一定要少吃辛辣刺激性食物。另外，以性质温和的食物为主，如粳米、白扁豆、大枣、糯米等。

2. 不可不知的养脾食疗方

（1）姜椒羊肉汤

【原料】羊肉200克，生姜20克，花椒、盐各少许。

【制法】将羊肉切成小块，焯水，然后与生姜、花椒一起放进煲内，武火煮开后以文火煲1.5小时，然后加盐调味即可。

【用法】每周2～3次正常食用。

【功效】温中散寒，提升阳气。

【适用】脾阳不足者。

（2）山药陈皮粥

【原料】大米50克，山药20克，陈皮3克，党参4克，薏苡仁10克。

【制法】将山药去皮，切成小块，与大米、党参、薏苡仁一起放进锅中，加清水煮开后改用文火慢熬；陈皮切成碎丁，用清水浸泡15分钟，等到粥快要熬好时，连水带陈皮一起加入，再次熬开即可。

【用法】可每日食用1次，也可隔日食用1次。

【功效】益气健脾，开胃消食。

【适用】脾气不足者。

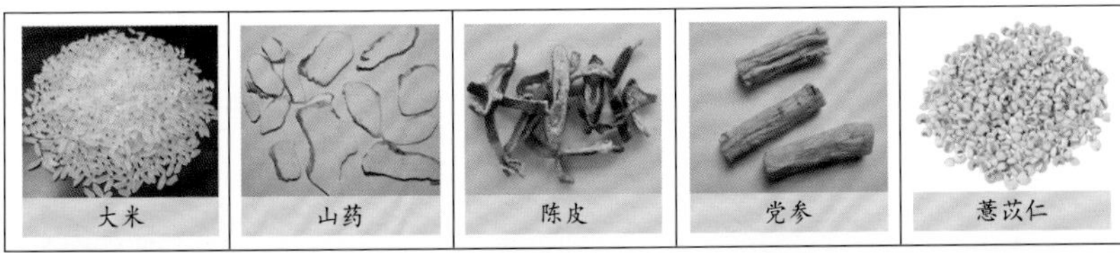

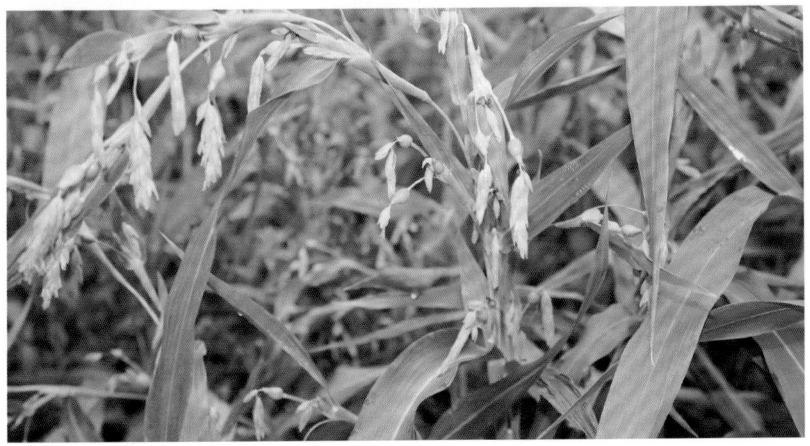

薏苡仁

三部九候论（一）

本篇要点

1. 说明了什么是“三部九候”。
2. 介绍了“三部九候”的部位及所属之脏腑等。

原文译注

原文 帝曰：愿闻天地之至数。合于人形血气，通决死生，为之奈何？岐伯曰：天地之至数，始于一，终于九焉。一者天，二者地，三者人。因而三之，三三者九，以应九野。故人有三部，部有三候，以决死生，以处百病，以调虚实，而除邪疾。

译文

黄帝说：我想听你讲讲天地的至数，是怎样与人体的气血相应及决断疾病的生死呢？岐伯说：天地的至数，开始于一，终极于九。一是奇数为阳，所以应天；二是偶数为阴，所以应地；人生天地之间，所以三以应人。天地人合而为三，三三为九，以应九野之数。所以人体有上中下三部，每部各有天地人三候，可以诊察这些部位的脉搏，以判断人的死生、诊断各种疾病，调理其阴阳虚实，从而达到祛除疾病的目的。

原文 帝曰：何谓三部？岐伯曰：有下部，有中部，有上部，部各有三候。三候者，有天有地有人也，必指而导之[①]，乃以为真。上部天，两额之动脉；上部地，两颊之动脉；上部人，耳前之动脉。中部天，手太阴也；中部地，手阳明也；中部人，手少阴也。下部天，足厥阴也；下部地，足少阴也；下部人，足太阴也。故下部之天以候肝，地以候肾，人以候脾胃之气。帝曰：中部之候奈何？岐伯曰：亦有天，亦有地，亦有人。天以候肺，地以候胸中之气，人以候心。帝曰：上部何以候之？岐伯曰：亦有天，亦有地，亦有人。天以候头角之气，地以候口齿之气，人以候耳目之气。三部者，各有天，各有地，各有人。三而成天，三而成地，三而成人。三而三之，合则为九。九分为九野，九野为九脏。故神脏五，形脏四，合为九脏。五脏已败，其色必夭，夭必死矣。

译文

黄帝说：什么是三部呢？岐伯说：有下部，有中部，有上部，这是三部。每一部又有三候。所谓三候，是以天地人来代表的，这些部位必须经过仔细切摸循按，才会得到三部九候脉的本体。上部天候，在两额的动脉处；上部地候，在两颊的动脉处；上部人候，在两耳前的动脉处。中部天候，即两手太阴经经渠穴的动脉处；中部地候，即两手阳明经合谷穴的动脉处；中部人候，即两手少阴经神门穴的动脉处。下部天候，即足厥阴经五里穴的动脉处；下部地候，即足少阴经太溪穴的动脉处；下部人候，即足太阴经箕门穴的动脉处。故而下部天候，可以诊察肝的病变；下部地候，可以诊察肾的病变；下部人候，可以诊察脾胃的气机变化。黄帝说：中部之候是怎样的呢？岐伯说：中部亦有天、地、人三候。中部天候，以诊察肺的病变；中部地候，以诊察胸中的气机变化；中部人候，以诊察心的病变。黄帝说：上部如何诊察机体的病变呢？岐伯说：上部也有天候，也有地候，也有人候。天候以诊察头角部位的气机变化；地候以诊察口齿部位的气机变化；人候以诊察耳目的气机变化。所以上、中、下三部，各有天候，各有地候，各有人候。三部中有3个天候，3个地候，3个人候。三三得九，合则为九候。九候以应九野，九野以应人身的九脏。所以人体内有心、肝、脾、肺、肾等藏神志的五神脏，还有胃、小肠、大肠、膀胱等藏有形之物的四形脏，合为九脏。如果五神脏的脏气败坏，则表现在面部的颜色必然晦暗枯夭，颜色枯夭是病情危重乃至死亡的征象。

注释

①指而导之：指必须要有老师的指导，才能掌握三部九候的规律。

养生智慧

1. 防贫血药膳——姜汁黄鳝饭

【原料】黄鳝150克，姜汁20毫升，大米100克，花生油适量。

【制法】黄鳝剥皮、去骨，洗净、切丝，用姜汁、花生油拌匀。大米淘净蒸饭，水将干时放鳝鱼丝于饭面，文火焖熟即成。

【用法】每日1次，当餐食用。

【功效】补虚健脾。

【适用】脾虚引起的贫血。

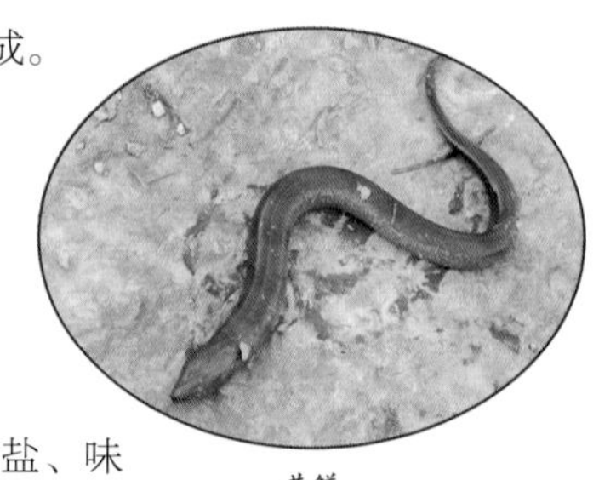
黄鳝

2. 防紫癜药膳——鱼胶冻

【原料】青鱼鱼鳞150克，黄酒、生姜、盐、味精、酱油、香油等调料各适量。

【制法】将鱼鳞洗净，放入适量的沸水中，用文火煮3小时，去渣取汁，加适量的黄酒、生姜、盐、味精调匀，放置一夜呈明胶样，切成小块，用酱油、香油拌食。

【用法】佐餐食。

【功效】养血滋阴。

【适用】原发性血小板减少性紫癜。

3. 补五脏药膳——沙苑烧牛肉

【原料】沙苑子30克，牛肉500克，水发玉兰片25克，香菜、料酒、盐、味精、花椒、葱、生姜、芡粉、菜油、鸡汤各适量。

【制法】将沙苑子淘洗干净；牛肉洗净，切块；玉兰片切成象眼片；调料备齐待用。将铁锅内放入菜油，烧热后将牛肉下油锅内，炸至火红色时捞出。将锅内放菜油，用葱、姜爆锅，下花椒、盐、料酒、味精、鸡汤，再下牛肉、玉兰片和沙苑子，武火烧开后转文火煨炖，至肉熟烂时改武火烧开，勾芡粉，撒上香菜段即成。

【用法】每日1次，每次吃牛肉100克。

【功效】补五脏，调血脉，治虚劳，壮阳益精，暖腰脊。

【适用】肾阳不足所致腰膝酸软、阳痿早泄、畏寒肢冷等。

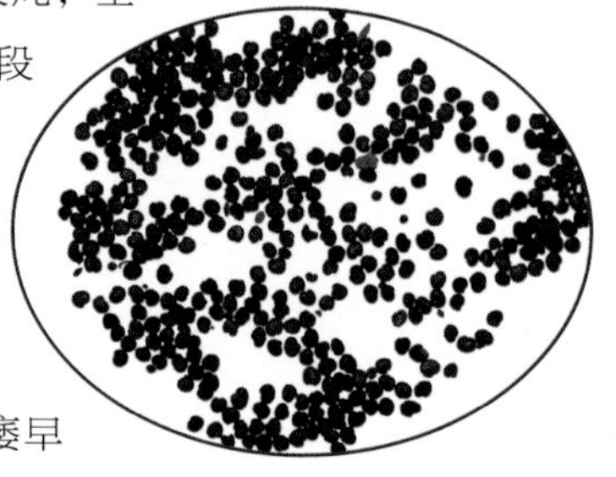
沙苑子

三部九候论（二）

本篇要点

根据自己的形体观察健康情况，从而理解气血对于人体的重要性，同时利用九候诊法了解病症发在哪个部位。

原文译注

原文 岐伯曰：必先度其形之肥瘦，以调其气之虚实，实则泻之，虚则补之。必先去其血脉而后调之，无问其病，以平为期。帝曰：决死生奈何？岐伯曰：形盛脉细，少气不足以息者，危。形瘦脉大，胸中多气者，死。形气相得者，生。参伍不调者，病。三部九候[①]皆相失者，死。上下左右之脉相应如参舂者，病甚。上下左右相失不可数者，死。中部之候虽独调，与众脏相失者，死。中部之候相减者，死。目内陷者死。

译文

岐伯说：一定要先看患者的身体胖瘦，从而了解他身体正气的虚实情况，如果是实证，则要用泻法；如果是虚症，则选用补法。但是，必须先打通经脉，调理气血通畅，然后将不足的气血补起来才行；不管治疗什么病，都以让身体气血平衡为准则。黄帝问：那怎么知道患者的生死呢？岐伯说：如果形体旺盛而脉象细弱，有气短、呼吸困难的患者，比较危险；如果形体瘦弱，脉象比较洪大，胸部多气，这是死亡之症。形体与脉象基本一致的，为生，如果脉象三五不调者，就是生病的症状。若三部九候之脉和病情完全不相适应，则为死。上下、左右的脉象与舂米捣谷相应，参差不齐，其病非常严重；若是上下、左右脉象相差得非常多，而且烦乱不可计数，这是死亡之症。中部脉象虽然相对均匀，但与其他脏腑脉象不相合，也是死症。另外，眼睛内陷是人体正气衰竭的表现，为死症。

原文 帝曰：何以知病之所在。

岐伯曰：察九候，独小者病，独大者病，独疾者病，独迟者病，独热者病，独寒者病，独陷下者病。以左手足上，去踝五寸按之，庶右手足当踝而弹之，其应过五寸以上，蠕蠕然[②]者，不病；其应疾，中手浑浑然[③]者，病；中手徐徐然者，病；其应上不能至五寸，弹之不应者，死。是以脱肉身不去者，死。中部乍疏乍数者，死。其脉代而钩者，病在络脉。九候之相应也，上下若一，不得相失。一候后则病，二候后则病甚，三候后则病危。所谓后者，应不俱也。察其府脏，以知死生之期。必先知经脉，然后知病脉，真脏脉见者胜死。足太阳气绝者，其足不可屈伸，死必戴眼[④]。

译文

黄帝问：那怎么知道病症所在的部位呢？

岐伯说：通过九候脉象的变化，就可以知道病症发生在哪里。于九候中，独小者、独大者、独疾者、独迟者、独热者、独寒者、独陷者，都是生病的现象。可以将左手放在患者的脚上，距脚内踝5寸的地方按下，用右手指在患者足内踝上弹几下，医生的左手可以感觉到振动，如果振动范围比较大，超过5寸以上，慢慢移动，则为身体正常的表现；如果振动的反应比较大而急切，手指感觉混乱不清的，就是病象；如果振动比较微弱，而且缓慢，是病态的表现；如果振动不能超过5寸，大力弹患者脚部也没什么反应，就是死症了。身体瘦弱，不能行动的，为死症；中部脉象快慢无规律的，是死症。如果脉象为代而钩，病则在络脉上。九候之脉象是相应的，上下如一，不会有参差不齐之象。九候之中，若有一候不相应，就为病症，二候不相应则为病重，三候不相应为危险之症。所谓不相应，就是九候不相一致的意思，观察病症在其脏腑，可以知道生死时间。如果是足太阳经脉不通，两只脚就会伸不直，在死亡时，则双眼上视。

注 释

①三部九候：为全身遍诊的一种方法，三部，为头部、上肢、下肢，称天、地、人三部；九候为寸口脉法，分寸、关、尺三处，三处又各分浮、中、沉；两者相合为九候。

②蠕蠕然：如同虫子的爬行，表示慢慢移动。

③浑浑然：脉象跳动不清，比较乱的意思。

④戴眼：眼珠不能转动，向上方看。

养生智慧

1. 如何为自己调理气血，才能达到身体平衡

气血的重要性在于可以让人体免疫力提升，使身体各项指标达到平衡状态，从而保证自身的健康。日常生活中，人们可以按以下方法进行调理。

（1）疏肝利气

肝脏为藏血的器官，如果气血有所亏失，多是因为肝气郁结，气体不舒造成的。因此，平时可多食用利肝通气的食物如萝卜、山楂、茴香、莲藕、柑橘等。这些食物都有安心平神、理气宽胸之效。另外，女性可以每日饮用玫瑰花茶，能很好地调理气息，舒缓情绪。

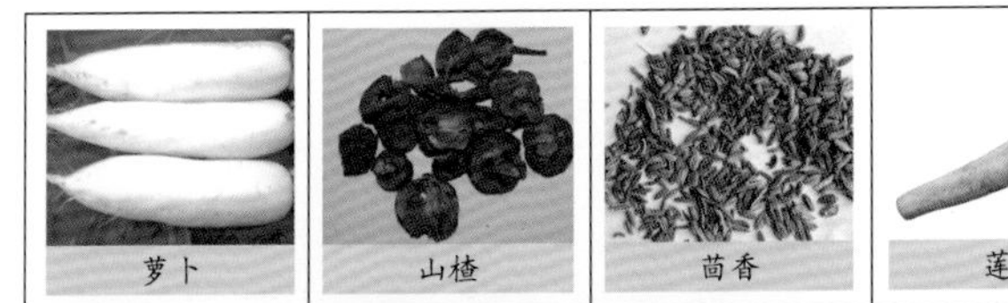

萝卜 山楂 茴香

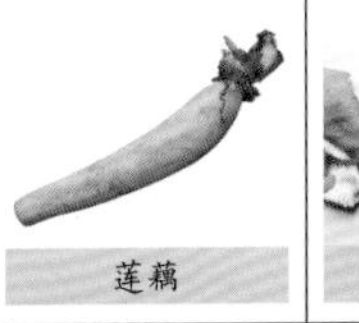

莲藕

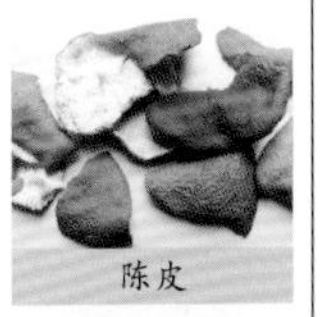

陈皮

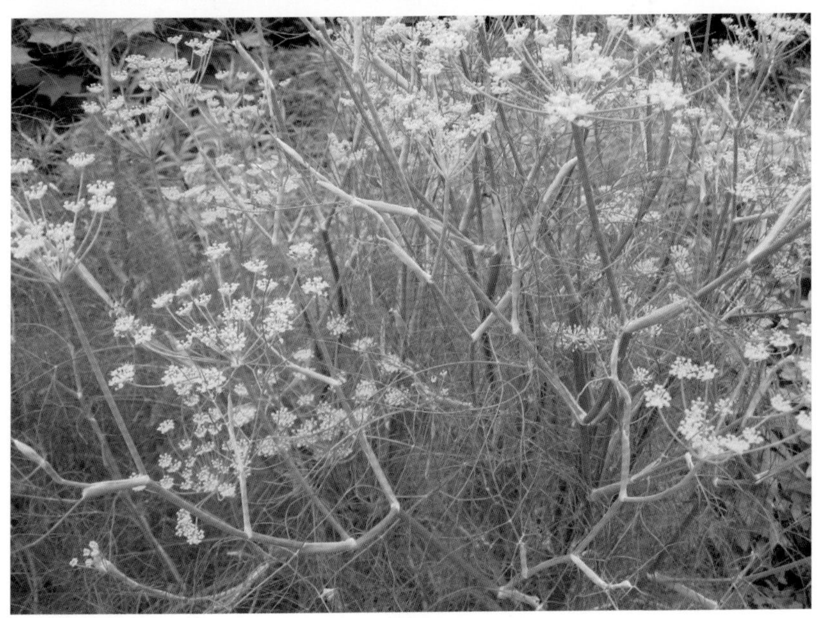

茴香

（2）精神调节

气血直接受到精神方面的影响，当一个人精神不能平和，时而兴奋、时而激动、时而不安时，就会使气血的流畅受到影响。所以，在平时可以多摄入一些维生素含量较高的食物，以达到精神方面的调节作用。如玉米、麦片、小麦等粗粮，或者是菠菜、西兰花、白菜、苹果、番茄等水果蔬菜，都可以很好地补充身体所需的维生素。

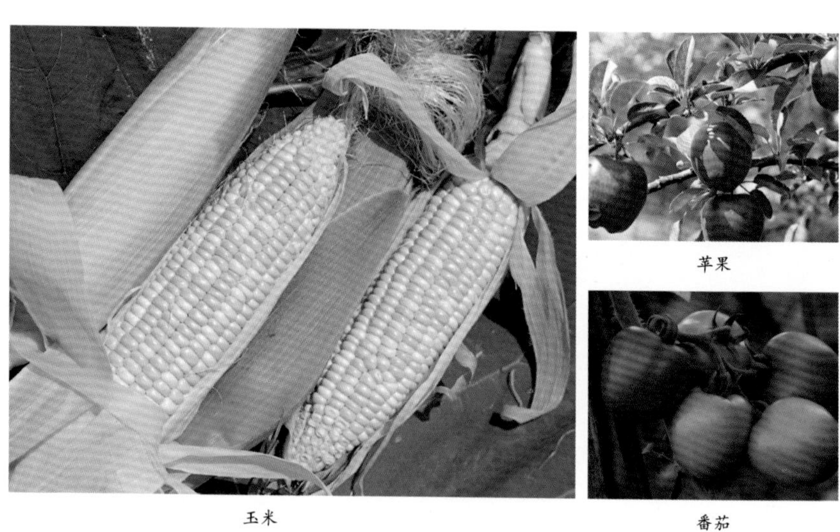

苹果

玉米

番茄

（3）运动适当

合理的运动，是促进人体阳气集结，辅助气血流通的前提。但不建议运动过度，这会损耗身体的阳气，或者是气血在运动过程中过分活跃，从而引起身体的不适。日常可坚持慢跑、散步、游泳、登山等户外运动，身体完全释放开来，从而达到气血流动不受限制与约束的目的。

2. 补血饮食方，帮你身体不虚亏

（1）羊乳羹

【原料】羊乳200克，羊脂30克，盐（或白糖）适量。

【制法】将羊脂清洗，切成小碎丁，与羊乳一起放进锅内以文火慢煮，直到完全煮开，加少量盐或白糖调服。

【用法】每日1次，连服7日为1个疗程。

【功效】补虚劳，增精血。

【适用】虚劳羸瘦、肌肤萎黄者。

（2）糯米桑椹粥

【原料】糯米50克，桑椹25克（鲜品捣汁，干品煎汁），酒酿适量。

【制法】将糯米洗净，浸泡15分钟，连水带米一起放进煲内，加入桑椹汁，武火煮开，文火煲30分钟，然后加入酒酿，煮开即可。

【用法】每日早、晚饮用，或临睡前半小时食用。可常服食。

【功效】滋阴补血，补中益气。

【适用】肝肾亏虚、体质虚弱者。

桑椹

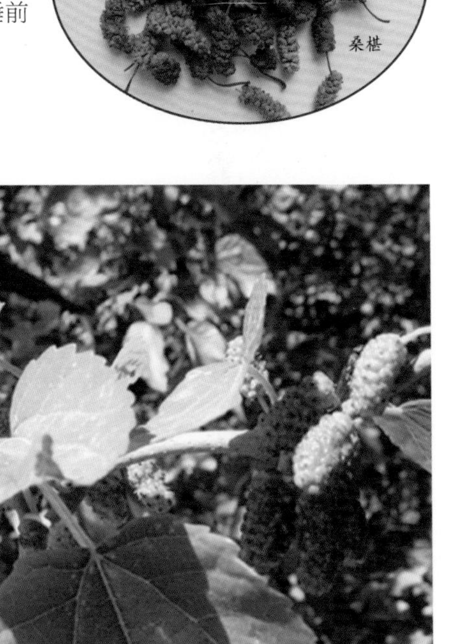

桑椹

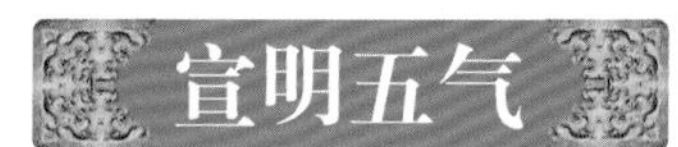

宣明五气

本篇要点

以五脏为中心，运用五行学说对人的脏腑功能、病情变化和饮食宜忌等进行分类和归纳。

原文译注

原文 五味所入：酸入肝，辛入肺，苦入心，咸入肾，甘入脾，是谓五入。五气所病[①]：心为噫，肺为咳，肝为语[②]，脾为吞[③]，肾为欠、为嚏，胃为气逆，为哕[④]、为恐，大肠、小肠为泄，下焦溢为水，膀胱不利为癃[⑤]，不约为遗溺，胆为怒，是谓五病。

译文

五味入胃之后，各归其所喜入的脏腑：酸味入肝，辛味入肺，苦味入心，咸味入肾，甜味入脾，这就是五入。五脏之气失调后所发生的病变：心气失调则嗳气；肺气失调则咳嗽；肝气失调则多言；脾气失调则吞酸；肾气失调则为呵欠、喷嚏；胃气失调则为呃逆；大肠、小肠病则为泻泄；下焦不能通调水道，则水液泛溢于皮肤而为水肿；膀胱之气化不利，则为小便不通，膀胱不能约制水道，则为遗尿；胆气失调则易发怒。这是五脏之气失调而发生的病变。

原文 五精所并：精气并于心则喜，并于肺则悲，并于肝则忧，并于脾则畏，并于肾则恐。是谓五并，虚而相并者也。

译文

五脏之精气相并所发生的疾病：精气并于心则喜乐，精气并于肺则悲伤，精气并于肝则忧郁，精气并于脾则畏惧，精气并于肾则惊恐，这就是所说的五并。这都是由于五脏乘虚相并所致。

原文 五脏所恶：心恶热，肺恶寒，肝恶风，脾恶湿，肾恶燥，是谓五恶。五脏化液：心为汗，肺为涕，肝为泪，脾为涎，肾为唾，是谓五液。

译文

五脏各有所恶：心恶热气，肺恶寒气，肝恶风气，脾恶湿气，肾恶燥气，这就是五脏所恶。五脏化生的液体：心之液化为汗水，肺之液化为鼻涕，肝之液化为眼泪，脾之液化为涎液，肾之液化为唾液，这是五脏化生的五液。

原文 五味所禁：辛走气，气病无多食辛；咸走血，血病无多食咸；苦走骨，骨病无多食苦；甘走肉，肉病无多食甘；酸走筋，筋病无多食酸。是谓五禁，无令多食。五病所发：阴病发于骨，阳病发于血，阴病发于肉，阳病发于冬，阴病发于夏，是谓五发。五邪所乱：邪入于阳则狂，邪入于阴则痹，搏阳则为巅疾，搏阴则为瘖，阳入之阴则静，阴出之阳则怒，是谓五乱。

译文

五味所禁：辛味走气，气病不可多食辛味；咸味走血，血病不可多食咸味；苦味走骨，骨病不可多食苦味；甜味走肉，肉病不可多食甜味；酸味走筋，筋病不可多食酸味。这就是五味的禁忌，不可使之多食。五种病的发生：肾脏受邪则发作于骨骼，心脏受邪则发作于血脉，脾脏受邪则发作于肉分，肝脏在冬季受邪会埋下春季发作痿厥的病根，肺脏在夏季受邪会埋下秋季发作疟疾的病根，这是五病所发。五邪所乱：邪入于阳分，则阳偏胜，而发为狂病；邪入于阴分，则阴偏胜，而发为痹病；邪搏于阴则阳气受伤，而发为巅疾；邪搏于阳则阴气受伤，而发为音哑之疾；邪由阳而入于阴，则从阴而为静；邪由阴而出于阳，则从阳而为怒。这就是所谓五乱。

注释

①五气所病：五脏气机失调的病症。

②语：多言。

③吞：指吞吐酸水。

④哕：哕逆。

⑤癃：小便癃闭不通。

养生智慧

1. 肺癌药膳——冬虫夏草鸭

【原料】鸭1只，冬虫夏草30克，葱、姜、食盐各适量。

【制法】鸭去毛、内脏，洗净，放入锅内，加葱、姜、食盐煮至半烂，加入冬虫夏草，继续煮至烂熟。

【用法】食鸭喝汤。

【功效】滋补肺肾，抗癌。

【适用】肺癌阴虚者。

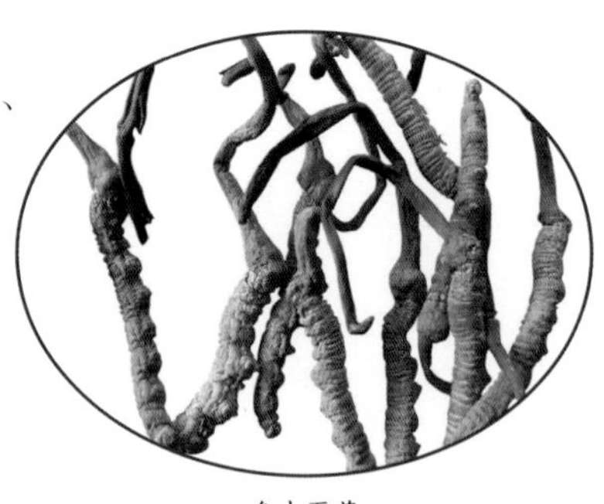

冬虫夏草

2. 肝癌药膳——黄芪猪肝

【原料】猪肝200克，黄芪50克。

【制法】用黄芪煮水，以此水煮已腌制过的猪肝，至半熟取出，晾干备用。食用时，再煮熟。

猪肝　黄芪

【用法】吃猪肝。

【功效】补益气血。

【适用】肝癌气血虚弱者。

3. 肠癌药膳——黄瓜土茯苓乌蛇粥

【原料】乌梢蛇250克，黄瓜500克，土茯苓100克，赤小豆60克，生姜30克，大枣8枚。

【制法】乌梢蛇剥皮，去内脏，放入碗内，上笼蒸至烂熟，取肉去骨备用；赤小豆洗净；大枣洗净去核，切碎备用；鲜黄瓜切成片备用。先将土茯苓与生姜入锅，煮1小时，去渣留汁，再把赤小豆、大枣入汤内煮粥，待粥熟后，入乌梢蛇肉与黄瓜片稍煮片刻即可。

【用法】每日早、晚温热服食，3～5日为1个疗程。食粥期间忌茶。

【功效】清热，除湿，解毒。

【适用】湿热疮毒、阴痒、淋浊、杨梅疮毒、肠风脏毒、丹毒、烂疮、带下黄臭，以及疥癣、风湿痹证等。也可用于防治性病（淋病、梅毒）、肠癌、汞中毒，以及急、慢性肾炎等属下焦湿毒者。

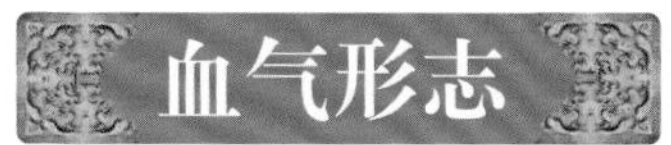

血气形志

本篇要点

1. 说明人体在生理情况下的六经气血各有多少。
2. 阐述了形志苦乐所造成的疾病都不一样，其治疗方法也有差别。
3. 说明了五脏腧穴在背部的具体位置，还阐述了取穴的具体计算法。

原文译注

原文 夫人之常数[①]，太阳常多血少气，少阳常少血多气，阳明常多气少血，少阴常少血多气，厥阴常多血少气，太阴常多气少血，此天之常数。

译文

人身各经气血多少，是有一定常数的，如太阳经常多血少气，少阳经常少血多气，阳明经常多气少血，少阴经常少血多气，厥阴经常多血少气，太阴经常多气少血，这是先天禀赋的正常数值。

原文 足太阳与少阴为表里，少阳与厥阴为表里，阳明与太阴为表里，是为足阴阳也。手太阳与少阴为表里，少阳与心主为表里，阳明与太阴为表里，是为手之阴阳也。今知手足阴阳所苦，凡治病先去其血，乃去其所苦[②]，伺[③]之所欲，然后泻有余，补不足。

译文

足太阳膀胱经与足少阴肾经为表里，足少阳胆经与足厥阴肝经为表里，足阳明胃经与足太阴脾经为表里，这是足三阳经和足三阴经之间的表里配合关系。手太阳小肠经和手少阴心经为表里，手少阳三焦经与手厥阴心包经为表里，手阳明大肠经与手太阴肺经为表里，这是手三阳经和手三阴经之间的表里配合关系。现已知道疾病发生在手足阴阳十二经脉的那一经，其治疗方法，必须先于其血脉盛满处针刺去除壅滞之血，以去其病苦，再了解患者的愿望和需要，根据病情的虚实，然后用泻法针刺以泻除偏盛的气血，或用补法针刺以补养不足的气血。

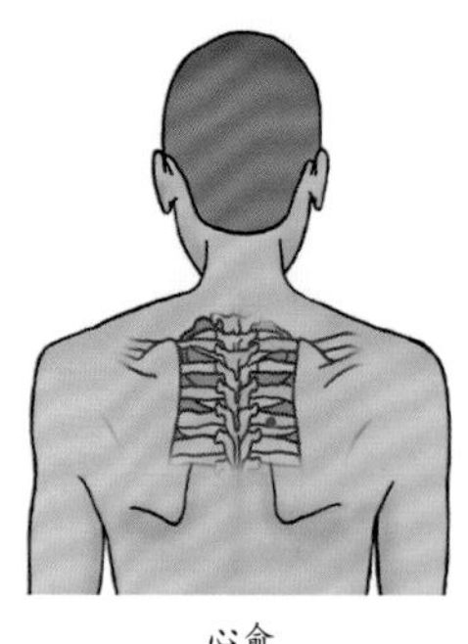
心俞

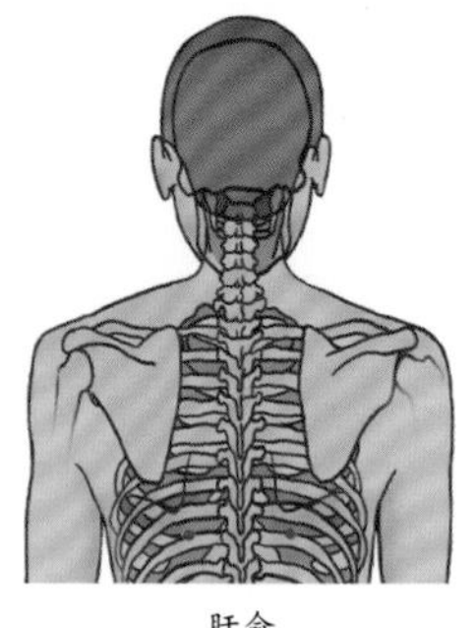
肝俞

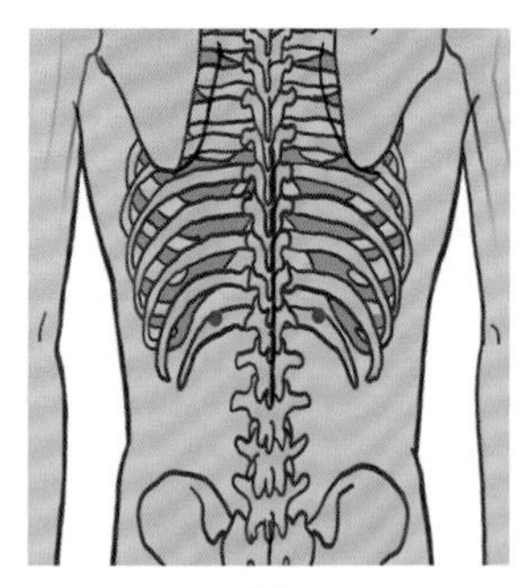
脾俞

原文 欲知背俞，先度其两乳间，中折之，更以他草度去半已，即以两隅相拄也。乃举以度其背，令其一隅居上，齐脊大椎，两隅在下，当其下隅者，肺之俞也；复下一度，心之俞也；复下一度，左角肝之俞也，右角脾之俞也；复下一度，肾之俞也。是谓五脏之俞，灸刺之度也。

译文

要想知道背部五脏腧穴的位置，先用草一根，度量两乳之间的距离，再从正中对折，另以一草与前草同样长度，折掉一半之后，拿来支撑第一根草的两边，就成了一个三角形，然后用它量人的背部，使其一个角朝上，和脊背部大椎穴相平，另外两个角在下，其下边左右两个角所指的部位，就是肺俞穴所在。再把上角移下一度，放在两肺俞连线的中点，则其下左右两角的位置是心俞的部位。再移下一度，左角是肝俞，右角是脾俞。再移下一度，左右两角是肾俞。这就是五脏腧穴的部位，为刺灸取穴的法度。

原文 形乐志苦[4]，病生于脉，治之以灸刺；形乐志乐，病生于肉，治之以针石；形苦志乐，病生于筋，治之以熨引[5]；形苦志苦，病生于咽嗌，治之以百药[6]；形数惊恐，经络不通，病生于不仁，治之以按摩醪药。是谓五形志也。

译文

形体安逸但精神苦闷的人，病多发生在经脉，治疗时宜用针灸。形体安逸而精神也愉快的人，病多发生在肌肉，治疗时宜用针刺或砭石。形体劳苦但精神很愉快的人，病多发生在筋，治疗时宜用热熨或导引法。形体劳苦，而精神又很苦恼的人，病多发生在咽喉部，治疗时宜用药物。屡受惊恐的人，经络因气机紊乱而不通畅，病多为麻木不仁，治疗时宜用按摩和药酒。以上是形体和精神方面发生的五种类型的疾病。

原文 刺阳明出血气，刺太阳出血恶气，刺少阳出气恶血，刺太阴出气恶血，刺少阴出气恶血，刺厥阴出血恶气也。

译文

刺阳明经，可以出血出气；刺太阳经，可以出血，而不宜伤气；刺少阳经，只宜出气，不宜出血；刺太阴经，只宜出气，不宜出血；刺少阴经，只宜出气，不宜出血；刺厥阴经，只宜出血，不宜伤气。

注　释

①常数：指定数。

②苦：病苦，即疾病。

③伺：这里是诊察的意思。

④形乐志苦：形，指形体；乐，指身体安逸；志，指精神；苦，指精神苦闷。形乐志苦，指形体安逸而情志郁苦的人。

⑤熨引：古代治病的一种方法，主要是温熨法。

⑥百药：指各种药物。

养生智慧

1. 白内障患者应吃什么，不应吃什么

【宜】多饮水，每日至少饮水1500毫升。豆浆、豆腐、豆腐干、豆腐皮、豆芽菜等含优质蛋白，而且胆固醇少，患白内障的老人宜多食用。含维生素C丰富的蔬菜、水果宜多食用。

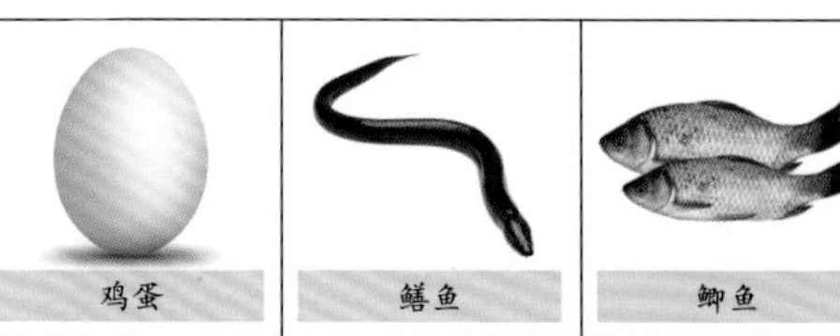
鸡蛋　鳝鱼　鲫鱼

含锌多的食物，如动物肝脏、肾脏、心脏，牛奶、鸡蛋、鳝鱼、鲫鱼、牡蛎、蛤蜊、蟹类、黄鱼、带鱼、墨鱼等，老

年性白内障患者宜选用。

【忌】限制食用油腻肥厚食物。研究发现，多食此类食物，高脂血症患者的白内障发生率显著增高，白内障是糖尿病患者最常见的并发症之一，且易引起失明。一旦发现患有糖尿病即应努力节食，尤其是限制糖的摄入，对各种糖果甜食要忌食，对各种淀粉食物，每日也要严格限制摄入，以避免加重糖尿病病情，诱发白内障。禁食辛辣食物，老年性白内障多因肝肾精血亏损，不能涵养双目而致。若大量进食香葱、大蒜、辣椒，或油炸食物，能耗损阴精，加重双目失养，故应限制食用。烟酒对视力有很大的损害，故老年白内障患者应禁止吸烟饮酒。

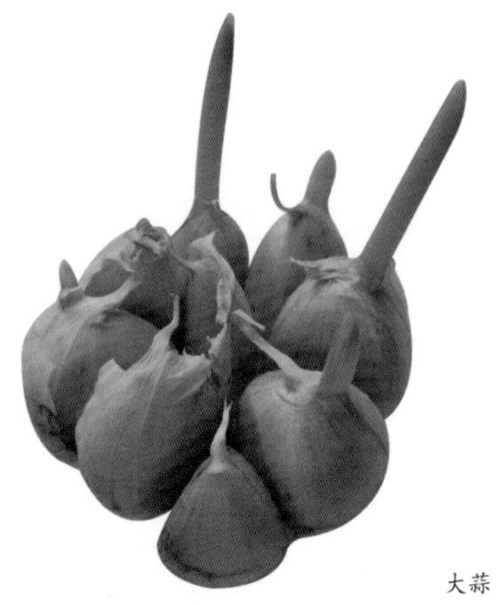

大蒜

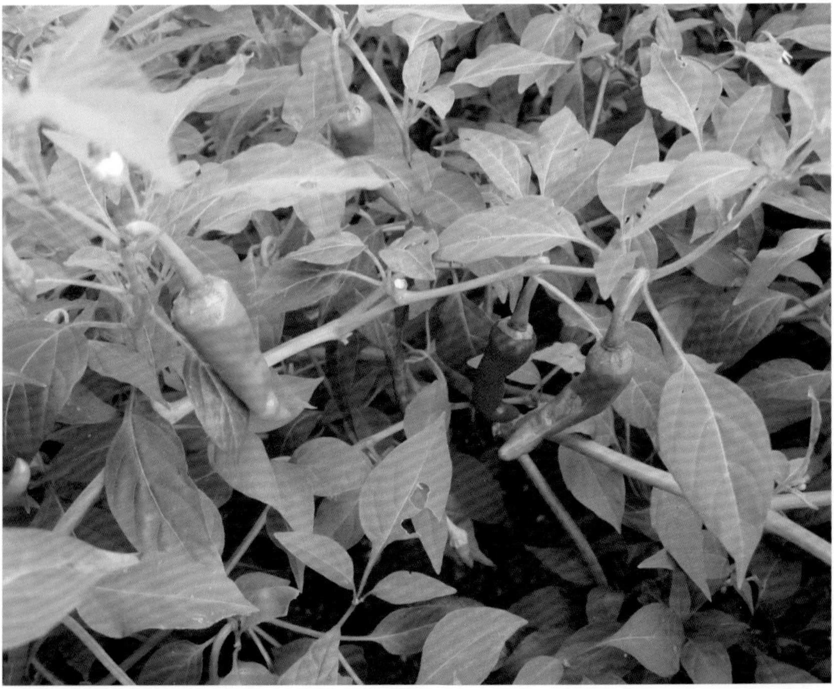

辣椒

2. 按揉穴位，就能让你告别“假性近视”

（1）客主人穴

找法：位于耳前，下关直下，当颧弓的上缘凹陷处。

刺激方法：指压时一面稍强吐气一面使用手掌压6秒，如此重复10次。只要指压此处视神经，就能消除眼睛的疲劳。

（2）行间穴

找法：位于脚大踇趾和第二趾之间。

刺激方法：这是治疗眼睛和肝脏的穴道。指压时一面吐气，一面强压到稍微有疼痛感，如此重复2～3次。这个穴道对运动不足、暴饮暴食而引起的眼睛疲劳最有效。

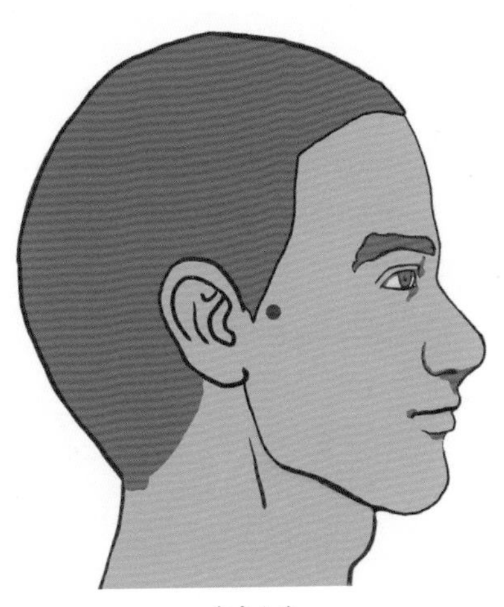
客主人穴

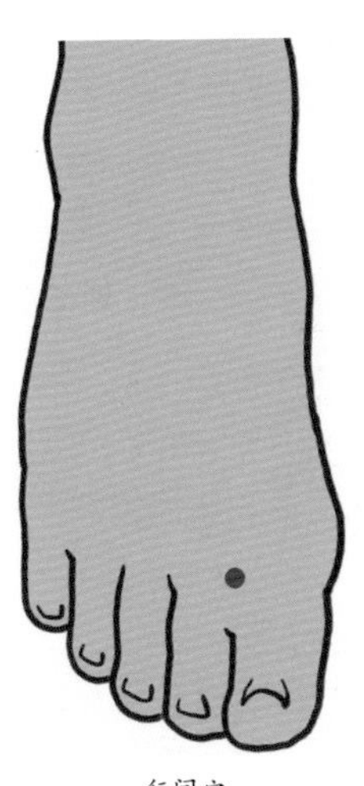
行间穴

（3）睛明穴

找法：于目内眦外上方陷中取之。

刺激方法：食指尖点按睛明穴，按时吸气，松时呼气，轻揉36次，每次停留2～3秒。用手指按在穴位上挤压、上下移动，可以感觉到鼻梁深处有隐痛。经常按摩此穴位可以缓解眼睛疲劳。

（4）攒竹穴

找法：人体的面部，眉毛内侧边缘凹陷处。

刺激方法：按摩攒竹穴可以用按揉法，用手指点压攒竹穴，轻揉1～2分钟，至出现酸胀感。

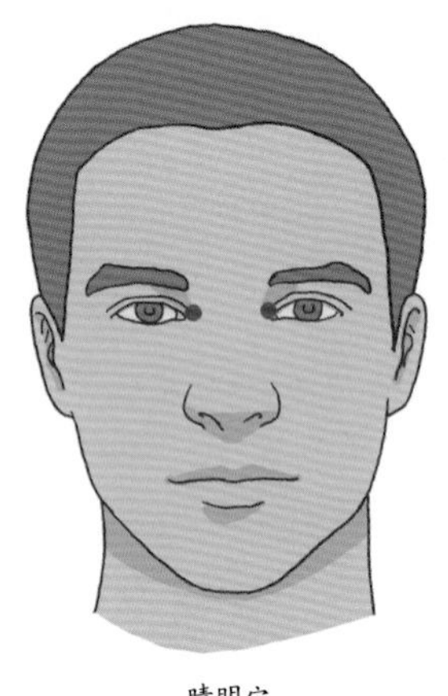

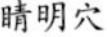

睛明穴

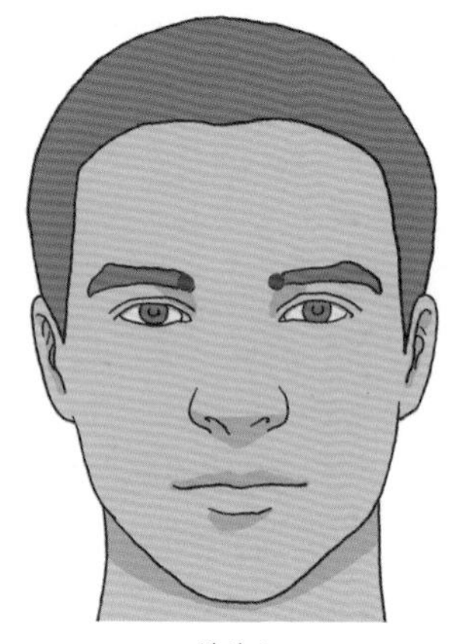

攒竹穴

（5）太阳穴

找法：在两眉梢后凹陷处。

刺激方法：将大拇指压于左右的太阳穴上，一边用力压，一边做旋转的动作，做36次。每次按压后要稍微抬起拇指，且换气后再进行按压。

（6）风池穴

找法：位于后颈部，后头骨下，两条大筋外缘陷窝中。

刺激方法：大拇指顺着后颈脊椎两旁往上推，到风池穴后按压约3秒后放松，重复3~5次。

（7）四白穴

找法：位于面部，双眼平视时，瞳孔正中央下约2厘米处。

刺激方法：用双手的食指，略微用力进行按压。按时吸气，松时呼气，然后轻揉36次，每次持续按压3秒，早、中、晚各1次。

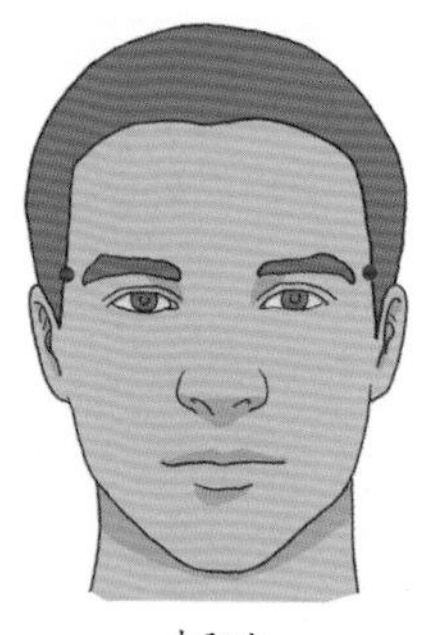

太阳穴

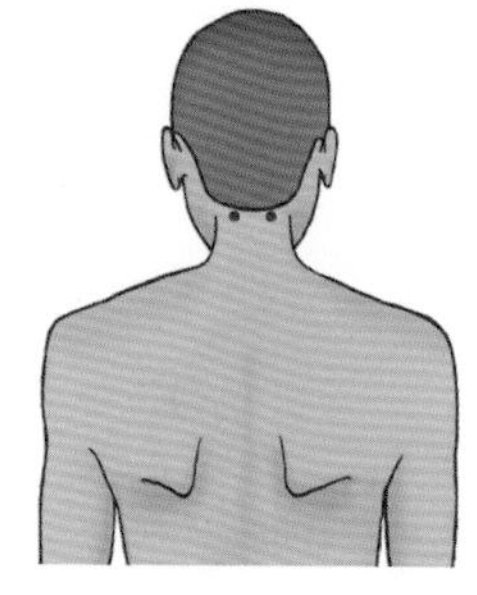

风池穴

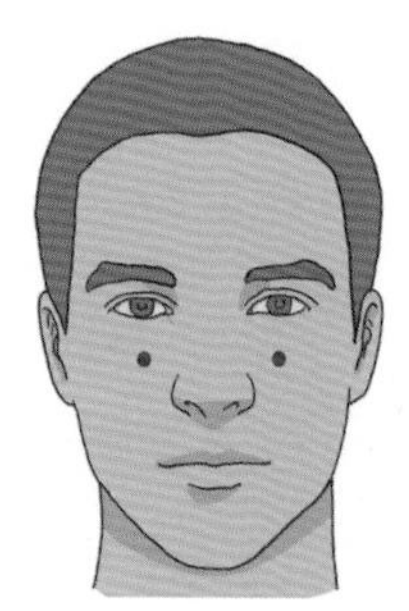

四白穴

八正神明论

本篇要点

1. 阐述了星辰和八正可观察到什么。
2. 什么叫“观于冥冥”，及为何叫“冥冥”。

原文译注

原文 帝曰：星辰八正何候[①]？岐伯曰：星辰者，所以制日月之行也；八正者，所以候八风之虚邪以时至者也；四时者，所以分春秋冬夏之气所在，以时调之也。八正之虚邪，而避之勿犯也。以身之虚，而逢天之虚，两虚相感，其气至骨，入则伤五脏，工候救之，弗[②]能伤也。故曰：天忌不可不知也。

译文

黄帝说：星辰和八正可以观察什么呢？岐伯说：星辰的方位，可以测定日月运行的度数。八方之正位，可以观察乘时而至的八风之虚邪。四时分别是春秋冬夏不同季节人气所在的部位，应按时序来调养。八方虚邪要避之而不受其侵袭。如果正当人体虚弱的时候，再遭受到天地间虚邪贼风的侵袭，两虚凑在一起，邪气可以深入骨髓，再深入就可以伤害人体的五脏，如果医生懂得气候变化对人体的伤害，而教人早预防，或已受到伤害而医治及时，都不会对人体造成伤害。所以说：对于天忌之时，不可不知。

原文 帝曰：善。其法星辰者，余闻之矣，愿闻法往古者。岐伯曰：法往古者，先知《针经》也。验于来今者，先知日之寒温，月之虚盛，以候气之浮沉，而调之于身，观其立有验也。

译文

黄帝说：好。关于取法星辰的道理，我已经听你讲过了，还想知道应当怎样效法往古。岐伯说：要想效法往古，就要首先懂得《针经》。要想把前人的学识验证于现在，必须知道天气的寒温、月亮的盈亏，以及四季气候的浮沉变化，并用以调治于人身，以观其成效。

原文 观其冥冥者，言形气营卫之不形于外，而工独知之，以日之寒温，月之虚盛，四时气之浮沉，参伍相合而调之，工常先见之，然而不形于外，故曰观于冥冥焉。通于无穷者，可以传于后世也，是故工之所以异也，然而不形见于外，故俱不能见也。视之无形，尝之无味，故谓冥冥，若神仿佛。

译文

所谓观于冥冥，是说营卫气血的变化虽不显形于外，而医生独能知道，是由于他能根据天气的寒温、月亮的盈亏、四季气候的浮沉等进行综合分析，做出判断，然后调治于患者，因而只有医生才能够了解和认识到，然而疾病并未显形于外，所以叫作观于冥冥。凡是博学多才、知识渊深的医生，能了解通达许多事理，他的知识可以流传到后世，这就是学识经验丰富的医生不同于一般人之处。正是因为疾病不显形于外，所以一般的人都看不见。视之无形，尝之无味，故称之为冥冥，好似神灵一样的似有似无。

注 释

①候：观察。

②弗：不。

养生智慧

1. 刺激百会穴，有什么功效？

找法：位置在头顶正中线与两耳尖连线的交点处。

刺激方法：以拇指指腹作用于百会穴，力度要适中。每次5分钟，每日2次。用力时不是用指力，而是呼气、沉肩、肩发力于臂而贯于指。

功效：百会穴为人体百脉交汇之地，按摩可通畅百脉，调和气血，扩张局部血管，从而改善局部的血液循环。

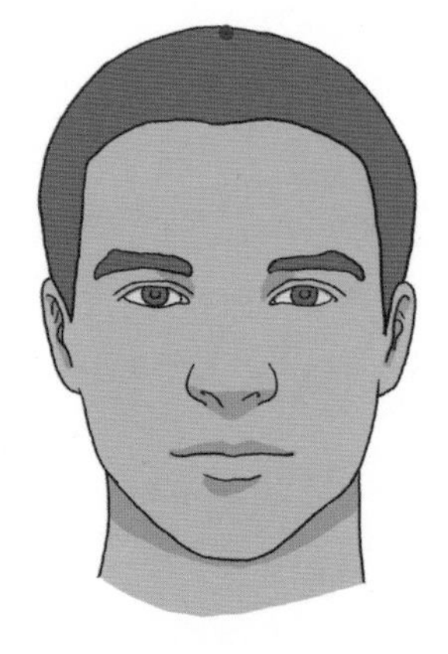

百会穴

2. 动动太阳穴，有哪些功效？

找法：在耳廓前面，前额两侧，外眼角延长线的上方。在两眉梢后凹陷处。

刺激方法：采用点揉法，力度应轻缓，以中指指端点太阳穴，由轻至重后轻，旋转揉动5次，动作持续，着力深透。

功效：刺激此穴可祛散风寒，解除头脑紧张感，以缓解头部血液循环障碍。

3. 按揉足三里穴，会收到什么效果？

找法：沿小腿正面往上碰到隆起的骨头停止，向小指侧移动一指宽的凹陷处。这里是调整自律神经的穴位。两腿各一。

刺激方法：按揉法，力度要适中。

功效：刺激此穴可消除或缓解胃肠的所有症状；预防和治疗感冒、肺炎等疾病；预防高血压、糖尿病、高血脂等；防治过敏性皮炎、支气管气喘、变应性鼻炎、花粉过敏；有助于病后体力恢复；等等。

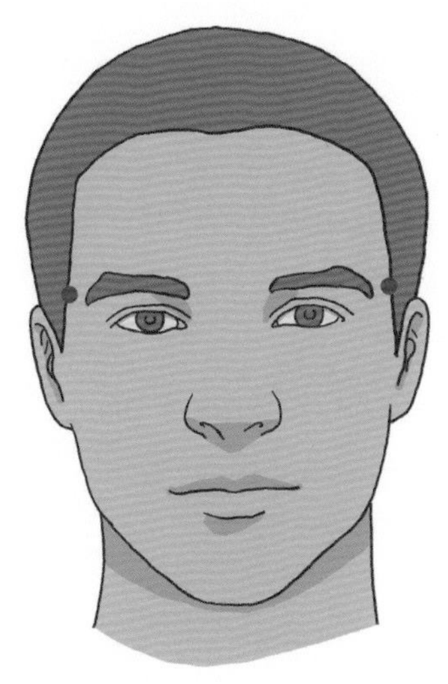

太阳穴

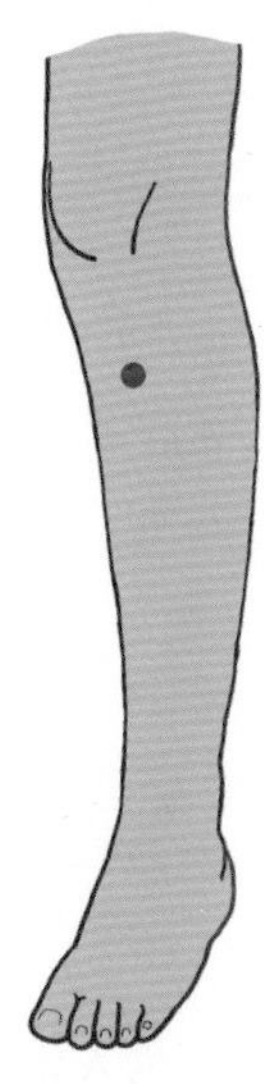

足三里穴

通评虚实论（一）

本篇要点

1. 说明了什么叫虚实、重实和重虚。
2. 阐述了重实和重虚的治疗方法。

原文译注

原文 黄帝问曰：何谓虚实？岐伯对曰：邪气盛则实，精气夺则虚①。帝曰：虚实何如？岐伯曰：气虚者，肺虚也；气逆者，足寒也。非其时则生，当其时则死。余脏皆如此。

译文

黄帝问道：什么叫虚实？岐伯回答说：邪气过盛造成的病就是实证，精气不足所致的病为虚证。黄帝说：虚证和实证的具体情况是怎样的呢？岐伯说：肺主气，气虚的就是肺虚；气机上逆则上实下虚，则两足必寒。如果肺虚发生在肺气不受克制的秋、冬二季，其人可生，若发生在肺气受到克制的春、夏二季，其人将死。其余各脏虚实的道理，也是如此。

原文 帝曰：何谓重实？岐伯曰：所谓重实者，言大热病，气热脉满，是谓重实。帝曰：经络俱实何如？何以治之？岐伯曰：经络皆实，是寸脉急而尺缓也，皆当治之。故曰滑则从，涩则逆也。夫虚实者，皆从其物类始，故五脏骨肉滑利，可以长久也。

译文

黄帝说：什么叫重实呢？岐伯说：所谓重实，如大热病气盛而热，脉盛而满，为内外俱实。黄帝说：经络俱实是怎样的？用什么方法治疗呢？岐伯说：所谓经络俱实，是指寸口脉急而尺肤缓，经和络都应该治疗。所以说，凡是脉搏滑利的就有生机，为顺脉；凡是脉搏枯涩的就缺少生机，为逆脉。万物的虚实都是如此，凡呈现滑利的为生，呈现枯涩的为死。所以五脏筋骨肌肉滑利的，表明生气旺盛，生命就可以长久。

原文 帝曰：何谓重虚？岐伯曰：脉气上虚尺虚，是谓重虚。帝曰：何以治之？岐伯曰：所谓气虚者，言无常也。尺虚者，行步恇然[②]。脉虚者，不象阴也。如此者，滑则生，涩则死也。

译文

黄帝说：什么叫重虚？岐伯说：经脉气虚、上部气虚、尺肤脉虚，这就叫重虚。黄帝说：怎样治疗呢？岐伯说：所谓气虚的，是因精气不足而语音低微，不能接续；尺虚的是尺肤脆弱，行步怯弱无力；脉虚的，是似乎已无阴气之状。以上病症，如果脉象滑利，仍有生机；如脉现涩象，就会不治而死。

注释

①邪气盛则实，精气夺则虚：邪气，指风寒暑湿之邪，邪盛则为实证；精气，指人体的正气；夺，是虚损的意思。邪气盛则实，精气夺则虚，即邪气盛，就是实证，正气被伤，就是虚证。

②恇然：怯弱。

养生智慧

1. 阴虚火旺者的“克星”——樱桃

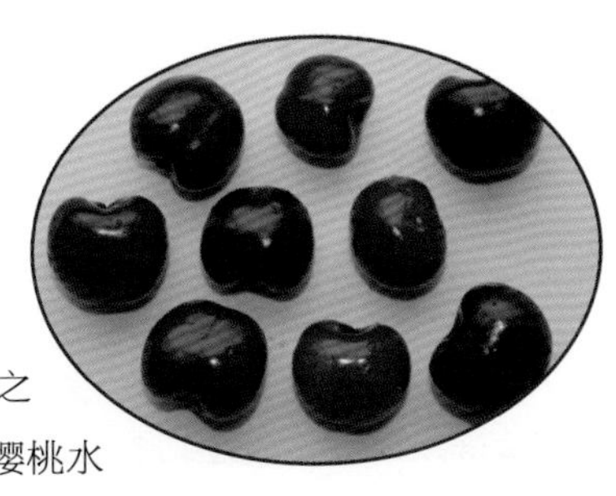

【别名】含桃。

【性味】性热，味甘。

【功效】益气，健脾，和胃，祛风湿。

【适宜病症】适宜消化不良、饮食不香者食用；适宜瘫痪、四肢不仁、风湿腰腿痛之人食用；适宜预防和治疗小儿麻疹者食用。樱桃水尤适宜小儿闷疹，即小儿麻疹透发不出者；还适宜体质虚弱、面色无华、软弱无力、关节麻木之人食用。常食樱桃，对头发健美有益。

【忌用情况】樱桃性热，阴虚火旺者忌食，糖尿病患者亦忌。

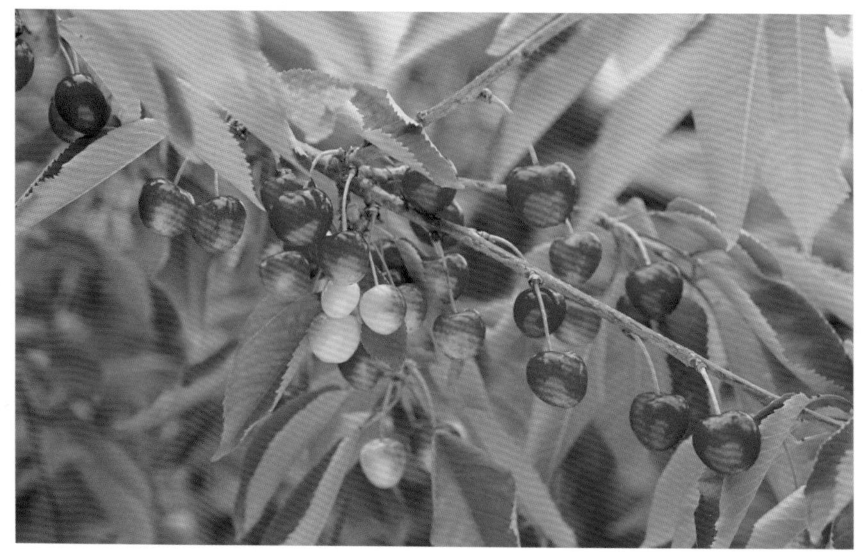

樱桃

2. 食无禁忌的草莓

【别名】野草莓、凤梨草莓、麝香草莓。

【性味】性凉，味酸甘。

【功效】清暑解热，生津止渴，利尿止泻，利咽止咳。

【适宜病症】适宜风热咳嗽、咽喉肿痛、声音嘶哑者食用；适宜夏季烦热口干，或腹泻如水者食用；适宜癌症患者，尤其是鼻咽癌、肺癌、扁桃体癌、喉癌者食用。

【忌用情况】草莓作为夏季浆果，诸无所忌。

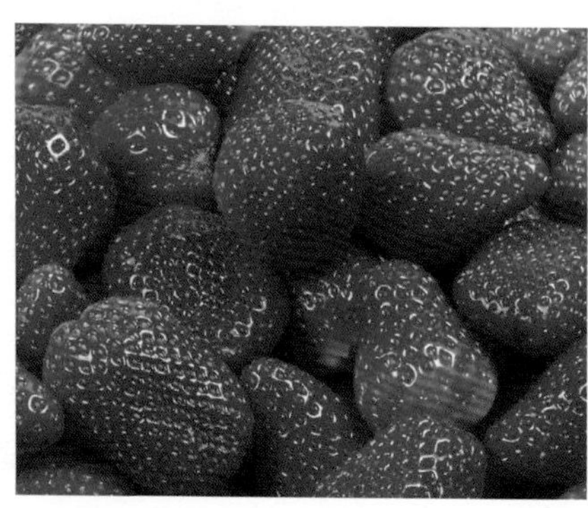

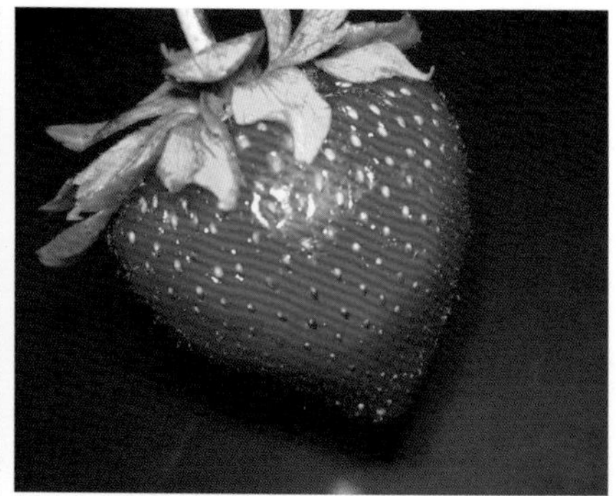

草莓

通评虚实论（二）

本篇要点

本篇主要讲述四季不同，应如何进行经络、穴位的刺激，同时讲述了不同病症的不同针刺方法。

原文译注

原文 帝曰：春亟治经络；夏亟治经输；秋亟治六腑；冬则闭塞，闭塞者，用药而少针石也。所谓少针石者，非痈疽之谓也，痈疽不得顷时回。痈不知所，按之不应手，乍来乍已，刺手太阴傍三痏[①]与缨脉各二，掖痈大热，刺足少阳五；刺而热不止，刺手心主三，刺手太阴经络者大骨之会各三。暴痈筋软，随分而痛，魄汗不尽，胞气不足，治在经俞。

译文

黄帝说：春天治病应该多取络穴进行治疗；到了夏天，则要多取俞穴诊治；而秋天需要取脏腑的合穴；冬天是阳气内藏的时候，治疗时就要多用药，而减少针刺以及砭石等方法。不过，所谓减少针刺、砭石的方法，并不适应痈疽等病症，如果患者是痈疽之症，应该立刻进行针刺治疗，不可耽误。痈疽在开始时，不知道发生在哪个部位，同时也摸不出来，这时便用针刺患者的太阴经部的三痏和缨脉各两次。生了腋痈会有大热，要用针刺足少阳经穴五次；如果热度依旧不退，就要刺手厥阴心包经穴三次，手太阴经络穴和大骨合穴各三次。突然发生的痈肿病症，会筋肉痉挛，病情越重，疼得就越重，这时出汗不止，此为膀胱经的经气不足，应对膀胱经的俞穴进行针刺。

原文 腹暴满，按之不下，取手太阳经络者，胃之募也，少阴俞去脊椎三寸傍五，用员利针[②]。霍乱，刺俞傍五，足阳明及上傍三。刺痫惊脉五，针手太阴各五，刺经太阳五，刺手少阴经络傍者一，足阳明一，上踝五寸刺三针。

译文

腹部突然胀满，手按也不能减轻，要取患者的手太阳络穴，这里是胃的募穴；再取脊椎两侧各3寸的少阴经肾俞穴，各刺5次，针刺的时候需要用员利针。如果是得了霍乱，则要刺肾俞旁边的志室穴5次，以及足阳明胃经俞穴、胃仓穴各3次。治疗惊风症，要针刺5条经络，手太阴经穴5次，太阳经穴5次，手少阴通里穴、支正穴各1次，足阳明经上的解溪穴1次，脚踝向上5寸的筑宾穴3次。

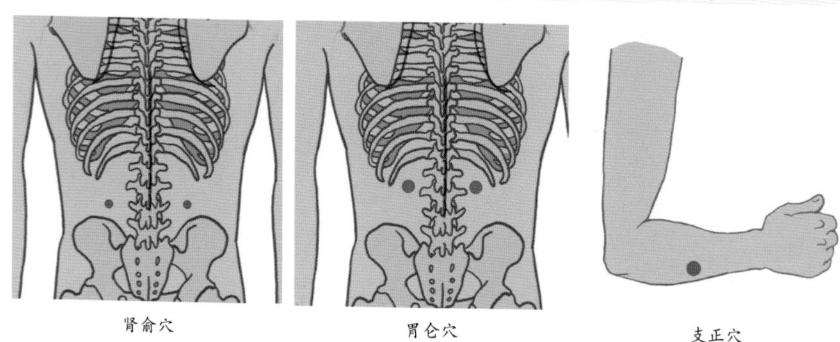

肾俞穴　　胃仓穴　　支正穴

原文 凡治消瘅、仆击、偏枯、痿厥、气满发逆，肥贵人，则高粱之疾也。隔塞闭绝，上下不通，则暴忧之疾也。暴厥而聋，偏塞闭不通，内气暴薄也。不从内，外中风之病，故瘦留著也。蹠跛③，寒风湿之病也。

译文

凡是治疗消渴、仆击、偏枯、痿厥、气喘等症，如果患者身体肥胖，就是因为过食鱼肉而引起的。如果是气郁不舒、气喘不通的人，就是暴怒或者忧郁所引起的。如果突然发生厥逆，不省人事，听不见声音，大小便失调，则是情绪上的刺激，致使阳气上升而引起的。有时候，病不是由内发，而是因为风邪，风邪留在体内，致使人体肌肉筋骨消瘦。有的患者脚变跛，这则是风寒湿气造成的。

注释

①三痏：形声字，引申意为皮肉、软组织、肌肉；于两手外侧、内侧各三处，分别为外侧的关冲穴、商阳穴、少泽穴，内侧的少冲穴、中冲穴、少商穴。

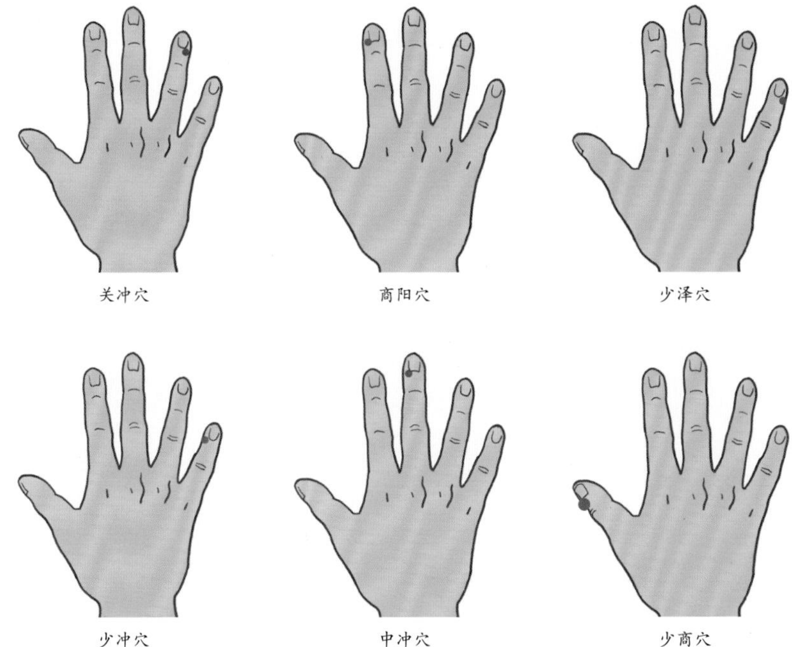

②员利针：古代针疗的一种针型，形状如同马尾，针尖为圆尖形。

③踱跛：足部的病变，多指风寒湿病。

养生智慧

1. 穴位治腹胀的方法

第一，仰卧于床上，右手掌按在腹部肚脐部位，左手掌压在右手掌上，然后用掌跟部、小鱼际部用力，以肚脐为中心，顺时针揉动100次，力度由轻到重。

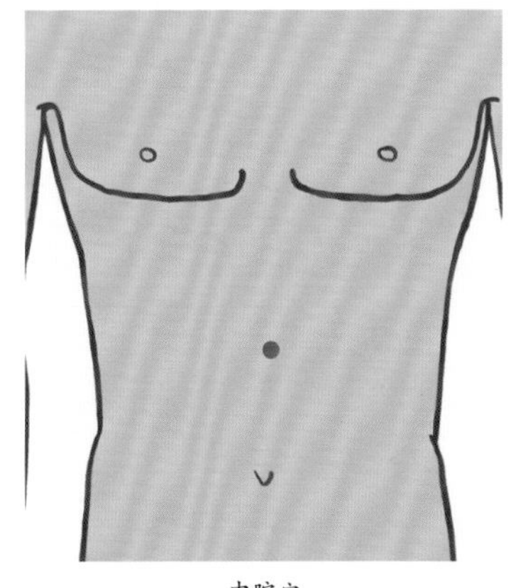
中脘穴

第二，揉完腹部之后不要动，以肚脐为点，直线向上3寸处（即4指宽部位）为中脘穴；用中指、环指（无名指）合并，直接按在中脘穴上，轻轻向下按，按到自己感到疼痛再停止，稍停一会儿，慢慢抬起手指，然后再继续下按，反复10～20次，再于中脘穴打圈揉动1分钟。

第三，依旧以肚脐为中心点，向肚脐左右各旁开2寸，为人体左右天枢穴。用中指、环指（无名指）合并，直接按于天枢穴上，然后揉动向下按，力度以自己可以承受为宜，反复10～20次即可。

腹胀多为脾胃虚弱、胃气积滞以及气机升降失常引起，这时对胃、腹等部位进行揉按，可有效调理肠胃的消化功能，改善气机升降，从而治疗腹胀、腹痛等问题。

2. 减肥也可按穴位

对于因为过食油腻所引起的肥胖问题，自己通过穴位的按摩就能调理，成功减肥。所按的穴位就是上面刚刚提过的天枢穴。不过，减肥与消胀的按法不同，在按摩时，可端坐于床上，然后两只手的手掌心贴于腹侧，合并示指（食指）、中指、环指（无名指），对着天枢穴进行由外向内的揉压，力度要由轻到重，每次揉压不能少于3分钟，每日早、晚各1次。

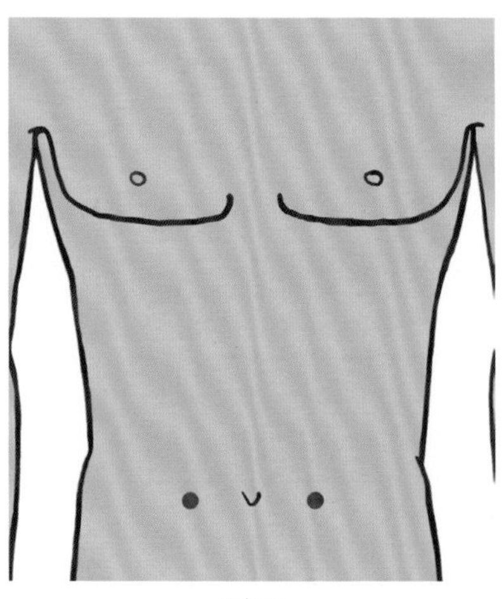

天枢穴

这样既可增强肠胃消化的动力，又能调理身体的先天元气，从而促进身体强盛的元阳之气，达到补虚损、减肥胖、调便秘、治伤寒的作用。虽然这只是一个穴位，但功能之强大却是你想不到的，只要坚持揉压，就能看到效果。

评热病论（一）

本篇要点

阐述了阴阳交、风厥这两种较为严重的热病的病因、症状、治法、预后等。

原文译注

原文 黄帝问曰：有病温者，汗出辄复热，而脉躁疾[①]不为汗衰，狂言不能食，病名为何？岐伯对曰：病名阴阳交[②]，交者，死也。

译文

黄帝问道：有的温热病患者，出汗后又发热，脉象急疾躁动，其病势不仅没有因汗出而衰减，反而出现言语狂乱、不进饮食等症状，这叫什么病？岐伯回答说：这种病叫阴阳交，阴阳交是死症。

原文 帝曰：愿闻其说。岐伯曰：人所以汗出者，皆生于谷，谷生于精。今邪气交争于骨肉而得汗者，是邪却而精胜也，精胜，则当能食而不复热。复热者，邪气也；汗者，精气也。今汗出而辄复热者，是邪胜也。不能食者，精无俾[③]也，病而留者，其寿可立而倾也。

译文

黄帝说：我想听听其中的道理。岐伯说：人之所以能够出汗，是依赖于水谷所化生的精气，水谷之精气旺盛，便能胜过邪气而汗出。现在邪气与正气交争于骨肉之间，能够得到汗出的是邪气退而精气胜，精气胜的应当能进饮食而不再发热。复发热的，是有邪气未除；汗液，是人体散发出的精气。现在汗出后又复发热，是邪气胜过精气。不进饮食，则精气得不到继续补益，邪热又逗留不去，这样发展下去，患者随时可能发生危险。

原文 帝曰：有病身热，汗出烦满，烦满不为汗解，此为何病？岐伯曰：汗出而身热者，风也；汗出而烦满不解者，厥也；病名曰风厥[④]。帝曰：愿卒闻之。岐伯曰：巨阳主气，故先受邪，少阴与其为表里也，得热则上从之⑤，从之则厥也。帝曰：治之奈何？岐伯曰：表里刺之，饮之服汤。

译文

黄帝说：有的病全身发热、汗出、烦闷，其烦闷并不因汗出而缓解，这是什么病呢？岐伯说：汗出而全身发热，是因感受了风邪；烦闷不解，是由于下气上逆所致，病名称风厥。黄帝说：希望你能详尽地讲给我听。岐伯说：足太阳经主宰全身的阳经之气，为一身之表，所以太阳经首先感受风邪的侵袭。少阴经与足太阳经相为表里，表病则里必应之，少阴受太阳发热的影响，其气亦从之而上逆，上逆便成为风厥病。黄帝说：怎么治疗呢？岐伯说：治疗时应并刺足太阳、足少阴两经的腧穴，并内服汤药。

注释

①脉躁疾：指脉象躁动急速。

②阴阳交：阳，指阳热邪气；阴，指阴精正气。

③俾：补助、补充的意思。

④风厥：指太阳受风，精亏不足，少阴虚火上逆而发热汗出、烦闷不除的病症。

⑤上从之：指少阴虚热随太阳之气上逆。

养生智慧

1. 灵芝+鲍鱼，黄金好搭档

【原料】灵芝50克，鲍鱼500克，仔鸡1只，猪排200克，姜、葱、料酒、味精各适量。

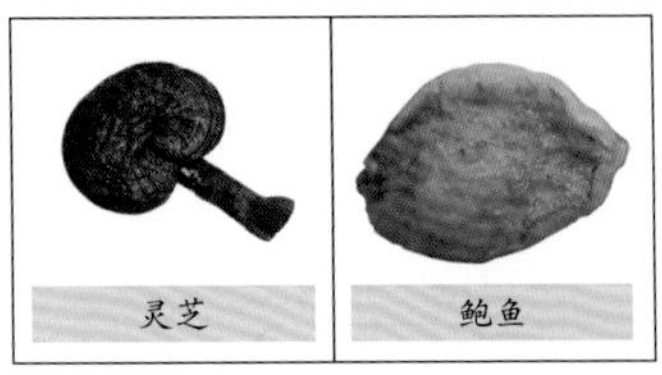
灵芝　鲍鱼

【制法】将仔鸡去毛去内脏，冲洗干净；将灵芝洗净，装入鸡膛内；鲍鱼发好，也装入鸡膛内，用牙签将鸡膛封口；猪排洗净待用。沙锅置火上，底层放一个竹箅子，码一层猪排，放上鸡肉、葱、姜、料酒，水开后用文火煨3小时，调入味精即可。

【用法】每日早、晚各食1次。

【功效】灵芝俗传有起死回生之功效，它含有丰富的锗元素，具有加速身体新陈代谢和延缓细胞衰老的作用。鲍鱼味甘咸、性温，有补肝肾、益精明目、开胃等功效。

【适用】老年支气管炎、支气管哮喘等。

2. 红花、丹参和鱼翅的神奇混搭

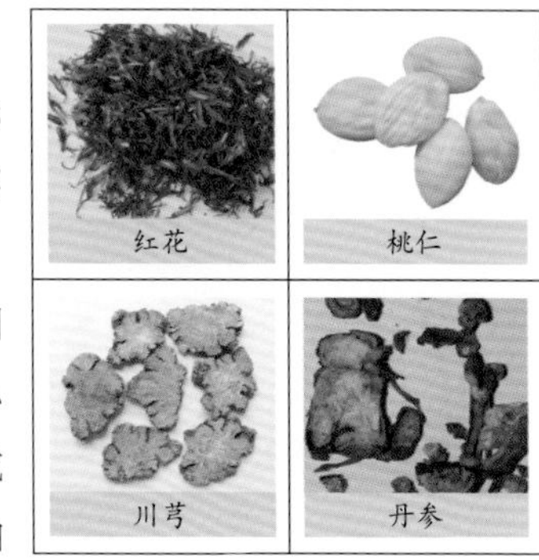

【原料】红花、桃仁、川芎各3克，丹参6克，鱼翅50克，菜胆100克，火腿肉50克，绍酒、葱、姜、盐、鸡汤各适量。

【制法】把红花、丹参、桃仁、川芎分别洗净，装入蒸杯内，加清水50毫升，上笼蒸1小时，取出，去渣留汁待用。将鱼翅发透，撕成丝状；火腿切成片；菜胆洗净，切成段；姜拍松，葱切段。把药汁、鱼翅、绍酒、姜、葱、盐、菜胆、火腿肉同放蒸杯内，再加入鸡汤适量，用武火、大汽蒸30分钟即成。

【用法】每日1剂，分2次服。佐餐食或单服。

【功效】活血化瘀，滋补气血。

【适用】心血瘀滞型心脏疾病。

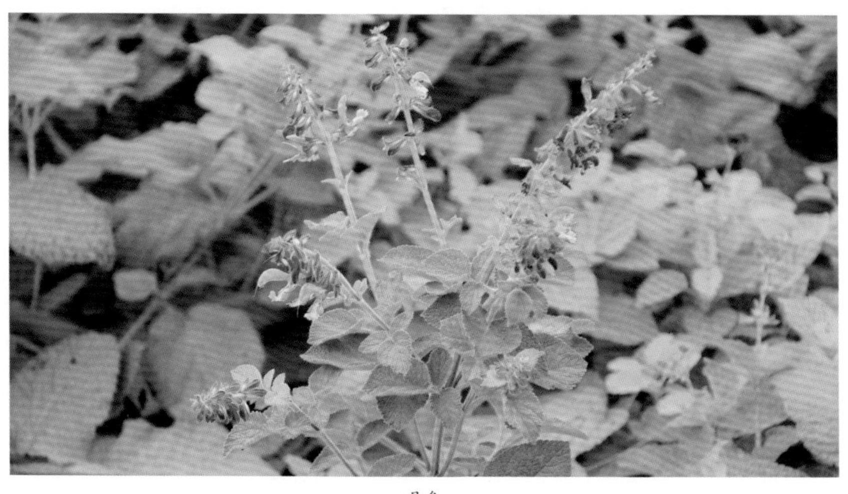

丹参

评热病论（二）

本篇要点

本篇主要讲述肾脏受病之后的种种症状及所引发的问题。

原文译注

原文 帝曰：有病肾风者，面胕痝[①]然壅，害于言，可刺不？

岐伯曰：虚不当刺，不当刺而刺，后五日其气必至。

帝曰：其至何如？

岐伯曰：至必少气时热，时热从胸背上至头，汗出，手热，口干苦渴，小便黄，目下肿，腹中鸣，身重难以行，月事不来，烦而不能食，不能正偃，正偃则咳甚，病名曰风水，论在《刺法》中。

译文

黄帝说：有得了肾风的人，面部浮肿，眼下壅滞，说话也受到影响，这样的病能不能用针刺法治疗呢？

岐伯说：如果是虚病就不能用针刺，不该针刺却进行针刺，必定会伤患者的元气，五日之后患者会病气重来。

黄帝说：病气重来时会怎么样呢？

岐伯说：病气重来，患者就会感觉气短，而且有时会发热，感觉从胸到背，再到头，出汗，手心发热，口渴，小便发黄，眼睛下方肿胀，腹内有鸣响，身体发沉难以行走，女性的月经停止不来，心烦意乱，没有食欲，不能仰卧于床上，不然就会剧烈地咳嗽，这就叫风水病。

原文 帝曰：愿闻其说。

岐伯曰：邪之所凑，其气必虚，阴虚者，阳必凑之，故少气时热而汗出也。小便黄者，少腹中有热也。不能正偃[②]者，胃中不和也。正偃则咳甚，上迫肺也。诸有水气者，微肿先见于目下也。

帝曰：何以言？

岐伯曰：水者阴也，目下亦阴也，腹者至阴之所居，故水在腹者，必使目下肿也。真气上逆，故口苦舌干，卧不得正偃，正偃则咳出清水也。诸水病者，故不得卧，卧则惊，惊则咳甚也。腹中鸣者，病本于胃也。薄脾则烦不能食，食不下者，胃脘隔也。身重难以行者，胃脉在足也。月事不来者，胞脉闭也，胞脉者属心而络于胞中，今气上迫肺，心气不得下通，故月事不来也。

译文

黄帝说：我想听一听这其中的道理。

岐伯说：病邪之所以会侵犯人体，就是因为人体的正气不足。肾脏属阴，而风邪为阳，当肾阴不足时，风邪就会侵袭人体，所以患者会气短，呼吸困难，还会发热出汗。小便之所以发黄，是因为腹内有热。而不能仰卧，则是胃中不和，水气上行。仰卧时会咳嗽加重，是因为水气上行压迫肺脏引起的。凡是生了水气病的人，眼睛下面都会先产生肿胀。

黄帝问：这是为什么呢？

岐伯说：水是属阴的，眼睛下方也为属阴的范围，包括腹部也是阴之所在，所以当腹中有水的时候，眼睛下部必会肿胀。当水邪之气上行，使心脏之火逆行，患者就会口干、口苦，不能仰卧，仰卧就会让水气上逆，而咳嗽出清水来。所有的水气患者，都会因为水气上行于胃而不能仰卧；仰卧必然会水气上行于心，使心脏受惊，压迫于肺，令咳嗽加重。那些腹中有鸣响之声的，是胃肠里有水气的流动，病根就在胃上。如果水气压迫脾脏，就会心烦没有食欲，吃不下饭，这都是因为水气将胃脘之通路阻断。身体发沉，行动不便的人，其病在于胃经下行于脚部，水气随之下行所引起的。女性之所以不来月经，是水气阻滞，胞经闭塞不通，胞经属心络于胞内，当水气压迫肺脏时，心气就不能通畅了，这时胞经也就会闭塞而来不了月经。

注释

①痝：肿大、浮肿的样子。

②正偃：仰卧，身体向上。

养生智慧

1. 守护好你的肾脏

（1）竹笋烧海参

【原料】海参200克，新鲜竹笋100克，油、盐各适量。

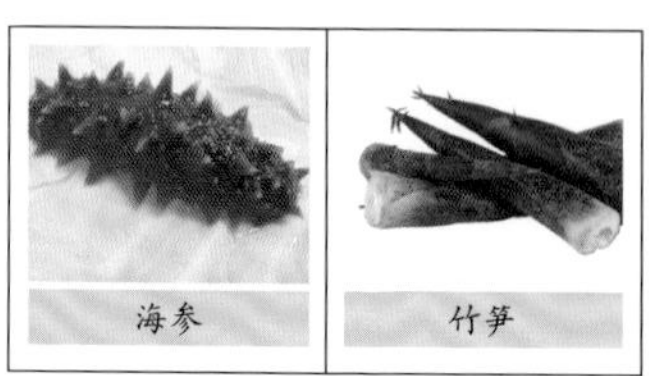

【制法】将海参泡发、洗净，切成长条；竹笋切成片，一起放进煲内，加水，武火煮开，文火煲2小时，加油、盐调味即可。

【用法】每日1次，每次100克左右。可隔日食用1次。

【功效】滋阴补肾，润燥防癌。

【适用】阴虚不足、皮肤干燥者。

（2）地黄鸡

【原料】活鸡1只（乌鸡最好），生地黄200克，白糖适量。

【制法】将鸡去除内脏，清洗干净；生地黄清洗一下，切成细丝，与白糖一同搅拌，拌好之后塞入鸡肚内，用牙签封口；然后装进盆内，加适量清水，隔水蒸熟即可。

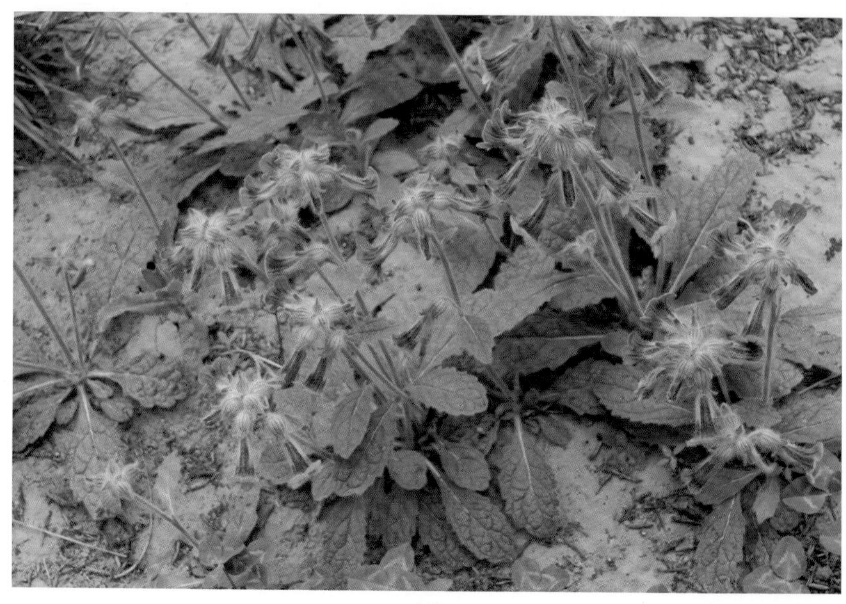

地黄

【用法】每日1剂，可分3次食用。

【功效】补益精髓，强筋健骨。

【适用】肾精亏虚、腰背酸痛者。

2. 女性月经期间的养护与调理

第一，注意卫生。每日进行阴部的清洗，但不能坐浴、盆浴等；内裤每日更换，卫生巾要每隔1～3小时换1次。就算量不多，也不能1日只用1片。

第二，不可随便用药。痛经时可采取食用温热汤水、加衣保暖的措施进行改善。如果疼得厉害，建议进行专业的治疗，但不能自己随便服用止痛药物，以免对月经周期造成影响。

第三，冷暖调节。月经期间不可穿衣过薄，也不能用冷水洗头洗脚，更不可坐于地面；应该注意正确的保暖措施，保持身体的温度。如果天气过热，则可采用自然风降温的方法，切不可吹温度过低的空调。

第四，饮食有度。月经期间，女性不能吃冷、酸、辣等过于刺激的食物，以清淡温和为主。同时，要注意营养的补给，多食蔬菜、水果，补充维生素，以减少因为出血而带来的失血过多等问题。

第五，调节情绪。给身心营造一个舒畅、平缓的环境，不压抑，不激动，保持良好心态。过于刺激、跳跃的情绪容易造成月经失调。

第六，运动适量。不可过分进行体力劳动，也不能一直静坐；可适当散步，进而保持身体血液循环正常。同时保证睡眠充足，增强身体功能，令身体经络的运行通畅自然。

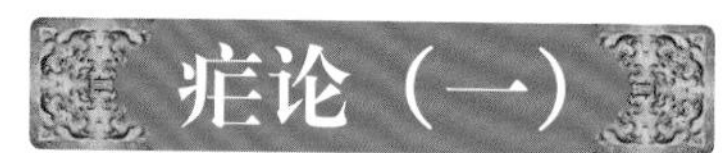

疟论（一）

本篇要点

1. 阐述了疟疾为何讲究一定的时间发作，且有时推迟，有时提前。
2. 说明了疟疾的发病原因。

原文译注

原文 黄帝问曰：夫痎疟[①]皆生于风，其蓄作[②]有时者，何也？岐伯对曰：疟之始发也，先起于毫毛，伸欠乃作，寒慄鼓颔，腰脊俱痛，寒去则内外皆热，头痛如破，渴欲冷饮。

译文

黄帝问道：疟疾都是由于感受了风邪，但病的休止及发作却有一定的时间，这是什么道理呢？岐伯回答说：疟疾在开始发作的时候，先出现汗毛直竖，然后伸懒腰，打呵欠，恶寒战栗，两颌鼓动，腰和脊背等处俱痛；及至寒冷过去，则全身内外发热，头痛有如破裂，口渴欲饮冷水。

原文 帝曰：何气使然？愿闻其道。岐伯曰：阴阳上下交争[③]，虚实更作，阴阳相移也。阳并于阴，则阴实而阳虚，阳明虚，则寒慄鼓颔也；巨阳虚，则腰背头项痛；三阳俱虚，则阴气胜，阴气胜则骨寒而痛；寒生于内，故中外皆寒；阳盛则外热，阴虚则内热，外内皆热则喘而渴，故欲冷饮也。

译文

黄帝说：这是什么原因引起的呢？我想听听其中的道理。岐伯说：这是由于阴阳上下相争，虚实交替发作，阴阳互相更移所致。阳气并入于阴分，则阴气实而阳气虚，阳明经气虚则寒战发抖，两颌鼓动；太阳经气虚，则腰背头项疼痛；三阳经气都虚，则阴气过胜，阴胜则骨节寒冷疼痛；由于阳虚于外而外寒，阴胜于内而内寒，所以内外皆寒；如同气并于阳分，则阳气实而阴气虚，阳胜则外热，阴虚则内热，内外皆热，热壅于肺则喘促，热伤津液则口渴，所以欲饮冷水。

原文 此皆得之夏伤于暑，热气盛，藏于皮肤之内，肠胃之外，此营气之所舍也。此令人汗空疏，腠理开，因得秋气，汗出遇风，及得之以浴，水气舍于皮肤之内，与卫气并居。卫气者，昼日行于阳，夜行于阴，此气得阳而外出，得阴而内薄，内外相薄，是以日作。

译文

这都是由于夏季伤于暑邪，热气过盛，邪气留藏于皮肤之内、肠胃之外，而这是营气所居的部位。由于暑热内伏，使人汗孔疏松，腠理开泄，到了秋天，又感受了秋令清肃之气，或汗出遇到风邪，或洗澡时感受水气，风邪水气停留于皮肤之内，与卫气相合。卫气是白天行于阳分，夜间行于阴分，邪气随卫气循行于阳分时则外出，循行于阴分时则入里，阴阳内外相迫，所以每日发作。

原文 帝曰：其间日而作者，何也？岐伯曰：其气之舍深，内薄于阴，阳气独发，阴邪内著，阴与阳争不得出，是以间日而作[④]也。

译文

黄帝说：疟疾每隔一日发作一次是什么道理呢？岐伯说：是因为邪气居留之处较深，向内迫及阴分，使阳气独发于外，阴邪留着于内，阴与阳相争不能迅速外出，所以隔一日发作一次。

原文 帝曰：善。其作日晏与其日早者，何气使然？岐伯曰：邪气客于风府，循膂而下[⑤]，卫气一日一夜大会于风府，其明日日下一节，故其作也晏，此先客于脊背也。每至于风府，则腠理开；腠理开则邪气入；邪气入则病作，以此日作稍益晏也。

译文

黄帝说：好。但疟疾发作的时间，有的逐日推迟，有的逐日提前，是什么原因引起的呢？岐伯说：这是因为邪气从风府侵入人体，循着脊骨逐日向下，人身的卫气一日一夜会于风府，而邪气每日向下移行一个脊椎节，所以发作的时间一日比一日晚，这种情况多是邪气先侵袭脊背。卫气每至风府时，则腠理开泄，邪气内入；邪气内入则病即发作，因邪气每日下移一节，所以发作的时间就逐日向后推移了。

注 释

①痎疟：疟疾。

②蓄作：疟止为蓄，疟发为作。

③阴阳上下交争：阴出于阳，则阳实阴虚而热；阳入于阴，则阴实阳虚而寒。

④间日而作：疟疾隔日发作一次。

⑤循膂而下：沿着脊梁骨向下行走。

养生智慧

1. 何首乌小档案

【别名】地精、赤敛、首乌、陈知白、红内消、马肝石、黄花乌根、小独根。

【性味】苦、甘、涩，微温。

【功效】补肝肾，益精血；解毒润肠。

【适用】保健补脑，白发脱发者。

【忌用情况】大便溏泄及痰湿盛者不宜服用。

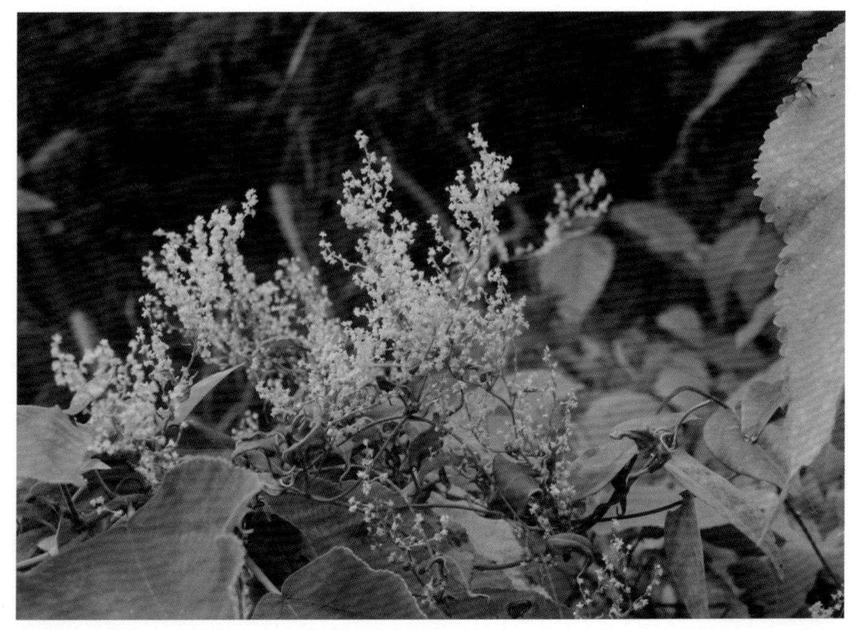

何首乌

2. 巧用何首乌

（1）老年动脉硬化

对于肝肾两虚、头昏眼花、耳鸣重听、四肢酸麻、腿膝无力者，用制何首乌配伍生地黄、覆盆子、杜仲、牛膝，女贞子、桑叶、豨莶草、金樱子、桑椹、墨旱莲（如首乌强身片）。

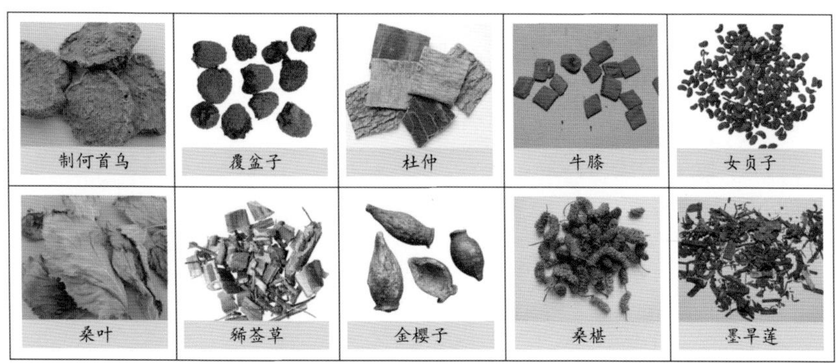

（2）早期衰老症

治疗肝肾不足所致的须发早白、牙齿松动、腰腿酸软、筋骨不健、周身痿痹、精神疲乏及遗精、崩带、心悸、健忘等。

用制何首乌1000克，配牛藤、菟丝子、当归、补骨脂、枸杞子、茯苓各250克，共研细末，炼蜜为丸，每次服9克，每日2次。

（3）神经精神疾患

治疗脑外伤后遗症、截瘫、肌肉萎缩、癫痫、夜游症等。

治疗精神分裂症，用何首乌90克，配首乌藤90克，大枣2～6枚，水煎，分2次服。每日1剂，15日为1个疗程，有较好的疗效。治疗神经衰弱、失眠症，用20％何首乌注射液4毫升肌注，每日2次，15～20日为1个疗程；或口服复方首乌片（含何首乌、五味子、丹参及黄连）5～7片，每日2～3次，均有较好的疗效。

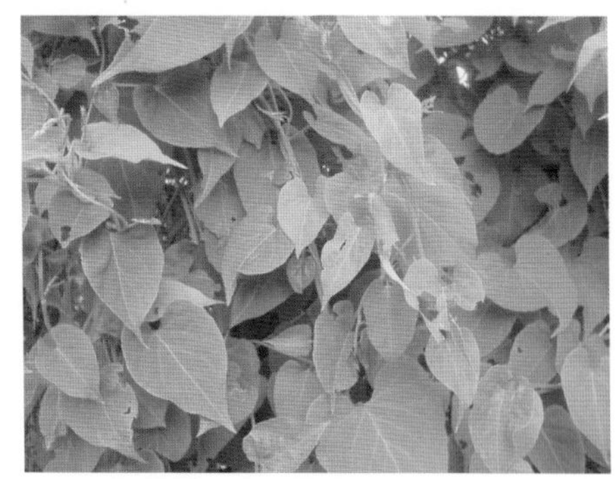

首乌藤

疟论（二）

本篇要点

1. 疟疾为什么会每日发作一次。
2. 疟疾因症状不同而分成不同类型。

原文译注

原文 帝曰：夫子言卫气每至于风府，腠理乃发，发则邪气入，入则病作。今卫气日下一节，其气之发也，不当风府，其日作者奈何？

岐伯曰：此邪气客于头项循膂而下者也，故虚实不同，邪中异所，则不得当其风府也。故邪中于头项者，气至头项而病；中于背者，气至背而病；中于腰脊者，气至腰脊而病；中于手足者，气至手足而病。卫气之所在，与邪气相合，则病作。故风无常府，卫气之所发，必开其腠理，邪气之所合，则其府也。

译文

黄帝说：先生说过，卫气到达风府时，腠理就会打开，于是邪气乘机而入，邪气入则人就会发病。现在您又说卫气和邪气所在的部位每日下行一步，这时病情发作，而邪气并不在风府，为什么还能发生呢？

岐伯说：这时的邪气侵犯于头部，它会循着脊椎骨向下行，但是人体虚实并不相同，自然邪气所侵犯的位置也就不同，邪气所侵的，不一定在风府。所以，有的邪气侵于头顶，卫气行到头顶时就会病情发作；有的邪气侵犯于背部，卫气行到背部则病情发作；若邪气侵犯于腰脊部位，卫气行至腰脊就会发病；邪气侵犯手脚的，卫气行至手脚，病就会发作。卫气所至之所，恰巧与邪气相合，就会发病。因此风邪侵犯人体并不在同一位置，只要卫气与它相合，腠理就会开放，邪气发作的部位，就是发病的所在。

原文 帝曰：善。夫风之与疟也，相似同类，而风独常在，疟得有时而休者何也？

岐伯曰：风气留其处，故常在，疟气随经络沉以内薄，故卫气应乃作。

译文

黄帝说：说的好！您说风病与疟疾是相似的同类病症，为什么风病会一直持续，而疟疾却有时发有时不发呢？

岐伯说：风邪之病是它留在了所侵犯的部位，所以一直会持续，而疟疾却是随着经络行走的，当与卫气相合时，病才会发作。

原文 帝曰：疟先寒而后热者，何也？

岐伯曰：夏伤于大暑，其汗大出，腠理开发，因遇夏气凄沧之水寒，藏于腠理皮肤之中，秋伤于风，则病成矣，夫寒者，阴气也，风者，阳气也，先伤于寒而后伤于风，故先寒而后热也，病以时作，名曰寒疟①。

帝曰：先热而后寒者，何也？

岐伯曰：此先伤于风而后伤于寒，故先热而后寒也，亦以时作，名曰温疟②。其但热而不寒者，阴气先绝，阳气独发，则少气烦冤，手足热而欲呕，名曰瘅疟③。

译文

黄帝说：疟疾发病的时候，有时先冷后热，这是为什么？

岐伯说：夏天的时候患者受到暑热之气，由于出汗过多，腠理打开，再遇到夏气冷水的寒凉，使之留在身体之中，到了秋天，又会遭遇风邪，于是就成了疟疾。先发寒的患者，属于阴，而风邪为阳气，是先受水寒之气，后伤于风邪，所以会先感觉冷再感觉热，这种病有一定的发作时间，称寒疟。

黄帝问：有一种疟疾会先发热再发寒，这是为什么？

岐伯说：这是患者先受风邪，后又伤于寒水之气，所以会先热后寒，这种病也有一定的发作时间，称温疟。还有一种疟疾是只发热但不发寒的，这是因为患者的阴气亏损，阳气旺盛，发病时患者就会气短胸闷，手脚发热，想要呕吐，称瘅疟。

注释

①寒疟：因为体内寒气内伏再受风邪所引起的病症；发病时头痛、无汗。

②温疟：夏天因为暑热而引起的一种病症，发病时会多汗、热重、口渴、舌红。

③瘅疟：一种因为内热炽盛而只发高热却不冷的病症，发病时表现为胸闷、烦躁、欲呕。

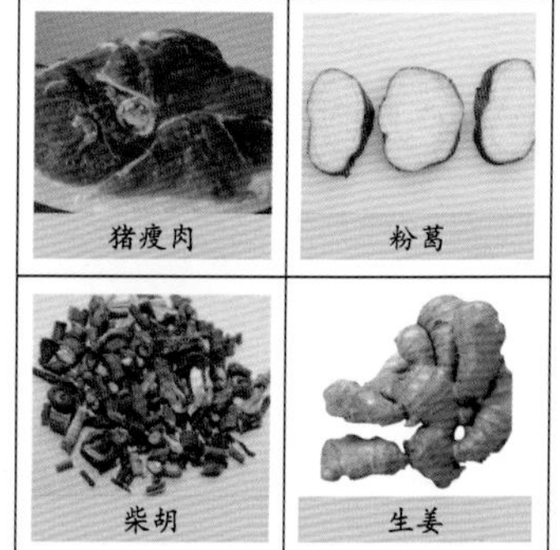
猪瘦肉　粉葛　柴胡　生姜

养生智慧

饮食治疟有良方

（1）柴胡瘦肉汤

【原料】猪瘦肉、粉葛各200克，柴胡20克，生姜、盐各少许。

【制法】将瘦猪肉洗净，切成小丁或者薄片；粉葛去皮，切成小块；姜切片。然后与柴胡一起放进煲内，加1000毫升清水，武火煮开后，文火慢煲2小时，再将柴胡捞出，加少许盐调味便可。

【用法】每日佐餐食。

【功效】温阳散寒，除湿化瘀。

【适用】寒疟、寒湿凝滞者。

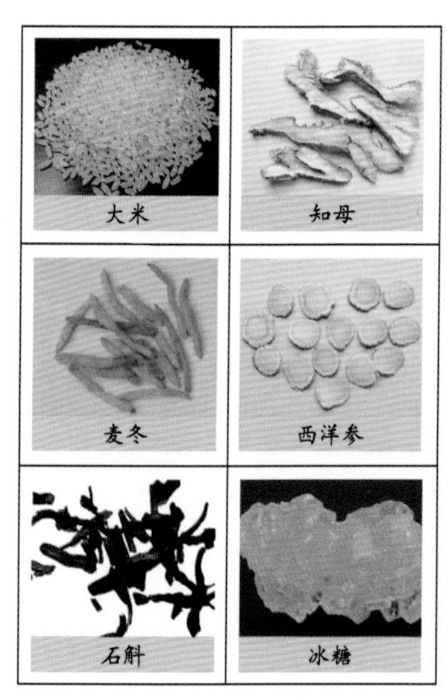
大米　知母　麦冬　西洋参　石斛　冰糖

（2）知母益气粥

【原料】大米50克，知母、麦冬、西洋参、石斛各8克，冰糖适量。

【制法】将知母、麦冬、石斛洗净，包在纱包里，加清水煎半小时后滤出取汁，放入大米煮粥，粥快要煮好时，将西洋参压成粉调入粥内，放冰糖调和均匀便可。

【用法】每日早、晚分食。

【功效】生津止渴，益气清热。

【适用】温疟、高热不退者。

气厥论

本篇要点

阐述了寒热之气在脏腑间互相移传而产生的不同病变。这一方面说明了寒热之气厥逆，可以为患多端；另一方面说明了脏腑间的联系，脏腑有病，不仅可以互相传变，而且可以互相影响。

原文译注

原文 黄帝问曰：五脏六腑，寒热相移[①]者何？岐伯曰：肾移寒于脾，痈肿少气。脾移寒于肝，痈肿筋挛。肝移寒于心，狂隔中。心移寒于肺，肺消。肺消者，饮一溲二，死不治。肺移寒于肾，为涌水。涌水者，按腹不坚，水气客于大肠，疾行则鸣濯濯[②]，如囊裹浆，水之病也。

译文

黄帝问道：五脏六腑寒热相移的情况是怎样的呢？岐伯说：肾的寒邪移传于脾，则气血壅滞而为肿，元气亏损而少气。脾的寒邪移传于肝，则气血凝滞而为肿，筋脉受寒而拘挛。肝的寒邪移传于心，则损伤心阳而神乱无主发为狂，阳被寒抑隔塞不通而为隔中。心的寒邪移传于肺，则发热而渴为肺消。肺消病是饮水一份而小便两份，属不可治的死症。肺的寒邪移传于肾，则阳虚水泛为涌水。涌水病，其腹部按之不甚坚硬，是因水气留居于大肠，故快走时肠中濯濯鸣响，好像用袋子盛着水浆，这是水气所形成的疾病。

原文 脾移热于肝，则为惊衄。肝移热于心，则死。心移热于肺，传为鬲消[③]。肺移热于肾，传为柔痓[④]。肾移热于脾，传为虚，肠澼死，不可治。胞移热于膀胱，则癃，溺血。膀胱移热于小肠，鬲肠不便，上为口糜。

译文

脾的热邪移传于肝，则风热交织而为惊骇、鼻衄。肝的热邪移传于心，则阳极神绝而死。心的热邪移传于肺，时间久了就演变成膈上烦热、多饮多尿为膈消之病。肺的热邪移传于肾，时间久了就会演变为筋脉拘挛强直的柔痉之病。肾的热邪移传于脾，则脾肾阴亏而为虚损。如果气虚之下又患痢疾，病人就一定会死，无法救治。若阴胞的热邪移传于膀胱，水被火灼，则为小便不利或尿血。膀胱的热邪移传于小肠，热邪闭塞肠道则大便不通，其热上蒸则为口舌糜烂。

原文 小肠移热于大肠，为虑瘕，为沉。大肠移热于胃，善食而瘦人，谓之食亦[5]。胃移热于胆，亦曰食亦。胆移热于脑，则辛頞鼻渊，鼻渊者，浊涕下不止也，传为衄衊[6]瞑目，故得之气厥也。

译文

小肠的热邪移传于大肠，则会造成小腹积块的伏瘕及痔疮等病。大肠的热邪移传于胃，虽能吃能喝但肌肉反而消瘦，病名叫食亦。胃的热邪移传于胆，胆热熏蒸也称食亦病。胆的热邪移传于脑，则鼻梁内感觉辛辣发为鼻渊病。鼻渊的症状是鼻流浊涕而不止，如果日久不愈，则转为鼻中出血和头目不清的症状。以上各症都是由于寒热之气厥逆，在脏腑中互相移传的结果。

注释

①相移：互相转移、传变。

②濯濯：水流动的声音。

③鬲消：指热消膈间，久为消渴病变。

④柔痓：主要症状是牙关紧闭、角弓反张。

⑤食亦：症状为多食但无力、消瘦。

⑥衄衊：指鼻中出血。

养生智慧

1. 养阴清肺药膳——北沙参炖鹌鹑

【原料】北沙参20克，鹌鹑2只，料酒、姜、葱、盐、味精、鸡油、胡椒粉各适量。

【制法】将北沙参润透，切片；鹌鹑宰杀后，去毛、内脏及爪；姜切片，葱切段。将北沙

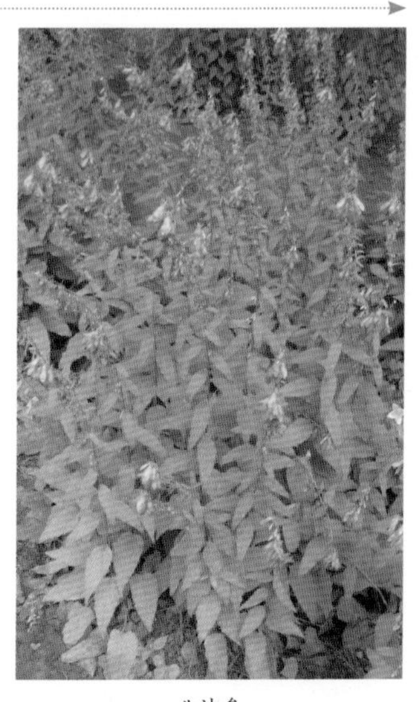

北沙参

参、鹌鹑、料酒、姜、葱同放炖锅内，加水适量，置武火上烧沸后再用文火炖煮30分钟，加入盐、味精、鸡油、胡椒粉即成。

【用法】每日1次，每次吃鹌鹑1只并饮汤。

【功效】养阴清肺，祛痰止咳。

【适用】肺热燥咳、虚劳久咳、阴伤咽干、口渴等。

2. 养阴补气药膳——天冬炖乌鸡

【原料】天冬20克，麦冬20克，乌鸡1只（约500克），桔梗20克，北沙参20克，料酒、姜、葱、盐、芝麻油各适量。

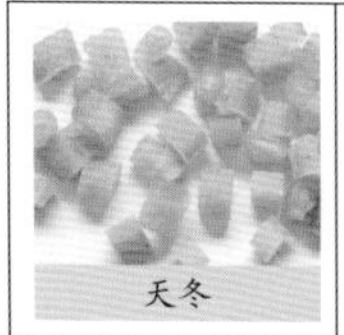
天冬

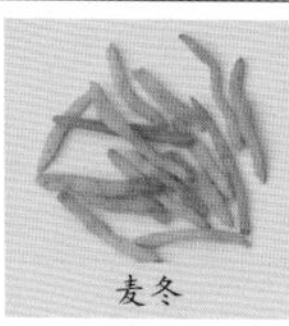
麦冬

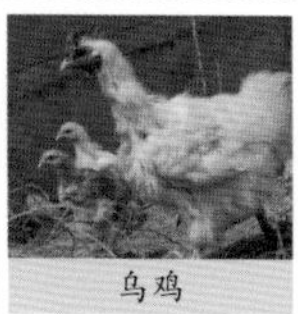
乌鸡

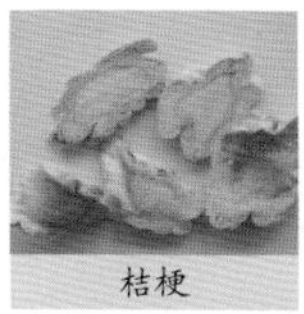
桔梗

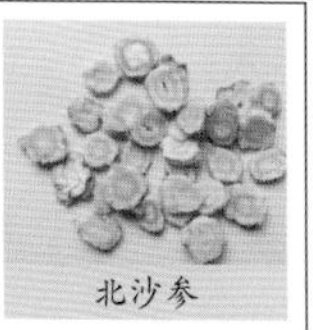
北沙参

【制法】将天冬、麦冬浸泡1夜，天冬切片，麦冬去内梗；桔梗润透，切片；北沙参润透，切段；乌鸡宰杀后，去毛、内脏及爪；姜拍松，葱切段。将乌骨鸡、天冬、麦冬、桔梗、北沙参、料酒、姜、葱同放炖锅内，加水，置武火上烧沸后再用文火炖煮35分钟，加入盐、芝麻油少许即成。

【用法】每日1次，每次吃乌鸡肉200克。

【功效】养阴，益气，补肺。

【适用】肺痈已愈恢复期患者。

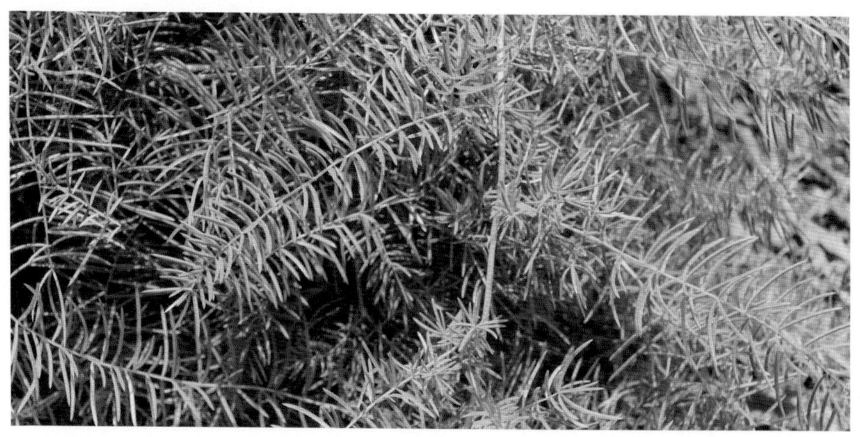
天冬

3. 化痰药膳——贝母粥

【原料】贝母20克，粳米30克，白糖适量。

【制法】将贝母研成细末，用粳米加水煮粥，待粥将熟时再加贝母末煮二三沸，加入少许白糖。

贝母

【用法】早、晚餐服食。

【功效】润肺化痰，散结除热。

【适用】肺热燥咳、吐痰不畅、吐血及肺气肿、瘰疬结核、瘿瘤痰核等。

4. 益气生肌药膳——白及粥

【原料】白及粉10克，糯米50克，大枣2枚，蜂蜜适量。

【制法】将糯米洗净，大枣去核，同入锅加水煮粥，待粥将熟时加入白及粉和蜂蜜，稍煮即可。

【用法】每日早、晚温热食用（不能与乌头同服）。

【功效】收敛止血，益气生肌。

【适用】肺、胃出血所致咯血、吐血或疮痈久不收口等。

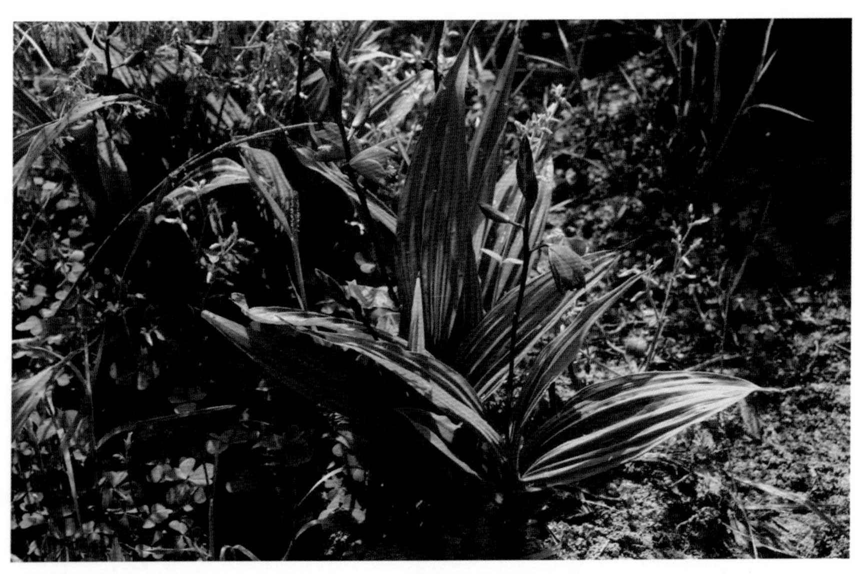

白及

咳论（一）

本篇要点

1. 咳嗽的病变，固属于肺，而五脏六腑的病变又都能影响于肺，使之失常，发为咳嗽。

2. 咳嗽发病与四时有很大关系，以及如何正确地区别咳嗽。

原文译注

原文 黄帝问曰：肺之令人咳，何也？岐伯对曰：五脏六腑皆令人咳，非独肺也。帝曰：愿闻其状。岐伯曰：皮毛者，肺之合也。皮毛先受邪气，邪气以从其合也。其寒饮食入胃，从肺脉上至于肺，则肺寒，肺寒则外内合邪，因而客之，则为肺咳。五脏各以其时受病，非其时，各传以与之。

译文

黄帝问道：肺脏有病就会使人咳嗽，这是什么道理呢？岐伯回答说：五脏六腑有病都能使人咳嗽，不独肺脏是如此。黄帝说：我想听听各种咳嗽的症状。岐伯说：在表的皮毛与肺脏结合，皮毛先感受了外邪，邪气就会进而侵袭肺脏。人如果吃了寒冷的食物，其寒气会循着肺脉上行于肺，导致肺脏受寒，这样就使内外寒邪相合，于是停留于肺脏，造成肺咳。一般来讲，五脏是各在其所主的时令受病，如果咳嗽不是在肺所主的秋天发生，则是由于其他脏腑有病传给肺脏引起的。

原文 人与天地相参①，故五脏各以治时②感于寒则受病，微则为咳，甚则为泄、为痛。乘秋则肺先受邪，乘③春则肝先受之，乘夏则心先受之，乘至阴则脾先受之，乘冬则肾先受之。

译文

人体与自然界是相应的，所以五脏各在其所主的时令感受了寒邪，就要得病，如果病情轻微，会咳嗽，严重者会出现腹泻、疼痛等症。所以秋天受寒而肺先受邪，春天受寒则肝先受邪，夏天受寒则心先受邪，长夏受寒则脾先受邪，冬天受寒则肾先受邪。

原文 帝曰：何以异之？岐伯曰：肺咳之状，咳而喘息有音，甚则唾血。心咳之状，咳则心痛，喉中介介[④]如梗状，甚则咽肿喉痹。肝咳之状，咳则两胁下痛，甚则不可以转，转则两胠下满。脾咳之状，咳则右胁下痛，阴阴[⑤]引肩背，甚则不可以动，动则咳剧。肾咳之状，咳则腰背相引而痛，甚则咳涎。

译文

黄帝说：怎样区别这些咳嗽呢？岐伯说：肺咳的症状是咳而气喘，呼吸有音，病重时则咯血。心咳的症状是咳嗽则心痛，咽喉好像有硬物卡着一样，病重时则出现咽喉肿痛不利。肝咳的症状是咳嗽，两侧胁下作痛，病重时使人腰身不能转侧，转侧则两腋下胀满。脾咳的症状是咳嗽，右胁下隐隐作痛，并牵引肩背也随之疼痛，病重时则不能活动，活动就会使咳嗽加剧。肾咳的症状是咳嗽则腰部和背部互相牵引作痛，病重时则咳吐痰涎。

注释

①相参：参和通应。

②治时：指五脏主管的时令。

③乘：趁，顺应。

④介介：喉中梗阻不利的样子。

⑤阴阴：隐隐。

养生智慧

说说治咳嗽的几款食物

（1）慢性咳嗽的“主打歌”——羊肺

【性味】味甘，性平，入肺经。

【营养成分】含蛋白质、脂肪、钙、磷、铁、维生素B_1、维生素B_2、灰分、尼克酸等。

【功效】补肺气，通水道。

【适宜病症】肺气亏虚所致慢性咳嗽，气短喘息，小便不利，或消渴尿多等。

（2）干咳劳嗽的“良药”——葡萄

【性味】味甘、酸，性平，入肝、脾、肾经。

【营养成分】含蛋白质、维生素（A、B_1、B_2、C）、钙、磷、铁、钾、钠、氯、烟酸、葡萄糖、果糖、胡萝卜素、尼克酸，以及各种花色素的单葡萄糖苷和双葡萄糖苷等。

【功效】滋阴生津，补益气血，通淋利尿。

【适宜病症】肝肾阴液亏虚所致心悸心烦、口渴盗汗、干咳劳嗽、腰腿酸软、筋骨无力；气血亏虚所致气短神疲、头晕乏力、贫血；脾虚气弱所致肢体浮肿、小便不利等。

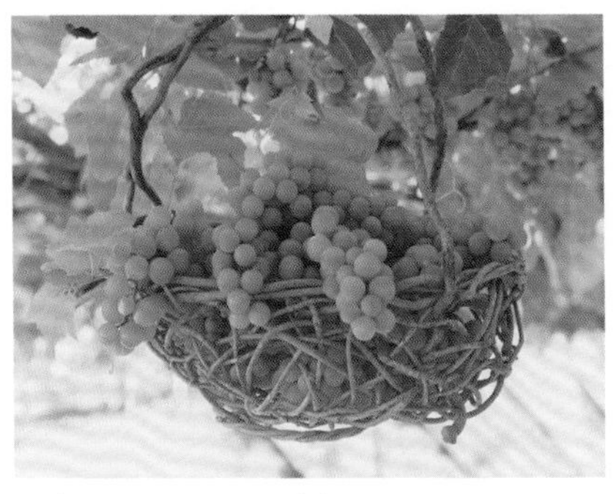

葡萄

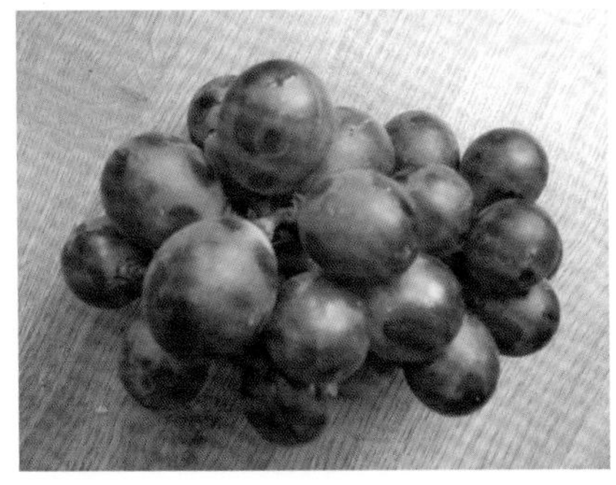

葡萄

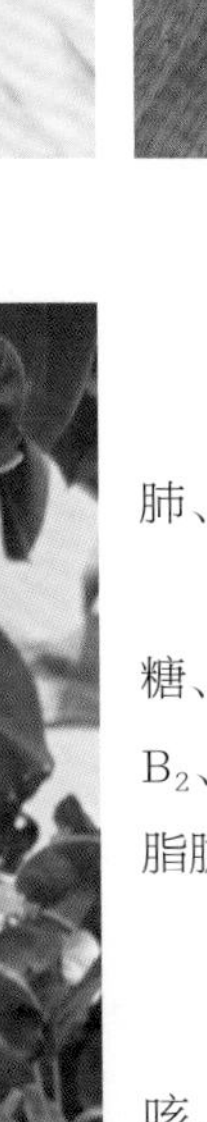

梨

（3）肺热咳嗽的“救星”——梨

【性味】味甘、微酸，性凉，入肺、胃经。

【营养成分】含果糖、蔗糖、葡萄糖、苹果酸、柠檬酸、维生素（A、B_1、B_2、C）、钙、磷、铁、微量蛋白质和脂肪等。

【功效】滋阴润燥，清热化痰。

【适宜病症】肺胃阴虚所致干咳、痰少或无痰、咽干口燥、声音嘶哑、胃脘隐痛、饥而不欲食、烦热消渴、大便干结；热性病后期阴津亏损及肺热咳嗽、痰多色黄等。

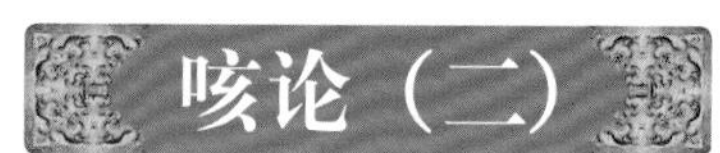

咳论（二）

本篇要点

不同脏腑引起的咳嗽都有哪些不同症状，又是如何生病致咳的。

原文译注

原文 帝曰：六腑之咳奈何？安所受病？

岐伯曰：五脏之久咳，乃移于六腑。脾咳不已，则胃受之，胃咳之状，咳而呕，呕甚则长虫出。肝咳不已，则胆受之，胆咳之状，咳呕胆汁。肺咳不已，则大肠受之，大肠咳状，咳而遗失[①]。心咳不已，则小肠受之，小肠咳状，咳而失气，气与咳俱失。肾咳不已，则膀胱受之，膀胱咳状，咳而遗溺[②]。久咳不已，则三焦受之，三焦咳状，咳而腹满，不欲食饮。此皆聚于胃，关于肺，使人多涕唾而面浮肿气逆也。

帝曰：治之奈何？

岐伯曰：治脏者治其俞，治腑者治其合，浮肿者治其经。

译文

黄帝说：六腑的咳嗽症状是怎样的呢？它们又是因为什么而致病的？

岐伯说：五脏久咳不愈，就会慢慢转移于六腑。当脾咳不停时，胃就会产生病症，胃咳的症状是边咳边呕吐，吐的严重了甚至会将腹内的蛔虫吐出来。肝如果一直咳嗽不好，就会让胆受病，胆咳的症状是边咳边呕吐胆汁。肺咳总是不好，大肠就会受病，大肠咳的症状是一咳就会大便失禁。心咳不愈，小肠就会受病，小肠咳的症状为边咳边放屁，而且经常是咳嗽与放屁同时出现。肾脏久咳不好，膀胱就会受病，膀胱咳的症状是咳嗽时会产生遗尿现象。如果这些咳嗽都迟迟不愈，就会让三焦受病，三焦咳的症状为咳而腹内满胀，不思饮食。不管是哪一脏器受病，都会对胃产生影响，从而由胃上行影响肺的功能，让人不仅多痰多涕，而且面部浮肿，气喘上逆。

黄帝说：那用什么方法治疗呢？

岐伯说：治五脏引起的咳嗽，要取腧穴进行治疗；治六腑引起的咳嗽，则要取合穴治疗；所有的因咳而浮肿的，就要针对其脏腑的经穴分别进行治疗。

注 释

①遗失：在此为大便自出之意。

②遗溺：为小便自出之意。

养生智慧

咳嗽也可以对“穴”下药

（1）干咳

列缺穴：

【取穴】列缺穴位于手臂前端桡骨茎突上方，手腕横纹向上1.5寸的地方；取穴时可以两个手腕持平，两拇指虎口自然平直交叉，示指（食指）的指端部位就是列缺穴了。

【功效】此穴为手太阴肺经之位，可帮助肺经经水分流，可治疗头痛、气喘、咳嗽、牙痛等。

【手法】用大拇指指端顶于穴位上，轻轻用力下按，力度不要过大，以自己可以承受为宜，按下之后停2秒，抬起再次向下按，反复3分钟；每日多按几次，很快就可把咳嗽治好。

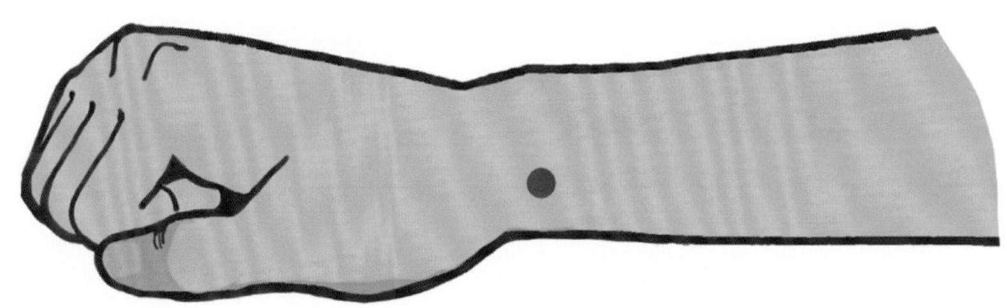

列缺穴

照海穴：

【取穴】照海穴在足部内侧，内踝尖下方的下陷处，取穴时可以将一只脚放在另一条腿上，用手指沿内踝尖向下摸，于内踝的最下端可以摸到一个明显的骨缝，这里便是照海穴了。

【功效】照海穴为少阴肾经的穴位，肾主人体纳气，可引气归元；照海穴不但能治咽干咳嗽、咽喉肿痛，还能治疗小便数频、月经不调等生理疾病。

【手法】用大拇指的指尖直接掐按，力气不要太大，以免掐伤皮肤，每日反复掐按多次，每次坚持3分钟以上就行。

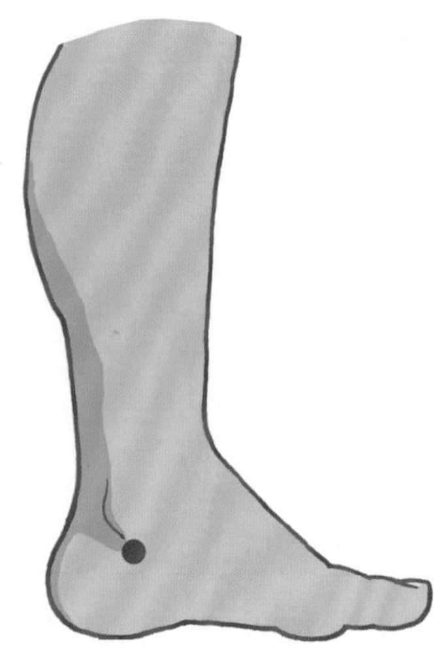

照海穴

（2）咳嗽有黄痰

鱼际穴：

【取穴】鱼际穴在大指下方，掌根部位，取穴时只要伸开手掌，掌心朝上，由拇指跟部向下到腕部上方部位都被称为鱼际穴。

【功效】此穴为肺经之穴，可助肺经脉通畅地部经水，润泽肺脏，令肺气上行，最能泻热清火；所以按摩鱼际穴可以治疗咽干、咳嗽、咯血等。

【手法】按摩鱼际穴可用另一个大拇指的指腹反复按压穴位，也可以左右两手的鱼际穴对搓，搓的时候由上向下，一只手向下时，另一只手保持不动，反复多次，至鱼际穴发热，有酸胀感即可；每日可早、晚各进行2次。

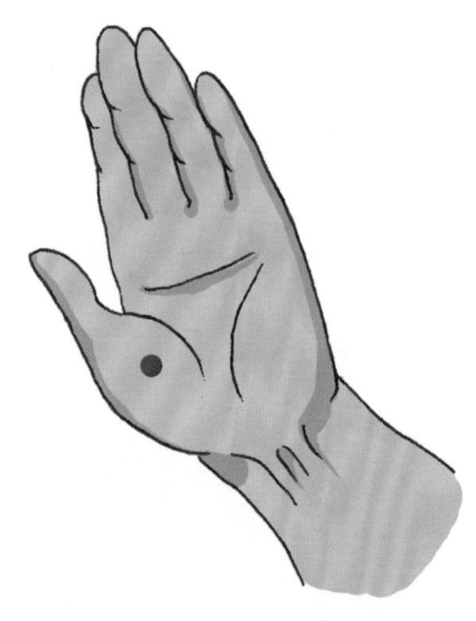

鱼际穴

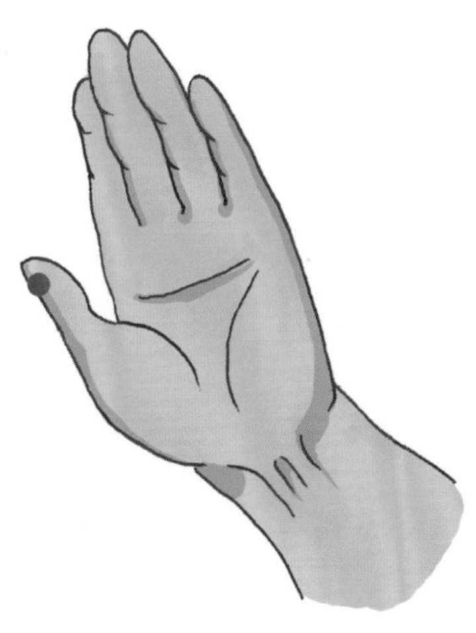

少商穴

少商穴：

【取穴】在大拇指的桡侧距指甲边缘约0.3厘米处；取穴时可以先伸出左手大拇指，然后用右手握住，以右手大拇指的指端点按左手拇指的指甲内角边缘处。

【功效】此穴为肺经俞穴，可专门为脏腑泻热；因此主治肺、喉、胸部的热症，最能除热、救急，更可治疗肺炎、扁桃体炎等。

（3）咳嗽流清涕

大椎穴：

【取穴】大椎穴位于第7颈椎棘突下陷的中间点，取穴时可以端坐，然后头向前低，用一只手摸颈后最凸出的高骨，高骨下方即为大椎穴。

【功效】大椎穴是身体三阳经脉及督脉交汇之处，集合人体之阳气，最能益气壮阳。对于因风寒引起的头痛、感冒等都有非常好的作用；因此，大椎穴的主治病症为咳嗽、喘逆、呕吐、惊风、腰脊强直等。

【手法】按摩大椎穴可以自己用手直接揉按，如果感觉头晕，不方便操作，可以用热水泡一块毛巾，毛巾浸透之后拧去多余水分，直接将其敷于大椎穴上便可起效；可反复进行穴位的热敷，直到头上微微出汗为止。

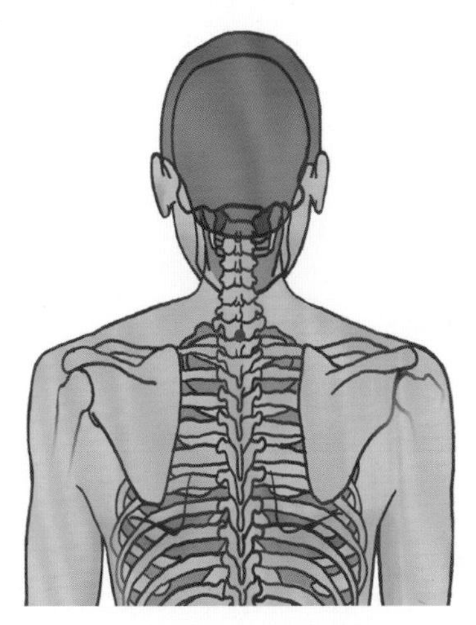

大椎穴

举痛论（一）

本篇要点

1. 阐述了理论须与实践紧密结合的观点。

2. 指出寒邪入侵是痛证的主要原因之一，寒邪侵犯经脉，进而引起气血受阻，这是产生痛证的重要病机。

原文译注

原文 黄帝问曰：余闻善言天者，必有验于人；善言古者，必有合于今；善言人者，必有厌[①]于己。如此，则道不惑而要数极[②]，所谓明也。今余问于夫子，令言而可知，视而可见，扪而可得，令验于己而发蒙解惑，可得而闻乎？岐伯再拜稽首对曰：何道之问也？

译文

黄帝问道：我听说善于谈论天道的，必能应验于人事；善于谈论历史的，必能应合于今事；善于谈论人事的，必能结合自己的认识。这样才能掌握事物的规律而不迷惑，了解事物的要领而有透彻的理解，这就是明达事理的人。现在我想请教先生，我通过临床问诊、望诊、切诊而了解疾病的情况，使我有所体验而启发蒙昧，解除疑惑，你能告诉我吗？岐伯再次跪拜回答说：你要问的是哪些道理呢？

原文 帝曰：愿闻人之五脏卒痛，何气使然？岐伯对曰：经脉流行不止，环周不休。寒气入经而稽迟，泣而不行，客于脉外则血少，客于脉中则气不通，故卒然而痛。

译文

黄帝说：我想听听人体的五脏突然作痛，是什么邪气造成的呢？岐伯回答说：人体经脉中的气血流行不止，循环往复而没有停止的时候。如果寒邪侵入了经脉，则经脉气血的循行迟滞，凝涩而不畅行，故寒邪侵袭于经脉内外，则使经脉凝涩而血少，脉气留止而不通，所以突然作痛。

注　释

①厌：《说文》："厌，合也。"

②要数极：是说重要道理的本源。

养生智慧

1. 在夏季使用空调，你有没有犯忌呢？

久居空调房间，会令人感到头晕、头痛、咽干、失眠、肠胃不适、身倦力乏，有时还会出现类似着凉感冒的症状，甚至会降低人体的抗感染能力。这种现象，就是通常所说的"空调综合征"，又称"空调病"。所以，使用空调时要注意以下几点：

掌控好时间。忌使用空调时间过长，更忌通宵达旦地开着空调睡觉。最好是实在热时再打开，在睡觉前定时，待睡觉后自动关机。

温度要适宜。忌室内温度调得过低，与外界的温度相差太大。因为这样做不利于人体适应能力的调节，忽冷忽热而使人感冒。

忌在空调房内吸烟。一般使用空调的房间多是门窗关闭的，室内空气流通不畅，吸烟可造成空气污染，影响空气的清新。

适当添加衣服。忌在空调房间里穿太薄的衣服，更忌赤身裸背，使冷空气直接吹在身上。

忌直接面对空调吹风。体弱之人在着凉或面部受冷风刺激时容易导致面部神经功能失调而出现口眼㖞斜症状。这是因为，营养面神经的血管因受风寒侵袭会发生痉挛，使面神经缺血、水肿而发炎。

2. 结膜炎患者适合吃什么，不适合吃什么？

【宜】清淡、易消化、富含营养的食物如白菜、芹菜、鲜藕、绿豆芽、苦瓜、荠菜、梨子等。

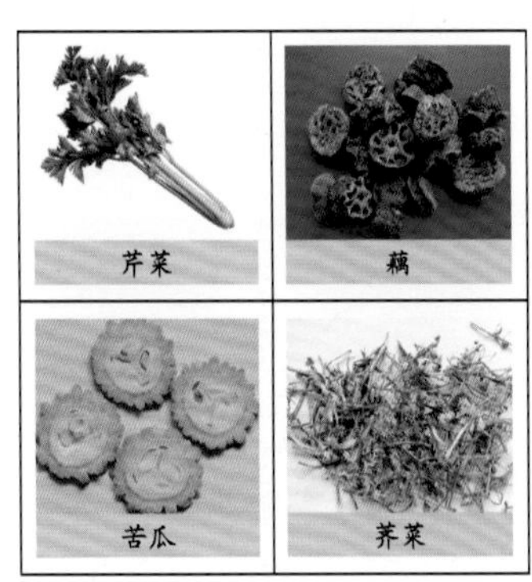
芹菜　藕　苦瓜　荠菜

【忌】香烟中所含的尼古丁会引起血管收缩，使外周血液循环发生障碍，导致抗病力下降。结膜炎患者在急性期吸烟，会使眼角膜供血不充足，同时使内服药物的疗效降低，不利于本病的康复。饮酒会损害肝脏，使风热邪毒更易侵袭，故应忌饮。辛辣食物，如香葱、洋葱、韭菜、芥末等，会使肺胃积热加重，故应限制食用。结膜炎患者应忌食腥膻发物，如黄鱼、带鱼、鳗鱼、鳝鱼、蟹类、虾等，会导致风热之邪更盛，热毒愈益内盛，加重病情。眼部炎症患者忌食温、热、辛、散食物；生姜性温热，味辛，走窜行散，既助火热，又伤阴液，眼部炎症患者食用，将会加重病情，故应限制食用。眼部炎症多由脏腑之火上炎所致，食用胡椒会助上炎之火，使眼病加重，故应限制食用。八角茴香会加重内脏之火导致的眼部炎症。

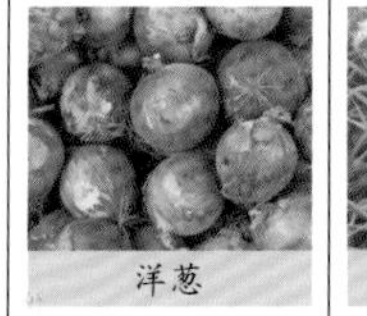
洋葱

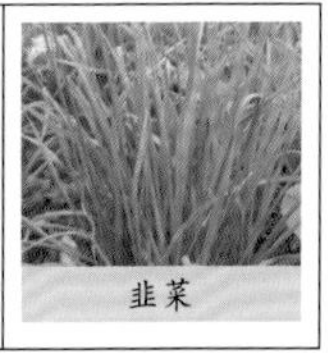
韭菜

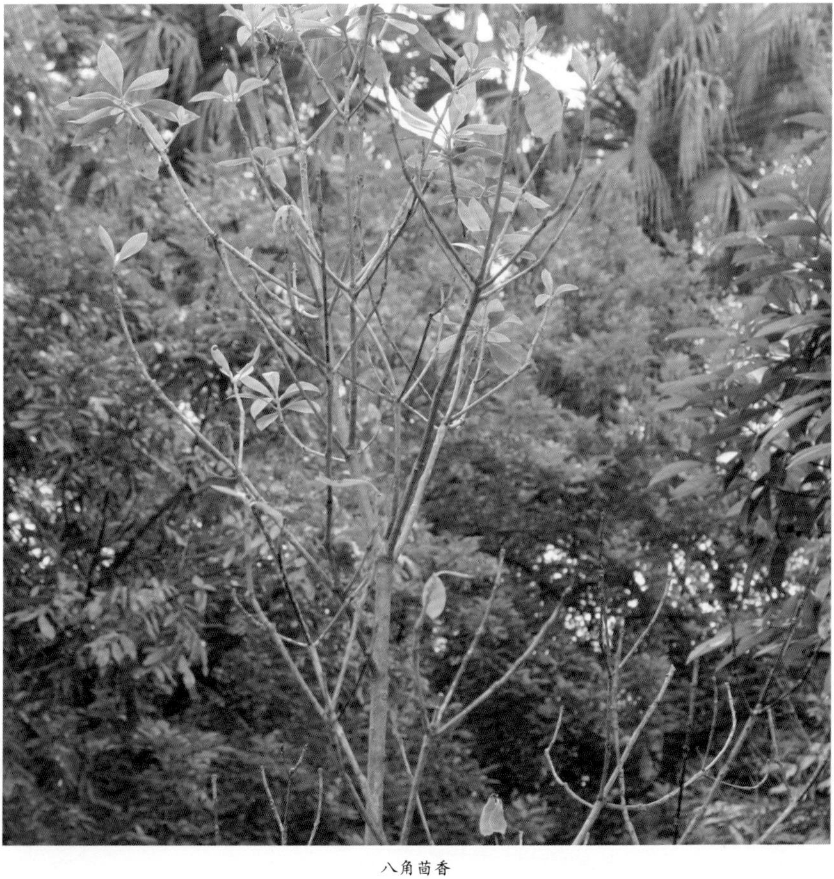

八角茴香

举痛论（二）

本篇要点

1. 人体痛症由面色及诊脉上如何分辨。
2. 主要讲情绪对于人体痛证的影响及其可引发的后果。

原文译注

原文 帝曰：所谓言而可知者也。视而可见奈何？

岐伯曰：五脏六腑，固尽有部，视其五色，黄赤为热，白为寒，青黑为痛，此所谓视而可见者也。

帝曰：扪而可得奈何？

岐伯曰：视其主病之脉，坚而血及陷下者，皆可扪而得也。

译文 黄帝说：问诊固然可以了解病情，那么在望诊上又该如何来观察病情？

岐伯说：五脏六腑的问题在面部都有它所属的部位，可以视为五色，来判断病情的形成与变化。面色如果发黄，则为热证；面色发白，是寒证的表现；面色青黑则是痛证，这就是通过面色来观察病情，以望诊了解病情的方法。

黄帝说：那么用手又如何来进行切脉诊断病情呢？

岐伯说：可以看患者主病的经脉，用手循按诊断，如果患者脉象坚实，那是邪气结聚的表现，属气血积滞；如果脉象陷下，则是气血不足的阴证；这些都可以根据脉象得知。

原文 帝曰：善。余知百病生于气也。怒则气上，喜则气缓，悲则气消，恐则气下，寒则气收，炅[①]则气泄，惊则气乱，劳则气耗，思则气结，九气不同，何病之生？

岐伯曰：怒则气逆，甚则呕血及飧泄，故气上矣。喜则气和志达，荣卫通利，故气缓矣。悲则心系急，肺布叶举，而上焦不通，荣卫不散，热气在中，故气消矣。恐则精却，却则上焦闭，闭则气还，还则下焦胀，故气不行矣。寒则腠理闭，气不行，故气收矣。炅则腠理开，荣卫通，汗大泄，故气泄。惊则心无所倚，神无所归，虑无所定，故气乱矣。劳则喘息汗出，外内皆越，故气耗矣。思则心有所存，神有所归，正气留而不行，故气结矣。

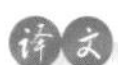

黄帝说：好！我知道很多病都是因为气机升降失调所引起的。生气暴怒会让气上逆而行，高兴欣喜则会使气机舒缓，过于悲伤会产生消沉之气，过于害怕恐惧则气机下降；寒凉就会让气机收敛不运，遇热气机就会外泄，如果受到惊吓气机又会紊乱，过于劳累气机消耗，思虑过度气机郁结。这九种气机各不相同，都会引起什么样的疾病呢？

岐伯说：过于暴怒生气会使肝气上逆，同时血随气行，甚而产生呕血，或者因为肝气影响到脾脏，发生飧泄，所以说是气上。欣喜会让人体气机和顺，同时心志畅达，这时荣卫之气通利，所以说是气缓。过于悲伤会让心脏产生急迫，而肺叶张举，致使上焦闭塞不通，荣卫之气也不能通畅散布，将热气闭于肺内而耗损肺气，所以说这是气消。害怕时会使精气下降，精气下降就会使气机升降不调，于是上焦闭寒，上焦不通时气就要下行，致使气积于下，下焦胀满，这就是恐则气下，所以气不能行。人体受寒，使腠理紧闭，如此荣卫之气不能通畅，只好收敛于内，这就是气收。火热会使人体腠理开放，荣卫通畅，汗液大量排出，气随汗散，所以是气泄。惊恐会让心失去依靠，致使神志无主，心里也就会思虑不定，此时便是气乱了。过于劳累会产生气喘出汗等问题，气喘会过多耗气，出汗过多也会耗气，内外之气皆耗，所以说是气耗。思虑需要精力，另心中有所存储，此时神归一处，这使人体正气留于心内而不运行，所以为气结。

注 释

①炅：明亮的样子，此处指热的意思。

养生智慧

1. 根据脸色的不同为自己进行有效的保养

脸色发黄：黄色主脾，脸色发黄多为湿证和虚证。脸色淡黄，光泽度不足，中医学称萎黄，这是脾胃虚弱、气血不足的症状。不过，如果眼睛中的眼白部分也发黄，则要考虑肝胆的问题。因为肝部、胆部的病变往往会从眼睛开始“预警”，如胆结石、肝硬化等病，都会表现为眼白发黄。另外，眼白中的黄色若不均匀，则可能为高血脂。患者除了保养脾胃，少食多餐，多吃富含铁元素的食物，更要忌食辛辣，同时还要关注胆、肝、血脂的变化，此以医学诊断为主。

脸色发红：红色主心，脸色发红多为热证。不过，这种红色如果表现为满脸泛红，如同喝酒之后的模样，就可能是高血压，或者体内发热，应该量体温、测血压进行验证。如果脸色只是两颧骨发红，这则为风湿性心脏病的症状；而除了颧骨发红，还有咳嗽、长期低热等，则为结核病的症状，应该及时就医。

脸色发白：白色主肺，多为虚证和寒证的征象。因为人的脸色发白时，往往是因为体温不足所致。此时，人身体怕冷，全身没劲，这就是体内阳气不足的表现。一般出现这种症状可以自行调理，除了加衣保暖之外，还可在饮食上进行补给，如多食大枣、羊肉、阿胶、红参类的温热之物，从而滋补身体阳气；但千万不要大量食用铁皮石斛、菊花之类的寒凉之物，以免症状加重。

脸色发黑：黑色主肾，脸色发黑多为慢性疾病。当一个人肾气不足，气血不畅的时候，就会表现出脸色发黑。此时，患者还会有容易疲劳、身体怕冷、腰膝酸软、头晕耳鸣等症状，这都是肾精亏虚的表现。有些人则为眼圈发黑、失眠多梦，这和睡眠不足有关。所以患者除了多食养肾、健肾的食物之外，还要注意休息，调整自己的作息，减少夫妻生活，同时进行适量的身体锻炼，提升身体阳气。

脸色发青：青色主肝，脸色发青一般为寒、痛、血瘀等证。人体在受寒或者有痛病的时候，脸色多会发青。不过，在身体得到缓解之后，脸色会有所改变。若一个人长期脸色发青，则多为血行不畅、气血瘀滞的问题。这时应该加强身体经络的通畅，如敲打胆经、肝经、脾胃经络，也可选择人工推拿进行经脉的通阻治疗。平时一定要忌食寒凉，可适当饮用活血的药酒进行气血调理。

2. 食物与情绪息息相关，学会用食物调节情绪

气血两虚引起的失眠多梦、心悸头晕、食欲不振、精神不足者，可以多

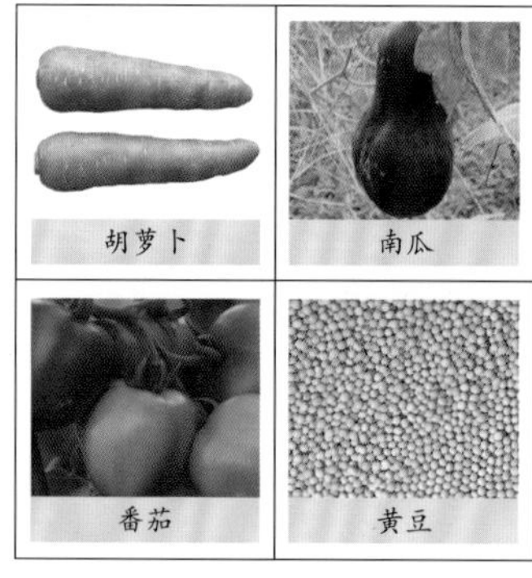
胡萝卜　南瓜　番茄　黄豆

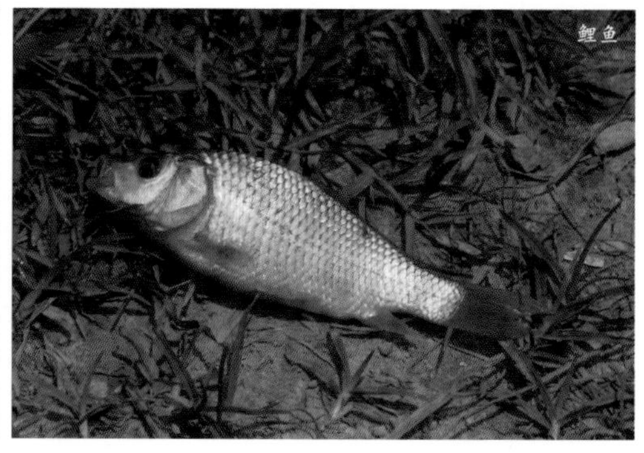
鲤鱼

食用糯米、小米、羊肉、牛肉、兔肉、胡萝卜、南瓜、番茄、鲤鱼、猪肝、黄豆、鸽子蛋等温热、补血、助阳气生发的食物。

心肾不交引起的身心烦乱、心悸不安、盗汗健忘、腰膝酸软者，可以多补充百合、枸杞子、银耳、苦瓜、冬瓜、猪肾、鲫鱼、大枣、酸枣仁等相对滋阴清热的食物，从而达到心肾相交，缓解精神不足的症状。

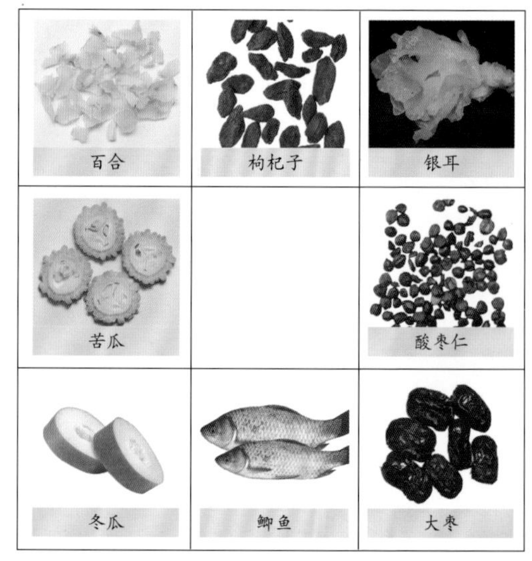
百合　枸杞子　银耳　苦瓜　酸枣仁　冬瓜　鲫鱼　大枣

肝火过旺引起的急躁易怒、心烦失眠、心悸心慌者，则可以多食小麦、绿豆、鸡肉、苦瓜、莲藕、黄花菜、冬瓜、荠菜、芹菜、梨、桑椹、蜂蜜等可清肝泻火的食物，以达到肝火降低、心神安宁的目的。

腹中论（一）

本篇要点

对“臌胀”和“血枯”这两种腹中疾患的病因、症状、治法进行分析。

原文译注

原文 黄帝问曰：有病心腹满，旦食则不能暮食，此为何病？岐伯对曰：名为鼓胀。帝曰：治之奈何？岐伯曰：治之以鸡矢醴，一剂知，二剂已。帝曰：其时有复发者，何也？岐伯曰：此饮食不节，故时有病也。虽然其病且已，时故当病，气聚于腹也。

译文

黄帝问道：有一种心腹胀满的病，早晨还能进食而晚上则不能进食，这是什么病呢？岐伯回答说：这叫臌胀病。黄帝说：如何治疗呢？岐伯说：可用鸡矢醴来治疗，一剂就能见效，两剂病就好了。黄帝说：这种病有时复发是什么原因呢？岐伯说：这是因为饮食不注意，所以病有时复发。这种情况多是正当疾病将要痊愈时，而又复伤于饮食，使邪气复聚于腹中，因此臌胀再发。

原文 帝曰：有病胸胁肢满者，妨于食，病至则先闻腥臊臭，出清液，先唾血，四支清，目眩，时时前后血，病名为何？何以得之？

译文

黄帝说：有一种胸胁胀满的病，妨碍饮食，发病时先闻到腥臊的气味，然后鼻流清涕，唾血，四肢清冷，头目眩晕，时常大小便出血，这种病叫什么名字，是什么原因引起的？

原文 岐伯曰：病名血枯。此得之年少时，有所大脱血；若醉入房中，气竭肝伤，故月事衰少不来也。帝曰：治之奈何？复以何术？岐伯曰：以四乌鲗骨，一藘茹，二物并合之，丸以雀卵，大如小豆，以五丸为后饭[①]，饮以鲍鱼汁，利肠中及伤肝也。

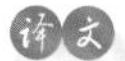

岐伯说：这种病的名字称“血枯”。是由于在少年的时候患过大的失血病，使内脏有所损伤，或者是醉后肆行房事，使肾气衰竭，肝血伤损而致；所以女子月经闭止不来。黄帝说：怎样治疗呢？要用什么方法使其恢复？岐伯说：海螵蛸4份，藘茹1份，两药研细混合，以雀卵拌匀，制成如小豆大的丸药，每次服5丸，饭前用鲍鱼汁服下。这个方法可以通利肠道，补益损伤的肝脏。

注释

①后饭：饭前服药。

养生智慧

1. 练气功时，不能过饱或过饥

人们在练习气功时往往要求调心、调身、调息、调神，这就要求身体处于相对稳定的状态及较好的功能调适状态，一旦食之过饱必会严重影响气感的调整，并使身体处于一种紧张状态，达不到松弛的心理条件，从而影响气功练习。同样，练功者肚中过饥将使身体处于一种气血衰弱的不稳定状态，腹中嘈杂也易使练功者精神不集中，产生许多困难。

2. 饭后不可马上运动

有人吃饭后马上去打球、跑步、游泳或进行其他体育活动，结果往往会引起腹痛，这是因为饭后胃里装满了食物，马上运动会引起胃肠震荡，肠黏膜受到重力牵拉，容易造成腹痛。运动时骨骼肌的血液供应量相对增加，从而导致内脏血液供应不足，胃肠道平滑肌发生痉挛收缩引起腹痛。有人平时缺乏锻炼，运动时呼吸急促，胸腔的负压变小，肝脏血液回流受阻以致肝脏瘀血，发生右上腹痛。

饭后与运动前的间隔时间长短与用餐的品种及用量有关，其他决定性因素还包括年龄、体能条件及运动强度。若是中年人，运动前的用餐量很大，且多半是以含有大量蛋白质及脂肪为主的食物，间隔时间应在2小时以上；如果用餐量较少且以糖类为主，间隔时间可以缩短为30分钟至1小时，老年人更应注意。

腹中论（二）

本篇要点

此节主要讲解伏梁病症的不同，以及热中、消中之病应该如何治疗。

原文译注

原文 帝曰：病有少腹盛，上下左右皆有根，此为何病？可治不？

岐伯曰：病名曰伏梁。

帝曰：伏梁何因而得之？

岐伯曰：裹大脓血，居肠胃之外，不可治，治之每切，按之致死。

帝曰：何以然？

岐伯曰：此下则因阴，必下脓血，上则迫胃脘，生鬲，侠胃脘内痈，此久病也，难治。居齐上为逆，居齐下为从，勿动亟夺，论在《刺法》中。

译文

黄帝说：有一种病是小腹部又满又硬，上下左右都有根蒂，这是什么病？能治好吗？

岐伯说：这种病叫作伏梁。

黄帝问：伏梁是什么原因引起的呢？

岐伯说：小腹部位包裹很多脓血，就居于肠胃外面，不可能治好，治疗时不能用力按，不然会致患者死亡。

黄帝问：为什么会这样？

岐伯说：小腹下为二阴，如果重按必定会使脓血下行；小腹上为胃脘，重按就会使脓血上行压迫胃脘，这会使横膈与胃脘之间发生痈疽之症，这种病是慢性积累而成的，所以很难治疗。通常情况下，此病发在脐部上为逆症，若生在脐部下则为顺症，千万不要着急按摩，令其下行，这些在《刺法》一书中都有讲述。

原文 帝曰：人有身体髀股（骨行）皆肿，环齐而痛，是为何病？

岐伯曰：病名伏梁，此风根也。其气溢于大肠而著于肓[①]，肓之原在齐[②]

下，故环齐而痛也，不可动之，动之为水溺涩之?

帝曰：夫子数言热中[③]消中[④]，不可服高粱芳草石药，石药发瘨，芳草发狂。夫热中消中者，皆富贵人也，今禁高粱，是不合其心，禁芳草石药，是病不愈，愿闻其说。

译文

黄帝说：有的人髀部、股部都肿胀，而且会围绕着脐部疼痛，这是什么病?

岐伯说：这种病也叫伏梁，主要由夜晚腹部受风寒引起。风寒充满大肠而留驻于肓，肓的根源就在脐下气海部位，所以会围绕脐部疼痛。治疗这种病不能攻下，如果攻下，就会导致小便涩滞之症。

黄帝说：先生曾经多次说过得了热中、消中之病，不能多食肥甘，也不能吃芳香、金石类药物，因为金石之药会让患者发癫症，而芳草之药则会让患者发狂症。可是，得热中、消中之症的人，多为富贵之人，现在不让他们食用肥甘，就会让他们不高兴，不使用芳草、矿石类药治疗，又治不好病，这该怎么办呢? 我愿意听您仔细讲解。

原文 岐伯曰：夫芳草之气美，石药之气悍，二者其气急疾坚劲，故非缓心和人，不可以服此二者。

帝曰：不可以服此二者，何以然?

岐伯曰：夫热气慓悍，药气亦然，二者相遇，恐内伤脾，脾者土也而恶木，服此药者，至甲乙日更论。

译文

岐伯说：芳草类药物气味香而窜，金石之药则气多凶悍，这两种药的性质都是非常强劲的，所以性情不够缓和的人，不能服用这两类药物。

黄帝说：这两类药物不能服用，是什么原因呢?

岐伯说：因为富贵之人平时多食肥甘，体质内热，热气本就凶悍，而这两类药物也是如此，当两种热气遇到一起，恐怕就会让脾气受到伤害；脾属土而恶木，服用这样的药物，就会在肝木主令时节，让病情变得更加严重。

注　释

①肓：中医学指心脏与膈膜之间的部位。

②齐：通“脐”。

③热中：多饮数溲，谓之热中。

④消中：又称中消，善饥多食，口干多渴之症。

养生智慧

1. 常揉腹部好处多

（1）促进消化，调理肠胃功能

经常按揉自己的腹部，能明显改善大肠、小肠的蠕动功能，同时更增强肠内壁肌肉的张力和淋巴系统功能，这可以帮助肠胃内的食物加快消化、吸收，进而使大便顺利排出体外。有便秘的人以及老年群体，每日对腹部进行揉按，可以有效增强肠胃功能，减少便秘苦恼。

（2）预防肠胃疾病，减少不适

对于我们的胃脏来说，胃酸过多分泌，很有可能引起胃部疼痛以及胃黏膜伤害。但是，经常对腹部进行揉按，就能促进身体前列腺素的分泌，从而防止胃酸分泌的增加。这不仅对于胃有好处，还能预防胃、肠部的溃疡问题。所以，腹部胀满、食欲不强、胃区隐痛、十二指肠溃疡者可多进行腹部按揉。

2. 揉腹有方法，注意事项要记牢

（1）打圈按揉法

每日利用早晚的时间，平躺于床上，将双膝弯曲，脚踩床面，然后左手掌直接按于腹部肚脐部位，右手则盖在左手掌上，按顺时针方向，以肚脐为中心，旋转按揉50次。接着，再右手覆于肚脐部位，左手盖在右手掌上，逆时针围绕肚脐旋转按揉30次。

（2）三线相连按揉法

将胸到腹的部位分为三条线，第一条由左胸直线到肚脐部位；第二条由右胸直线到肚脐部位；第三条由心口窝直线到肚脐部位。按的时候可以从左到右依次进行。

按揉方法比较简单，或站或躺，全身放松，两手掌根部交叠，直接贴于左胸下方，然后轻轻向下推动，一直到与肚脐水平位置，接着推第二条、第三条。如此反复进行，直到整个腹部变得微微发热。

痹论（一）

本篇要点

阐述了因受风、寒、湿三邪的轻重存在差异，以及邪气侵犯的部位和体质不一样，所以就产生了不一样的病症。

原文译注

原文 黄帝问曰：痹之安生？岐伯对曰：风寒湿三气杂至，合而为痹也。其风气胜者为行痹，寒气胜者为痛痹，湿气胜者为著痹也。帝曰：其有五者何也？岐伯曰：以冬遇此者为骨痹，以春遇此者为筋痹，以夏遇此者为脉痹，以至阴遇此者为肌痹，以秋遇此者为皮痹。

译文

黄帝问道：痹病是怎样发生的呢？岐伯回答说：风、寒、湿3种邪气错杂而侵入人体，成为痹病。其风邪偏重的叫行痹，寒邪偏重的称痛痹，湿邪偏胜的称重痹。黄帝说：痹病又可分为哪5种呢？岐伯说：在冬季遇此三气而成痹病，称骨痹；在春季遇此三气而成痹病，称筋痹；在夏季遇此三气而成痹病，称脉痹；在长夏遇此三气而成痹病，称肌痹；在秋季遇此三气而成痹病，称皮痹。

原文 帝曰：内舍①五脏六腑，何气使然？岐伯曰：五脏皆有合，病久而不去者，内舍于其合也。故骨痹不已，复感于邪，内舍于肾。筋痹不已，复感于邪，内舍于肝；脉痹不已，复感于邪，内舍于心。肌痹不已，复感于邪，内舍于脾。皮痹不已，复感于邪，内舍于肺。所谓痹者，各以其时重感于风寒湿之气也。

译文

黄帝说：痹病内含于五脏六腑，是什么病气使其这样的呢？岐伯说：五脏与皮肉筋骨脉内外相合，假如病在五体日久而不去，便逐渐侵入到与之相应的五脏。所以骨痹不愈，再感受邪气，痹邪就内入于肾脏；筋痹不愈，再感受邪气，痹邪就内入于肝脏；脉痹不愈，再感受邪气，痹邪就内入于心脏；肌痹不愈，再感受邪气，痹邪就内入于脾脏；皮痹不愈，再感受邪气，痹邪就内入于肺脏。因此这些痹病，都是在各个相应的季节里再次感受了风寒湿三气造成的。

注　释

①舍：羁留。

养生智慧

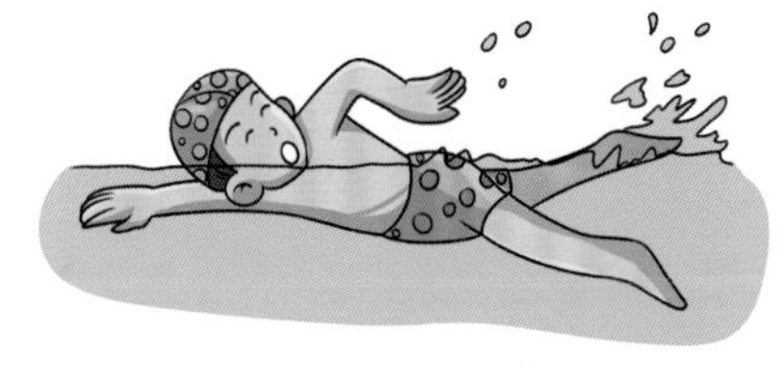

游泳

要减肥，就一定要切记以下“二忌”

（1）忌靠剧烈运动减肥

有的人以为，剧烈运动能快出汗、出大汗，可能会使减肥效果更好。但专家们认为，这种认识是不符合科学的。一般来说，减肥锻炼以低强度、长时间为宜。因为运动初期人体主要消耗的是糖类，只有在运动时间较长时，才开始逐渐消耗脂肪。

低强度的运动主要动用有氧代谢的能源，肌肉产生的乳酸不会太高（过高会抑制肌肉收缩），并能坚持较长的时间。如慢跑每小时消耗能量在836千焦左右。运动后几小时，还可引起体内代谢速率明显加快。另外，游泳、骑自行车、快步走等半小时以上的耐力性运动，都有利于消耗脂肪。

（2）忌束腰节食减肥

生活中常见有些少女和青年女子为了追求形体美，束腰节食，以求苗条。这种做法是不可取的，会严重损害人体的健康。

束腰使腹腔变小、变窄，腹腔内的肾、脾、肝、胃等器官位置改变，活动受限，血流不畅，功能受到严重的影响。若希望通过节食和束腰达到身材苗条的目的，实在是一种不可取的做法。时间长了，身体固然可以瘦下来，但却会因营养不良，使智力发育受阻，记忆力减退，抵抗力降低，造成瘦弱无力和各种生理功能退化。

因此，爱美、追求美的女性，应抛弃强行束腰节食的做法。只有采取体育锻炼和科学节食的措施，才能获得真正的健康美。

痹论（二）

本篇要点

本节主要讲述荣卫之气引发痹症的条件，以及痹症的各种表现原因。

原文译注

原文 帝曰：荣卫之气，亦令人痹乎？

岐伯曰：荣者，水谷之精气也，和调于五脏，洒陈于六腑，乃能入于脉也。故循脉上下，贯五脏，络六腑也。卫者，水谷之悍气也，其气慓疾滑利[①]，不能入于脉也，故循皮肤之中，分肉之间，熏于肓膜，散于胸腹，逆其气则病，从其气则愈，不与风寒湿气合，故不为痹。

译文

黄帝问：人体荣卫之气也会引发人体的痹症吗？

岐伯说：荣气乃水谷运化所生的精气，它调理人体五脏，散布于六腑，更能汇聚于经脉。因此，荣气循经而上下运行，使五脏贯通，六腑相连。卫气，为胃脏水谷所幻化的悍气，它不但运行快速，而且滑利，但不能入于经脉；所以卫气是在皮肤、肌肉之间进行循行的，它能熏蒸于肓膜部位，也散布于胸、腹之间。荣卫之气如果逆行循环，人就会生病，但如果荣卫之气调顺，病就会好起来。只要荣卫之气不与风、寒、湿邪相合，就不会引起痹症。

原文 帝曰：善。痹或痛，或不痛，或不仁，或寒，或热，或燥，或湿，其故何也？

岐伯曰：痛者，寒气多也，有寒故痛也。其不痛不仁者，病久入深，荣卫之行涩，经络时疏，故不通，皮肤不营，故为不仁。其寒者，阳气少，阴气多，与病相益，故寒也。其热者，阳气多，阴气少，病气胜，阳遭阴，故为痹热。其多汗而濡者，此其逢湿甚也，阳气少，阴气盛，两气相感，故汗出而濡也。

译文

黄帝说：好，那么痹症有的会疼，有的不疼，有的又会感觉麻木，有的则寒，有的则热，还有皮肤干燥或者湿润者，这是什么原因呢？

岐伯说：感觉疼的人，是身体寒气太多所致，所以有寒才会疼。而不感觉疼却麻木的人，则是有慢性病的人，其病已经深入身体，荣卫之气的运行也已经滞涩，经脉中的气血不足，运行不通畅，皮肤因此得不到营养，所以麻木不仁。体寒的人，阳气不足，阴气旺盛，对于痹症有助长之势，所以表现为寒症。体热的人，阳气旺盛，阴气不足，阳气与风邪相合就会让阴气更加不足，所以表现为热症。凡是出汗多而使皮肤湿润的人，都是体内湿邪过盛，体内阳气不足，阴气充胜，湿邪与阴气相合，皮肤就会湿润而不干燥了。

原文 帝曰：夫痹之为病，不痛何也？

岐伯曰：痹在于骨则重，在于脉则血凝而不流，在于筋则屈不伸，在于肉则不仁，在于皮则寒，故具此五者则不痛也。凡痹之类，逢寒则虫，逢热则纵。

译文

黄帝说：有的人得了痹症，但并不怎么疼痛，这是为什么？

岐伯说：痹症发于骨骼上，就会身体发沉，如果发生在经脉上，则使血液循环变慢甚至不通畅；发生在筋部就只能弯屈而不能伸直；发生在肌肉上就变得麻木不仁；发生在皮肤上则会感觉到寒冷。所以，以上五种情况的痹症，都不会感觉到很疼痛。只要是痹症的问题，遇到寒冷就会筋脉痉挛，遇到热则会筋脉松弛。

注释

①滑利：顺畅，无滞碍。

养生智慧

刮痧可减少痹症的发生

刮痧是中医学比较成熟而且有效减少痹症的良法，它不但可以调节肌肉的收缩和舒张，还能使身体血液得到良好循环，从而增加各组织的血流量，达到祛瘀生新、活血化滞、通经活络的效果。同时，刮痧能调理内脏功能，使身体的阴阳达到平衡状态。所以，平时感受风、湿、寒邪之后，对身体进行刮痧，可以帮助身体功能快速恢复，减少痹症的发生。

【刮痧的部位】

头面、上肢、肩颈、脊背、下肢、胸部、腹部、腰部等。

【刮痧的方法】

刮头面部的时候，可连带头发部位一起刮拭，多利用刮板薄面的边缘部位，或者是板角部分，以百会穴为界，从上向下刮。而头部左右耳侧，则可将刮板竖起刮至鬓角部位。头后部要直接刮到颈部发际线处，再由左向右刮拭。通常每个部位需刮30次左右，感觉到被刮部位发热即可。

肩背部位采用由上向下的方法，一般由肩部分别向左右两侧刮拭，然后再从背后正中线，由上向下刮拭；可对背后督脉区以及膀胱经附近的部位进行手指按揉，再进行刮拭，接受起来会更容易。

胸腹部位以膻中为中线，可以刮板的角部从上向下刮。胸部两侧以任脉为界，向左右两侧沿肋骨走向刮拭，力度不要过大，乳头部分不可以刮到；腹部则由上向下，以刮板边缘部位刮拭，通常由左向右，依次进行；如果有胃下垂、子宫下垂等症状，则由下向上刮。

四肢部位都是由上向下刮动的，除非是静脉曲张者，或者是小腿肿胀者，就要由下向上刮，以改善血液循环的问题。

【刮痧的禁忌】

有出血病症者不适合刮痧，比如血小板减少、糖尿病晚期、白血病等患者。

身体有外伤的不宜刮痧，包括破溃、斑疹等问题的人，都应该注意创口而回避刮痧。

饭后不能立刻刮痧，醉酒、疲劳过度、饥饿的人，都不适合大面积刮痧。

孕妇不宜刮痧，特别是腰部、腹部，否则可能会引起流产；另外心血管疾病患者、肝肾功能不全者，都应禁止刮痧。

身体的特别部位不能直接刮痧，如眼睛、鼻孔、肚脐、乳头等；同时，刮痧之后应该注意身体保暖，不能直接吹风，也不能立刻洗澡。

痿论

本篇要点

1. 以五脏与五体相合理论为立论基础，对痿躄、脉痿、筋痿、肉痿、骨痿的病因和病机进行了阐述。

2. 对“五脏使人痿”的基本观点进行论证。

原文译注

原文 黄帝问曰：五脏使人痿，何也？岐伯对曰：肺主身之皮毛，心主身之血脉，肝主身之筋膜，脾主身之肌肉，肾主身之骨髓。

译文

黄帝问道：五脏能使人发生痿症是什么道理呢？岐伯回答说：肺脏主宰全身的皮肤毛孔，心脏主宰全身的血脉，肝脏主全身的筋膜，脾主全身的肌肉，肾脏主全身的骨髓。

原文 故肺热叶焦[①]，则皮毛虚弱急薄，著则生痿躄[②]也。心气热，则下脉厥而上，上则下脉虚，虚则生脉痿，枢折挈[③]，胫纵而不任地也。肝气热，则胆泄口苦筋膜干，筋膜干则筋急而挛，发为筋痿。脾气热，则胃干而渴，肌肉不仁，发为肉痿。肾气热，则腰脊不举，骨枯而髓减，发为骨痿。

译文

所以肺中有热，则津液耗伤而肺叶干燥，以至于皮肤毛孔也虚弱干枯，热气日久留着于肺，则发生下肢痿弱不能行走的痿症。心气热，则下部之血脉逆而上行，上行则下部脉虚，脉虚则发生脉痿，症见四肢关节弛缓如折，不能提举，足胫纵缓不能站立于地。肝气热，则胆气外泄而口苦，筋膜失于濡润而使干燥，以至于筋脉拘急而挛缩，发为筋痿症；脾气热，则耗伤胃中津液而口渴，肌肉失于营养而麻木不仁，发为肉痿症。肾气热，则精液耗竭，髓减骨枯而腰脊不能举动，发为骨痿症。

原文 帝曰：何以得之？岐伯曰：肺者，脏之长也，为心之盖也，有所失亡，所求不得，则发肺鸣，鸣则肺热叶焦。故曰：五脏因肺热叶焦，发为痿躄。此之谓也。悲哀太甚，则胞络绝，胞络绝，则阳气内动，发为心下崩，数溲血也。

译文

黄帝说：痿病是怎样发生的呢？岐伯说：肺为诸脏之长，又为心的上盖，遇有失意的事情，或个人的要求没能达到，则肺气郁而不畅，发生肺气喘鸣，喘鸣则气郁为热，致使肺叶干燥。所以说：五脏都是因肺热叶焦得不到营养，而发为痿症。就是这个意思。悲哀太过则心系急，心胞之络脉阻绝不通，则阳气不能外达而鼓动于内，致使心下崩损，络血外溢，时常小便尿血。

注释

①肺热叶焦：形容肺叶受热灼伤，津液损伤的一种病理状态。

②痿躄：指四肢痿废，不能行走，包括下文的各种痿病。

③枢折挈：枢，指关节；折，指断；挈，提举的意思。枢折挈，形容关节迟缓，不能做提举活动，像是枢轴折断不能活动的样子。

养生智慧

1. 动脉硬化，该喝哪味汤？

（1）泽泻白术汤

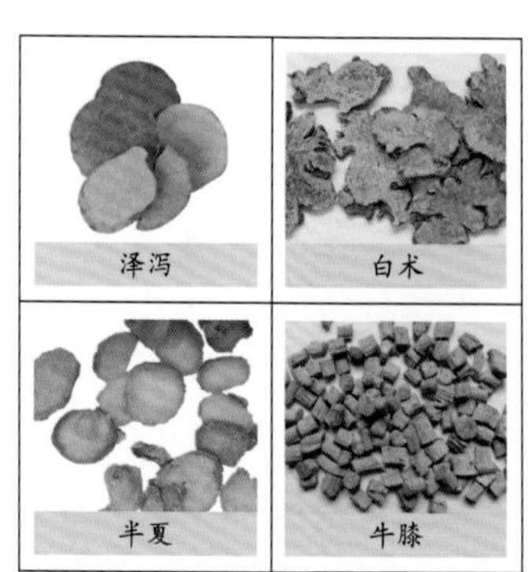

【原料】泽泻30克，白术、天麻、半夏、牛膝、牡丹皮、苦杏仁（后下）各12克，决明子20克，潼蒺藜、蒺藜、桑寄生各18克，胆南星6克，钩藤（后下）25克，全蝎5克。

【制法】水煎取汁。

【功效】平肝潜阳，化痰通络，降脂。

【用法】口服，每日1剂。

【适用】脑动脉硬化，兼治眩晕、耳鸣、记忆力减退等。

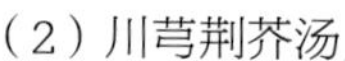

（2）川芎荆芥汤

【原料】川芎、菊花、赤芍各15克，荆芥、防风、香附、薄荷（后下）、羌活、白芷、延胡索各10克，细辛3克，龙胆12克。

【制法】以茶叶为引，水煎取汁。

【用法】口服，每日1剂。

【功效】疏风散邪，活血化瘀，通脑活络。

【适用】脑动脉硬化、目眩、偏头痛等。

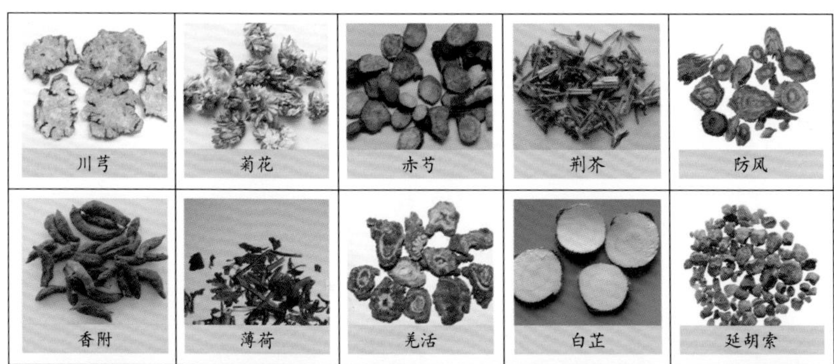

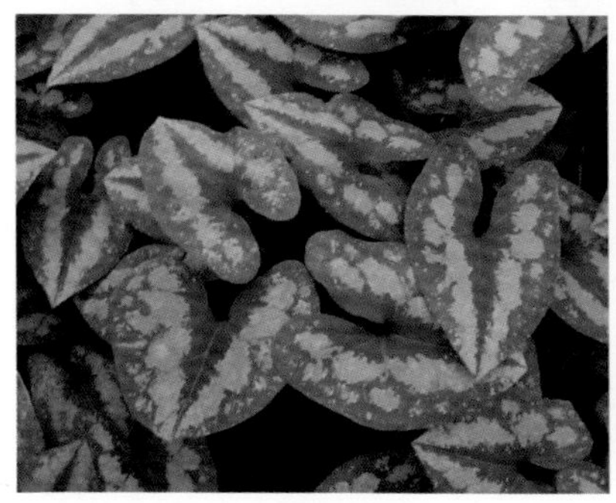
细辛

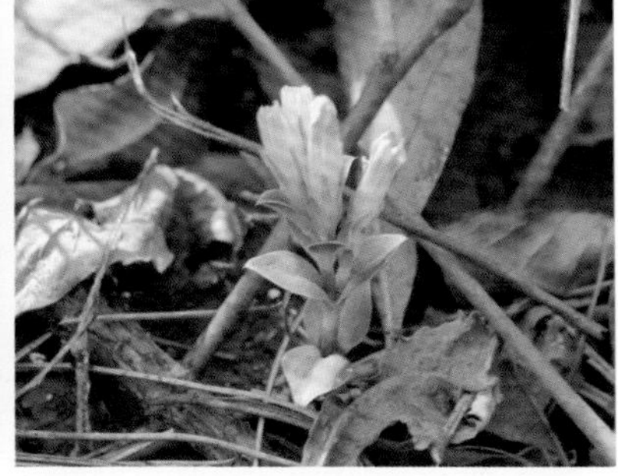
龙胆

（3）桃仁汤

【原料】桃仁20克。

【制法】水煎。

【用法】饮汁，食桃仁，每日1剂。

【功效】活血化瘀。

【适用】动脉硬化。

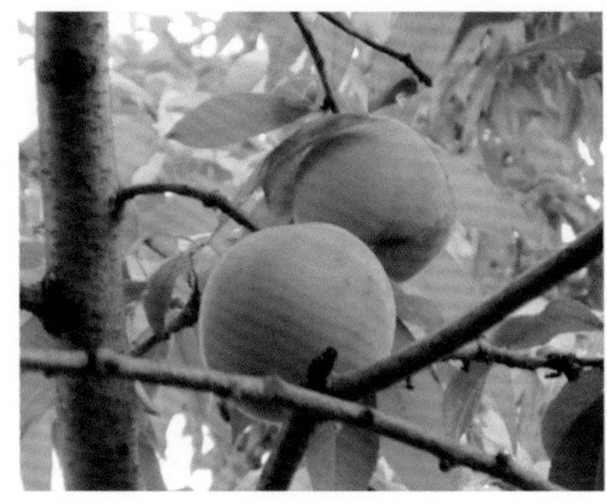
桃

2. 还在心悸吗？不如试试以下汤方

（1）渗湿逐饮汤

【原料】半夏、风化硝（冲）、槟榔各10克，猪苓、茯苓各31克，郁李仁16克。

【制法】水煎2次，混合两煎所得药汁。

【用法】每日1剂，分次服用。

【功效】渗湿逐饮。

【适用】痰饮心悸，症见心悸心慌伴有失眠、头痛等病症。

半夏　郁李仁

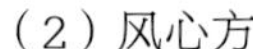

（2）风心方

【原料】橘络、丝瓜络、当归尾、青葱根、旋覆花、红花、赤芍、桃仁、青蒿、茜草各6克，鳖甲25克，大黄蟅虫1丸（分吞）。

【制法】水煎，取汁。

【用法】每日1剂。

【功效】补气养阴，疏通经络，活血化瘀。

【适用】风湿性心脏病晚期导致的上气喘满、心悸怔忡、腹胀、下肢水肿等病症。

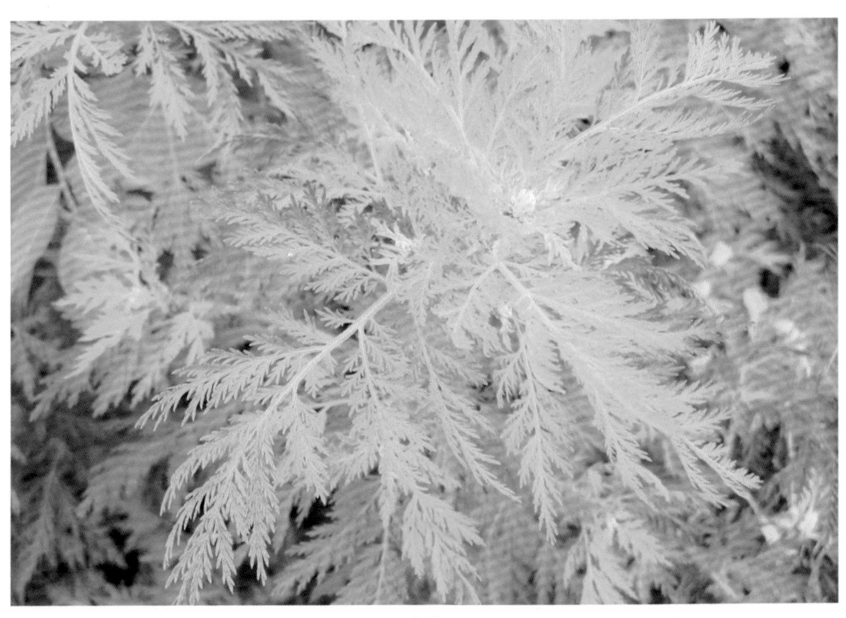

青蒿

厥论（一）

本篇要点

主要阐述了寒厥和热厥的病因、症状等。

原文译注

原文 黄帝问曰：厥之寒热者，何也？岐伯对曰：阳气衰于下，则为寒厥[①]；阴气衰于下，则为热厥[②]。帝曰：热厥之为热也，必起于足下者，何也？岐伯曰：阳气起于足五趾之表[③]，阴脉者集于足下，而聚于足心，故阳气胜则足下热也。

译文

黄帝问道：厥病有寒厥和热厥，它们是怎样发生的？岐伯回答说：阳气衰竭于下的，则发为寒厥病；阴气衰竭于下的，则发为热厥病。黄帝说：热厥病的发热，必先起于足底，这是什么原因呢？岐伯说：阳气起于足五趾的表面，足少阴经经过足下而经气会聚于足心，所以阳气胜而发生热后厥时，就感到足下发热。

原文 帝曰：寒厥之为寒也，必从五趾而上于膝者，何也？岐伯曰：阴气起于五趾之里，集于膝下而聚于膝上。故阴气胜则从五趾至膝上寒。其寒也，不从外，皆从内也[④]。

译文

黄帝说：寒厥病的寒冷，必先从足五趾开始向上冷到膝部，这又是什么原因呢？岐伯说：阴气起于足五趾内侧，集中于膝下而会聚于膝上。所以阳气虚于下而阴气胜，以致发生寒厥时，寒冷就会从足五趾上行到膝部。这种寒冷，不是由体外侵入的寒邪所致，而是由于体内的阳虚所致。

原文 帝曰：寒厥何失而然也？岐伯曰：前阴者，宗筋之所聚，太阴阳明之所合也[⑤]。春夏则阳气多而阴气少，秋冬则阴气盛而阳气衰。此人者质壮[⑥]，以秋冬夺于所用[7]，下气上争不能复，精气溢下[8]，邪气因从之而上[9]也。气因于中，阳气衰，不能渗营其经络，阳气日损，阴气独在，故手足为之寒也。

译文

黄帝说：寒厥是由于什么不足而造成的呢？岐伯说：前阴是宗筋所聚之处，也是足太阴和足阳明经脉所会合的地方。一般来说，春夏季节阳气多而阴气少，秋冬季节阴气盛而阳气衰。如果有人自恃体质壮实，在秋冬阴气旺盛的季节里纵欲无度，损伤了肾阳，而致阳虚阴盛，肾的精气难以恢复正常，下部阴寒之气得以上逆，从而发为寒厥。阴寒之气上逆于中焦，使脾胃阳气虚衰，不能化水谷以渗灌经络营养四肢，则阳气日渐损伤，阴气独留于内，所以手足寒冷。

原文 帝曰：热厥何如而然也？岐伯曰：酒入于胃，则络脉满而经脉虚。脾主为胃行其津液者也，阴气虚则阳气入，阳气入则胃不和。胃不和则精气竭，精气竭则不营其四肢也。此人必数醉若饱以入房，气聚于脾中不得散，酒气与谷气相薄，热盛于中，故热遍于身，内热而溺赤也。夫酒气盛而慓悍，肾气有衰，阳气独胜，故手足为之热也。

译文

黄帝说：热厥又是怎样造成的呢？岐伯说：酒气入胃以后，从卫气行于皮肤络脉，故络脉充满而经脉空虚。脾为胃输布津液营养，嗜酒损胃则阳气盛阴气虚，阳气乘虚而入，致使胃气失和。脾也因之虚衰，脾虚不能化生精微，则精气竭绝，精气竭绝则不能营养四肢。患这种病的人必是经常醉后或饱食后行房事，热气聚于脾中不得宣散，酒气与谷气相迫，酝酿成热，热盛于中焦，所以全身发热，且因于内热而小便色黄。酒性热而猛烈，饮酒过多则热盛，肾气有伤则阴虚，以致阳热之气独盛，所以手足发热。

注 释

①阳气衰于下，则为寒厥：下，足部；足部阳气虚弱，阴寒之气乘机侵入，足冷，称寒厥。

②阴气衰于下，则为热厥：足部阴气逐渐衰弱，阳热邪气乘机侵入，足热，称“热厥”。

③阳气起于足五趾之表：足三阳经下行，沿下肢外侧止于足趾外端，所以说五趾之表。下文足三阴经都起于足趾内侧端，沿下肢内侧上行，称“五趾之里”。

④其寒也，不从外，皆从内也：不从外，指不是受外邪所致；皆从内，指寒从中生，阳虚不制阴则寒。

⑤太阴阳明之所合也：脾胃二经行于腹部，都近前阴。前阴周围有九脉循行，这里独指脾胃两脉，是因为脾胃为气血生化之源，五脏六腑之海，主润宗筋。

⑥此人者质壮：指患寒厥的人自恃形体壮实而不知道修养身心。

⑦秋冬夺于所用：指在秋冬阳气已衰的季节，房事不节制，损伤在下的阳气，损及肾阳。

⑧精气溢下：指因为下元虚寒不能内藏，精气漏泄而滑精。

⑨邪气因从之而上：阴寒之气得以上逆。

养生智慧

1. 患了猩红热，试试五款汤方

（1）大青叶甘草饮

【原料】大青叶10克，甘草3克。

【制法】水煎取汁。

【用法】每日1剂，分2次服。

【功效】清热解毒。

【适用】猩红热、痰热郁肺等。

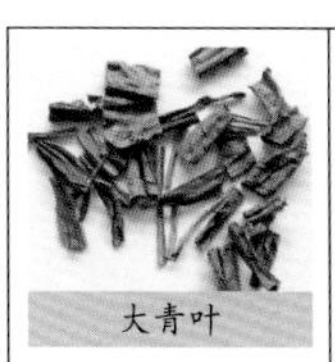
大青叶

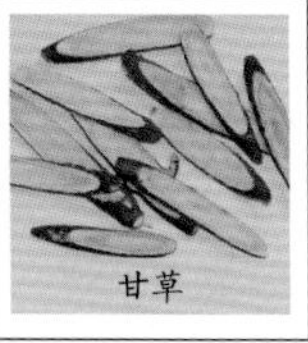
甘草

（2）山豆根野菊花饮

【原料】山豆根60克，野菊花120克。

【制法】水煎取汁。

【用法】每日1剂，10岁以上者顿服；3岁以下，分3次服。

【功效】清热解毒。

【适用】猩红热等。

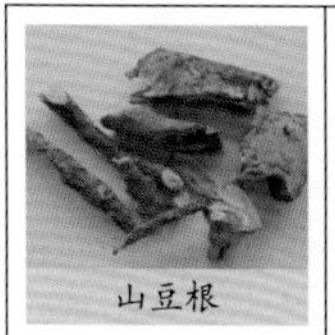
山豆根

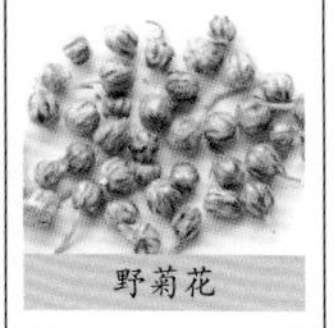
野菊花

（3）桑叶甘草饮

【原料】桑叶16克，甘草6克。

【制法】水煎取汁。

【用法】每日1剂，分2次服。

【功效】清热解毒。

【适用】猩红热等。

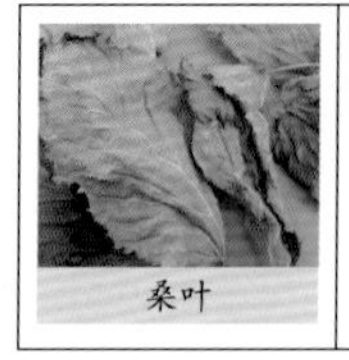
桑叶

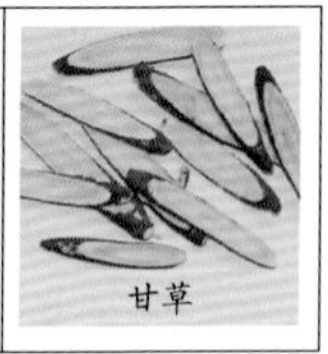
甘草

（4）桃树枝金银花苦参饮

【原料】桃树枝、苦参各6克，金银花10克。

【制法】水煎取汁。

【用法】每日1剂，分2次服。

【功效】清热解毒。

【适用】猩红热等。

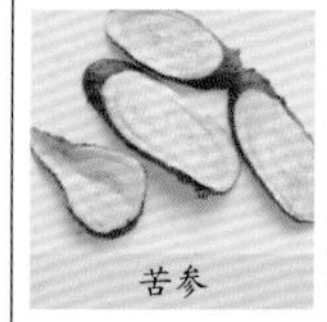
苦参

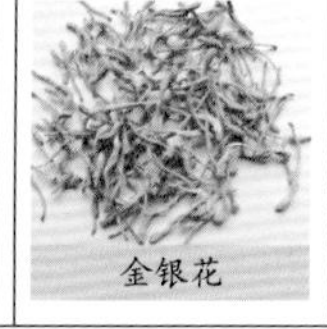
金银花

（5）蒲公英黄芩甘草饮

【原料】蒲公英16克，黄芩6克，生甘草3克。

【制法】水煎取汁。

【用法】每日1剂，分2次服。

【功效】清热解毒。

【适用】猩红热等。

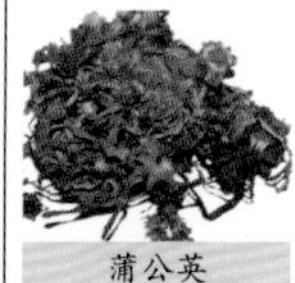
蒲公英

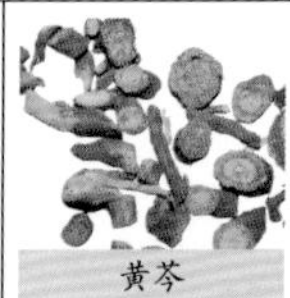
黄芩

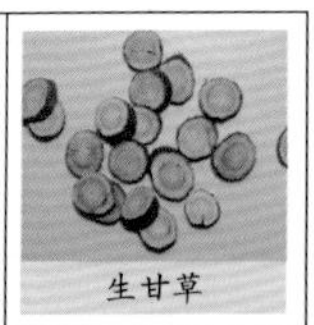
生甘草

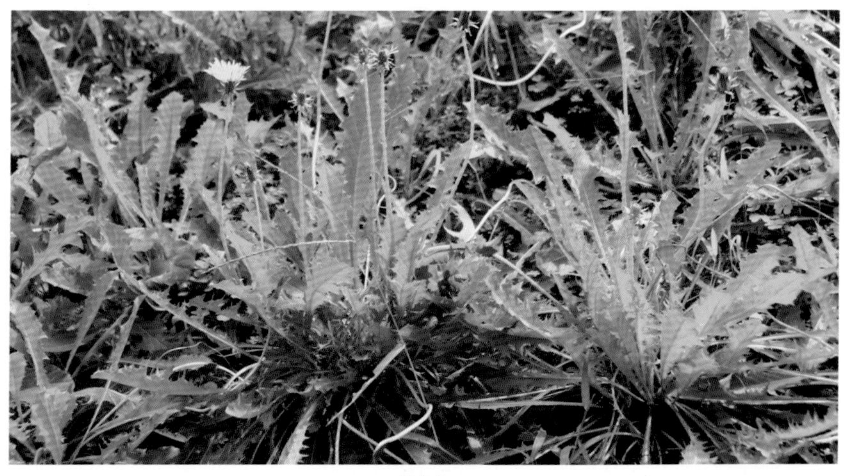
蒲公英

2. 猩红热患儿六“忌”：

（1）忌食发物

所谓发物，是指容易引发过敏、肠胃等疾病，会促发炎症、加重病性的食品。如羊肉、公鸡肉、狗肉、海鳗、虾、蟹、黑鱼、鲫鱼、香菜、南瓜等，猩红热患儿忌食。

（2）忌过甜、过咸的食物

多食过甜的食物后会助长机体温热，并导致消化不良，食欲减退。如巧克力、糖球、水果糖、奶糖等，这些食物太甜，易导致消化不良、食欲减退，还会助长体温升高；咸鱼、咸菜、腌肉、龙头烤等，这些食物太咸，会刺激咽喉分泌大量黏液，加重病情。

（3）忌刺激神经系统的食物

浓茶、咖啡、酒等食物，会对神经系统产生一定的刺激作用，使人兴奋。猩红热患者需要安静，误食上述食物会令患儿烦躁不安。

（4）忌辛辣之物

辛辣的食物包括辣椒、辣酱、芥末、榨菜、姜、大葱等，它们助火性，食后易致咽喉部扁桃体疼痛加剧。

（5）忌冷饮

猩红热患儿发热，需要补充水分，最宜喝温开水，不能吃冰淇淋等冷饮。冷饮食入后会影响胃脏的消化，导致患儿食欲减退，消化失常。

（6）忌油炸、烤炙食品

凡油炸、烧烤的食品，如炸猪排、烤羊肉、烤鱼片等，其外皮坚硬，对咽喉不利；另外，烧烤之物易生火，食入可致患儿发热加重。

厥论（二）

本篇要点

本节讲述六经厥症的病态表现。

原文译注

原文 帝曰：厥或令人腹满，或令人暴不知人，或至半日远至一日乃知人者何也？

岐伯曰：阴气盛于上则下虚，下虚则腹胀满；阳气盛于上，则下气重上，而邪气逆，逆则阳气乱，阳气乱则不知人也。

译文

黄帝问：有的厥病会使人腹部胀满，有的又会让人突然晕厥不省人事，有时要半天甚至是一天的时间，才能苏醒过来，这是为什么？

岐伯说：人体之阴气上部充盛，下部就会空虚不足，下部空虚则会使食物消化不利，于是引起腹部的胀满；人体阳气上部充盛，下部阳气又上行与之相合，就会让人体气机失常，逆乱，而逆乱之气会扰阳气，于是人体阳气逆乱，人就会晕厥不醒了。

原文 帝曰：善。愿闻六经脉之厥状病能也。

岐伯曰：巨阳之厥，则肿首头重，足不能行，发为眴仆；阳明之厥，则癫疾欲走呼，腹满不得卧，面赤而热，妄见而妄言；少阳之厥，则暴聋颊肿而热，胁痛，骱不可以运；太阴之厥，则腹满䐜胀，后不利，不欲食，食则呕，不得卧；少阴之厥，则口干溺赤，腹满心痛；厥阴之厥，则少腹肿痛，腹胀，泾溲不利①，好卧屈膝，阴缩肿，骱内热。盛则泻之，虚则补之，不盛不虚，以经取之。

译文

黄帝说：好！我很想听一听六经厥病的病态各有什么表现。

岐伯说：太阳经发生厥病，会头部肿胀、沉重，双脚不能行走，发病时眼花缭乱，容易跌倒。阳明经发生厥病，则会表现为疯癫之状，奔跑呼叫，而且腹部满胀，不能仰卧，脸色发红，神志不清，胡言乱语。少阳经发生厥病，可突然发生耳聋，脸颊发肿，发热，胁部疼痛，行走不利。太阴经发生厥病，腹部胀满，肿痛，大便不利，食欲不振，入食则吐，不能安卧。少阴经发生厥病，就会口干舌燥，小便发红，腹胀心疼。厥阴经发生厥病，少腹胀痛、胀满，大小便不利，喜欢蜷腿躺卧，前阴萎缩肿胀，小腿内侧发热。得了厥病，治疗就要采取实证以泻、虚证以补的方法，如果本经产生厥病，则不受虚实的影响，需治疗本经穴位。

注　释

①泾溲不利：泾，为大便；溲，为小便，意思指大小便不通利。

养生智慧

1. 肝阳过旺食疗方

（1）金银花饮

【原料】金银花、白芷、霜桑叶、车前子各10克，蜂蜜适量。

【制法】将4样原料放在纱包里，与适量清水同放锅内，烧开，水开之后文火慢煮5分钟，然后去掉纱包，加入蜂蜜即可。

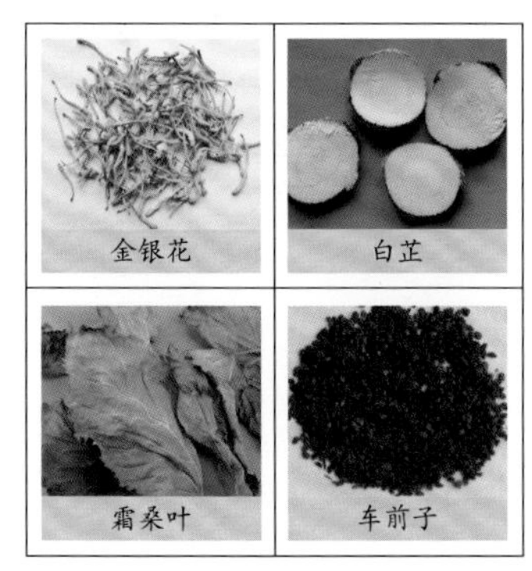

【用法】每日代茶饮用。

【功效】祛风清热、平肝消火。

【适用】肝火旺盛、目赤多泪、感染风热者。

（2）冬瓜鲩鱼汤

【原料】冬瓜400克，鲩鱼200克，料酒、葱、姜、盐、油各适量。

【制法】将鲩鱼清洗干净，去鳞、鳃，切成段；冬瓜去皮瓤，切成小块；然后将鲩鱼段放进油锅稍煎一下，至两面微黄，便可加料酒、葱、姜、清水煮制。等到水开之后将其倒入煲内，加入冬瓜，煲至冬瓜熟烂即可加盐调味食用。

【用法】每周2～3次，佐餐食。

【功效】平肝除热，利水解毒。

【适用】火气大、体热者。

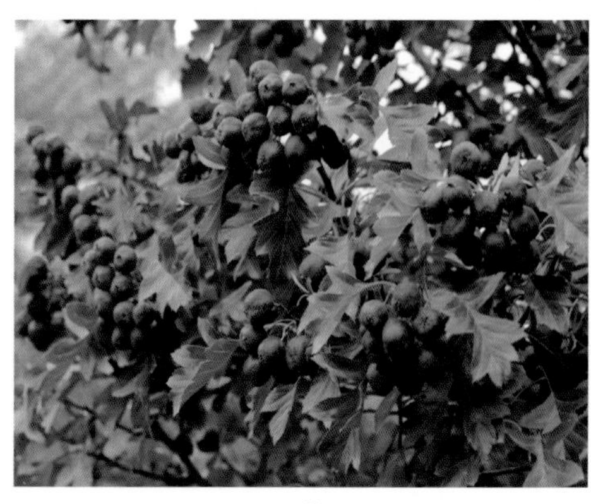
山楂

2. 元气素弱滋补方

（1）猪手牛肉鲫鱼汤

【原料】猪手250克，牛肉400克，鲫鱼200克，大枣10克，山楂5克，盐适量。

【制法】将猪手清洗干净，剁成小段，牛肉切成2厘米见方的小块，放在冷水中浸泡；鲫鱼去鳞、内脏，保持整条模样。然后与牛肉一起放入煲内，加清水、山楂、大枣，武火煮开，文火慢煲3小时，加盐调味即可。

【用法】每周1～2次，每次煲的汤可分3份，每日3餐食用。

【功效】滋补元气，增强体能。

【适用】先天体质不足、气血不运、瘦弱易生病者。

（2）牛骨肉桂汤

【原料】牛骨500克，番茄100克，肉桂10克，肉苁蓉、杜仲、枸杞子、菟丝子各15克，山药、当归各20克，盐少量。

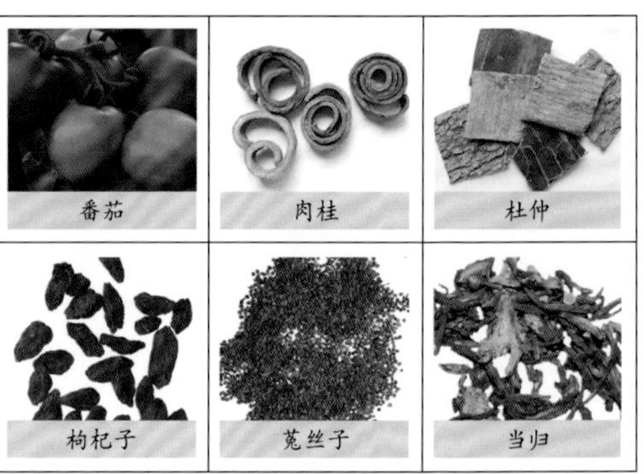
番茄　肉桂　杜仲　枸杞子　菟丝子　当归

【制法】将牛骨剁成小块，放入煲内，加能没入牛骨的清水，再将肉桂、肉苁蓉、杜仲、枸杞子、菟丝子、山药、当归包在纱布里，一起放进煲内，武火煲开，将番茄切成小块，加入煲内，文火煲制3小时，放盐调味即可。

【用法】每周1次。

【功效】生阳补虚，温热去寒。

【适用】气血亏虚、畏寒肢冷的瘦弱者。

病能论（一）

本篇要点

1. 介绍了胃脘痈的症状、病机、诊法。
2. 阐述了卧不安的机制，不能偃卧的机制和脉象。
3. 说明了腰痛的症状、诊法。

原文译注

原文 黄帝问曰：人病胃脘痈者，诊当何如？岐伯对曰：诊此者，当候胃脉[①]，其脉当沉细，沉细者气逆，逆者人迎甚盛，甚盛则热。人迎者，胃脉也，逆而盛，则热聚于胃口而不行，故胃脘为痈也。

译文

黄帝问道：有患胃脘痈病的，应当如何诊断呢？岐伯回答说：诊断这种病，应当先诊察患者的胃脉，其脉搏必然沉细，沉细表明胃气上逆，上逆则人迎脉过盛，过盛则表明有热邪。人迎脉属于胃脉，其脉逆乱而又搏动过盛，表明热邪聚集于胃口而不得散发，所以胃脘发生痈肿。

原文 帝曰：善。人有卧而有所不安者何也？岐伯曰：脏有所伤，及精有所之寄则安[②]，故人不能悬其病也。帝曰：人之不得偃卧者何也？岐伯曰：肺者，脏之盖也，肺气盛则脉大，脉大则不得偃卧，论在《奇恒阴阳》中。

译文

黄帝说：好。有人睡卧不能安宁，这是什么原因呢？岐伯回答说：患者的五脏有所损伤，精气有所散失，则睡卧不能安宁，这样，医生一般不能通过切脉了解睡眠不安的病因。黄帝问道：有人不能仰卧是什么原因呢？岐伯回答说：肺居胸上，为五脏六腑的华盖。如果肺脏邪气充盛，则肺的脉络胀大，脉络胀大则肺气不利，呼吸急促，故不能仰卧。在《奇恒阴阳》中有这方面的论述。

原文 帝曰：有病厥者，诊右脉沉而紧，左脉浮而迟，不然，病主安在？岐伯曰：冬诊之，右脉固当沉紧，此应四时，左脉浮而迟，此逆四时，在左当主病在肾，颇关在肺，当腰痛也。

译文

黄帝说：有患厥病的，诊得右脉沉而紧，左脉浮而迟，不知其主要病变是什么？岐伯回答说：冬天诊察其脉象，右脉本来应当沉紧，这是和四时相应的正常脉象；左脉浮迟，则是逆四时的反常脉象。今病脉现于左手，又是冬季，所以当主病在肾，并与肺脏关联，腰部当感到疼痛。

原文 帝曰：何以言之？岐伯曰：少阴脉贯肾络肺，今得肺脉，肾为之病，故肾为腰痛之病也。帝曰：善。有病颈痈者，或石治之，或针灸治之，而皆已，其真安在？岐伯曰：此同名异等者也。夫痈气之息者，宜以针开除去之。夫气盛血聚者，宜石而泻之。此所谓同病异治也。

译文

黄帝说：为什么这样说呢？岐伯说：少阴肾脉贯穿肾脏并络于肺，现于冬季肾脉部位诊得了浮迟的肺脉，是肾气不足的表现，所以才有腰痛之病。黄帝说：好。患有颈痈病的，或用砭石治疗，或用针灸治疗，都能治好，其治愈的道理是什么呢？岐伯回答说：这是因为病名虽同而病的类型却不相同的缘故。颈痈属于气滞不行的，宜用针刺开导以除去其病，若是气盛壅滞而血液结聚的，宜用砭石以泻其瘀血，这就是所谓的“同病异治”。

注释

①胃脉：指人迎脉和趺阳脉。

②及精有所之寄则安：此八字《甲乙经》作“及精有所倚，则卧不安”，倚，偏也。

养生智慧

更年期服药需谨慎

进入更年期以后，不少人会出现头痛、关节痛、腰痛等疼痛症状，这不仅给躯体带来痛苦，而且影响正常的生活与工作。因此，有些更年期的男女常备几种不同的镇痛药随时服用。这种长期滥服镇痛药的做法，对身体是有害无益的。

（1）遵医嘱

不论服用何种镇痛药，如不经医生指导长期随意服用，都可能掩盖身体已有的疾病，以致贻误诊断和治疗，造成无法挽回的损失。

（2）不要成瘾

吗啡、哌替啶类镇痛药有较强的镇痛作用，但也有严重的成瘾性。一旦成瘾，就会经常服用，停药则会产生戒断症状，出现精神不振、全身不适、流泪流涕、呕吐腹泻，甚至虚脱。因此，更年期的一般疼痛，绝对不能使用此类镇痛药，否则会导致严重的后果。

（3）警惕解热镇痛药

这些药物对更年期疼痛虽然有较好的效果，但是越来越多的临床报告表明，解热镇痛药也不是绝对安全的。几乎所有的解热镇痛药都有毒副作用如胃肠道反应、变态反应、肝肾功能损害、造血功能障碍等。据报道，每日服用阿司匹林4～6克，有70％的服用者每日胃出血3～10毫升。过敏性皮肤病中约有1/3是由解热镇痛药引起的。

胃和十二指肠溃疡

胃和十二指肠溃疡是指胃或十二指肠的黏膜局部被腐蚀而发生糜烂，也称消化性溃疡。本病发病人群主要为20～50岁的青壮年，男性患者人数多于女性，十二指肠溃疡又远多于胃溃疡。其主要症状为胃脘疼痛，痛点在上腹部正中或略偏左侧，痛如刀割或针刺，而且疼痛与进食有着直接关系。同时，患者还伴有嗳气、泛酸等症状。另外，消化性溃疡具有一定的季节性，晚秋、冬季、初春三时节发病明显多于其他季节。

本病中医学属于“胃痛”“胃脘痛”范畴。中医学认为，与人无规律饮食、暴饮暴食、嗜酒过度，或忧思过度、肝气失调而横逆犯胃有关。治疗原则为：补气健脾，活血化瘀，解郁疏肝，理气通络。胃、十二指肠溃疡的防治偏方秘方有以下几种。

清幽消痈汤

蒲公英20克，金银花、茯苓、鸡内金各15克，炙甘草、木香（后下）各10克，黄连、大黄（后下）各6克，升麻3克。水煎2次，每次加水500毫升煎至200毫升，两煎所得药液共400毫升。每日1剂，分2次服，4周为1个疗程。清胃肠积热，行气消滞。适用于胃热型溃疡，症见胃痛、胃中有灼热感。

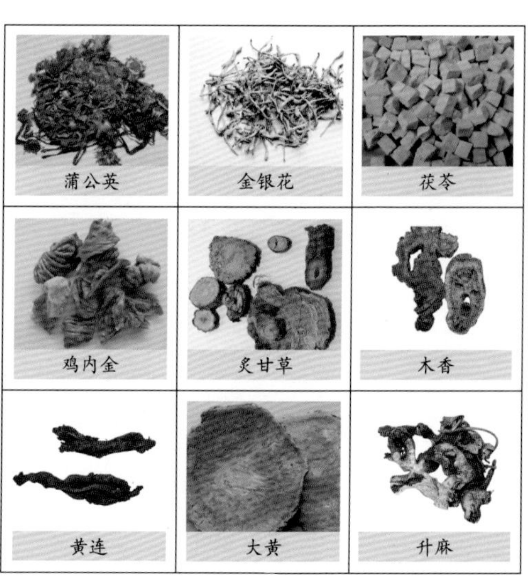

炙草黄芪胶炭汤

炙甘草30克，生地黄20克，黄芪、皂角刺、阿胶（烊化）、仙鹤草、海底柏、台乌、苍术各15克，蒲黄炭、茜草炭各10克。加水浸泡30分钟后煎2次，混合两煎所得药汁，上、下午空腹分服。每日1剂，4周为1个疗程。补气健脾，散瘀止痛，祛腐生新。适用于胃及十二指肠溃疡，症见胃痛、腹胀、嗳气频繁、泛酸等。

清胃散

珍珠粉、木香各50克，人工牛黄粉10克。研为极细末，装入胶囊中（每粒装0.5克）。饭前1小时用温开水送服，每次2粒，每日3次，4周为1个疗程。清热解毒，理气解痉，除腐生新。适用于胃及十二指肠溃疡。

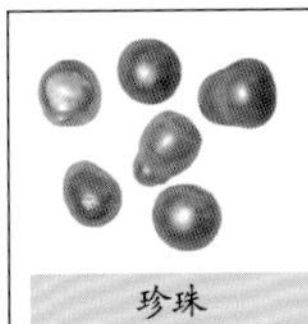
珍珠

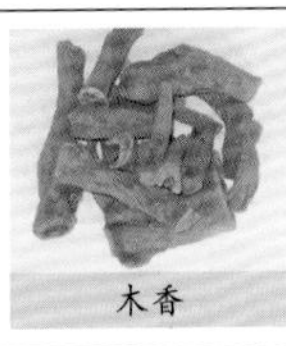
木香

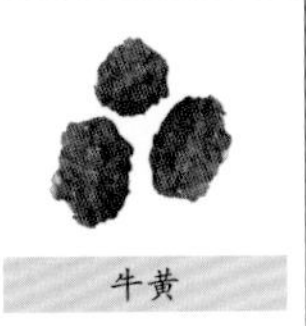
牛黄

胃灵汤

党参、白术、茯苓、重楼各15克，制半夏、陈皮、香附（后下）各10克，砂仁（打、后下）5克。水煎2次，混合两煎所得药汁。每日1剂，分2次服，20日为1个疗程。振奋中焦，行气解郁。适用于胃溃疡。

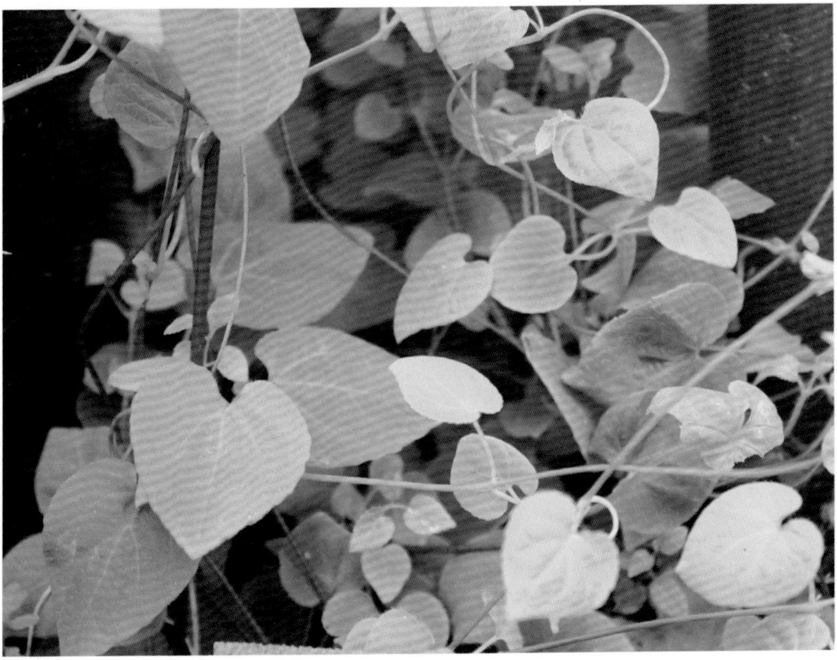

党参

两和镇痛饮

柴胡、枳壳、厚朴、佛手各12克，白芍、炒香附、炒建曲各15克，甘草5克。水煎取汁。每日1剂，分2次服。疏肝和胃，行滞镇痛。适用于肝胃不和所致的胃溃疡。

养阴平肝消炎汤

南沙参、当归、石斛各9克，白术、鸡内金、黄连、陈皮、枳壳、麦冬各6克，山药12克，焦三仙、川牛膝各10克，豆蔻、半夏各5克，白芍15克，甘草3克。水煎取汁。每日1剂，分2次服。滋养胃阴，平肝补中。适用于胃阴不足所致的胃溃疡。

良附苏陈汤

高良姜、香橼皮、炒川楝子、煅瓦楞子、海螵蛸、香附、紫苏梗各10克，陈皮、佛手、延胡索、马尾连各5克。水煎取汁。每日1剂，分2次服。温中散寒，宣通阳气。适用于寒邪犯胃所致的十二指肠溃疡。

芪乳四君子汤

黄芪、党参各20克，白术、茯苓各15克，炙甘草、乳香、没药各10克。水煎2次，混合两煎所得药汁。每日1剂，上、下午分服，15日为1个疗程。补气健

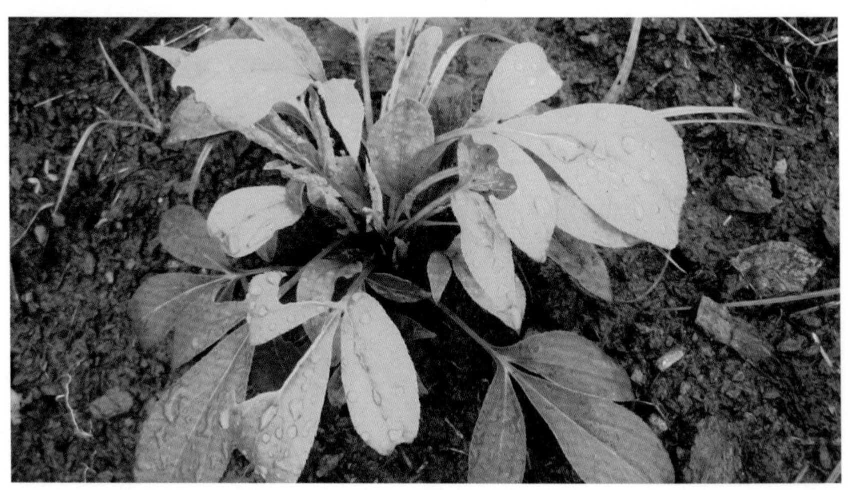

白术

脾，行气活血，宣通脏腑。适用于胃及十二指肠溃疡，症见胃痛、遇寒加重、嗳气、反酸、喜热喜按等。

芪芍及草汤

黄芪30克，白芍15克，白及、甘松、鹿角胶（冲）、延胡索各12克，海螵蛸20克，甘草6克。水煎取汁。每日1剂，分2次服。健脾益气，活血止痛，制酸止血。适用于脾胃虚弱导致的胃溃疡。

甘麦乌贝散

海螵蛸12克，生麦芽31克，川楝子、浙贝母、延胡索、甘松各9克，草豆蔻6克，生甘草5克。水煎取汁。每日1剂，分3次服。温养脾胃，止血化瘀，理气生肌，软坚和化。适用于脾胃阳虚所致的十二指肠溃疡。

疏肝和胃饮

薤白、当归、柴胡、瓜蒌、半夏、煅瓦楞、蒲公英各10克，枳实6克，陈皮5克，白芍15克，甘草3克。水煎取汁。每日1剂，分2次服。疏肝和胃，制酸止痛。适用于肝胃不和所致十二指肠溃疡。

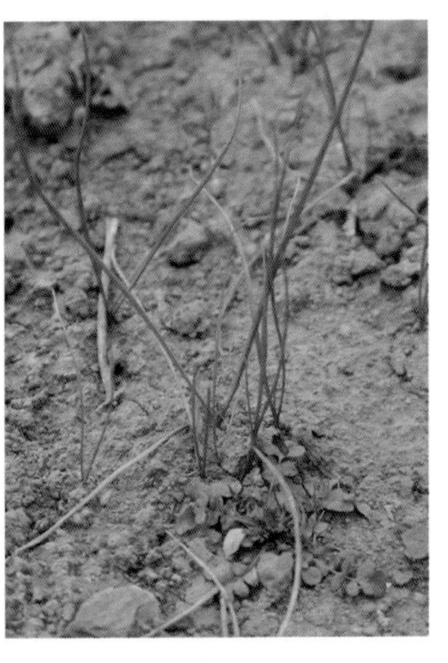

薤白

温馨提示

胃溃疡饮食调理

胃溃疡患者多吃饭不规律，嗜食生冷食物，所以治病先要改变日常饮食的不良习惯。按规律进食，少量多餐，吃易消化的软性食物，尽量少吃煎炸、生拌、熏制、盐腌的食物。胃溃疡给患者带来腹痛、反酸等诸多不适，导致患者没有什么食欲。所以，患者的进食速度很重要，一定要慢下来，细嚼慢咽。食物只有经过牙齿反复切磨，才会变得柔和，进入胃脏后才不至于刺激溃疡面过于剧烈。

食物最好富含维生素、蛋白质。脂肪不宜进食，因为它难以消化，而且会刺激胆囊收缩素的分泌，抑制胃排空，不利于溃疡的愈合。

胃炎

胃炎是胃黏膜炎症的统称，可分为急性和慢性两类。

急性胃炎是指由于各种原因引起的胃黏膜的一种急性炎症反应。急性胃炎患者常有上腹疼痛、嗳气、恶心、呕吐及食欲减退等表现。它在临床上常表现得轻重不等，但发病均急骤，大都有比较明显的致病因素，如暴饮暴食、大量饮酒或误食不洁食物、受凉、服用药物等。由药物和应激因素引起的胃炎，常仅表现为呕血和黑便，一般为少量，呈间歇性，可自止，但也可发生大出血。

慢性胃炎是以胃黏膜的非特异性慢性炎症为主要病理变化的慢性胃病，病变可局限于胃的一部分，也可弥漫到整个胃部，临床常有胃酸减少、食欲下降、上腹不适和疼痛、消化不良等。慢性胃炎无特异性，一般可表现为食欲减退、上腹部有饱胀憋闷感及疼痛感、恶心、嗳气、消瘦、腹泻等。治疗时宜清热利湿、运脾和胃、疏肝健脾、理气活血、益气温中、养阴生津、通络止痛。胃炎的防治偏方秘方有以下几种。

葛根黄芩黄连汤

葛根、金银花、黄芩、木香各15克，黄连、厚朴各10克，六神曲、麦芽、山楂各30克，甘草3克。水煎取汁。每日1剂，分2次服。清利湿热。适用于急性胃炎之胃肠湿热证，症见脘腹痞胀、呕恶纳呆、大便溏泻或腹泻如注、小便欠利、发热口渴、身重体倦、舌红苔黄腻、脉滑数。

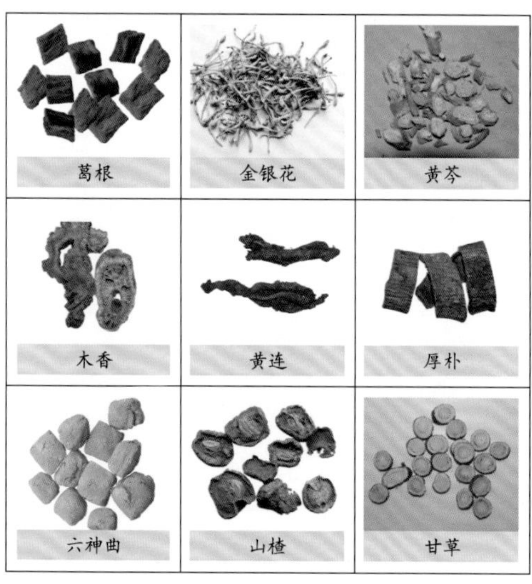

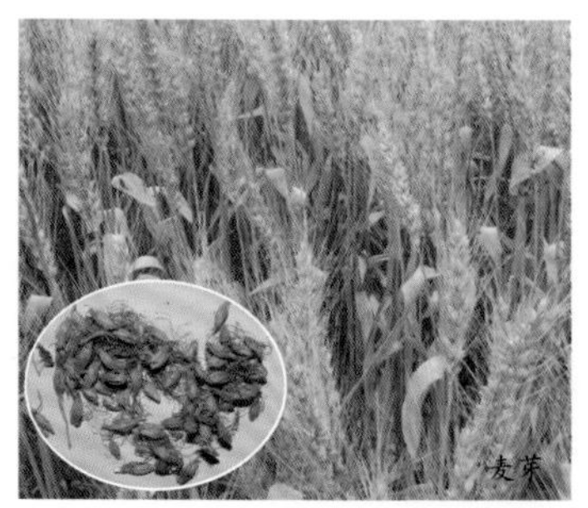

镇逆汤

赭石20克，青黛、吴茱萸各6克，半夏12克，白芍15克，龙胆、党参各9克，生姜3片。水浓煎，取汁250毫升。每日1剂，分3次服，连服30日为1个疗程。清热和胃，降逆止呕。适用于胆汁反流性胃炎。

蒲黄解毒汤

黄芪100克，蒲公英、紫花地丁各30克，赭石、丹参、百合、白芍各20克，酒大黄50克，乌药、甘草各10克。水煎取汁。每日1剂，分2次服。益气健脾，清热解毒，理气通降。适用于急性糜烂性胃炎。

失笑散

炒蒲黄、延胡索、五灵脂、党参、炒白术、茯苓、石斛各15克，山药30克，三七10克，甘草5克。水煎取汁。每日1剂，分2次服。化瘀和胃止血。适用于急性胃炎之瘀滞胃肠证，症见脘腹刺痛、拒按、呕血、便血色暗、舌有瘀斑点、脉弦涩。

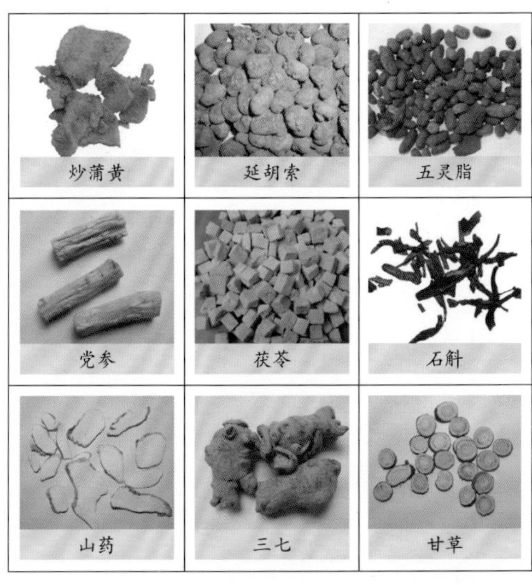

健脾调胃汤

党参、黄芪各30克，赭石、白术、山药各15克，当归、炮姜、白芍、吴茱萸各12克，木香、乌梅炭、山楂炭、川芎、半夏各9克，黄连、甘草各6克。水浓煎，取汁250毫升。每日1剂，分3次服，连服20剂为1个疗程。健脾益气，和中降逆，理气止痛，养血生肌。适用于慢性胃炎。

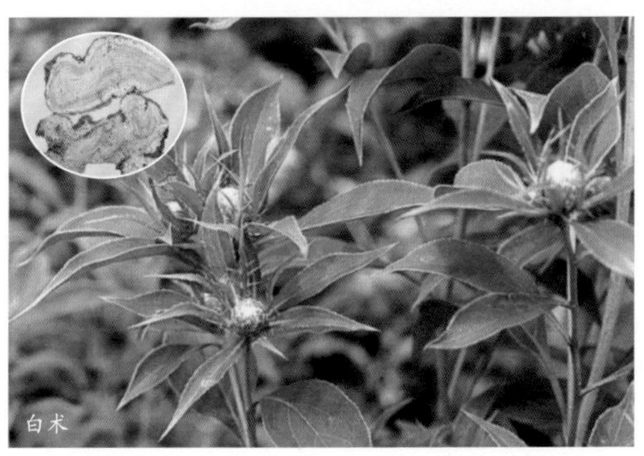

益气化瘀汤

炙黄芪、徐长卿各30克，丹参、莪术、当归、赤芍、延胡索、炙木瓜各10克，砂仁3克。水煎取汁。每日1剂，分2次服，4周为1个疗程。益气化瘀。适用于萎缩性胃炎伴不典型增生肠上皮化生。

保和丸

山楂20克，六神曲、茯苓、连翘、枳实、莱菔子各15克，谷芽、麦芽各30克，鸡内金、半夏各10克。水煎取汁。每日1剂，分2次服。消食导滞。适用于急性胃炎之食滞胃肠证，症见脘腹痞胀痛、厌食、嗳腐吞酸，或呕吐馊食、肠鸣大气、泻下不爽、臭如败卵、苔厚腻、脉滑或沉实。

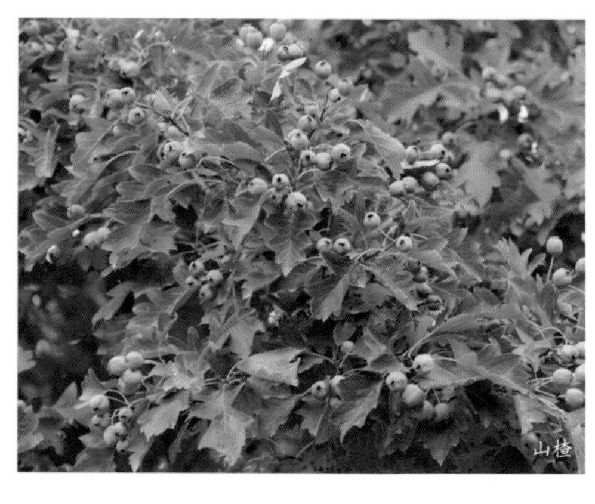
山楂

脂胡郁黄汤

五灵脂（包煎）、延胡索、郁金各10克，大黄、甘草各6克，砂仁、厚朴各8克。水煎取汁。每日1剂，分2次服，7日为1个疗程。活血化瘀，解毒。适用于胆汁反流性胃炎。

温馨提示

胃炎吃什么食物好呢?

常言道，胃炎七分在养，三分在治。养的话，就要从饮食方面来养。日常饮食要规律，定时定量，避免暴饮暴食，减轻胃肠负担。注重平时营养的补充，如热量摄入不足，可用干稀搭配的加餐办法补充。宜多吃一些高蛋白、高维生素食物，如鱼、瘦肉、绿叶蔬菜、番茄、大枣等，保证机体营养摄入充分，防止贫血和营养不良。

注意食物酸碱平衡。当胃酸分泌过多时，可饮牛奶、豆浆，吃馒头或面包来中和胃酸；当胃酸分泌减少时，可用浓缩的肉汤、带酸味的水果或果汁等来刺激胃液的分泌，帮助消化。

另外，健胃的食品也宜常吃，如木耳、牛蒡、木瓜等。

疏肝降逆汤

柴胡、枳实、白术、郁金、陈皮、半夏各12克，白芍18克，黄连、栀子各9克，茯苓15克，赭石30克，甘草6克。水煎，取汁400～500毫升。每日1剂，分2次服。抑肝健脾，清热解毒。适用于胆汁反流性胃炎。

补肾复萎汤

仙茅、巴戟天、肉苁蓉各15～30克，北沙参、鳖甲、麦冬、石斛、党参、黄芪、炒白术、茯苓、山药各12～30克，柴胡、白芍、枳实、延胡索各10～15克，淫羊藿12克，甘草8克。水浓煎，取汁250毫升。每日1剂，分3次服，连服45日为1个疗程。温肾活血，健脾养胃。适用于胆汁反流性胃炎。

英黄砂苓汤

蒲公英15克，大黄10克（后下），茯苓12克，砂仁6克。水煎取汁。每日1剂，分2次服，15日为1个疗程。清胃化瘀，理气健胃，抗炎止痛。适用于浅表性胃炎。

化瘀和胃汤

三棱、木香、丹参、厚朴、白芍各10克，生甘草6克。水煎取汁。每日1剂，分2次服，7日为1个疗程。活血化瘀和胃。适用于慢性浅表性胃炎。

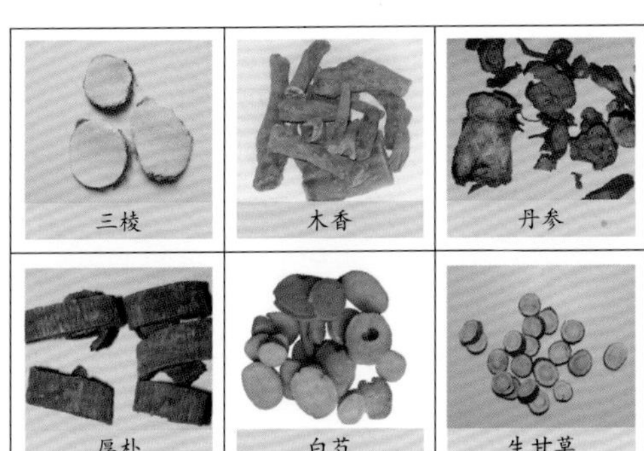

芪术蔻仁汤

黄芪30克，白术、党参、白芍、海螵蛸各15克，豆蔻、厚朴、白及、木香、石斛各10克，枳实20克，炙甘草、三七粉各5克。水煎取汁。每日1剂，分3次服，3个月为1个疗程。清热消瘀，健脾温阳，扶正祛邪。适用于慢性浅表性胃炎。

利胆通降汤

大黄10～30克，莱菔子、赭石、麦芽各30克，金钱草、白芍各24克，白术、广藿香各15克，枳壳、厚朴、砂仁各10克，甘草6克。水煎取汁。每日1剂，分2次服，1个月为1个疗程。利胆，通降，和胃。适用于胆汁反流性胃炎。

疏理通降汤

炒柴胡、延胡索、广郁金、草豆蔻、制半夏、枳壳、川楝子各10克，蒲公英20克，生大黄、生甘草各3克。水煎取汁。每日1剂，分2次服。疏肝胆，通腑气，和中降逆。适用于胆汁反流性胃炎。

健胃和肠丸

党参、黄芩、炒白芍各12克，蒲公英、煅牡蛎各15克，白花蛇舌草20克，徐长卿、云木香各6克，郁金、丹参各10克，炙甘草5克。将徐长卿、煅牡蛎、云木香研末，余药加生姜、大枣等煎液收膏与药末混匀，以60℃～80℃干燥成细小颗粒，水泛成丸。每日2～3次，每次6克，8周为1个疗程。健胃，祛邪，和肠。适用于慢性胃炎。

一贯煎加味方

北沙参、枸杞子各24克，麦冬、生地黄、白芍各15克，当归、川楝子各10克，石斛12克。水煎取汁。每日1剂，分2次服，半个月为1个疗程，连服2～3个月；服药期间忌辛热油炸的食物。养胃阴，清肝热。适用于慢性萎缩性胃炎。

养胃汤

党参15克，白术、枳壳、白芍、炙甘草、制香附、木香、红花各10克，三七粉5克（冲服）。水煎取汁。每日1剂，饭前半小时服，4周为1个疗程。补中益气，活血化瘀。适用于慢性胃炎。

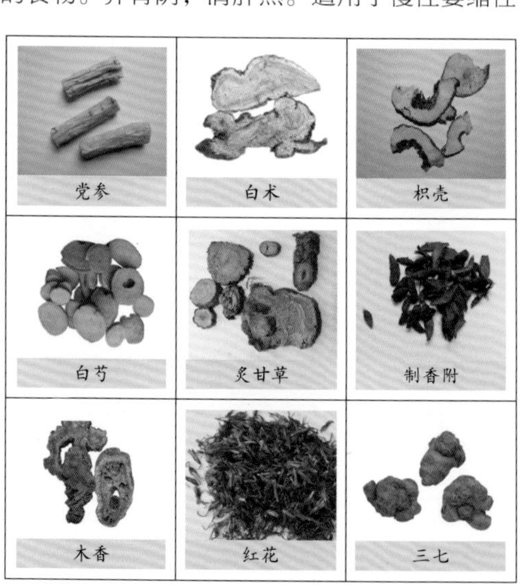

参脂理胃散

人参15克，五灵脂、延胡

索、草豆蔻、没药、白及、木蝴蝶各10克。水煎取汁。饭前半小时温服，每日1剂，分2次服，3个月为1个疗程。理气活血，祛瘀止痛，温中燥湿，收敛生肌。适用于慢性萎缩性胃炎。

灭幽汤

黄连6克，蒲公英24克，丹参、延胡索、白及各15克，百合、鸡屎藤各30克，佛手12克，吴茱萸、九香虫各5克，甘草3克。水浓煎，取汁250毫升。每日1剂，分3次服，连服2～6周。清热抗菌，健脾护胃。适用于慢性胃炎、消化性溃疡。

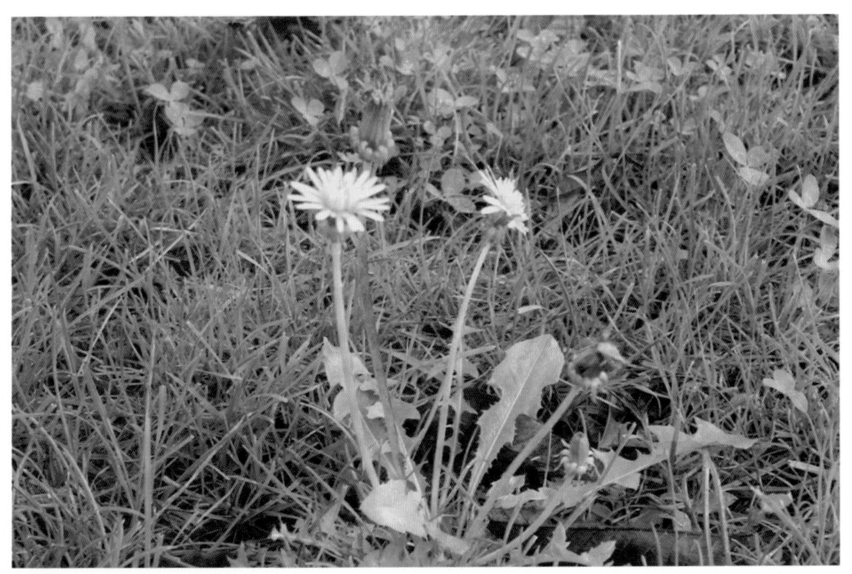

蒲公英

温馨提示

吸烟诱发慢性胃炎

慢性胃炎的发病率居胃病之首，研究发现，很大一部分慢性胃炎是由吸烟导致的。香烟中含有尼古丁，它会使胃黏膜下血管收缩、痉挛，致黏膜缺血、缺氧，胃黏膜血流量减少是破坏胃黏膜完整性的重要因素之一；尼古丁还会刺激胆汁反流至胃内，胆汁是酸性的，能够破坏胃黏膜屏障，造成黏膜糜烂、炎症。吸烟还会刺激胃肠蠕动和胃酸分泌，过多的胃酸不利于胃黏膜修复。

胃下垂

胃下垂是人体内脏下垂中最常见的一种疾病。正常的胃脏呈牛角形，位于腹腔上部。胃如果由牛角形变成鱼钩形垂向腹腔下部，且人出现食欲减退、饭后腹胀等消化系统症状，即可确诊为胃下垂。

胃下垂是胃体下降至生理最低线以下的位置，这种疾病多是由于长期饮食失节，或劳倦过度，致中气下降，升降失常所致。病者感到腹胀（食后加重，平卧减轻）、恶心、嗳气、胃痛（无周期性及节律性，疼痛性质与程度变化很大），偶有便秘、腹泻，或交替性腹泻及便秘。患此种疾病的人，多数为瘦长体型，可伴有眩晕、乏力、直立性低血压、昏厥、体乏无力、食后胀满、嗳气、头晕、心悸等症状。治疗时宜益气升陷，健脾和胃。

胃下垂患者平时要积极参加体育锻炼，运动量可由小到大。避免暴饮暴食，选用的食品应富有营养，容易消化，但体积要小。高能量、高蛋白、高脂肪食品摄入量应适当多于蔬菜水果，以求增加腹部脂肪而托住胃体。同时，患者还要减少食量，少吃多餐，减轻胃的负担。卧床时，宜头低脚高。胃下垂的防治偏方秘方有以下几种。

复元升提汤

生黄芪、煨葛根各30克，党参、覆盆子、金樱子、山药、茯苓各15克，莲子10克，升麻6克，鸡内金12克，芡实24克。水煎取汁。每日1剂，分2次服。益肾健脾，益气升阳。适用于胃下垂。

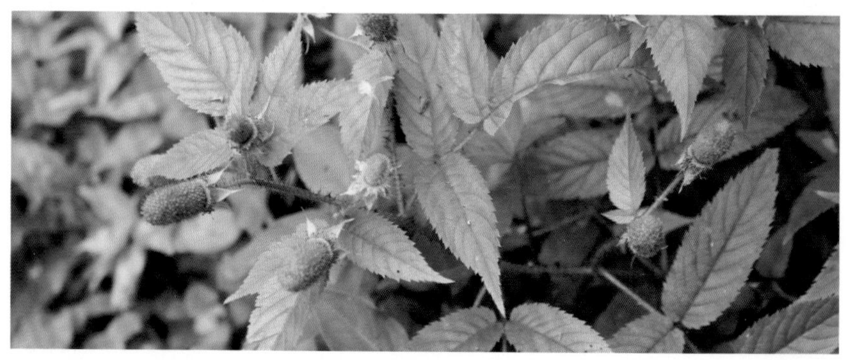

覆盆子

益气养阴汤

党参、茯苓、莲肉、黄芪、麦冬各10克，炙甘草、五味子各5克。加水500毫升煎至250毫升。每日1剂，分3次温服，连服30日为1个疗程。益气养阴。适用于胃下垂。

益气和中汤

黄芪30克，党参15克，炒白术、煨葛根、炒白芍、炒枳壳各12克，柴胡9克，陈皮、紫苏梗各10克，炙甘草6克。加水500毫升煎至250毫升。每日1剂，分3次服，连服13～27剂。疏肝健胃和胃。适用于胃下垂。

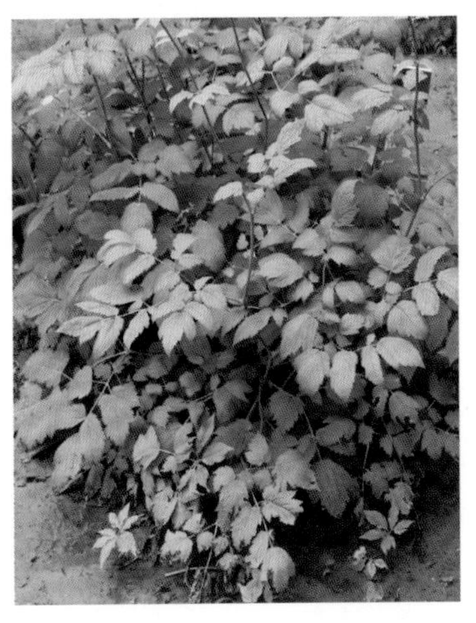

升麻

益气化瘀汤

黄芪、升麻各20克，云苓、麦芽、党参各15克，山楂12克，鸡内金、白术、枳实、三棱、莪术、川芎、柴胡各10克，红花9克。水煎取汁。每日1剂，分2次服。益气化瘀。适用于胃下垂。

芪术升胃汤

太子参、黄芪各10～30克，砂仁、白术各10克，陈皮10～15克，升麻6～9克，柴胡9～12克，枳壳10～18克，大黄（后下）3～12克，制马钱子2～4克，甘草3～6克。水煎取汁。每日1剂，分2次服。升清阳，降胃浊。适用于胃下垂。

健脾祛浊汤

党参15克，白术、枳实各12克，山药、枳壳、半夏、柴胡各10克，大黄6～12克，陈皮9克，炙甘草6克。水煎取汁。每日1剂，分2次服。健脾祛浊。适用于胃下垂。

木香调气汤

木香、厚朴、大腹皮、槟榔片、枳壳、莱菔子各30克，乌药25克。水煎取汁。每日1剂，分2次服，24日为1个疗程。和胃健脾。适用于胃下垂。

加味半夏泻心汤

半夏、升麻各10克，党参30克，三七3克，黄连6克，干姜2克，炙甘草3克。水煎取汁。每日1剂，分3次服（饭前服），4周为1个疗程。补中益气，升阳举陷。适用于胃下垂。

升提益胃汤

党参40克，炙黄芪50克，枳实、白术、附子各10克，山茱萸15克，升麻15克。水煎取汁。每日1剂，分2次服，30日为1个疗程。健中益气，升阳举陷。适用于胃下垂。

升胃丸

人参30克，黄芪100克，炒枳壳、升麻各60克，鸡内金40克，防风20克，炙甘草18克。共研细末，炼蜜为丸（如梧桐子大）。每次9克，每日2次，温开水送服。益气补胃，升举清阳。适用于胃下垂，症见脘腹胀满、隐隐作痛，体倦乏力，饮食无味等。

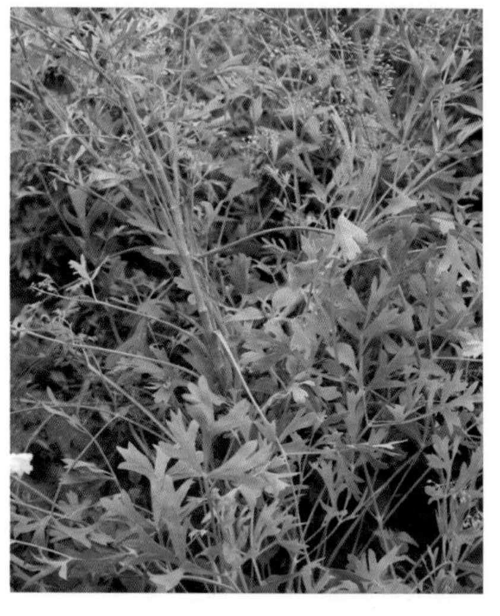

防风

温馨提示

胃下垂的绿色疗法

胃下垂采取运动疗法，可免去吃药的烦恼。方法是：在早晨起床和晚上临睡前，仰卧床上，双脚伸直，全身放松，闭嘴用鼻慢慢吸气3～5秒。吸气过程中有意识地将腹肌缓慢向上提缩，之后缓慢地呼气，使腹肌缓慢还原。重复此动作20次。一吸一呼之间，腹肌张力就可以得到锻炼。

另外，还要做丹田按摩运动。饭后，先静坐20分钟，然后平躺到床上，闭上眼睛，冥想垂胃慢慢回缩。之后，将手掌放脐下丹田处，以逆时针方向向腹部上方缓慢、轻柔地摩腹半小时。

这一套运动疗法只要长期坚持，胃下垂可完全治愈。

胃癌

胃癌是指发生在贲门、胃体、幽门部胃黏膜上皮及肠化上皮的恶性肿瘤，在我国占各部位恶性肿瘤死因的第一位。胃癌的主要症状：早期的胃癌没有什么症状，或者没有什么特殊的症状，随着癌肿的发展，可以出现一系列的变化。例如上腹饱胀，上腹不适，或感到隐痛，也可剧痛。胃纳减退，消化不良。癌症较严重时，会出现消瘦、乏力、精神不振、贫血、呕血、胃穿孔等，同时可伴有低热。如果患者身体较消瘦，自己甚至还可在上腹部摸到肿块。

为什么会得胃癌？很重要的一个原因就是饮食习惯。一些人常吃重口味的食物，如腌制食物、辛辣食物、盐渍食品、熏制食物、含亚硝胺类化合物类食物等，这些都增加了胃癌发病的概率。进食霉变的食物，也会诱发胃癌。除饮食条件外，遗传因素、环境因素、个人的免疫因素也与胃癌有关。总之，胃癌的发病原因比较复杂。

胃癌患者在治疗过程中，可遵医嘱配合食物疗法更显效果。改变不良的饮食习惯，多吃新鲜蔬菜、水果，多饮新鲜牛奶，提倡饮茶，食物放冰箱贮藏等。不吃烫食，不暴饮暴食，不过快进食，避免进食粗糙食物，不在情绪欠佳时进食，不酗酒，不吸烟。此外，还应切实做到高度重视胃部慢性疾病的治疗，防患于未然。胃癌的防治偏方秘方有以下几种。

白及乌贼骨散

白及180克，海螵蛸（乌贼骨）、枯矾各120克，二丑、小苏打各240克，蛤蜊粉、瓦楞子各90克，陈皮、香附各60克。共研细末。每日饭前服12~18克，分2~3次服。抗癌。适用于溃疡性胃癌。

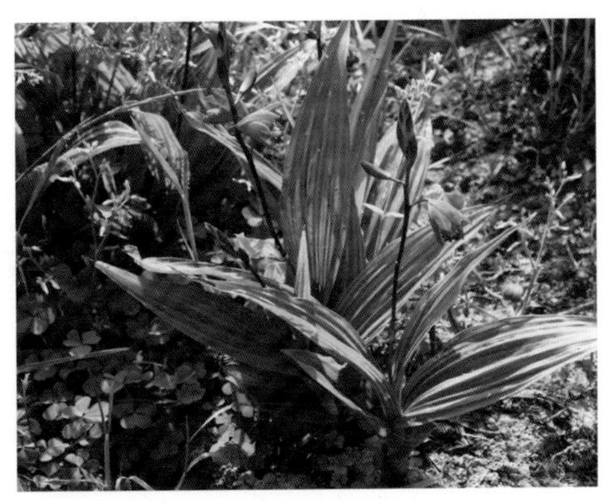

白及

石菖蒲土鳖虫汤

石菖蒲3克，土鳖虫、丹参、豆蔻各9克，大金钱草、接骨仙桃草、棉花根、铁树叶各15克，鬼针草30克，甘松、仙茅各4.5克。水煎取汁。每日1剂，分2次服。活血化瘀，消积散结。适用于胃癌。

参苓芪术当归汤

生党参、生黄芪各15克，茯苓、生白芍各12克，醋青皮9克，炒白术、香谷芽、炒当归、郁金、炒莪术、三棱各10克，绿萼梅6克。水煎取汁。每日1剂，分2次服。益气养血，化瘀散结。适用于胃癌。

参芪白术菝葜汤

党参、黄芪各15～20克，白术15克，生薏苡仁、菝葜各30克，生半夏12～15克，狼毒3～4.5克，陈皮6克，甘草3克。水煎取汁。每日1剂，分2次服，3个月为1个疗程。健脾散结。适用于晚期胃癌。

乌蛇鹿角霜散

乌梢蛇、鹿角霜、螃蟹各60克。晒干，碾细末，装瓶备用。每次5克，每日3次。破瘀消积，通络止痛。适用于气滞血瘀型胃癌。

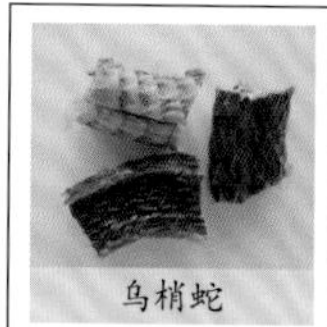
乌梢蛇

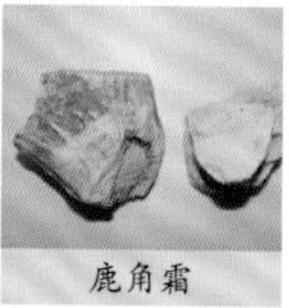
鹿角霜

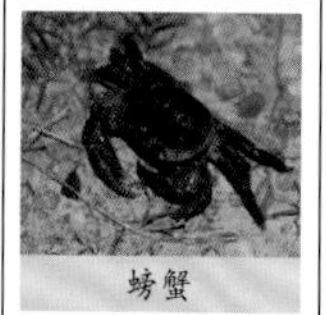
螃蟹

参芪鸡血藤汤

生黄芪、太子参、鸡血藤各30克，白术、茯苓各10克，枸杞子、女贞子、菟丝子各15克。水煎取汁。每日1剂，分2次服。益气养阴，健脾益肾。适用于胃癌。

附子人参良姜汤

附子、沉香各4.5克，人参7.5克，高良姜4克，姜半夏9克，木香3克。水煎取汁。每日1剂，分2次服。温阳暖胃，理气化瘀。适用于胃癌寒证者。

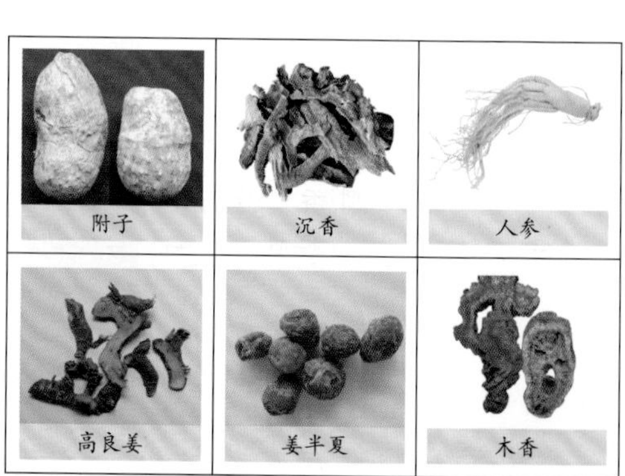
附子 沉香 人参 高良姜 姜半夏 木香

山豆根莪术汤

山豆根、山慈菇、土茯苓、金银花、连翘、虎杖、焦栀子、半枝莲、浙贝母、三棱、莪术、丹参、赤芍、穿山甲、土鳖虫、党参、黄芪、焦三仙各10克。水煎取汁。每日1剂，分2次服。益气活血，解毒散结。适用于胃癌。

参术茯苓枸杞汤

党参、生黄芪、芡实、莲子、熟地黄各15克，白术、茯苓、黄精各12克，甘草3克，白毛藤、白花蛇舌草各30克，三七1.5克（研，冲），大枣6枚，南沙参、羊肚枣各10克，枸杞子9克。水煎取汁。每日1剂，分3次服；术前、术后或化疗中均可服用。扶正培本，健脾和胃，理气消导，消瘀化结。适用于胃癌。

生大黄散

生大黄80克，蜂蜜100毫升。将生大黄晒干或烘干，研细粉，瓶装备用。用蜂蜜水送服，每次3克。每日3次，泻热通便，活血化瘀，凉血止血，抗癌。适用于热毒壅滞型胃癌出血。

参术半枝莲汤

党参、白花蛇舌草、半枝莲各30克，白术15克，茯苓12克，陈皮、胆南星、炒大黄（研粉，吞）各10克，沉香4克，豆蔻（后下）6克。水煎取汁。每日1剂，分2次服。益气健脾，降气和胃，化瘀抗癌。适用于晚期胃癌便血者。

蜈蚣全蝎乳没散

炙蜈蚣、全蝎各10克，乳香、没药各15克。将炙蜈蚣、全蝎、乳香、没药分别拣杂，洗净，晒干或烘干，炙蜈蚣、全蝎切碎，乳香、没药敲碎，共研细末，分成9包（瓶装，防潮，备用）。温开水送服；每日3次，每次1包。活血止痛，解毒散结。适用于瘀血凝滞型、气滞血瘀型癌症疼痛。

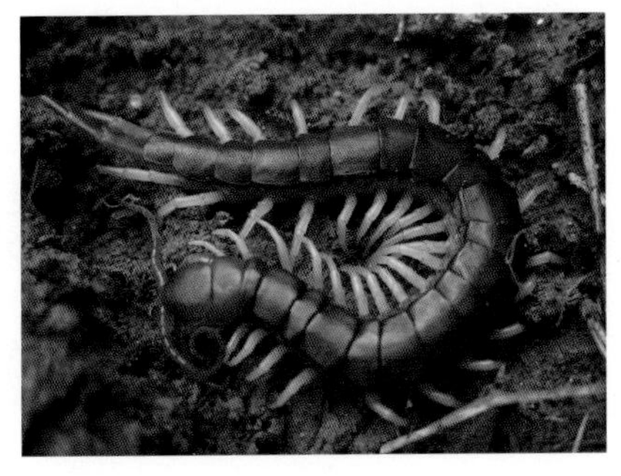

蜈蚣

蜈蚣乌蛇散

蜈蚣40条，乌梢蛇120克，土鳖虫、血竭各60克，白术、枳壳各100克。晒干或烘干，共研细粉，瓶装备用。每次服3克，每日3次。解毒化瘀，抗癌。适用于瘀毒内阻型胃癌。

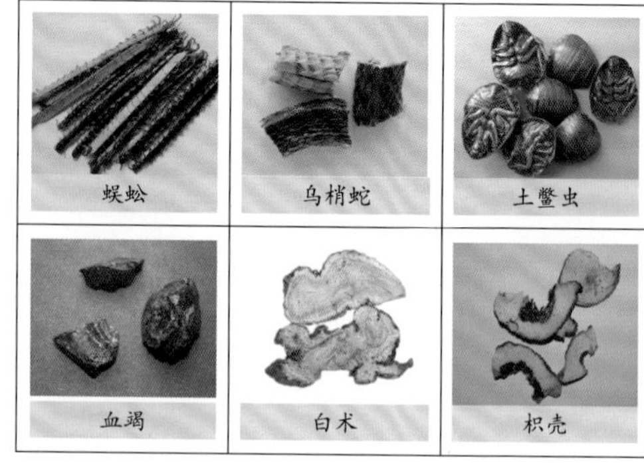

参芪藤梨根汤

生黄芪、重楼各15克，党参、六神曲、山楂、茯苓各12克，薏苡仁30克，白术、赤芍、白芍、炒谷芽、炒麦芽、枳壳、陈皮各10克，猕猴桃根（藤梨根）60克。水煎取汁。每日1剂，分2次服。益气养血，健脾理气，清热解毒，软坚散结，活血祛瘀，扶正祛邪。适用于中、晚期胃癌术后调理。

牡蛎石决明汤

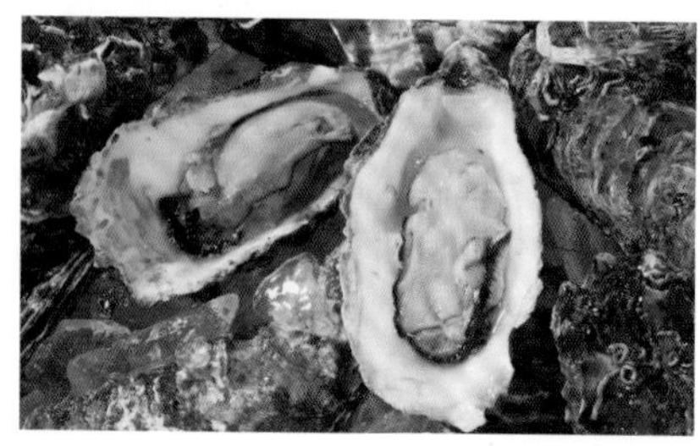
牡蛎

牡蛎、石决明、海浮石、海蒿子、昆布、蛤壳粉、紫菜各25克。洗净，同入锅中加适量水，武火煮沸改文火煎煮50分钟，去渣取汁。每日1剂，分2次服。软坚散结，活血止痛。适用于胃癌。

温馨提示

预防胃癌

预防胃癌，需要做到：注意饮食，少吃刺激性食物，多吃易消化食物；尽量少吃油炸、油煎的食物，不吃过烫的食物；不吃发霉、变质的食物，多吃新鲜果蔬；有胃溃疡病的人，应积极治疗，定期做胃镜检查，以防溃疡癌变；患有萎缩性胃炎的人，如果发生胃瘜肉，特别是其直径大于2厘米以上者，应定期做胃镜检查；在胃癌高发地区，人们应定期进行胃部检查，防患于未然。

党参半夏僵蚕汤

党参、半夏、僵蚕、炒白术、九香虫、茯苓各10克，炙甘草、陈皮各6克，生薏苡仁30克，蛤蚧2条。水煎取汁。每日1剂，分2次服，连服3～4个月；症状好转稳定后隔日1剂，间断坚持服药1～2年。健脾和胃，抗癌散结。适用于晚期胃癌术后者。

橘络半夏南星汤

橘络、炮姜、水蛭、全蝎、蚕茧各3克，生半夏、生胆南星、炒鱼鳔、炒白术各9克，补骨脂、淫羊藿、茯苓各12克，生牡蛎30克，人参、土鳖虫各6克。水煎取汁。每日1剂，分2次服。清热解毒，化瘀散结。适用于晚期胃癌。

二乌槟榔香附汤

乌药、枳壳各6克，海螵蛸30克，槟榔、香附、炒莱菔子各15克，陈皮、半夏、三棱、莪术、桃仁、红花、木香、高良姜、佛手、木鳖子各9克。水煎取汁。隔日1剂，分2次服。散结抗癌。适用于胃癌。

参麦扁豆玉竹汤

西洋参、炙甘草各10克，麦冬、白扁豆、玉竹、大枣、生地黄各15克，麦芽12克，姜半夏5克。水煎取汁。每日1剂，分2次服。滋养胃阴，降逆止呕。适用于晚期胃癌日久或化疗毒副反应出现胃阴亏虚症状者。

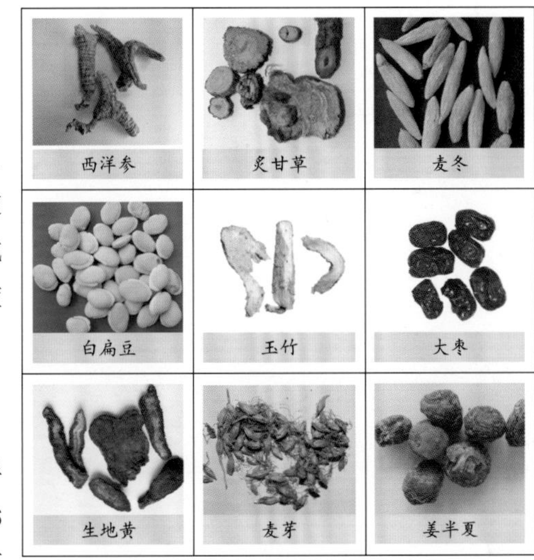

吴茱萸白术汤

吴茱萸9克，炒白术、制半夏各15克，姜黄连、母丁香各6克，赭石、党参各30克，茯苓20克，金石斛12克，炙甘草10克。水煎取汁。每日1剂，分2次服。平肝降逆，健脾和胃。适用于胃癌术后呃逆不止。

附片桂枝汤

附片、桂枝尖、薤白、降香、厚朴、木香、炒枳壳、陈皮各6克，干姜3克，黄药子、鸡内金各10克。水煎取汁。每日1剂，分2次服。温中健脾，和胃止呕。适用于胃癌。

旋覆花代赭石汤

旋覆花、威灵仙、菝葜各15克，赭石30克，姜半夏、刀豆子、急性子、姜竹茹、山慈菇、五灵脂各9克。水煎取汁。每日1剂，分2次服。清热解毒，化瘀散结。适用于胃癌。

柴胡香附木香汤

柴胡、香附、木香、枳壳、法半夏、焦三仙各10克，莱菔子、预知子各15克。水煎取汁。每日1剂，分2次服。疏肝和胃，消积导滞。适用于胃癌。

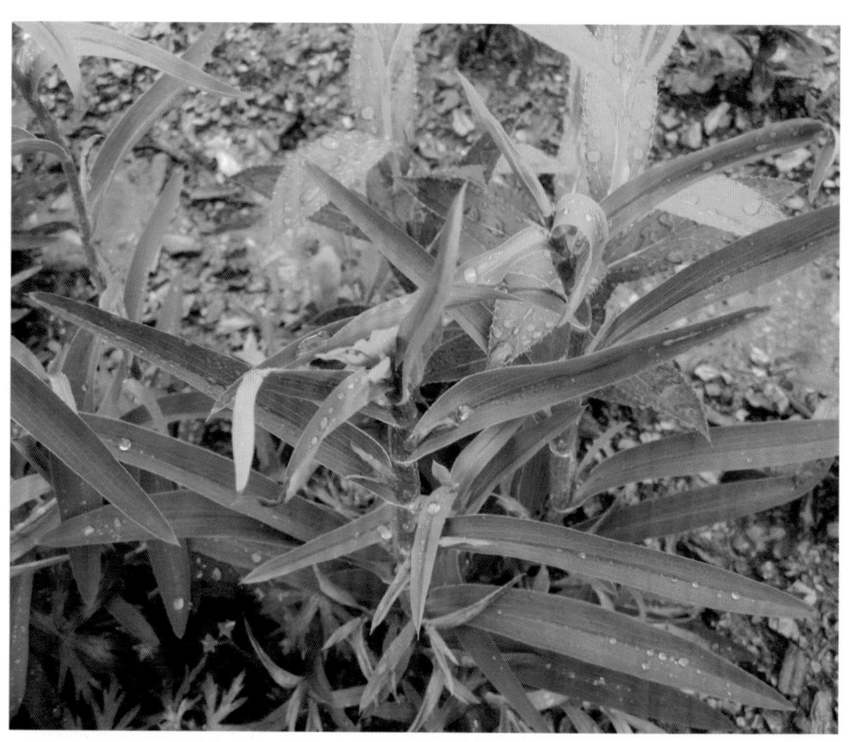

柴胡

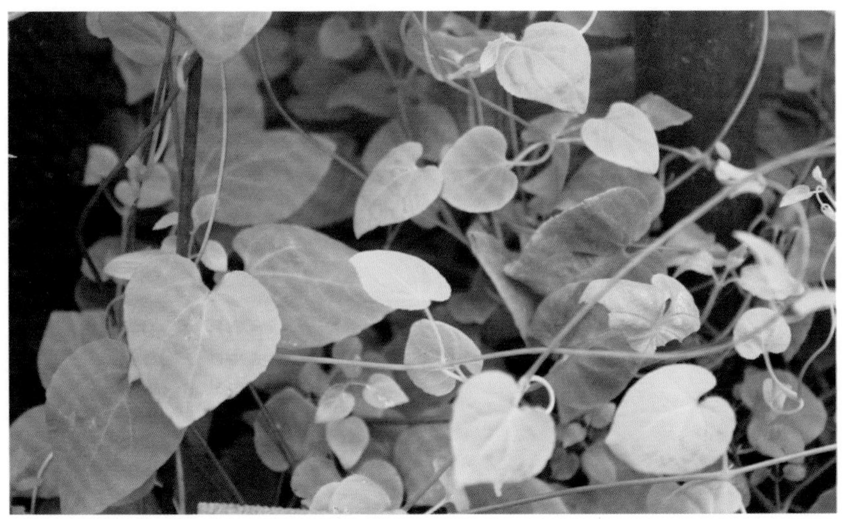

党参

参术金石斛汤

党参30克，炒白术、金石斛各15克，茯苓20克，制半夏、醋厚朴各12克，陈皮、砂仁、母丁香各6克，炙甘草10克。水煎取汁。每日1剂，分3次服。温中健脾，和胃降逆。适用于胃癌术后呃逆不止。

山楂麦芽瓦楞汤

焦山楂、川楝子、焦麦芽、陈皮、木香、生枳实各9克，煅瓦楞、生牡蛎各30克，鸡内金6克，延胡索、夏枯草、丹参各15克，昆布、桃仁、海藻各12克。水煎取汁。每日1剂，分2次服。消食健脾，理气散结。适用于胃癌。

银花公英茯苓汤

金银花、蒲公英各30克，茯苓12克，陈皮、厚朴、桃仁、石斛、枇杷叶、生半夏、海螵蛸、浙贝母各9克，香附、竹茹各6克，蜈蚣5条，谷芽10克。水煎取汁。每日1剂，分2次服。清热解毒，化瘀散结。适用于胃癌。

藤梨根虎杖汤

猕猴桃根（藤梨根）60克，虎杖、石打穿、白花蛇舌草、半枝莲各30克，瞿麦、丹参各15克，延胡索、陈皮、茯苓、姜黄、香附各9克，甘草6克。水煎取汁。每日1剂，分2次服。解毒化瘀，理气和胃。适用于胃癌。

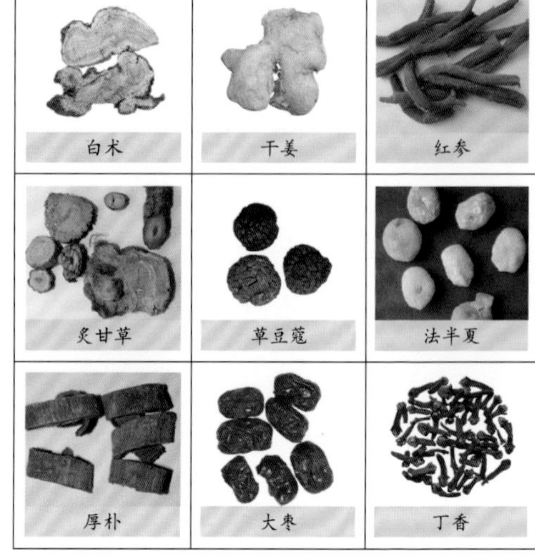

红参白带干姜汤

白术12克，干姜5克，红参、炙甘草、草豆蔻、法半夏、厚朴各10克，大枣20克，丁香3克。水煎取汁。每日1剂，分2次服。温中补气。适用于胃癌。

四白香附黄芪汤

白扁豆30克，白及、土白术、香附各20克，炒白芍、黄芪各15克，甘草、五灵脂、桃仁、草果、升麻各10克。水煎取汁。每日1剂，分2次服。益气健脾，活血散结。适用于胃癌。

黄芪藤梨根汤

黄芪、重楼各15克，猕猴桃根（藤梨根）、生薏苡仁各30克，党参、茯苓、赤芍、白芍各12克，白术、六神曲、山楂各10克，炒枳壳9克。水煎取汁。每日1剂，分2次服。益气健脾，解毒散结。适用于胃癌。

瓜蒌橘皮莪术汤

瓜蒌、橘皮各25克，莪术、炒枳实、香附各20克，木香、黄连、当归、木瓜、清半夏各15克，柴胡12克，炒白芍30克，甘草10克。水煎取汁。每日1剂，分2次服。理气和胃，化痰行瘀。适用于胃癌。

半夏鳖甲桔梗汤

半夏5克，鳖甲、桔梗、前胡各3克，人参2克，干姜5克，枳实1克，吴茱萸0.5～1克。水煎取汁。每日1剂，分2次服。温中理气，化瘀散结。适用于胃癌。

参麦山药虎杖汤

太子参、麦冬、半边莲、北沙参、重楼各15克，山药、虎杖、莲子各10

克，白花蛇舌草30克，制鳖甲、丹参各20克，浙贝母9克，赤芍12克。水煎取汁。每日1剂，分2次服。益胃健脾，解毒化瘀。适用于胃癌。

太子参杞芪汤

太子参、枸杞子、黄芪各20克，山药、熟地黄、山茱萸、当归、白芍各15克，杜仲12克，炙甘草10克。水煎取汁。每日1剂，分2次服。健脾益肾，补气生血。适用于晚期胃癌出现气血两虚、白细胞下降者。

苓带半夏内金汤

陈皮、鸡内金各10克，茯苓、黄芩、连翘、炒莱菔子、甘松、川楝子、虎杖各15克，白术、半夏各12克，壁虎1条。水煎取汁。每日1剂，分2次服。理气和中，解毒化瘀。适用于胃癌。

黄芪女贞子汤

黄芪、女贞子、半枝莲、重楼各30克，当归、鸡血藤、白芍、白术、熟地黄各15克，甘草9克，阿胶（烊化）、淫羊藿、人参（另煎）各10克。水煎取汁。每日1剂，分2次服。益气养血，解毒化瘀。适用于气血亏虚型胃癌。

温馨提示

胃癌早知道

胃癌发病前，身体会发出某些疾病信号：

一是腹痛。胃癌初发时导致的腹痛往往不具有明显的规律性，这与胃溃疡引起的疼痛有很大的差别。胃溃疡多为进食后上腹隐痛、钝痛或烧灼感，随着食物的排空症状可逐渐缓解，规律性十分明显。

二是体重减轻。有20%～60%的胃癌患者在发病早期，体重会在短期内明显下降。

三是慢性贫血。胃脏出现问题，会导致人体吸收营养差，因此患者多有慢性贫血存在。

四是上腹饱胀、恶心、厌食。临床发现，约有30%的胃癌患者以恶心、厌食、呕吐为首发症状。胃癌患者进食后，腹部出现饱胀不适、食物排空困难等症状。如果癌肿在幽门附近，症状会更加明显。

五是常规抗溃疡治疗无效。如果病症为胃溃疡，吃抗溃疡的药，病症会得到缓解；如果吃药后，症状没有任何减轻迹象，则应积极到医院检查，警惕癌变的可能。

川芎地龙葛根汤

川芎、葛根、三棱、牛膝各30克，地龙15克。水煎取汁。每日1剂，分2次服。活血化瘀。适用于胃癌。

参术山药泽泻汤

白术12克，茯苓、山药、炒白扁豆、泽泻各15克，生晒参、炙甘草、陈皮各10克。水煎取汁。每日1剂，分2次服。益气健脾，化湿降浊。适用于晚期胃癌出现脾胃气虚症状者。

山茶花柿霜汤

山茶花4.5克，柿霜12克，玫瑰花、石菖蒲各3克，红木香6克，铁树叶、姜半夏各9克，荜澄茄2.4克，蒲公英15克。水煎取汁。每日1剂，分2次服。消积散结，和胃止呕。适用于胃癌反胃、呕吐。

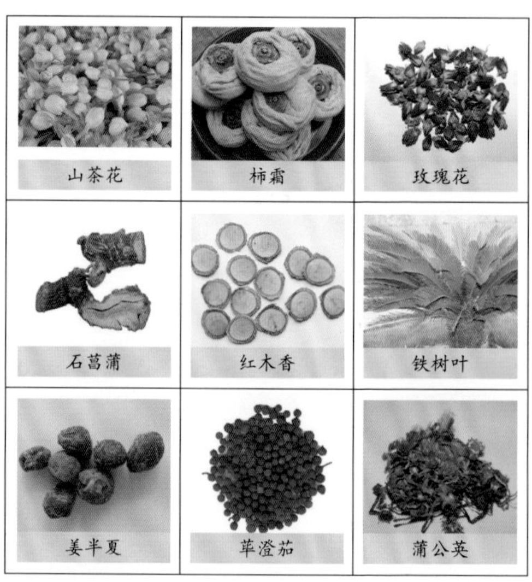

桃仁红花当归汤

桃仁、红花、川芎、赤芍、五灵脂、延胡索、牡丹皮、香附、枳壳、山慈菇各10克，当归12克，白花蛇舌草15克，甘草6克。水煎取汁。每日1剂，分2次服。行气化瘀，消积散结。适用于胃癌。

参术黄芪汤

党参、白术、黄芪、乌梢蛇各15克，升麻、全蝎各6克，当归、陈皮各10克，山楂12克，蜈蚣1条（去头足）。水煎取汁。每日1剂，分2次服。扶正固本，补中益气。适用于胃癌。

芦苇根茎饮

芦根15克。加水300毫升煎汁。代茶饮。清热解毒，化瘀散结。适用于胃癌。

鸡内金饮

鸡内金10～15克。加200毫升水煎汁。代茶饮，分3次服。清热解毒，化瘀散结。适用于胃癌。

玫瑰花饮

玫瑰花瓣10克，茉莉花、绞股蓝、绿茶各5克。合置一大杯中，沸水冲泡即成。每日频饮。理气解郁，疏肝健脾，止痛抗癌。适用于胃癌。

大黄蜜饮

生大黄80克，蜂蜜100毫升。将生大黄晒干或烘干，研成细粉，瓶装备用。每日3次，每次用适量温蜂蜜水送服3克。泻热通便，活血化瘀，凉血止血，抗癌。适用于热毒壅滞、胃癌出血。

蒲黄五灵脂蜜饮

蒲黄粉30克，五灵脂40克，生山楂15克，蜂蜜60毫升。将五灵脂、生山楂（洗净后切片）同放入沙锅，加适量水浓煎30分钟，用洁净纱布过滤，去渣取汁入沙锅，调入蒲黄粉，视滤汁量可再加清水适量，再煎煮15分钟，离火，待温时调入蜂蜜拌匀。每日3次，每次100毫升，温服。活血化瘀，抗癌止痛。适用于气滞血瘀型胃癌，症见胃脘刺痛、舌质紫暗等。

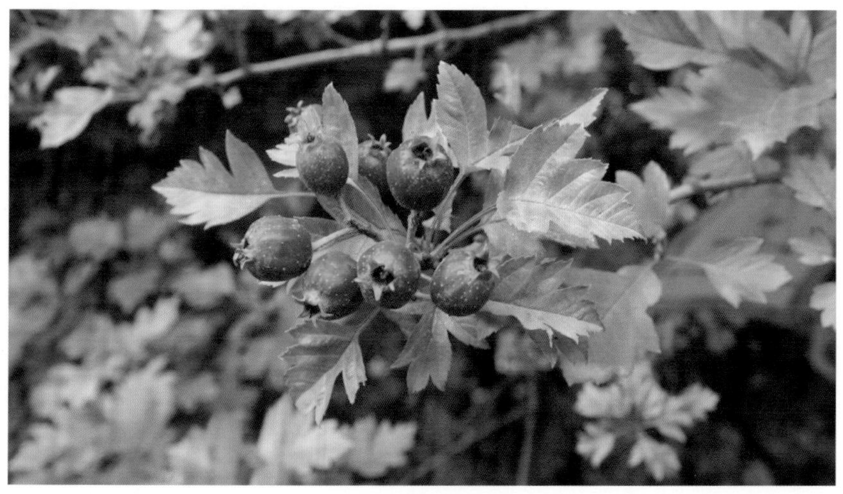

山楂

薏仁菱角饮

薏苡仁、菱角、半枝莲各30克。水煎。每日1剂，分2次服。可长期服用。益气健脾，化湿抗癌。适用于胃癌。

甘草白芍蜜饮

甘草20克，杭白芍30克，蜂蜜30毫升。将甘草、杭白芍洗净，入锅加水武火煮沸，改文火煎煮30分钟，去渣，取汁，待温后调入蜂蜜。上、下午分服。滋阴清热，缓急止痛。适用于胃热伤阴型胃癌，对胃癌、肝癌疼痛尤为适宜。

白花蛇舌草茯苓蜜饮

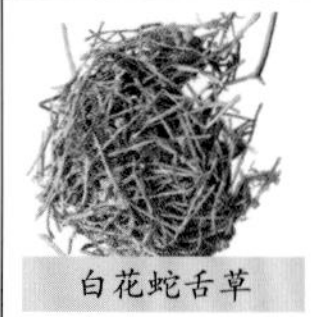
白花蛇舌草

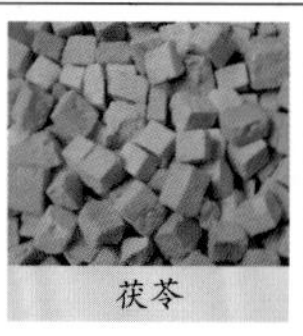
茯苓

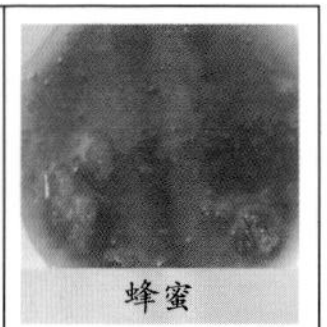
蜂蜜

白花蛇舌草30克，茯苓15克，蜂蜜20毫升。将采收的白花蛇舌草洗净，晒干，切成碎小段，备用。再将茯苓拣杂，洗净，晒干或烘干，切成片，与白花蛇舌草碎小段同放入沙锅，加水浸泡片刻后煎煮30分钟，用洁净纱布过滤，去渣，取汁后再用文火浓缩至300毫升，离火，待温时兑入蜂蜜拌匀。每日2次，每次150毫升，温服。解毒抗癌，清热健脾。适用于胃癌、膀胱癌、乳腺癌、白血病等。

半枝莲甘草蜜饮

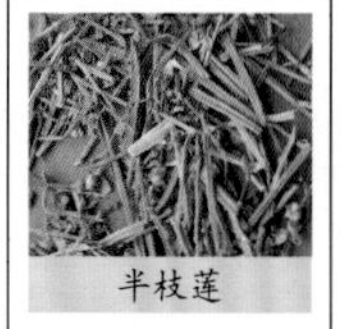
半枝莲

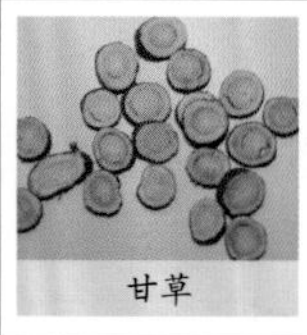
甘草

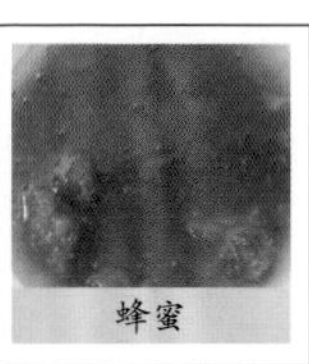
蜂蜜

半枝莲30克，甘草60克，蜂蜜20毫升。将前2味加适量水，用武火煎煮1小时后去渣，取汁，待温后兑入蜂蜜调匀。上、下午分服。清热解毒，活血化瘀，抗癌。适用于瘀毒内阻型胃癌。

病能论（二）

本篇要点

本节全面讲述患了阳厥与酒风，应该如何进行诊治与治疗的方法。

原文译注

原文 帝曰：有病怒狂者，此病安生？

岐伯曰：生于阳也。

帝曰：阳何以使人狂？

岐伯曰：阳气者，因暴折而难决，故善怒也，病名曰阳厥。

帝曰：何以知之？

岐伯曰：阳明者常动，巨阳少阳不动，不动而动大疾，此其候也。

帝曰：治之奈何？

岐伯曰：夺其食即已。夫食入于阴，长气于阳，故夺其食即已。使之服以生铁洛①为饮，夫生铁洛者，下气疾也。

译文

黄帝问：有种病使人容易狂怒，这是怎么发生的呢？

岐伯说：这是源于阳气而生。

黄帝问：阳气为什么会使人狂怒呢？

岐伯说：阳气如果受到强烈的刺激，就会运行不畅，从而使人气厥上逆，人就会变得狂怒，因此这个病就叫作阳厥。

黄帝问：那要如何知道是阳气所生的病症呢？

岐伯说：通常阳明经脉是一直处于常动之中的，而太阳、少阳经脉不经常动，如果原本不怎么动的太阳、少阳之脉突然大动而疾劲，就是病生于阳气的症状了。

黄帝问：那应该如何来治疗呢？

岐伯说：得了阳厥的患者，不能让其进食。食物需要脾气运化，从而滋生阳气，所以要给阳厥患者禁食，等到阳气变弱时，病就会好了。然后再用生铁洛煎水给患者服用，因为生铁洛最能降气散结。

帝曰：善。有病身热解堕[②]，汗出如浴，恶风少气，此为何病？

岐伯曰：病名曰酒风。

帝曰：治之奈何？

岐伯曰：以泽泻，术各十分，麋衔[③]五分，合，以三指撮，为后饭。

译文

黄帝说：说的好！那么有的人会全身发热，身体乏力懈怠，大量出汗，如同洗澡一般，又怕风吹，而且气短，这是什么病呢？

岐伯说：这种病称酒风。

黄帝问：那怎么进行治疗？

岐伯说：用泽泻、白术各一钱，麋衔半钱，三样合在一起碾成粉，每次取少量，在饭前服下就行了。

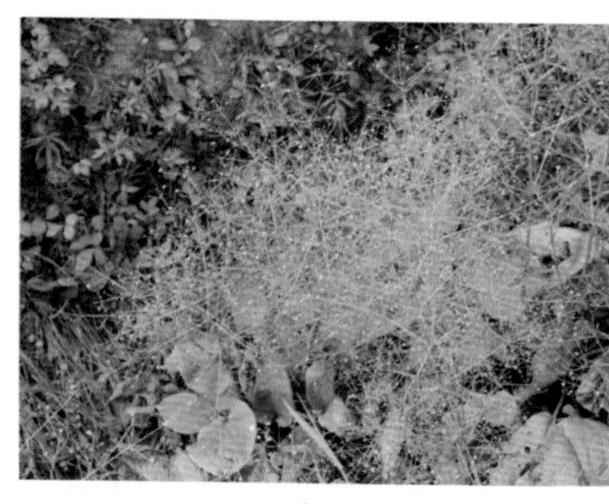

泽泻

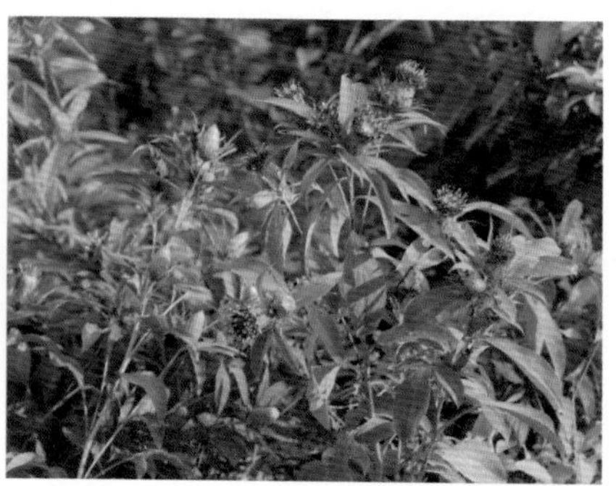

白术

注释

①生铁洛：又称铁落花，其效可平肝镇惊，能治热症、癫狂之症。

②解堕：解，通“懈”；堕，通“惰”；意思为腰体无力，懈怠柔软。

③麋衔：又名鹿衔草，可补肾祛风，能除湿强骨。

养生智慧

1. 阳盛体质的调理方法

【阳盛体质的症状】

对于阳盛体质来说，在很多方面都会表现出来，一般情况下，阳盛体质的人喜凉怕热、面色发红、脾气烦躁、粗声粗气。同时，阳盛体质的人虽然身体表现的非常强壮，但很容易突然发病，为突发病、急性病的主要人群。

【阳盛体质的易患病症】

原因不明的发热、心跳加速、长期低热、身心焦躁，称潮热之症。同时，阳盛体质又会多发实证，高热、不恶寒、发热温度偏高等。另外，阳盛体质者还多伴有口舌糜烂、生疮、舌尖红、目赤耳鸣、口苦咽干、咳嗽、大便秘结、胃火等。

【调理方法】

第一，可看中医进行体质平衡的调理，日常中若大便干燥，可常饮用苦丁茶、菊花茶；若口干舌燥，应常服麦冬汤。而中医学认为，常用的丹栀逍遥散是比较有效的改善阳盛体质者心情的中药，平时可以有意识地服用，从心境上进行适当调理。

第二，放松精神，平心养气以助阴阳平衡。凡阳盛体质之人多会暴躁易怒，而且好动，不能控制自己。这种行为对于身体伤害很大，平时应该放松精神，对人多加包容，锻炼平和的心态。通过有意识地自我调节，可以让情绪得到改善，从而帮助体内的阳气生发有所收敛。

第三，饮食多吃温凉，少食高热之物。辛辣类的葱、姜、辣椒、咖喱等一定要注意少吃甚至不吃；而羊肉、狗肉等高热量的食物则要戒掉。反而是西瓜、香蕉、芹菜、莲藕、苦瓜类的凉性食物，更有助于阳气的平衡。最后，一定要少喝酒，特别是白酒，能不喝最好做到戒除。

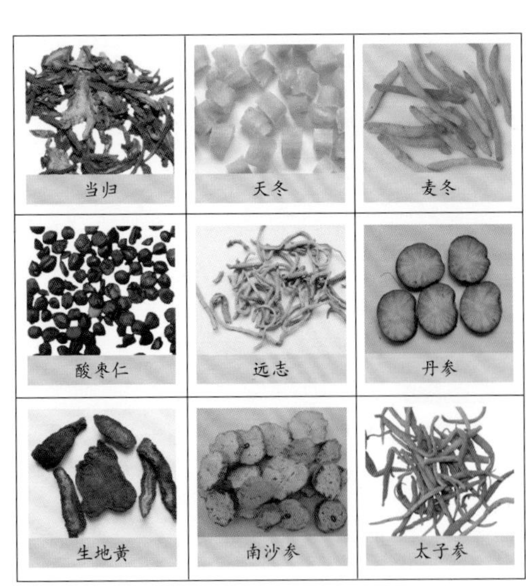

2. 亦食亦药平衡阳盛体质

（1）中药补心丹

【原料】当归、天冬、麦冬、酸枣仁、远志、丹参各10克，生地黄20克，南沙参、太子参各15克。

【制法】清洗后放进清水中浸泡30分钟，一起放进沙锅中加适量清水煎煮；武火煮开，文火煎煮30分钟，去渣取汁。

【用法】每日1剂，10日为1个疗程。

【功效】滋阴祛火，补心消烦。

【适用】心悸、心烦、易怒的阳盛体质者。

（2）山药兔肉煲

【原料】兔肉100克，山药200克，料酒、葱、盐、植物油各适量。

【制法】将山药去皮，切成2厘米左右的条状；葱切成小段；兔肉洗净，切成小块，放进锅内加植物油翻炒一会儿，然后加葱、料酒、清水武火煮开。然后将兔肉连汤一起倒入煲内，直接加山药条，武火煲开，转文火煲1小时，放盐调味即可。

【用法】每周1～2次，佐餐食。

【功效】养阴生津，润泽肠道。

【适用】适合阴虚阳盛、津液不足、常有消渴者。

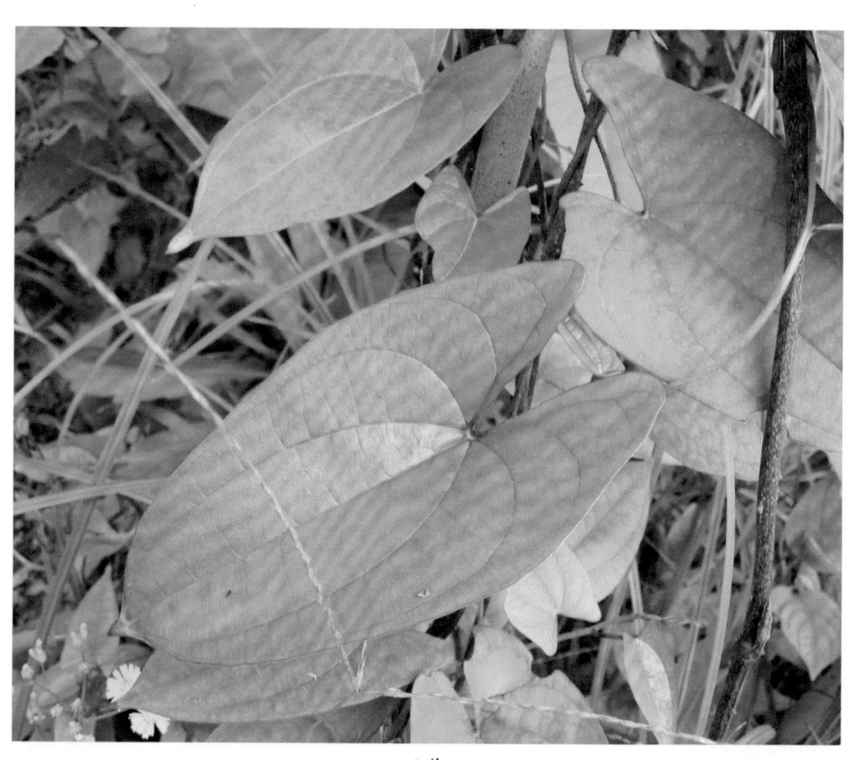

山药

大奇论

本篇要点

1. 从脉象变化入手分析疝、瘕、偏枯、暴厥等病的病机、预后。
2. 介绍心、肝、肾及胆、胃、大肠等脏腑精气不足的死期。

原文译注

原文 肝满肾满肺满[①]皆实，即为肿。肺之雍，喘而两胠满。肝雍，两胠满，卧则惊，不得小便。肾雍，脚下至小腹满，胫有大小[②]，髀䯒大跛，易偏枯。心脉满大，痫瘛筋挛。肝脉小急，痫瘛筋挛。肝脉骛暴，有所惊骇，脉不至若瘖，不治自已。肾脉小急，肝脉小急，心脉小急，不鼓皆为瘕。

译文

肝经、肾经、肺经胀满者，其脉搏必实，当即发为浮肿。肺脉壅滞，则呼吸喘促，两胁胀满。肝脉壅滞，则两胁胀满，睡卧时惊惕不安，小便不利。肾脉壅滞，则两胁下至小腹部胀满，足胫部时肿时消，胯及胫肿胀，以致行动不便，而成跛行，日久易发生偏枯即半身不遂病。心脉满大，是心经热盛，可出现癫痫、手足抽搐及筋脉拘挛等症。肝脉小急，也会出现癫痫、手足抽搐和筋脉拘挛等症。肝脉的搏动急疾而乱，是由于受了惊吓，如果按不到脉搏或突然出现失音的，这是因惊吓一时气逆而致脉气不通，不需治疗，待其气通即可恢复。肾、肝、心三脉细小而急疾，浮取不鼓出于指下者，是气血积聚在腹中的瘕病。

原文 肾肝并沉为石水，并浮为风水，并虚为死，并小弦欲惊。肾脉大急沉，肝脉大急沉，皆为疝。心脉搏滑急为心疝，肺脉沉搏为肺疝。三阳[③]急为瘕，三阴[④]急为疝，二阴[⑤]急为痫厥，二阳[⑥]急为惊。脾脉外鼓，沉为肠澼，久自已。肝脉小缓为肠澼，易治。肾脉小搏沉，为肠澼下血，血温[⑦]身热者死。心肝澼亦下血，二脏同病者可治，其脉小沉涩为肠澼，其身热者死，热见七日死。

译文

肾脉和肝脉均见沉脉，为石水病；均见浮脉，为风水病；均见虚脉，为死症；均见小弦脉，主将要发生惊病。肾脉沉大急疾，肝脉沉大急疾，均为疝病。心脉搏动急疾流利，为心疝；肺脉沉而搏击于指下，为肺疝。太阳之脉急疾，是受寒血凝为瘕；太阴之脉急疾，是受寒气聚为疝；少阴之脉急疾，主癫痫和厥病；阳明之脉急疾，主惊病。脾脉见沉而又有向外鼓动之象，是痢疾，为里邪出表的脉象，日久必然自愈。肝脉小而缓慢的，为痢疾邪气较轻，容易治愈。肾脉沉小而动，是痢疾，或大便下血，若血热身热，是预后不良的死症。心肝二脏所发生的痢疾，亦见下血，如果是两脏同病的，可以治疗，若其脉都出现小沉而涩滞的痢疾，兼有身热的，预后多不良，如连续身热七日以上，就会死亡。

原文 胃脉沉鼓涩，胃外鼓大，心脉小坚急，皆鬲偏枯，男子发左，女子发右，不瘖舌转，可治，三十日起。其从者瘖，三岁起。年不满二十者，三岁死。脉至而搏，血衄身热者死。脉来悬钩浮为常脉。脉至如喘，名曰暴厥，暴厥者不知与人言。脉至如数，使人暴惊，三四日自已。

译文

胃脉沉而应指涩滞，或者浮而应指甚大，以及心脉细小坚硬急疾的，都属气血隔塞不通，当为半身不遂的偏枯病。若男子发病在左侧，女子发病在右侧，说话正常，舌头转动灵活，尚可以治疗，经过30日可以痊愈。如果男病在右侧，女病在左侧，不能说话的，需要3年才能痊愈。如果患者年龄不满20岁，此为禀赋不足，不出3年就要死亡。脉来搏指有力，病见衄血而身体发热，为真阴脱败的死症。若是脉来浮钩如悬的，则是失血病应当出现的常脉。脉来喘息，突然昏厥，不知人事的，称“暴厥”。脉来如热盛之数，主近日突然受到惊吓，经过三四日就会自行恢复。

注释

①满：此处指“脉气满实”。

②胫有大小：两小腿大、小不一样。

③三阳：指太阳经。

④三阴：指太阴经。

⑤二阴：指少阴经。

⑥二阳：指阳明经。

⑦温：当作“溢”字。

养生智慧

1. 攻克细菌性痢疾的经典汤方

（1）乌龙煎剂

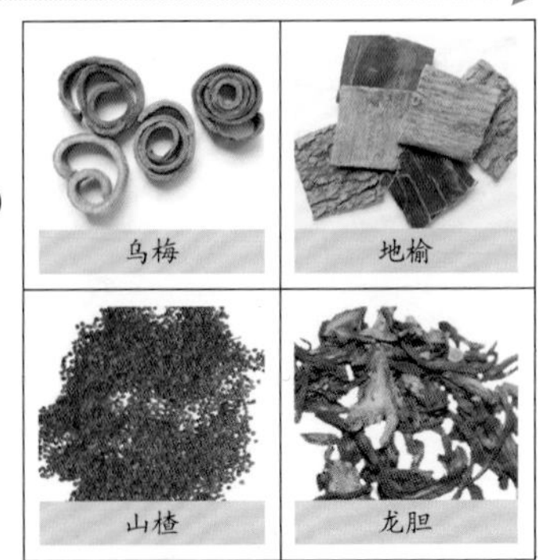

乌梅 地榆 山楂 龙胆

【原料】乌梅30克，地榆12克，山楂20克，龙胆15克。

【制法】水煎，取汁。

【用法】每日1剂，分2次服。

【功效】清热燥湿，导滞凉血，收敛止泻。

【适用】细菌性痢疾等。

（2）菌痢汤

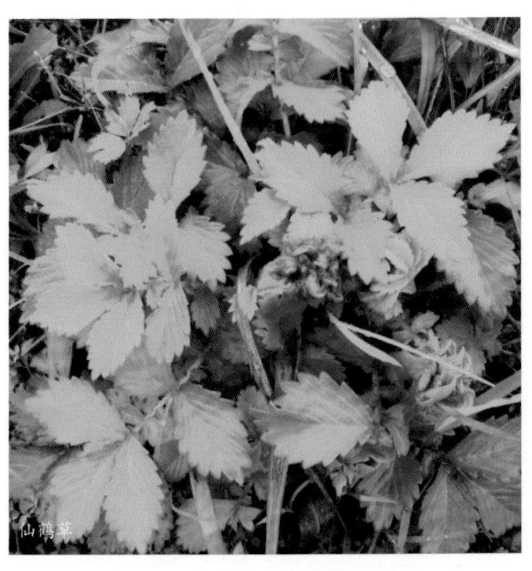

仙鹤草

【原料】黄连20克，金银花、白头翁、秦皮、炒地榆、乌梅、仙鹤草、山楂各50克，大黄30克。

【制法】加水浸泡30分钟后煎2次，每次取煎汁250毫升，共取煎汁500毫升。

【用法】灌肠，每次灌入150～250克，药液温度在37℃左右为宜，保留30分钟。每日2次，3日为1个疗程。

【功效】清热解毒，凉血止痢。

【适用】细菌性痢疾等。

（3）参蛎三荷汤

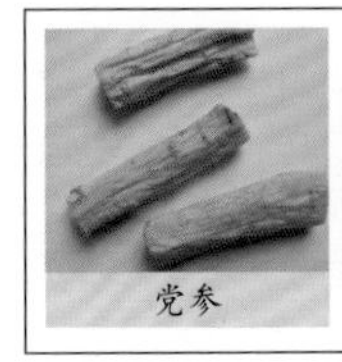

党参

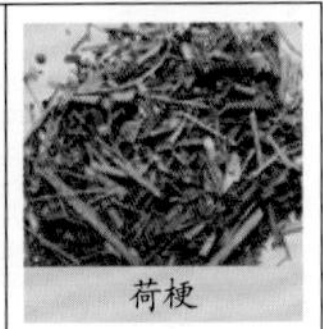

荷梗

【原料】党参、生牡蛎各31克，荷叶、荷梗、荷叶蒂各15克。

【制法】水煎，取汁。

【用法】每日1剂，分2次服。

【功效】清热利湿，解暑止痢。

【适用】细菌性痢疾等。

（4）黄连红曲汤

【原料】黄芩、黄连（姜汁炒）、白芍、炙甘草、橘红、红曲、麸炒枳壳、建莲（去皮）各3克，升麻（炒）0.6克。

【制法】水煎，取汁。

【用法】每日1剂，分2次服。

【功效】清热燥湿，行气止痢。

【适用】细菌性痢疾等。

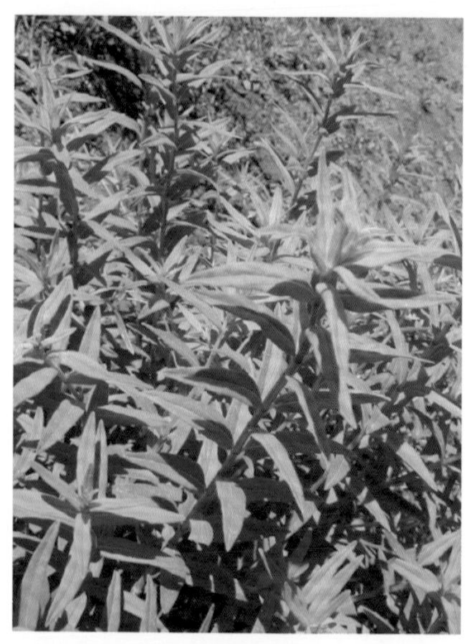

黄芩

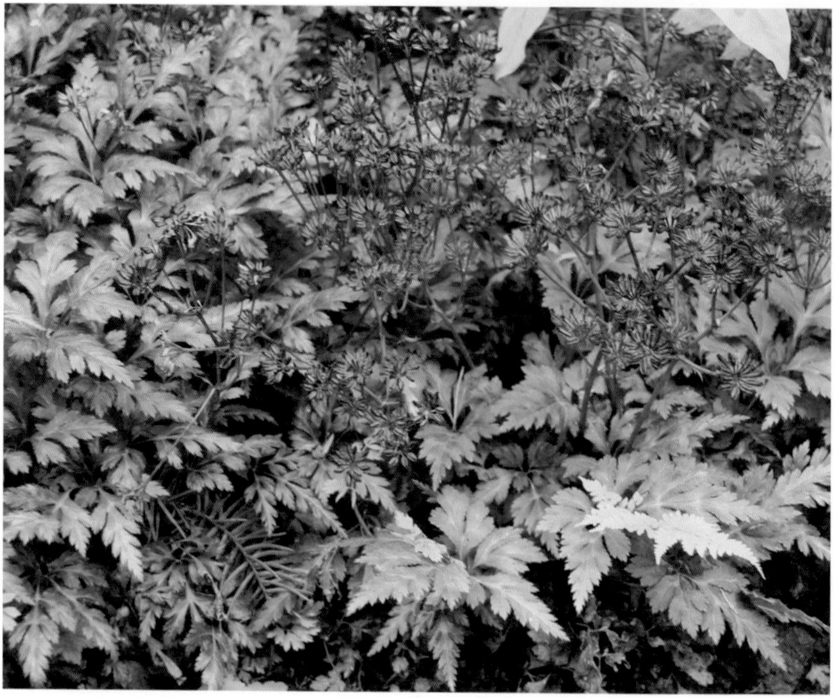

黄连

2.“清肺”的两大经典老偏方

（1）枇杷粥

【原料】枇杷6枚，西米50克，白糖适量。

【制法】将枇杷去核，西米浸透。清水上锅烧开，然后把枇杷、白糖和西米放进开水锅里熬煮成粥便可。

【用法】待温食，不宜多服。

【功效】润肺止渴，止咳下气。

【适用】肺热壅盛、咳嗽、咯血、哮喘、呕逆等。

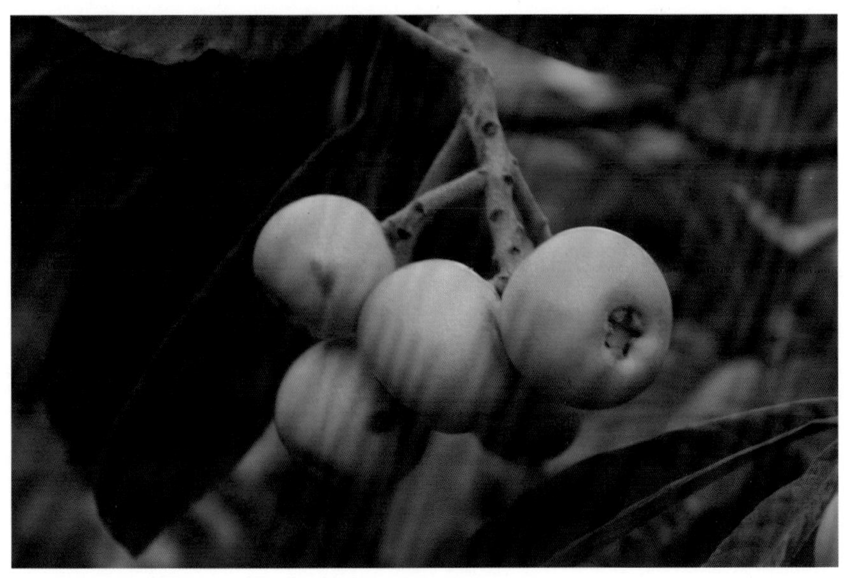

枇杷

（2）桑皮粥

【原料】桑白皮90克，粳米30克，冰糖适量。

【制法】将桑白皮水煎取汁，再用药汁熬粳米粥，待粥快熟时加入冰糖稍煮即可。

【用法】早、晚温热食。寒饮咳喘、痰白、质稀、量多者不宜食用。

【功效】泻肺平喘，利水消肿。

【适用】肺热咳嗽、痰黄黏稠、水肿胀满、小便不利等。

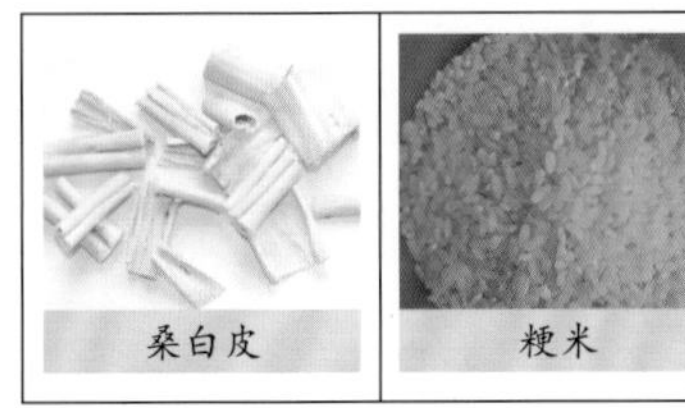

脂肪肝

脂肪肝是因脂肪在肝内的堆积所致。根据肝细胞内脂滴大小不同，又可分为大泡型脂肪肝和小泡型脂肪肝两大类。造成脂肪肝的原因很多，肥胖是一个重要原因，营养素摄入不足也会引起脂肪肝。酗酒、糖尿病、肝炎患者吃糖过多等原因都会引起脂肪肝。临床主要症状为短期内体重迅速增加，食欲亢进，肢体沉重，大便溏，甚则黏滞不爽，脉沉或沉滑，舌质偏暗，苔多见白腻。治疗时宜清热利湿、行气活血、化痰降浊、疏肝利胆。脂肪肝的防治偏方秘方有以下几种。

参芪茵陈汤

丹参、黄芪、茵陈各30克，柴胡、当归、鸡血藤各15克，白术、牛膝、泽泻、山楂、枸杞子、淫羊藿、枳壳、黄皮各10克，生大黄（后下）9克。水煎取汁。每日1剂，分2次服，连服2～4个月。健脾补肾，活血通络，行气化湿。适用于脂肪肝。

降脂益肝汤

泽泻20～30克，生何首乌、草决明、丹参、黄精各15～20克，生山楂30克，虎杖12～15克，大荷叶15克。水煎取汁。每日1剂，分2次服，连服4个月为1个疗程。清热利湿，活血化瘀。适用于脂肪肝。

人参枸杞子饮

人参2克，枸杞子30克，粟米100克。将人参晒干或烘干，研成极细末，备用。将粟米和枸杞子淘洗干净，放入沙锅，加适量水，先用武火煮沸再改用文火煨煮40分钟，待粟米粥将熟时调入人参细末，搅匀即成。代茶饮，可连续冲泡3～5次，当日饮完。降脂降压。适用于肝肾阴虚型脂肪肝。

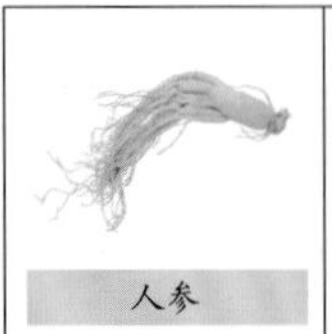
人参

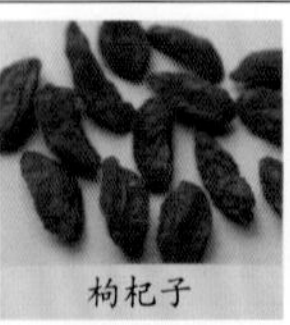
枸杞子

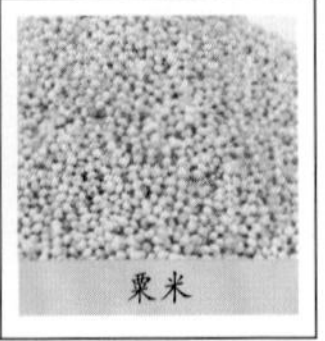
粟米

祛湿化痰复肝汤

茵陈、豆蔻、厚朴、泽兰、郁金、金钱草、草决明、生槐花各15克，土茯苓20克，生薏苡仁、山楂、丹参各30克。水煎30分钟，去渣取汁。每日1剂，分2次服。祛湿化痰，平肝活血。适用于脂肪肝。

平肝活血复肝汤

山楂、草决明各30克，丹参20克，乌梅、夏枯草、生槐花、板蓝根各15克，赤芍、当归、郁金、苦参、半枝莲、枯矾各10克，土茯苓、连翘各12克，青黛6克。水煎40分钟，去渣取汁。每日1剂，分2次服。平肝解郁，活血消瘕。适用于脂肪肝。

青皮红花饮

青皮、红花各10克。将青皮、红花去杂质，洗净，青皮晾干后切成丝，与红花同入沙锅，加水浸泡30分钟后煎煮30分钟，用洁净纱布过滤取汁。代茶饮，可连续冲泡3～5次，当日饮完。疏肝解郁，行气活血。适用于肝郁气滞型脂肪肝。

陈皮决明子饮

陈皮10克，决明子20克。将陈皮拣去杂质，洗净后晾干或烘干，切碎，备用。将决明子洗净，敲碎，与切碎的陈皮同放入沙锅，加水浓煎2次，每次20分钟，过滤，合并2次滤汁，再用文火煨煮至300毫升即成。代茶饮，可连续冲泡3～5次，当日饮完。燥湿化痰，清肝降脂。适用于肝郁气滞型脂肪肝。

决明降脂饮

生草决明子、茯苓、忍冬藤、薏苡仁各10～15克，荷叶、菊花、泽泻各10～12克，玉米须10克。共置沙锅内，加适量清水置中火上煎煮至400毫升药汁。代茶饮。每日1剂，每日2次，连服1～12个月。降脂化瘀。适用于脂肪肝。

绞股蓝银杏叶饮

绞股蓝10克，银杏叶12克。将绞股蓝、银杏叶分别洗净，晒干或烘干，共研为细末，一分为二，装入绵纸袋中，封口挂线，备用。每袋可冲泡3～5次。每日2次，每次1袋，冲泡代茶饮用。降脂活血。适用于脂肪肝。

泽泻虎杖饮

泽泻、虎杖各10克，大枣10枚，蜂蜜20毫升。将大枣用温水浸泡30分钟，去核后连浸泡水同放入大碗中，备用。将泽泻、虎杖洗净后入锅煎煮2次，每次30分钟，合并2次滤汁，倒入沙锅，加入大枣及其浸泡液，用文火煨煮15分钟，调节煎液至300毫升，兑入蜂蜜拌匀。代茶饮，可连续冲泡3～5次，当日饮完。化痰除湿，清热降脂。适用于痰湿内阻型脂肪肝。

姜黄陈皮绿饮

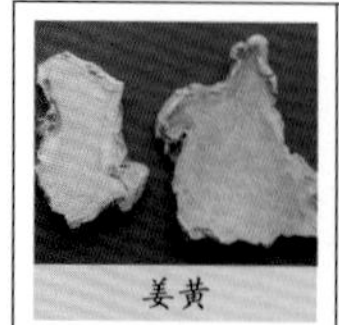
姜黄

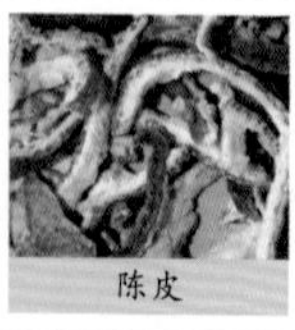
陈皮

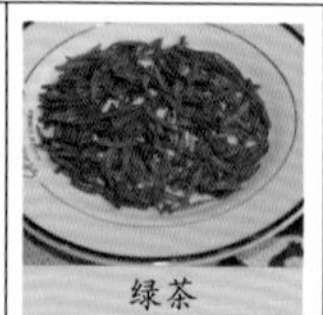
绿茶

姜黄、陈皮各10克，绿茶3克。将姜黄、陈皮洗净，晒干或烘干，姜黄切成饮片，陈皮切碎，与绿茶共研粗末，一分为二，装入绵纸袋中，封口挂线，备用。代茶饮，每次取1袋。放入杯中，用沸水冲泡15分钟。频饮，当日饮完。一般每袋可连续泡3～5次。活血行气，散瘀降脂。适用于气滞血瘀型脂肪肝。

温馨提示

预防脂肪肝

随着人们生活水平的提高，脂肪肝的发病率也越来越高，平均发病率超过20%。那么，该如何预防脂肪肝呢?

吃得科学。日常少吃高热量、高脂肪、高胆固醇的食物，如甜食、鸡蛋黄、肥肉、动物内脏、鱿鱼等；可选择性地多吃一些蔬菜和水果，如冬瓜、萝卜、菠菜、芹菜、茄子、苦瓜、白菜、西瓜、苹果、香蕉等。

禁酒或少饮酒。酒精需要在肝脏中分解，酒足饭饱是产生脂肪肝的重要原因之一。对患有脂肪肝的人来说，应该禁酒。

多运动。人体脂肪代谢过少，脂肪肝就易形成，消耗人体脂肪的最佳方式就是运动，如跑步、散步、打球等。

控制体重。大部分脂肪肝患者的体重都超标，所以这些人应该减肥。

形成良好的生活习惯。好习惯是健康的基础，如饭后切忌马上躺倒，也忌坐着不动。

病毒性肝炎

肝炎是指肝脏发炎。因病因不同，肝炎的类型也不同。日常生活中，人们最常见的肝炎类型为病毒性肝炎。病毒性肝炎是由肝炎病毒引起，可分为甲、乙、丙、丁、戊5型，传染性较强，传播途径复杂，发病率较高。其中，乙、丙、丁3型病毒性肝炎易演变成慢性，或发展为肝硬化，并可能致癌。

乙型病毒性肝炎简称乙肝，指人体的肝脏感染乙型肝炎病毒（HBV），并在肝细胞内进行复制，造成肝细胞的损伤，使肝脏失去正常功能。主要症状是肝大、肝区胀痛、隐痛、恶心、呕吐、厌油腻、食欲不振、体倦乏力、尿黄、眼黄（黄疸）。我国是世界上乙肝高发国家，而广东省又是我国发病率较高的地区。

根据病情发展的快慢，病毒性肝炎还可以分为急性和慢性两种。急性病毒性肝炎发病较急，患者持续数日出现乏力、食欲减退、恶心等症状，肝大并有压痛、肝区叩击痛，部分患者可有轻度脾大。根据患者黄疸的有无、病情的轻重，临床上分为急性黄疸型肝炎和急性无黄疸型肝炎两种。急性肝炎病程超过半年以上，通常会转为慢性肝炎。

本病中医学属“黄疸”“胁痛”“郁证”“瘀积”等范畴，治疗时宜清热利湿，调理气血，健脾和胃。肝炎的防治偏方秘方有以下几种。

茵陈栀子汤

枳实、竹茹、茯苓各12克，半夏、栀子各9克，陈皮、甘草各6克，板蓝根、丹参各20克，茵陈24克。水煎取汁。每日1剂，分2次服。清热利湿，解毒化瘀。适用于急性病毒性肝炎，湿热中阻型。

解毒化瘀保肝汤

蒲公英、白花蛇舌草各20克，板蓝根、丹参各15克，红花5克，郁金、茜草、栀子各10克。水煎取汁。每日1剂，分2次服。清热解毒，活血化瘀。适用于急性黄疸型肝炎及急性无黄疸型肝炎，瘀毒蕴结型。

阳黄茜草汤

茵陈20～150克，栀子、茜草各5～20克，枳壳、白茅根各10～15克，鸡内金5～15克，金银花10～30克，茯苓15～20克。水煎2次，每次煎取药汁150毫升，共取药汁300毫升。每日1剂，分2次服。清热解毒，利湿退黄，理气化瘀。适用于急性黄疸型肝炎。

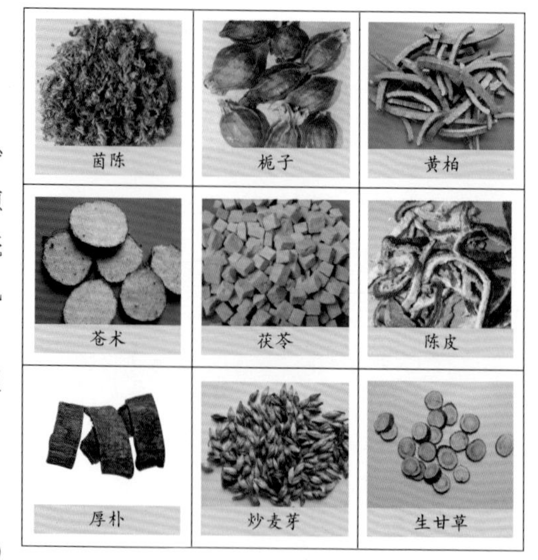

茵陈平胃汤

茵陈50克，栀子、黄柏、苍术、茯苓、陈皮、厚朴、炒麦芽各15克，生甘草5克。水煎2次，滤液合并，浓缩至150毫升。每日1剂，分2次服；小儿酌减。清热利湿，利胆退黄，健脾和胃。适用于急性黄疸型肝炎。

茵陈柴金汤

茵陈、白花蛇舌草各30克，柴胡9克，云苓、猪苓、郁金、厚朴各12克。水煎取汁。每日1剂，分2次服。清热利湿，疏肝利胆。适用于急性病毒性肝炎，湿热交蒸、熏蒸肝胆型。

柔肝健脾汤

黄芪、茯苓各20克，党参、当归、白芍、五味子、虎杖、白术、白花蛇舌草各15克，柴胡、木香（后下）、炙甘草各10克，生薏苡仁30克。加水煎2次，混合两煎所得药汁。每日1剂，早、晚分服，1个月为1个疗程。扶正祛邪，健脾柔肝，清热解毒。适用于乙肝“大三阳”，症见胁痛、肝区压痛、纳差、恶心、全身乏力、尿黄，或出现黄疸。

茵陈败酱草汤

茵陈、败酱草各30～90克，板蓝根20克，焦白术12克，猪苓、紫丹参、车前子各15克，泽泻10克，炒麦芽30克，大黄5克。水煎取汁。每日1剂，分2次服。清热解毒，利胆退黄。适用于急性肝炎之湿热蕴结型。

赤芍茵黄汤

赤芍60克，大黄（后下）、金钱草各30克，茵陈15克，厚朴、枳壳各12克，当归、甘草各9克。加水500毫升煎至一半，下大黄。每日1剂，饭后顿服。清热解毒退黄。适用于黄疸型肝炎，湿热中阻型。

清热利湿退黄汤

茵陈、板蓝根、丹参、重楼各30克，栀子、郁金、连翘、泽兰、豆蔻、广藿香、佩兰各10克，黄柏20克，白茅根、车前子各15克。加水以武火沸煎20分钟，去渣取汁。每日1剂，分2次服。清热利湿。适用于急性黄疸型肝炎、中毒性肝炎。

黄贯虎金汤

黄芪、蒲公英、山楂各30克，虎杖25克，党参、丹参各20克，当归、白术、郁金各15克，贯众、柴胡、大黄（后下）各10克，炙甘草6克，三七粉（冲）3克。水煎2次，混合两煎所得药汁。每日1剂，上、下午分服，3个月为1个疗程。扶正，解毒，祛湿。适用于慢性迁延性乙肝、慢性活动性乙肝。

柴胡三石解毒汤

柴胡、竹叶、黄芩各10克，茵陈、土茯苓、滑石、凤尾草各12克，重楼、寒水石、生石膏、金银花各6克。水煎取汁。每日1剂，分2次服。清热利湿解毒。适用于急、慢性肝炎，证属湿毒凝结不开者。

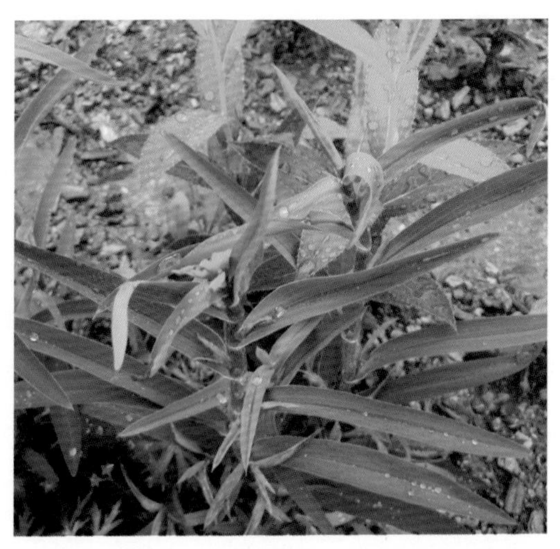

柴胡

茵陈黄花汤

茵陈30克，黄花、丹参各20克，白茅根、牡丹皮、五味子、当归各15克，鸡内金、云苓、川楝子、郁金、甘草各10克。水煎取汁。每日1剂，分2次服；小儿用量酌减。益气化湿，疏肝活血。适用于病毒性肝炎，肝郁脾虚、湿热内蕴、血瘀内阻型。

银菊茵陈汤

金银花、滑石、菊花、茵陈各30克，连翘20克，金钱草50克，栀子、大黄、柴胡、龙胆、淡竹叶、生甘草各10克。水煎取汁。每日1剂，分2次服。清热，利湿，退黄。适用于急性黄疸型肝炎之湿热并重型。

清解化利汤

金钱草、板蓝根、丹参、生山楂、赤芍、泽泻各15～30克，陈皮、云苓、车前子各10～15克，红花、甘草各6～10克。水煎取汁。每日1剂，分3次服。清热解毒，利湿退黄，活血化瘀。适用于急性黄疸型肝炎之湿热内蕴型。

茵陈板蒲黄汤

茵陈30克，栀子、大黄、柴胡、枳壳、半夏、郁金、车前子各12克，板蓝根、蒲公英各24克。水煎取汁。每日1剂，分2次服。清热利湿，疏利肝胆。适用于甲型病毒性肝炎，湿热蕴蒸、肝胆郁滞型。

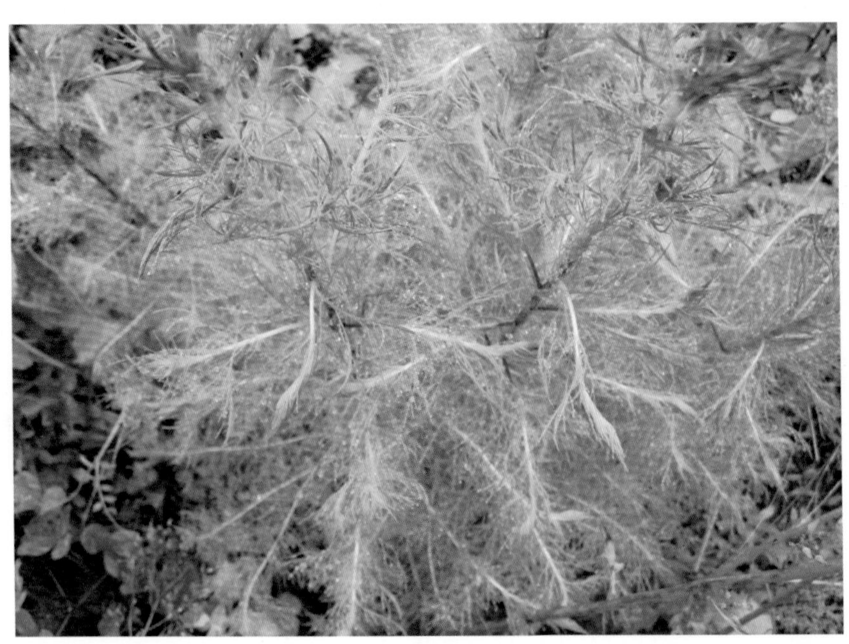

茵陈

健脾泻浊汤

土茯苓、丹参、麦芽各30克，虎杖20克，重楼、薏苡仁、茯苓、山药各15克，郁金10克，制大黄（后下）6克。水煎2次，混合两煎所得药汁。每日1剂，上、下午分服，2个月为1个疗程。健脾解郁，活血化瘀，清热解毒。适用于乙肝。

转阴汤

虎杖、丹参、郁金各20克，溪黄草、白花蛇舌草、重楼各15克，黄柏10克，大黄（后下）、炙甘草各6克。水煎2次，混合两煎所得药汁。每日1剂，上、下午分服，2个月为1个疗程。清热解毒，活血祛瘀，健脾和胃。适用于乙肝患者“大三阳”。

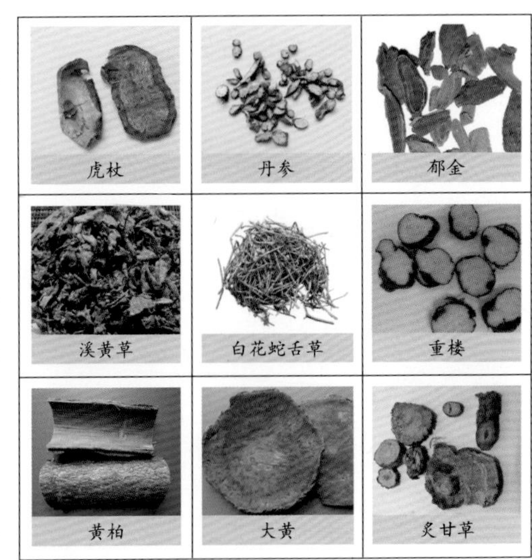

茵陈丹参汤

茵陈、丹参、牡蛎（先煎）、蒲公英各30克，栀子、郁金、柴胡各12克，秦艽20克，山楂15克，大黄、甘草各6克。水煎取汁。每日1剂，分2次服。清热利湿，化瘀散结。适用于急性黄疸型肝炎，湿热内蕴、热重于湿型。

扶正祛毒汤

黄芪、党参各25克，猪苓、板蓝根、丹参各20克，白术、鸡内金、淫羊藿各15克，红花12克，苦参10克。水煎2次，混合两煎所得药汁。每日1剂，上、下午分服，1个月为1个疗程。扶正祛邪，解毒祛湿。适用于乙肝，症见肝功能、乙肝5项指标不正常者。

肝硬化

肝硬化是一种常见的由不同病因引起的慢性进行性、弥漫性肝脏疾病。其病理特征为肝细胞变性、坏死、结节性再生，纤维组织增生，假小叶形成，肝结构紊乱，以致影响肝内正常血流，使血液循环瘀滞。治疗时要分清气滞、血瘀、湿热及寒湿的偏盛，分别采取行气活血、破瘀逐水、清热化湿、温化寒湿及健脾利水等法，同时还需注意攻补兼施。肝硬化的防治偏方秘方有以下几种。

黄芪丹参黄精汤

黄芪、丹参各20～30克，黄精、鸡内金（研末后冲服）、板蓝根、连翘、败酱草各15～20克，白术、茯苓、郁金、当归、女贞子各12～15克，紫河车（装胶囊吞服）2～5克。水煎取汁。每日1剂，分2次服。益气养阴，解毒消积。适用于早期肝硬化。

软肝利水汤

丹参、白茅根各60克，猪苓、茯苓各20克，木通、大腹皮、陈皮、莱菔子各10克，茵陈15克，木香6克，甘草3克。水煎3次，混合三煎所得药汁，共取浓缩药汁250毫升。每日1剂，分2次服。行气疏肝，利水活血。适用于肝硬化腹水。

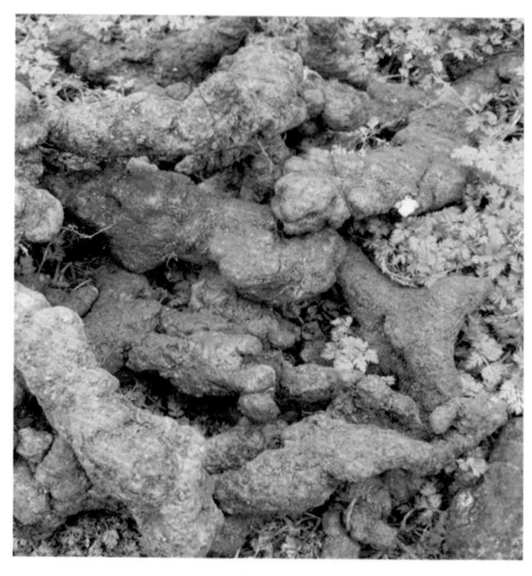
猪苓

理气通络利水汤

茵陈20克，丹参、郁金、木通、地龙、重楼、连翘、白术、柴胡各10克，板蓝根、厚朴各15克，生黄芪、白茅根、王不留行各30克，熟大黄6克。水煎30

分钟，去渣取汁。每日1剂，分2次服。理气活血，通络利水。适用于肝硬化腹水。

清热利胆退黄汤

茵陈50克，金钱草、白茅根各30克，郁金、丹参、栀子、大黄、木通各10克，黄柏20克，滑石粉15克。先煮茵陈15分钟，去渣取汁，再合煮其他的药材30分钟，去渣取汁。将分煎的药汁混合。每日1剂，分2次服。清热祛湿，利胆退黄。适用于胆汁性肝硬化。

理气除胀治臌汤

柴胡、枳壳、郁金、大腹皮各9克，木香、沉香各6克，丹参、连翘、车前子各15克，厚朴12克，白术、白芍各10克。水煎20分钟，去渣取汁。每日1剂，分2次服。疏肝理气，除湿散满。适用于门静脉性肝硬化。

补肾养血汤

盐枸杞子、制巴戟天、制续断、当归、酒白芍、炒枳壳、泽泻、木瓜、萆薢各9克，厚朴6克，防己、云苓各12克，黄芪15克，竹茹30克。水煎取汁。每日1剂，分2次服。补肝肾，养气血。适用于肝硬化腹水恢复期。

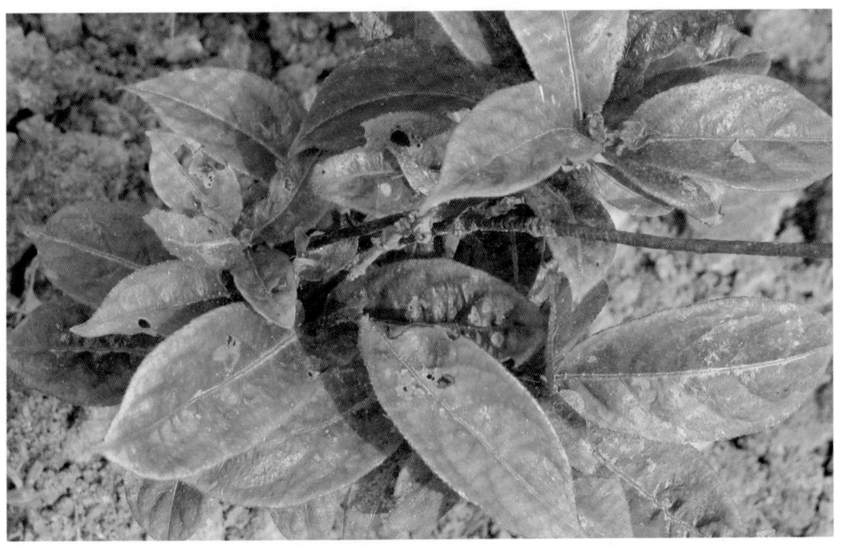

巴戟天

滋补肝肾治臌汤

生地黄、郁金各10克，山药12克，丹参、石斛各30克，牡丹皮、泽泻、女贞子各9克，楮实子20克，白茅根、车前子、冬瓜皮、山茱萸各15克。水煎60分钟，去渣取汁。每日1剂，分2次服。滋补肝肾，利水消胀。适用于肝硬化腹水。

苍牛防己汤

苍术、白术、川牛膝、牛膝、防己、大腹皮各30克。加冷水浸泡2小时（浸透）后煎煮（煎时以水淹没全药为度），文火煎煮2次，首煎50分钟，煎成后两煎混匀，总量以250～300毫升为宜。每日1剂，分2次服，饭后2小时服；腹胀严重，不能多进饮食，药后腹满加重者，可少量多次分服，分4～5次服亦可，但需在每日内服完1剂。健脾疏肝，活血行水。适用于肝硬化腹水。

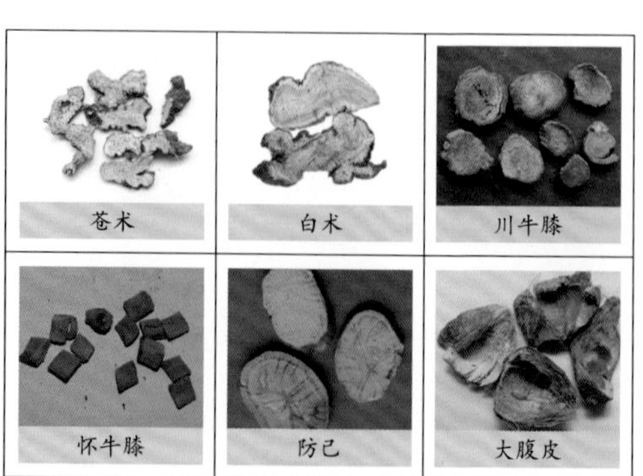

温馨提示

肝硬化患者的禁忌

肝硬化患者在日常生活中需要多休息，这有利于肝细胞的再生及病情的稳定。但是，下面几点是绝对应该禁止的。

忌滥服药物。肝硬化时，肝功能大大降低，药物在肝内的解毒过程减缓，导致其在体内蓄积。凡药三分毒，所以要尽量少用药。

忌酒烟。酒精对肝细胞有直接伤害作用，更何况肝脏已经发病了呢，所以，要绝对忌酒。香烟中的尼古丁有收缩血管作用，长期吸烟会使肝脏供血减少，影响肝脏的营养吸收，不利于肝病的稳定。

忌食太多的蛋白质。肝硬化患者补充蛋白质，有利于肝组织恢复和再生。但是，补充蛋白质应有度，切忌太多，不能每日三餐总补，否则会适得其反，产生副作用。这是因为过量的蛋白质在体内产生大量的氨，受损肝脏不能及时将氨转化为无毒物质并排出，最终结果可导致肝性脑病。

肝癌

肝癌是指发生于肝脏的恶性肿瘤。肝细胞癌变初期，症状通常不太明显，容易让人忽视，但还是有以下特点值得注意：食欲明显减退，腹部闷胀，消化不良，有时出现恶心、呕吐；不明原因的鼻出血、皮下出血；右上腹隐痛，或肝区持续性或间歇性疼痛，变换体位时疼痛有时加剧；人的体重减轻，四肢无力，不明原因的发热及水肿，皮肤瘙痒，甚至出现黄疸。

肝癌分为两种，即原发性肝癌和继发性肝癌。人们日常所说的肝癌多为原发性肝癌。原发性肝癌的发病率占恶性肿瘤的前五位。病毒性肝炎患者是肝癌高发人群，特别是乙肝患者，比没有患过乙肝的人患肝癌的概率要高10倍之多。大量酗酒、长期进食含有毒素成分的食物的人群，也是肝癌多发人群。

肝癌的防治偏方秘方有以下几种。

大黄皮硝糊

大黄、黄柏、皮硝、鞭蓉叶、姜黄各50克，乳香、没药、冰片、天南星各20克，雄黄30克，天花粉10克。共研细末，水调敷患处，每日1次。止痛消肿。适用于肝癌疼痛、上腹肿块。

益气散疾汤

黄芪、茯苓、白花蛇舌草、半枝莲各30克，白蔹25克，党参18克，制香附、全当归各15克，土炒白术、三棱、莪术、延胡索各10克，三七粉2克（冲服）。水煎取汁。喝药汁，三七粉冲服。益气活血，散瘀止痛。适用于气虚血瘀型肝癌。

预知子石燕汤

预知子、石燕、马鞭草各30克。水煎取汁。口服，每日1剂。清热化痰，解毒散结。适用于肝癌。

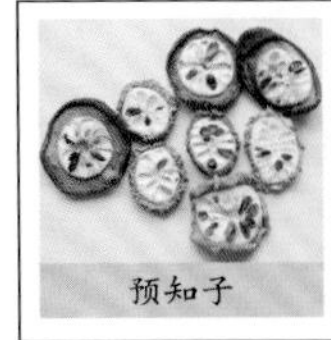
预知子

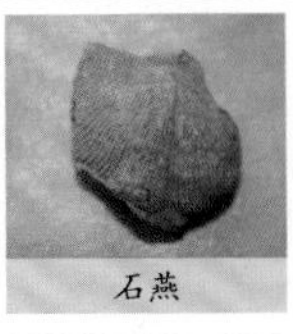
石燕

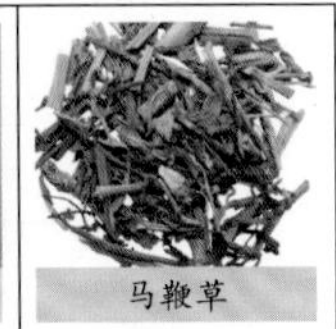
马鞭草

鼠妇汤

干燥鼠妇虫60克。加水煎2次，两次煎汁混合，取汁240毫升。口服，分次服用；服药期间禁食酸、辣、腥味食物。破血，利水，解毒，止痛。适用于肝癌剧痛患者。

火硝明矾糊

火硝、明矾各9克，胡椒18克，黄丹、麝香各3克，米醋适量。上除米醋外，共研细末，然后以米醋调成糊状敷于涌泉穴。止痛。适用于肝癌引起的疼痛。

消癥汤

鳖甲（先煎）、白术各15克，白芍30克，枳壳、木香各1.5克，甘草、郁金各3克，豆蔻2粒，牡丹皮、天花粉、香附各6克，茯苓、巴戟天各10克。水煎取汁。每日1剂，分2次服。导滞散结。适用于肝癌。

雄黄散

雄黄、朱砂、五倍子、山慈菇各适量。共研细末。每次吸入少许药末。清瘀散结，解毒化瘀。适用于肝癌。

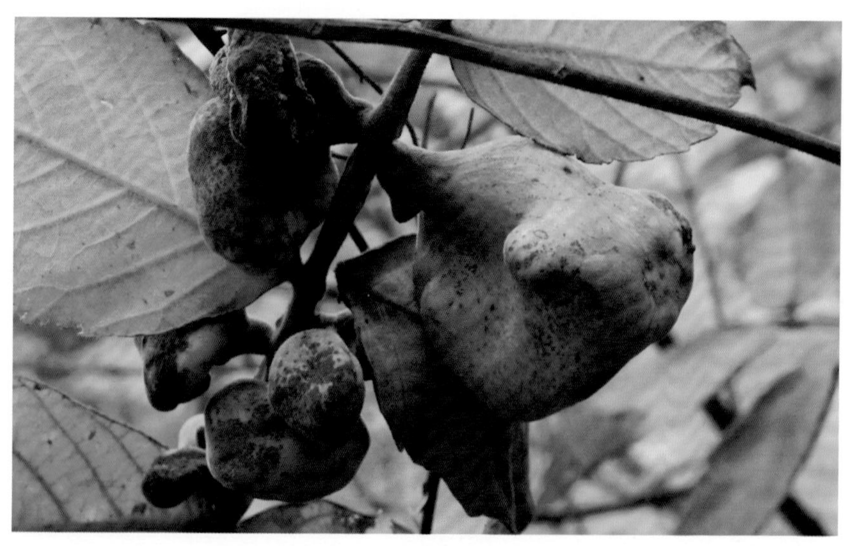

五倍子

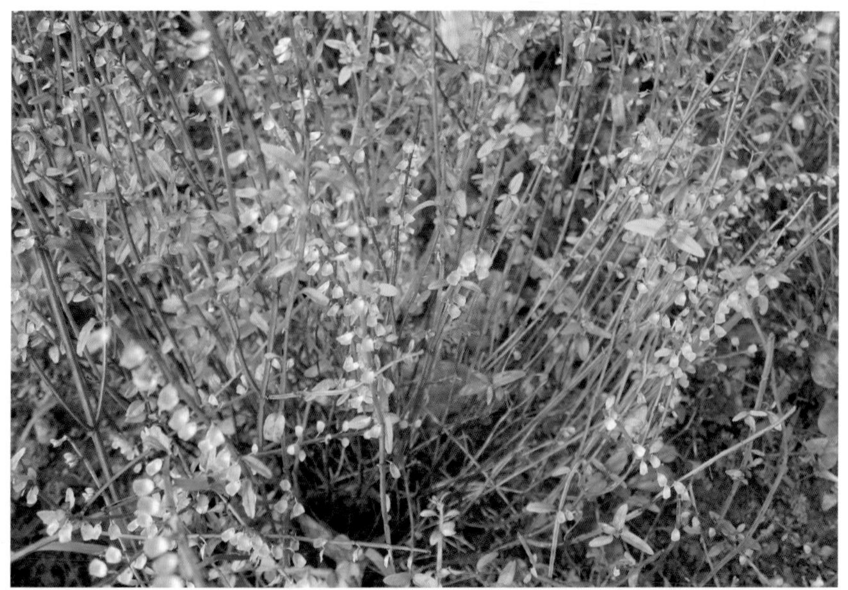

半枝莲

白芍栀子饮

白芍35克，栀子、川贝母、牡丹皮、没药、枳壳、金银花、甘草、蒲公英、青皮各10克，当归25克，茯苓20克，白糖30克。加水适量，以中火煮沸，再用文火沸煎25分钟，滤渣取汁，调入白糖。每次饮汁100毫升，每日3次。祛瘀消肿。适用于肝癌。

半枝莲饮

半枝莲、当归各15克，黄芪20克，白花蛇舌草、白糖各30克，大黄、黄芩、炙栀子、豨莶草、金银花各10克。加适量水以中火烧沸，改文火沸煎25分钟，滤渣取汁，调入白糖。每次取汁服100毫升，每日3次。清热解毒，活血化瘀，止痛。适用于肝癌。

党参茯苓汤

党参、焦山楂、六神曲、降香各15克，茯苓、车前子（包煎）、预知子、莱菔子各30克，沉香曲、麦芽各12克，白术、乌药各9克。水煎取汁。口服，每日1剂。健脾理气，清热燥湿。适用于肝癌。

山甲珠糊

穿山甲、蜈蚣各30克，生天南星、制半夏、僵蚕、朴硝、制乳香、制没药各10克，甘遂15克，红芽大戟20克，麝香2克，蟾酥2克，铜绿、阿魏各少许。共研细末，装瓶备用。视肿块大小，每取适量末以凡士林调摊于纱布上，然后贴敷肿块部位（用胶布固定），每日换药1次。软坚散结，止痛消痞。适用于肝癌。

党参黄芪汤

党参13克，炙黄芪15克，女贞子12克，水红花子、赤芍、莪术、郁金、夏枯草各10克，白花蛇舌草、石见穿各30克，甘草6克。水煎取汁。口服，每日1剂。滋阴清热，补气疏肝。适用于原发性肝癌。

白花蛇舌草饮

白花蛇舌草、白茅根各200克，白糖30克。白花蛇舌草、白茅根洗净，放入锅内，加水以武火烧沸，改文火煎煮25分钟，滤渣取汁，调入白糖。每次饮汁100毫升，每日3次。解毒消痈。适用于肝癌。

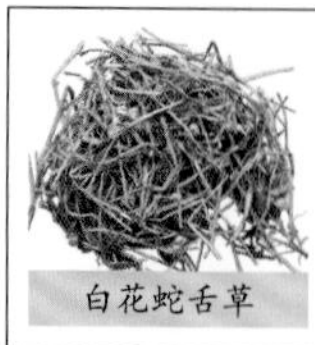
白花蛇舌草

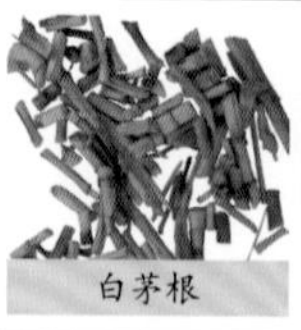
白茅根

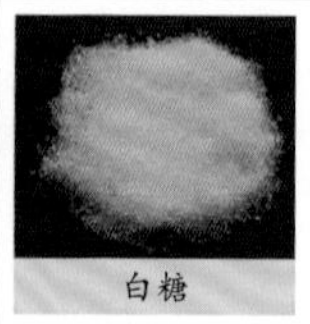
白糖

菊花散

菊花60克，紫金锭6克，牛黄、青黛各12克。共研细末，装瓶备用。每次取3克冲服，每日3次。清热解毒。适用于肝癌。

退黄消胀汤

石见穿、半枝莲、白花蛇舌草各30克，郁金9克，丹参、小金钱草、预知子、平地木各15克。水煎取汁。口服，每日1剂。退黄消胀。适用于肝癌出现黄疸、肝区胀痛。

半枝莲汤

玉簪根9克，半枝莲、半边莲、薏苡仁各30克。水煎取汁。每日1剂，口服。清热解毒，化湿消肿。适用于肝癌。

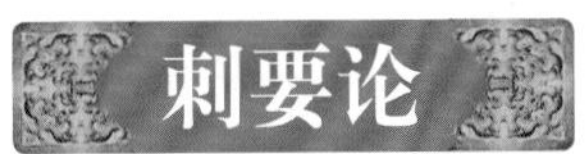

刺要论

本篇要点

1. 应根据疾病所在部位确定适宜的进针深度。
2. 若人体各部位的针刺深浅不当，就会导致五脏产生种种病变。

原文译注

原文 黄帝问曰：愿闻刺要。岐伯对曰：病有浮沉①，刺有浅深，各至其理，无过其道，过之则内伤，不及则生外壅，壅则邪从之。浅深不得，反为大贼，内动五脏，后生大病。

译文

黄帝问道：我想了解针刺方面的要领。岐伯回答说：疾病有在表在里的区别，刺法有浅刺深刺的不同，病在表应当浅刺，病在里应当深刺，各应到达一定的部位（疾病所在），而不能违背这一法度。刺得太深，就会损伤内脏；刺得太浅，不仅达不到病处，而且反使在表的气血壅滞，给病邪以可乘之机。因此，针刺深浅不当，反会给人体带来很大的危害，使五脏功能紊乱，继而发生严重的疾病。

原文 故曰：病有在毫毛腠理者，有在皮肤者，有在肌肉者，有在脉者，有在筋者，有在骨者，有在髓者。是故刺毫毛腠理无伤皮，皮伤则内动肺，肺动则秋病温疟，泝泝然②寒栗。

译文

所以说：疾病的部位有在毫毛腠理的，有在皮肤的，有在肌肉的，有在脉的，有在筋的，有在骨的，有在髓的。因此，该刺毫毛腠理的，不要伤及皮肤。若皮肤受伤，就会影响肺脏的正常功能，肺脏功能扰乱后，秋天易患温疟病，发生恶寒战栗的症状。

原文 刺皮无伤肉，肉伤则内动脾，脾动则七十二日四季之月，病腹胀烦不嗜食。刺肉无伤脉，脉伤则内动心，心动则夏病心痛。刺脉无伤筋，筋伤则内动肝，肝动则春病热而筋弛。刺筋无伤骨，骨伤则内动肾，肾动则冬病胀，腰痛。刺骨无伤髓，髓伤则销铄[3]胻[4]酸，体解亦然不去矣。

译文

该刺皮肤的，不要伤及肌肉，若肌肉受伤，就会影响脾脏的正常功能，以致在每一季节的最后18日中，发生腹胀烦满、不思饮食的病症。该刺肌肉的，不要伤及血脉，若血脉受伤，就会影响心脏的正常功能，到夏天时易患心痛病。该刺血脉的，不要伤及筋脉，若筋脉受伤，就会影响肝脏的正常功能，到春天时易患热性病，发生筋脉弛缓的症状。该刺筋的，不要伤及骨，若骨受伤，就会影响肾脏的正常功能，到冬天时易患腹胀、腰痛之病。该刺骨的，不要伤及骨髓，若骨髓被损伤，骨髓便日渐消减，不能充养骨骼，从而导致身体枯瘦、足胫发酸、肢体懈怠、无力举动的病症。

原文译注

①浮沉：这里指病位的深浅。

②泝泝然：逆流而上，形容怕冷的样子。

③销铄：这里指“病久枯瘦”。

④胻：脚胫。

养生智慧

1. 腧穴用针法

头面部腧穴多用平刺；咽喉部腧穴多用横刺；胸部正中线腧穴多用平刺；侧胸部腧穴多用斜刺；腹部腧穴多用直刺；腰背部腧穴多用斜刺或直刺；四肢部腧穴一般多用直刺等。

2. 颊车穴用针法

当治疗颔病、颊痛、口噤不开等症时，针尖应朝向颞部斜刺，使针感放射到整个颊部；当治疗面瘫、口眼㖞斜时，针尖应向口吻横刺；当治疗痄腮时，针尖应向腮腺部斜刺；当治疗牙痛时则用直刺，等等。

刺齐论

本篇要点

1. 讨论了皮、肉、筋、脉、骨不同病位的针刺方法。
2. 说明了不同的病位，应施以不同的针刺深浅程度。

原文译注

原文 黄帝问曰：愿闻刺浅深之分。岐伯对曰：刺骨者无伤筋，刺筋者无伤肉，刺肉者无伤脉，刺脉者无伤皮；刺皮者无伤肉，刺肉者无伤筋，刺筋者无伤骨。

译文

黄帝问道：我想听你讲讲针刺的深浅应如何区别。岐伯回答说：刺治骨骼时不要伤及筋脉，刺治筋脉时不要伤及肉，刺治肌肉时不要伤及经脉，刺治经脉时不要伤及皮肤，刺治皮肤时不要伤及肌肉，刺治肌肉时不要伤及筋脉，刺治筋脉时不要伤及骨骼。

原文 帝曰：余未知其所谓，愿闻其解。岐伯曰：刺骨无伤筋者，针至筋而去，不及骨也。刺筋无伤肉者，至肉而去，不及筋也。刺肉无伤脉者，至脉而去[①]，不及肉也。刺脉无伤皮者，至皮而去，不及脉也。所谓刺皮无伤肉者，病在皮中，针入皮中，无伤肉也。刺肉无伤筋者，过肉中筋也。刺筋无伤骨者，过筋中骨也。此之谓反也[②]。

译文

黄帝说：我还是不明其中的道理，想听你详细讲解。岐伯说：所谓刺治骨骼时不要伤及筋脉，就是针刺应深刺至病邪所在的骨骼，不要仅刺到筋脉就停针而去。刺筋脉时不要伤及肌肉，就是针刺应深刺至病邪所在的筋脉，不应仅刺到肌肉就停针而去。刺肌肉时不要伤及经脉，就是针刺应刺到病邪所在的肌肉，不要仅刺到经脉就停针而去。刺经脉时不要伤及皮肤，就是针刺应刺到经脉，不应仅刺到皮就停针而去。所谓刺治皮肤时不要伤及肌肉，就是说病在皮肤中的，应当刺到皮肤中的病位即可，不应刺得过深而伤及肌肉。刺肌肉时不要伤及筋脉，就是说病在肌肉时，应当刺到肌肉中的病位即可，不应刺得过深而伤及筋脉。刺治筋脉时不要伤及骨骼，就是说病在筋时，应当刺到筋脉，不应刺得过深而伤及骨骼。这就是所谓针刺深浅的基本原则。

注　释

①而去：此处指停止针刺。

②此之谓反也：这些就称违反正常针刺原则。

养生智慧

按揉穴位，让下肢变得有力

（1）中封穴

找法：脚趾向上翘时脚腕处会出现一根鼓起的筋，该筋与脚腕处最粗横纹的交点。

刺激方法：用拇指指尖对穴位进行每次3～5秒的垂直按压，直至无力症状缓解为止。其强度以感觉舒适为宜。

（2）上巨虚穴

找法：沿小腿正面往上碰到隆起的骨头停止，向小指侧移动一指宽的凹陷处。这里是调整自律神经的足三里穴位，其下方4指宽处为上巨虚穴。

刺激方法：用拇指指腹对穴位进行揉压。每次3～5圈，直至症状缓和为止。

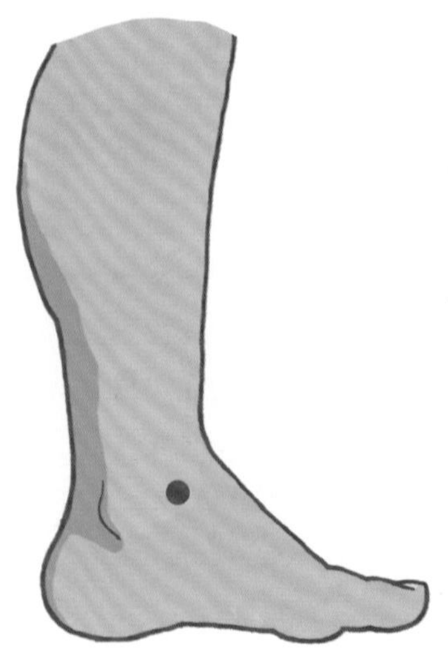

中封穴

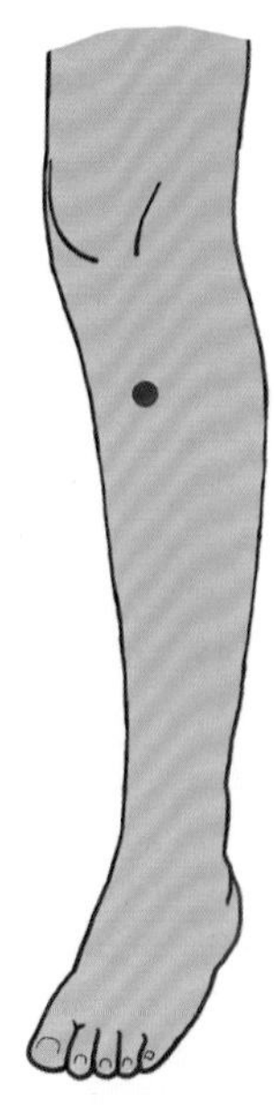

上巨虚穴

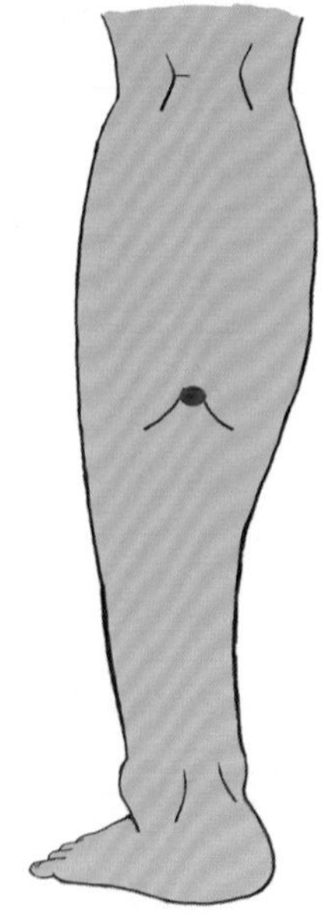

承山穴

（3）承山穴

找法：小腿后面正中线，委中穴直下8寸，小腿腓肠肌两肌腹下方之间凹陷处。

刺激方法：局部按压可有酸麻微痛感，揉捏可有胀感。

（4）委中穴

找法：位于膝关节后面腘窝横纹中央处。

刺激方法：可用中指按揉同侧委中穴，也可以在家人的帮助下艾灸此穴。刺激委中穴可治疗下肢无力等症。

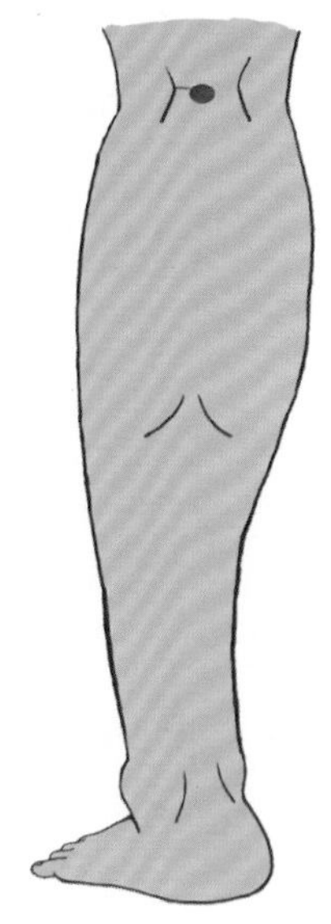

委中穴

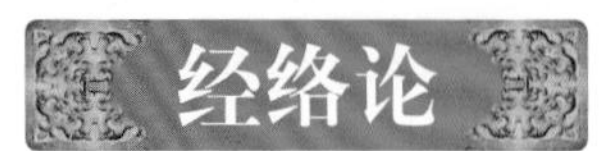

经络论

本篇要点

1. 说明了络脉与五脏相通，其色泽与五脏色是相应的。

2. 阐述了经脉虽与经脉相通，但络脉较浅者的色泽变化会随四时寒暑变化而变化，不像阴络那样是和经脉主色相应的。

3. 介绍了引起络脉色泽变化的真正缘故。

原文译注

原文 黄帝问曰：夫络脉之见也，其五色各异，青黄赤白黑不同，其故何也？岐伯对曰：经有常色，而络无常变也。帝曰：经之常色何如？岐伯曰：心赤、肺白、肝青、脾黄、肾黑，皆亦应其经脉之色也。帝曰：络之阴阳①，亦应其经乎？岐伯曰：阴络之色应其经②，阳络之色变无常③，随四时而行也。寒多则凝泣，凝泣则青黑④；热多则淖泽，淖泽则黄赤；此皆常色，谓之无病。五色具见者，谓之寒热。帝曰：善。

译文

黄帝问道：络脉显露在外面，颜色各不相同，有青、黄、赤、白、黑的不同，这是什么缘故呢？岐伯回答说：经脉的颜色常不变，而络脉则没有固定的颜色，常随四时之气而变。黄帝说：经脉固定的颜色是怎样的呢？岐伯说：心主红，肺主白，肝主青，脾主黄，肾主黑，这些都是与其所属经脉颜色相应的。黄帝说：阴络与阳络，也与其经脉的主色相应吗？岐伯说：阴络的颜色与其经脉相应，阳络的颜色则变化无常，它是随着四时的变化而变化的。寒气多时则气血运行迟滞，因而多出现青黑之色；热气多时则气血运行滑利，因而多出现黄赤的颜色。这都是正常的，是无病的表现。如果是五色全部显现，那就是过寒过热引起的病变。黄帝说：好。

注　释

①络之阴阳：指阴络阳络是否与经色相应。

②阴络之色应其经：阴络，指的是较深的经络，其色与经相一致。

③阳络之色变无常：阳络，指的是表浅的络脉，其色变化无常。

④凝泣则青黑：表浅络脉遇寒凝滞就会呈青黑色。

养生智慧

1. 让黑眼圈消失，按揉穴位就能实现

（1）四白穴

找法：目视正前方，瞳孔以下约一拇指宽处，正好为骨的上部。左右各一。

刺激方法：用中指等使用较为方便的手指对左右两个穴位进行轻度揉压按摩。每次3～5圈，进行3～7次。注意不要按压眼球。

（2）太阳穴

找法：眼角向耳方向一拇指宽的部位。左右各一。

刺激方法：将两手中指（也可用你觉得比较方便的手指）放于左右两穴位处进行轻度揉压按摩。每次3～5圈，进行3～7次。此处肌肉较少，不要进行强度按压。

（3）睛明穴

找法：两眼之间，鼻梁凹陷处。

刺激方法：用拇指指腹或第一指节按压10次，重复按摩3～5分钟。增加眼周的气血循环，提高附近皮肤组织的含氧量，消除浮肿及暗沉。

（4）攒竹穴

找法：眉毛内端，上眼眶凹陷处。

刺激方法：预防性按摩一般每次3～5分钟；治疗性按摩每次可按10～15分钟，每周2～3次。可使眼周围皮肤血液循环加快，舒通经络。按的时候一定要

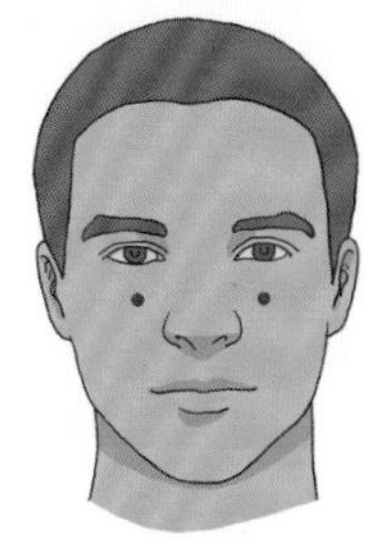
四白穴

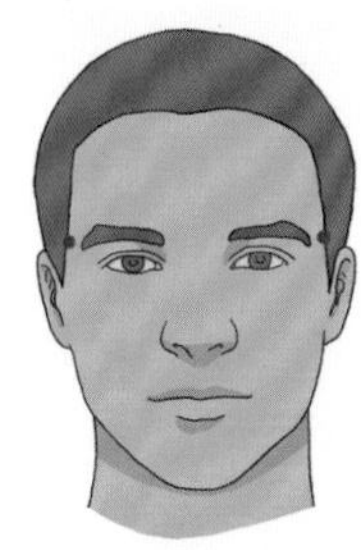
太阳穴

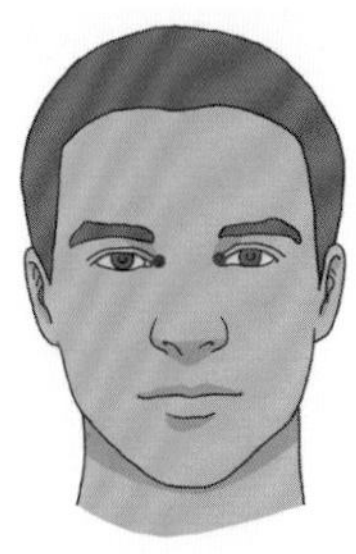
睛明穴

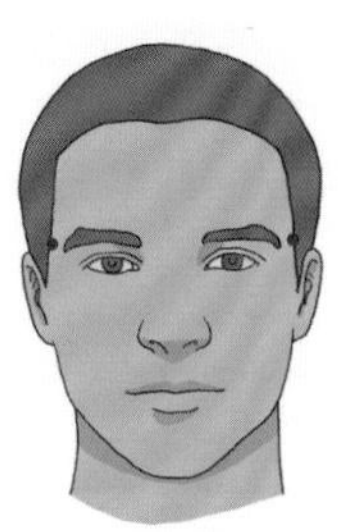
攒竹穴

注意力度，如果用力过大不仅不能促进血液循环，反而会对眼部肌肤产生伤害，严重的还会产生细纹。

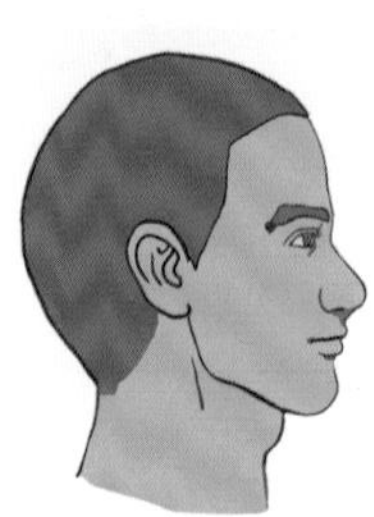
丝竹空穴

（5）丝竹空穴

找法：眉尾部分稍稍凹陷的部位。

刺激方法：用中指或食指以顺时针及逆时针方向各揉按100次。经常按摩此穴可疏通经气，能促进血液循环，改善细胞代谢功能，消除眼周皱纹。

（6）鱼尾穴

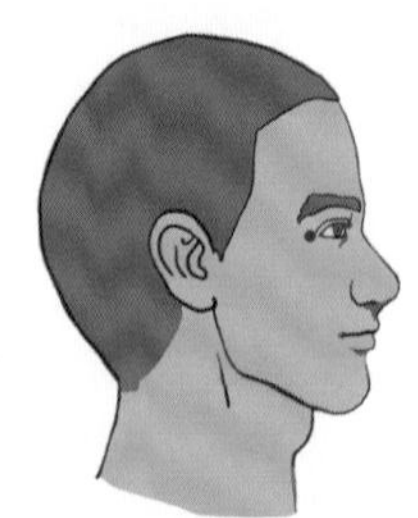
鱼尾穴

找法：又称“内瞳子髎”，位于眼尾外1厘米处。

刺激方法：用环指（无名指）轻按3～5秒后放松，连续做10次。每日2次。接着用中指和环指（无名指）轻轻地由内眦向外眦轻拉按摩，连续10次。最后用示指（食指）、中指、环指（无名指）指尖轻弹眼周3～5圈。

2. 学会刺激穴位，预防眼袋

（1）承泣穴

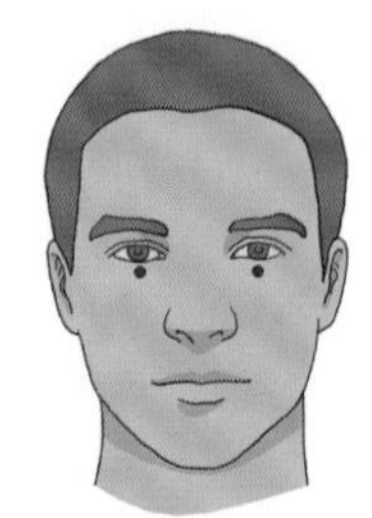
承泣穴

找法：位于面部，瞳孔直下，在眼球与眶下缘之间。

刺激方法：轻压承泣穴，向下方，以中指轻按，指力劲道下达皮下0.5厘米处，再往下15°方向往内轻勾。按压约8次，左右两边都要按。有胃下垂的人眼袋容易松弛，刺激此穴能提高胃部功能，从而防止眼袋松弛。

（2）四白穴

找法：位于人体面部，瞳孔直下，当眶下孔凹陷处。

刺激方法：垂直指压四白穴，轻轻地按压约8次，3分钟，左右两边都要按。

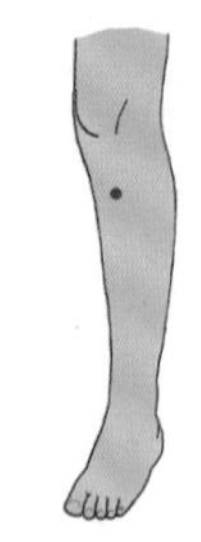
足三里穴

（3）足三里穴

找法：位于膝盖下方3厘米，在一块凸起骨头下方的凹陷处。用拇指按之可产生酸胀的感觉。

刺激方法：每日按摩2次，每次50下。经常按摩此穴，也能起到很好的补益作用，帮助去除眼袋。

气穴论（一）

本篇要点

介绍了人体365气穴的名称和具体分布的部位。

原文译注

原文 黄帝问曰：余闻气穴三百六十五，以应一岁，未知其所，愿卒闻之。岐伯稽首再拜对曰：窘乎哉问[①]也！其非圣帝，孰能穷其道焉！因请溢意尽言[②]其处。帝捧手逡巡而却[③]曰：夫子之开余道也，目未见其处，耳未闻其数，而目以明，耳以聪矣。岐伯曰：此所圣人易语，良马易御也。

译文

黄帝问道：我听说人体共有腧穴365个，以应一年365日之数，但不知其所在的部位，我想听你详尽地讲讲。岐伯再次鞠躬回答说：你所提出的这个问题太高明了！若不是圣帝，谁能穷究这些深奥的道理！请允许我将这些腧穴的部位都一一讲出来。黄帝拱手谦让地说：先生对我讲解的道理，使我很受启发，虽然我尚未看到腧穴的具体部位，未听到其具体的数字，然而已经使我耳聪目明地领会了。岐伯说：你领会得如此深刻，这真是“圣人易语，良马易御”啊。

原文 岐伯再拜而起曰：臣请言之。背与心相控而痛，所治天突与十椎及上纪，上纪者，胃脘也；下纪者，关元也。背胸邪系阴阳左右，如此其病前后痛涩，胸胁痛而不得息，不得卧，上气短气偏痛，脉满起，斜出尻脉，络胸胁支心贯鬲，上肩加天突，斜下肩交十椎下。

译文

岐伯再拜而起说：我现在就谈吧。背部与心胸互相牵引而痛，其治疗方法应取天突穴和第10椎下的中枢穴，以及上纪、下纪。上纪就是胃脘部的中脘穴，下纪就是下腹部的关元穴。因为背在后为阳，胸在前为阴，经脉斜系于阴阳左右，因此其病前胸和后背牵引疼痛而痹阻不通，胸胁痛得不敢呼吸，不能仰卧，上气喘息，呼吸短促，或一侧偏痛而经脉胀起，这是因为经脉从尻部开始斜出，而络于胸胁部，并通至心脏，贯穿横膈，上肩而至于胸骨上窝的天突穴，再斜向下过肩交于背部第10椎节之下的缘故。

原文 脏俞五十穴，腑俞七十二穴，热俞五十九穴，水俞五十七穴。头上五行、行五，五五二十五穴；中䏚两傍各五，凡十穴；大椎上两傍各一，凡二穴；目瞳子浮白二穴；两髀厌分中二穴，犊鼻二穴，耳中多所闻二穴，眉本二穴，完骨二穴，顶中央一穴，枕骨二穴，上关二穴，大迎二穴，下关二穴，天柱二穴，巨虚上下廉四穴，曲牙二穴，天突一穴，天府二穴，天牖二穴，扶突二穴，天窗二穴，肩解二穴，关元一穴，委阳二穴，肩贞二穴，瘖门一穴，脐一穴，胸俞十二穴，背俞二穴，膺俞十二穴，分肉二穴，踝上横二穴，阴阳跻四穴。

译文

五脏有腧穴50个，六腑73穴，治热病的腧穴有59穴，治诸水肿病的腧穴有57穴。在头部有5行，每行5穴，五五共25穴；五脏在背部脊椎两旁各有5穴，共10穴；大椎上两旁各有1穴，左右共2穴；瞳子髎、浮白共2穴；两侧髀厌都环跳2穴，犊鼻2穴，听宫2穴，攒竹2穴，完骨2穴，风府1穴，头窍阴2穴，上关2穴，大迎2穴，下关2穴，天柱2穴，上巨虚、下巨虚左右共4穴，颊车2穴，天突1穴，天府2穴，天牖2穴，扶突2穴，天窗2穴，肩井2穴，关元1穴，委阳2穴，肩贞2穴，哑门1穴，神阙1穴，胸腧左右共12穴，大杼2穴，膺俞左右共12穴，阳辅2穴，交信、跗阳左右共2穴，照海、申脉左右共4穴。

原文 水俞在诸分，热俞在气穴，寒热俞在两骸厌中二穴。大禁二十五，在天府下五寸。凡三百六十五穴，针之所由行也。

译文

治诸水肿病的57穴，皆在诸经的分肉之间，治热病的59穴，皆在经气聚会之处，治寒热之腧穴，在两膝关节的外侧，为阳陵泉2穴。大禁穴在天府穴下5寸处即手五里穴针刺不可达到25次。以上365穴，都是针刺的部位。

注 释

①窘乎哉问：窘，有高明的意思。窘乎哉问，你这个问题太高明了。

②溢意尽言：即畅所欲言，言无不尽。

③逡巡而却：有退让谦恭之意。

养生智慧

鼻血“泛滥”，按摩哪些穴位？

（1）脚后跟穴

找法：踝关节及足跟骨之间的凹陷处。

刺激方法：鼻子出血时，马上用拇指和示指（食指）捏脚后跟（踝关节及足跟骨之间的凹陷处），左鼻出血捏右脚跟，右鼻出血捏左脚跟，即会止血。

（2）肩井穴

找法：位于大椎与肩峰连线中点。

刺激方法：用示指（食指）、拇指掐捏，挤压穴位中心，将肩部肌肉向上提起3～5秒，反复3次为1回，每次间歇2分钟，发作时连续3次。

（3）巨髎穴

找法：在瞳孔直下，鼻唇沟外侧，与鼻翼下缘相平。

刺激方法：将双手示指（食指）指腹放于左右穴位，对称地进行按揉。每穴按揉5分钟，可有效止鼻出血。

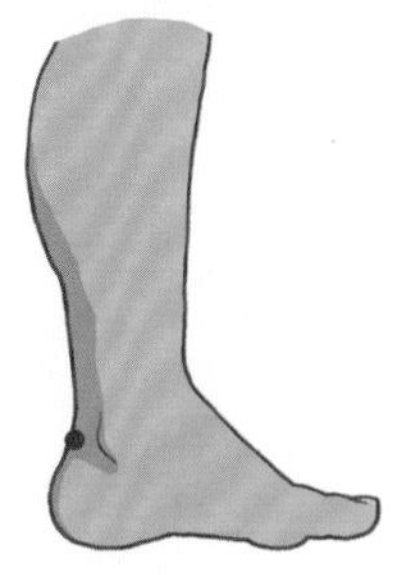

脚后跟穴

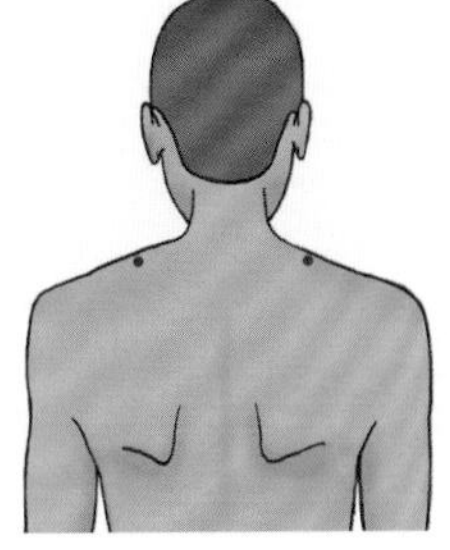

肩井穴

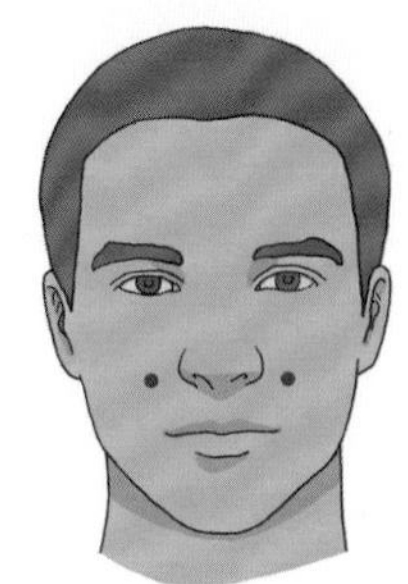

巨髎穴

（4）天柱穴

找法：位于项部大筋（斜方肌）外缘之后发际凹陷中。

刺激方法：双手拇指压迫头部后面的天柱穴，持续3分钟。

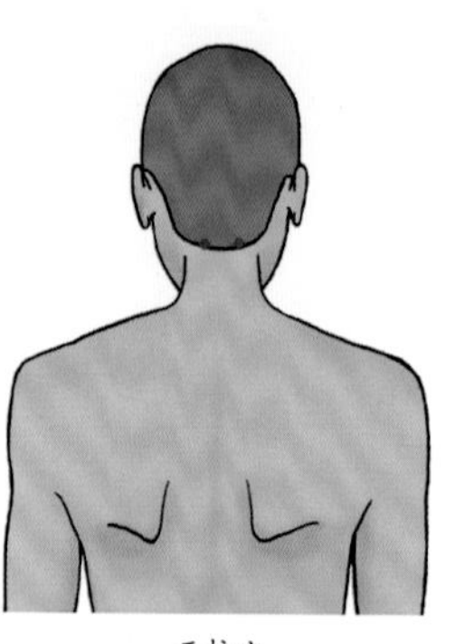
天柱穴

（5）合谷穴

找法：手掌合拢时，大拇指与示指（食指）之间，便会有一稍微隆起的部位，该部位的正中央，即为合谷穴。

刺激方法：指压时应朝小指方向用力，而并非垂直手背的直上直下按压，这样才能更好地发挥此穴道的疗效。

（6）上星穴

找法：在前发际线直上1寸处。

刺激方法：用一只手的拇指按压在穴位上，有酸胀感后向一个方向按揉，每穴5分钟。可以止血。

（7）神庭穴

找法：在前发际线直上半寸。

刺激方法：用中指点压神庭穴，持续3分钟，按压时不要太用力，就可以止住鼻子流血。

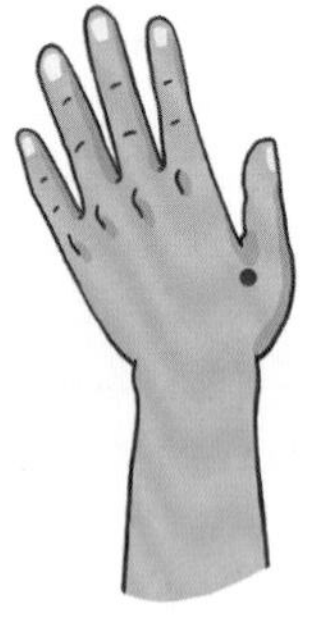
合谷穴

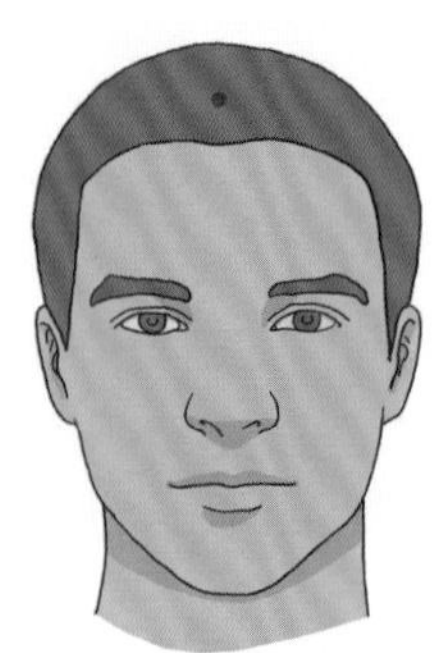
上星穴

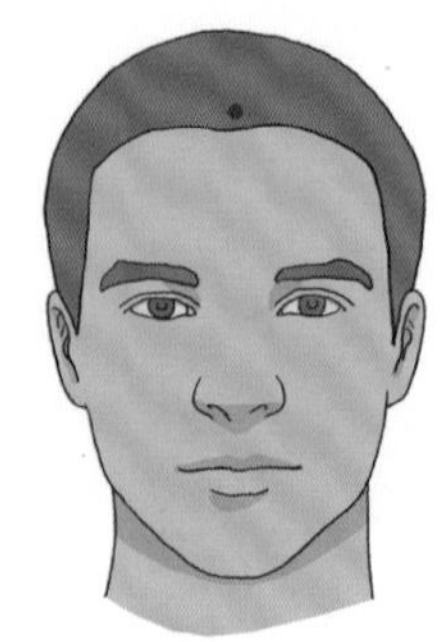
神庭穴

气穴论（二）

本篇要点

本节重点讲述人体孙络与溪谷所针对的问题，以及孙络的重要之所在。

原文译注

原文 帝曰：余已知气穴之处，游针之居，愿闻孙络谿谷，亦有所应乎？

岐伯曰：孙络三百六十五穴会，亦以应一岁，以溢奇邪，以通荣卫，荣卫稽留，卫散荣溢，气竭血著，外为发热，内为少气，疾泻无怠，以通荣卫，见而泻之，无问所会。

译文

黄帝说：我现在已经知道气穴的位置，就是行刺的部位所在，我还希望听一听孙络、溪谷是不是也应该与一岁之期有所相应呢？

岐伯说：孙络与365个穴位相会以应一岁，如果病邪客于孙络之上，那么溢于络脉而不入经脉则会生出奇病，孙络外通皮毛，内连经脉，从而以通营卫；如果病邪客于营卫，得以留驻，使卫气外散，那么当卫气散尽，病邪留滞，人就会外体发热，内里气少。所以要及时进行针刺，以泻法治疗，打通营卫之气。只要病邪营卫，都应该以泻法治疗，不用问是不是穴会之所。

原文 帝曰：善。愿闻谿谷之会也。

岐伯曰：肉之大会为谷，肉之小会为谿，肉分之间，谿谷之会，以行荣卫，以会大气。邪溢气壅，脉热肉败，荣卫不行，必将为脓，内销骨髓，外破大腘[①]，留于节凑[②]，必将为败。积寒留舍，荣卫不居，卷肉缩筋，肋肘不得伸，内为骨痹[③]，外为不仁，命曰不足，大寒留于谿谷也。谿谷三百六十五穴会，亦应一岁，其小痹淫溢，循脉往来，微针所及，与法相同。

译文

黄帝说：好。我愿意听一下溪骨的会合又是怎样的。

岐伯说：人体较大的肌肉以及肌肉会合处都称为谷，而比较小的肌肉和小肌肉会合处则称溪。肉分之间，溪谷会合之处，都能令荣卫之气通行，与身体宗气相合。如果邪气过满，经脉就会发热，肌肉就会败坏，使营卫之气不能通行，必定会化为脓血，从而使内部骨髓销铄，外在大块肌肉溃烂；如果邪气连于关节肌腠部位，筋骨必然败坏。如果是寒邪客于溪谷，积滞不去，营卫之气不能正常通行，这时人体筋脉和肌肉会产生蜷缩，肋部、关节不能伸展，身体内生骨痹，体外皮肤麻木不仁。这就叫作不足之症，为寒邪客留溪谷所造成的。溪谷与365穴会，也是相应于一岁的。如果病邪在溪谷生成小痹之症，就会随着脉气运行，可用微针进行治疗，方法和直接刺孙络是一样的。

原文 帝乃辟左右而起，再拜曰：今日发蒙解惑，藏之金匮[④]，不敢复出。乃藏之金兰之室，署曰气穴所在。

岐伯曰：孙络之脉别经者，其血盛而当泻者，亦三百六十五脉，并注于络，传注十二络脉，非独十四络脉也，内解泻于中者十脉。

译文

黄帝屏退左右的人，然后起身拜了两次，说：今天承蒙您的解答，让我解除困惑，我要将它收放在金匮之中，不轻易拿出来给人看。于是黄帝将它藏在金兰之室，取名为“气穴所在”。

岐伯说：孙络之脉属于经脉的别支，当它血过盛时应该泻，这也和365脉的方法一样；如果病邪侵犯孙络，也会传于络脉，从而再传于十二经脉，这样就不只是十四络脉的范围了；如果筋骨之中经络受到病邪，也要同时对着五脏之10脉进行泻法治疗。

注释

①大腘：腘，人体部位名称，特指膝部后方屈膝时的下陷部位，这里概指大块肌肉。

②节凑：指骨节之间，津液聚凑的地方。

③骨痹：由于病邪侵体，筋骨、关节之间经脉闭阻，从而出现疼痛、沉重

以及痉挛不能伸展的病症。

④金匮：亦作“金柜”，铜制的柜。

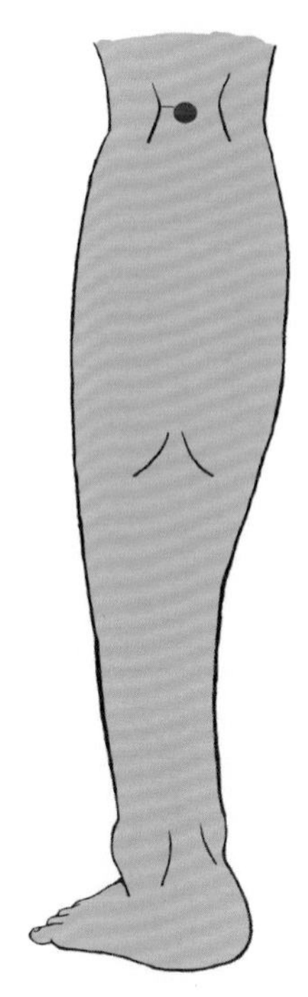

委中穴

养生智慧

1. 不可不知的溪谷重要穴位

（1）委中穴

【取穴】委中穴位于腘横纹中点，于股二头肌腱和半腱肌腱的中间点，取穴时可以伸直腿部，自己弯腰用双手放在膝盖部位，四指交叠于膝盖外侧，左右手大拇指朝后，指端的点刚好就是委中穴了。

【功效】委中穴为足太阳膀胱经上的一个穴位，膀胱经的湿热水气都汇集在这里；因此，按摩委中穴可以为身体运送气血，最能舒筋通络、散瘀活血。平时不论是腰背酸痛，还是腹痛、小便不利，甚至是丹毒，都可以对委中穴进行按摩。

【按摩方法】按摩委中穴要用两只手的拇指指腹压在穴位上，稍加用力，感觉到有酸胀感为宜，缓缓用力压下，慢慢松开，连续做10～20次。然后伸直腿部，手握成空拳，用拳背部轻轻敲击委中穴，持续30～50次。再用左右手的拇指指腹按在委中穴上，顺时针揉动10次，接着逆时针揉动10次。最后，两只手对搓至发热，用手掌心在委中穴来回搓擦，坚持30次就可以了。

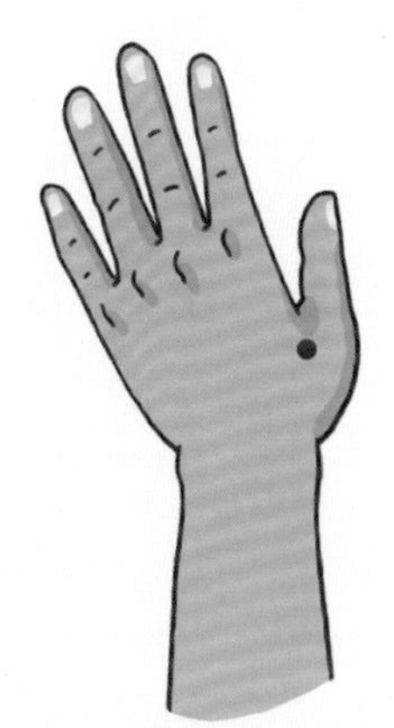

合谷穴

（2）合谷穴

【取穴】合谷穴，就是我们常说的虎口，取穴比较容易，手背拇指与示指（食指）骨间就是。定位时可以将示指（食指）与拇指分开，用另一只手的虎口部位交叉，拇指关节的横纹处就是合谷穴了。

【功效】合谷穴为大肠经的原穴，其通经活络、泄热镇痛功能强大，对于一般上火引起的齿痛面肿、鼻衄鼻渊、目赤头晕、身热恶寒、半身麻木、手指无力都有很好的缓解作用。同时，合谷穴还能通调脏腑、息风开窍，所以咽部肿痛、咳嗽、耳聋失音、便秘、抽搐、癫痫、痛经等问题都有良好效果。

【按摩方法】按摩合谷穴时，将右手的掌心放在左手背上，右手大拇指刚好位于合谷穴附近；此时只要来回揉动右手大拇指，就可以恰到好处地刺激合谷穴了。揉动时手指可慢慢加力，让合谷穴感到酸胀，坚持揉动50～100次，再换左手为右手按揉就好了。不过，在这里应该注意，男性按摩时宜先左后右，女性则宜先右后左。

2. 舒经活络的神奇药酒方

（1）活络药酒

【原料】玉竹240克，当归、木瓜、红花各40克，蚕沙、防风、川芎、桑寄生各60克，白术、川牛膝各90克，独活、羌活、甘草各30克，红曲150克，红糖500克，白酒1000毫升。

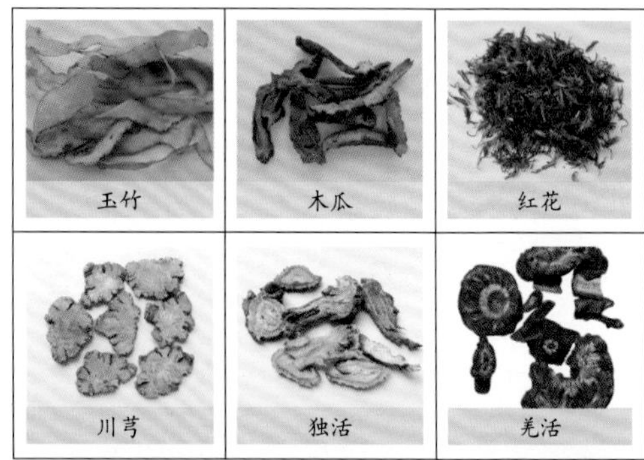

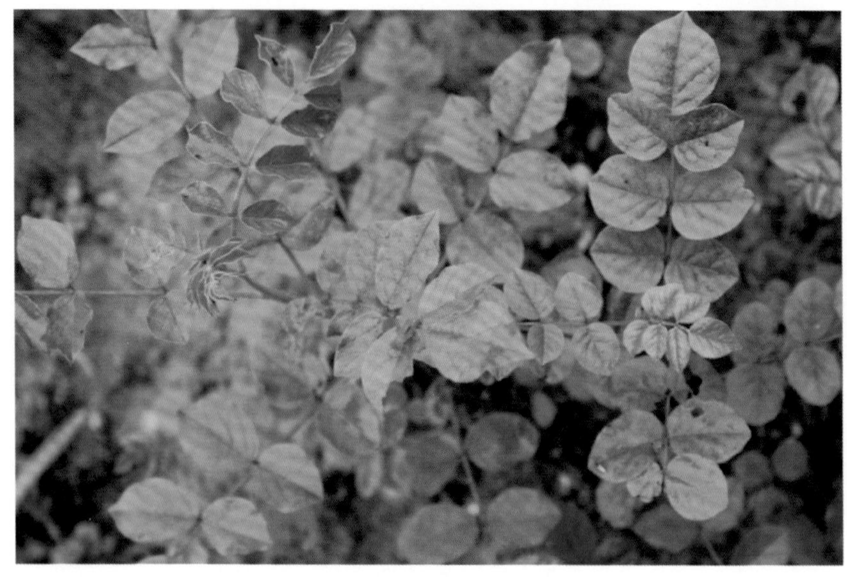

甘草

【制法】将除白酒、红糖、红曲之外的13味中药放在一起，直接打成粉末，然后和红曲混合成药粉；再将白酒倒进玻璃容器，加入红糖充分溶化；最后将药粉放进酒中，搅匀放置48小时。用细密的纱布多折两层，包于容器口上，倒置，下方用干净容器接着，让药酒自然慢渗滴出来就可以了。

【用法】每日2次，每次20毫升。

【功效】活络舒筋，祛风除湿，善通痹病。

（2）三藤酒

【原料】鸡血藤、络石藤、海风藤、桑寄生各90克，木瓜60克，五加皮30克，白酒2000毫升。

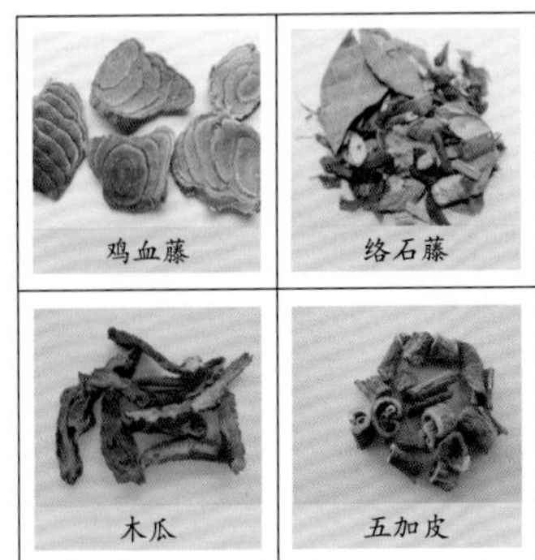

【制法】将前6味中药洗净，晾干，切成小片，放进干净的广口玻璃瓶中，直接倒入白酒，放置于阴凉处。浸泡7日之后即可饮用。

【用法】每日1次，每次30毫升，温热空腹饮用。

【功效】通络除湿，补肝肾，缓解关节疼痛。

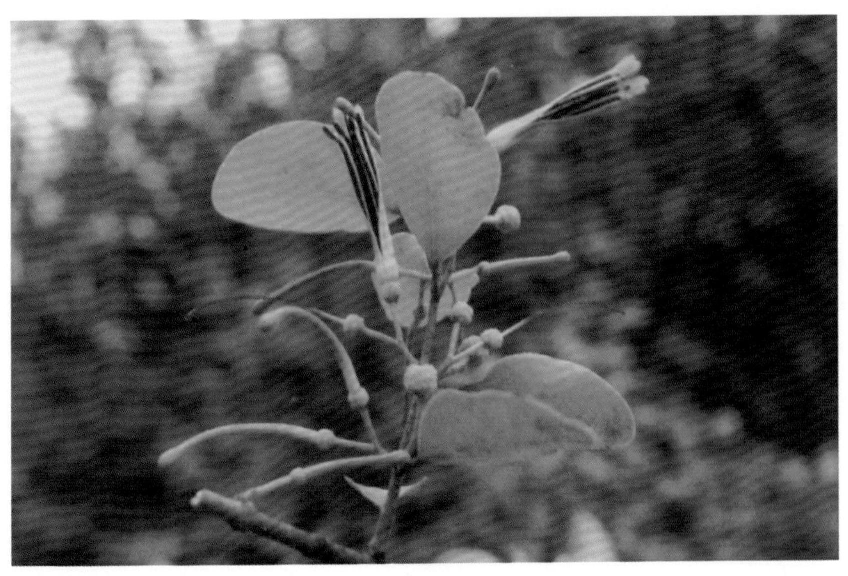

桑寄生

骨空论（一）

本篇要点

1. 说明了风邪所致各症的针灸治法和所取穴位。
2. 介绍了任脉的循行路线及其所主的疾病。

原文译注

原文 黄帝问曰：余闻风者百病之始也，以针治之奈何？岐伯对曰：风从外入，令人振寒，汗出头痛，身重恶寒，治在风府，调其阴阳。不足则补，有余则泻。

译文

黄帝问道：我听说风邪是一切疾病发生的起源，怎样用针刺治疗呢？岐伯回答说：风邪从外侵入人体，使人寒战出汗、头痛、身体酸重、怕冷，治疗时应取风府穴，以调和其阴阳气血。正气不足的就用补法，邪气有余的就用泻法。

原文 大风颈项痛[①]，刺风府，风府在上椎[②]。大风汗出，灸譩譆[③]，譩譆在背下挟脊傍三寸所，厌之令病者呼譩譆，譩譆应手。

译文

若感受风邪较重而出现颈项疼痛，应针刺风府穴，风府穴在颈椎的第一椎上。若感受风邪较重而出汗时，应当灸譩譆穴，譩譆穴在背部第6胸椎棘突穴下旁开3寸处，用手按压此处令患者发出譩譆声，则譩譆穴应手而动。

原文 从风[④]憎风，刺眉头，失枕，在肩上横骨间。折，使揄臂，齐肘正，灸脊中。䏚络季肋引少腹而痛胀，刺譩譆。腰痛不可以转摇，急引阴卵[⑤]，刺八髎与痛上，八髎在腰尻分间。鼠瘘寒热，还刺寒府，寒府在胕膝外解营[⑥]。取膝上外者使之拜，取足心者使之跪。

译文

病由于风邪而呈恶风症状，应刺眉头陷中的攒竹穴。落枕，可在肩上横骨间取穴治疗。若脊背折痛，不能伸舒，可摇其手臂，灸下垂齐肘尖的脊中穴以治之。胁络季肋牵引到少腹部疼痛而胀的，应刺谚语穴。腰痛不能转侧动摇，痛且筋挛，下引睾丸，可刺八髎穴与痛处上部，八髎穴在腰以下骶后孔隙中。鼠瘘寒热病，应当刺寒府穴，寒府穴在膝关节外侧的骨缝中。取膝上外侧骨缝之穴，应使膝微屈。若取脚心的穴位，应采取跪的姿势。

原文 任脉者，起于中极之下，以上毛际，循腹里上关元，至咽喉，上颐循面入目。冲脉者，起于气街，并少阴之经，挟脐上行，至胸中而散。任脉之病，男子内结七疝，女子带下瘕聚。冲脉为病，逆气里急。

译文

任脉起于中极穴的下面，向上行到毛际处的曲骨穴入腹，循腹里上行到关元穴，直上到咽喉，再上行颐循面而入于目下承泣穴。冲脉起于气街穴，与足少阴肾经并行，挟脐左右向上行，到达胸中便分散了。任脉发生病变，男子则见腹内结为七疝，女子则见带下和癥瘕积聚。冲脉发生病变的病候，则气逆上冲，腹内拘急疼痛。

注释

①大风颈项痛：大风，指严重风邪侵袭，其主症为颈项痛。

②上椎：大椎以上。

③譩譆：穴位名，具体部位各家注释不一。

④从风：迎风。

⑤急引阴卵：急剧疼痛牵引睾丸。阴卵：睾丸。

⑥解营：解，骨缝；营，穴位。

养生智慧

1. 按摩四大穴位，就能还你美颜

（1）大横穴

找法：任脉的神阙穴（肚脐）旁开4寸处。

刺激方法：双手示指（食指）指端同时按压，圈状按摩100次。高脂肪饮食和运动不足会导致肠壁堆积大量的脂肪，不仅会使血脂升高，还会让体重增加，面泛油光。刺激此穴可通便，排除肠道内的油脂，减轻体重，消除腰腹赘肉，降低血脂。

（2）丰隆穴

找法：在小腿前外侧，当外踝尖上8寸，距胫骨前缘二横指（中指）。

刺激方法：用拇指略微用力按压，以略感疼痛为基准，按住5秒后松开，双手交替互按3～5分钟。经常按压丰隆穴，不仅可以清除肠内垃圾，还可调节自身的新陈代谢，从而达到放松、减压的目的。

（3）天枢穴

找法：在肚脐两边左右各3指宽处。

刺激方法：睡前用双手示指（食指）指端同时回环揉动天枢穴50～100次，逆时针和顺时针方向各一遍。天枢穴与胃肠道联系紧密，对调节肠腹有明显的双向性疗效，既能止泻，又能通便，按摩此穴能清除肠道内累积的宿便，轻松消减堆积在腹部的赘肉，扫除脸上的痘痘。

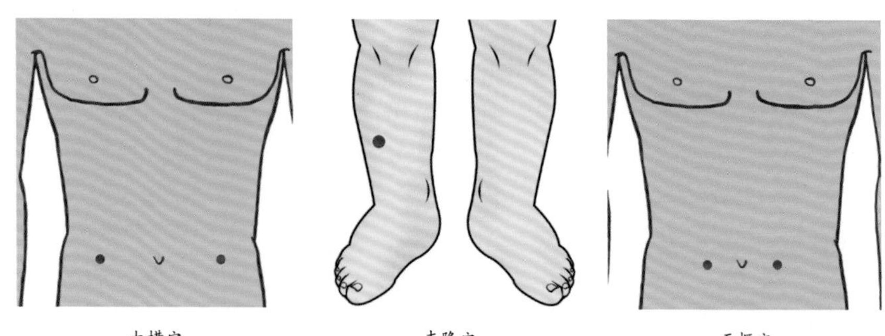

大横穴　　丰隆穴　　天枢穴

（4）足三里穴

找法：外膝眼下3寸，胫骨外侧约一横指处。

刺激方法：用双手拇指同时以圈状按压50次，稍用力。经常刺激该穴位，可以有效地排出体内堆积的毒素，从而减轻斑纹，恢复皮肤光彩。

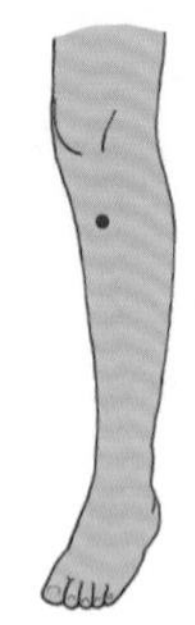

足三里穴

2. 腿部浮肿了，就按揉穴位吧！

（1）地机穴

找法：从踝关节最高骨向上10指腿骨内侧。两足各一。

刺激方法：用拇指指腹对该穴位进行轻度的揉压。每次3～5圈，进行3～7次。可以使用灸具。

（2）太溪穴

找法：踝关节最高处和阿基里斯腱之间的凹陷。两足各一。

刺激方法：用拇指指尖进行3～5秒垂直按压至症状有所缓解为止。强度以感觉舒适为宜。可以使用灸具（每周进行2～3回）。

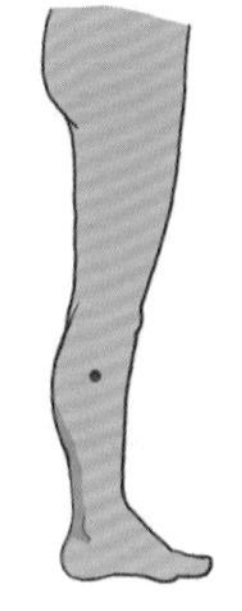

地机穴

（3）风市穴

找法：位于人体的大腿外侧的中线上，直立垂手时，中指尖所在处。

刺激方法：用大拇指点压，力度要由轻到重，有麻痛感为好。点压2分钟。按摩此穴，可消除大腿多余的水分，使大腿变得苗条。

（4）承山穴

找法：位于小腿后面正中，当伸直小腿或足跟上提时小腿肚下出现尖角凹陷处。

刺激方法：用力按压5分钟，力度以能承受为限。反复按压20分钟，每日1次。按摩此穴可消除小腿上的脂肪，收紧小腿肌肉，对美化小腿线条有显著的作用。

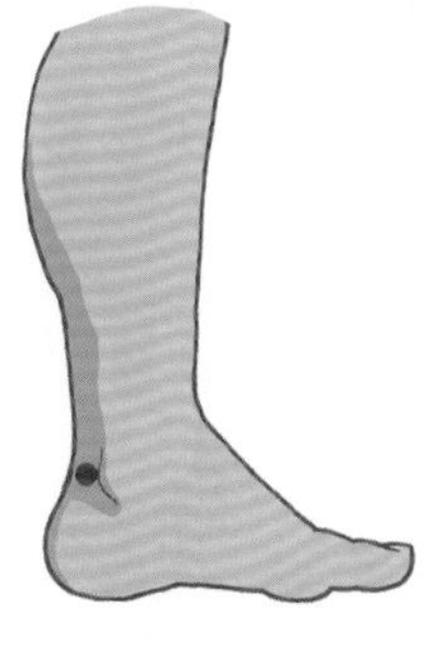

太溪穴

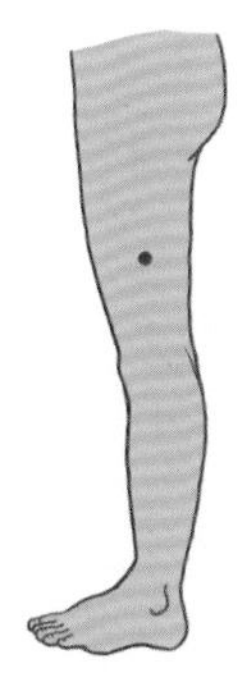

风市穴

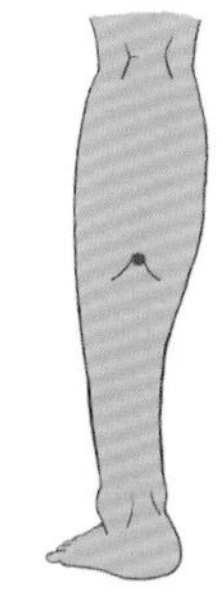

承山穴

骨空论（二）

本篇要点

1．主要讲述膝关节疼痛的治疗穴位。

2．重点叙述身体中可治疗水湿病症的穴位以及骨空所在部位。

原文译注

原文 蹇[1]，膝伸不屈，治其楗。坐而膝痛，治其机。立而暑解，治其骸关。膝痛，痛及拇指治其腘。坐而膝痛如物隐者，治其关。膝痛不可屈伸，治其背内。连胻若折，治阳明中俞髎。若别，治巨阳少阴荥。淫泺胫痠[2]，不能久立，治少阳之维，在外上五寸。

译文

走路困难，膝盖不能弯曲，要治疗股部经穴。坐下时膝痛，则要取环跳穴进行治疗。站着时膝盖有热痛，治疗时要取关节部位的经穴。膝盖疼，疼痛放射至拇指，要取膝盖腘窝处的委中穴。坐着时感觉膝盖疼，似乎有东西藏在其中，则要找承扶穴进行治疗。膝盖立的不能弯曲，要治疗其背内的腧穴。若疼的感觉像折断了一样，治疗就应该以阳明经的腧髎三里穴为主。或者也可以治疗太阳经、少阴经的荥穴。水湿之气长时间滞留造成的小腿无力酸痛，不能长时间站立，治疗时要以少阳经的别络光明穴为主，穴位在脚外踝向上5寸处。

原文 辅骨上，横骨下为楗，侠髋为机，膝解为骸关，侠膝之骨为连骸，骸下为辅，辅上为腘，腘上为关，头横骨为枕。

译文

身体辅骨上方，横骨下方的部位称“楗”。髋骨两边，环跳穴部位称“机”。膝盖的骨缝处称“骸关”。膝盖两边的高骨称“连骸”。连骸下方称“辅骨”。辅骨上方的膝弯部位称“腘”。腘上方称“关”。头部后的横骨称“枕骨”。

原文 水俞五十七穴者，尻上五行，行五；伏菟上两行，行五，左右各一行，行五；踝上各一行，行六穴，髓空在脑后三分，在颅际锐骨之下，一在断基下，一在项后中复骨下，一在脊骨上空在风府上。脊骨下空，在尻骨下空。数髓空在面侠鼻，或骨空在口下当两肩。两髆骨空，在髆中之阳。臂骨空在臂阳，去踝四寸两骨空之间。股骨上空在股阳，出上膝四寸。骱骨空在辅骨之上端，股际骨空在毛中动下。尻骨空在髀骨之后，相去四寸。扁骨有渗理凑，无髓孔，易髓无孔。

译文

治疗水湿之病的腧穴总共有57个，尻骨上有5行，每行各5个穴位；伏兔穴上方有2行，每行各5个穴位；其左右部位各有1行，每行5个穴位；在两脚踝上方各1行，每行为6个穴位。髓穴在脑后分为3处，位于颅骨边锐骨下方，一处在断基的下面，一处在颈后中间复骨下面，还有一处在脊骨上空的风府穴之上。脊骨的下空，位于尻骨下空位置的孔穴中。还有几个髓空分布于面部夹鼻两边，或者是嘴下方与肩部相平的地方。两肩部位的骨空就在肩部中间的外侧处。臂骨的骨空则在臂骨外侧部位，距手腕部4寸，尺桡两骨的空隙之间。股骨部位的骨穴在股部外侧，沿着膝部向上4寸处。骱骨的骨空于辅骨的上方。股际的骨空在阴毛中的动脉下面。尻骨的骨空则在髀骨之后，距离尻骨4寸的地方。扁骨有着经脉的连接聚合，没有孔穴，所以骨髓没有骨空。

注释

①蹇：走路困难，迟钝。

②淫泺胫痠：淫泺，为一种病症，指酸痛无力；痠通酸，胫痠，指小腿无力，意思就是腿部上下酸痛，无力。

养生智慧

1. 拍打——风湿性关节炎的调理方法

（1）拍打背部，促进身体阳气生发

患者卧于床上，拍打者为患者沿背脊两侧进行肌肉、经络的揉按放松；力气不要过大，让背部缓缓感觉到发热。然后手掌微弯，以空心掌拍打脊背部位，要从上向下，沿着脊柱一直拍打到尾椎部位，逐节进行拍击。这时患者会感觉到背部又酸又胀，甚至有麻、痛的刺激。要继续坚持，一直到患者背部的肌肉变得松软，有汗液出现为止。通常拍打一次的时间不应少于1小时，如果急于求成，则达不到消减疼痛、促发阳气、祛风除湿的效果。

（2）针对关节，全力刺激

风湿性关节炎可以发生在膝盖，也可以是手、腕等关节部位，所以在拍打时直接针对疼痛的关节部位进行拍打，效果显著。拍打时可以让患者坐在床上，拍打人手心微凹，或者直接握拳敲打。比如膝盖部位，以掌心直接击打膝盖，力度要逐渐加大，让膝盖骨感觉到疼痛，随着拍打可以看到有分散的黑点出现，就如同刮痧一般。一直拍到膝盖部位变热，可以停止，第二日继续进行，每日坚持拍打30分钟左右，持续几周，就能让关节炎的症状明显消失。如果是上肢、手部等关节，患者可以自己左手拍右侧，右手拍左侧，每日坚持，日久可见效。

（3）全身拍打，活血化瘀

对于关节炎患者来说，虽然只是关节部位行动困难，但体内却都是风邪寒湿。所以，全身的拍打既能治病又能除根。患者可以躺在床上，拍打者从头至脚，包括后背、四肢都一一拍打。拍打时力度要由轻渐重，让身体有一个适应和接受过程。在患者身体出现紫痧的部位，要多拍打一会儿。经过几次全身拍打，关节炎问题就能得到减轻，体内寒湿也可以慢慢消解。

2. 不同性质的风湿，饮食各不同

（1）寒湿型关节炎

寒湿型关节炎患者主要会在关节部位发生肿痛，甚至是积液，平时有畏寒、纳差症状，小便清长、大便溏稀。这就是体内有寒湿的表现。在饮食上，患者应该尽量选择一些温热性质的食物，如葱、姜、肉桂、辣椒、韭菜、大蒜、羊肉、狗肉等。

（2）风热型关节炎

风热型关节炎的主要症状是关节部位有游走性疼痛，同时小便发赤，大便干结，身体伴有发热，咽干疼痛。还有

姜

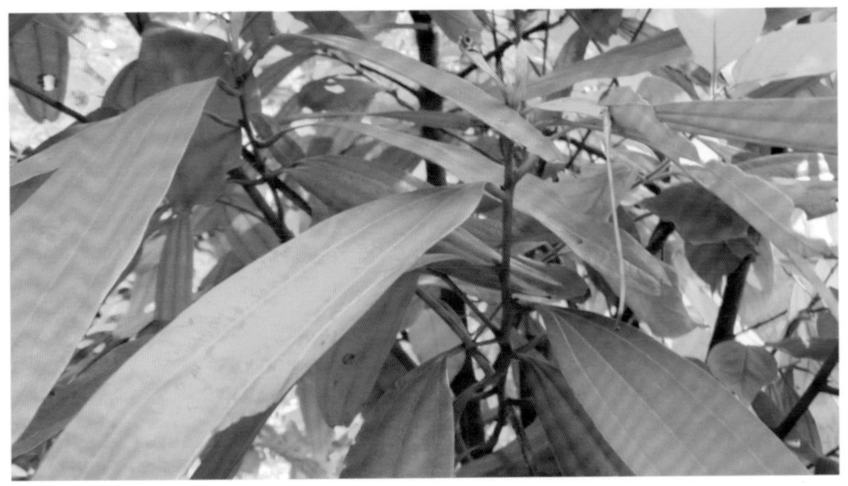

肉桂

一种人会感觉胸闷，有低热，关节部位有积液，食欲低，这是湿热型关节炎的症状，可与风热型病的饮食相似。平时尽量多食绿豆、梨子、豆浆、菊花、枸杞、薏苡仁、鸭肉、苦瓜、紫菜等食物。

（3）肝肾虚弱型关节炎

肝肾虚弱型关节炎患者症状比较明显，可见肌肉萎缩、关节畸形、疼痛、筋腱痉挛、消瘦等。所以在饮食上，应以补益肝肾为主，通常以温和、性补食物为主要选择，如桂圆、芝麻、黑豆、核桃、甲鱼、鹅肉、牛肉、猪肉等。

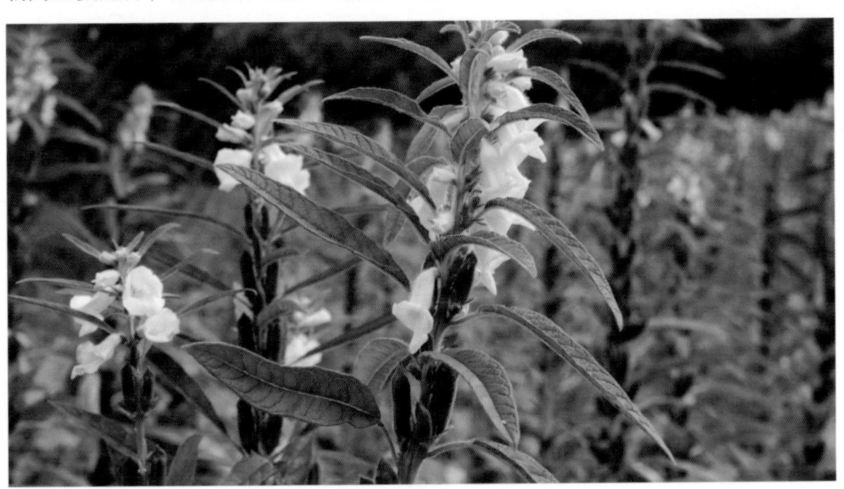

脂麻

颈椎病

颈椎病是指因颈椎退行性病变引起颈椎管或椎间孔变形、狭窄，刺激、压迫颈部脊髓、神经根，并引起相应临床症状的疾病。临床上主要表现为颈肩痛，头晕头痛，上肢麻木，肌肉萎缩，严重时可影响人的下肢行动，导致下肢麻痹、大小便障碍，甚至瘫痪。本病多发于四十岁以后的人，随着年龄增高，发病率也增高。本病的防治偏方秘方有以下几种。

颈愈汤

炙黄芪24克，桂枝、白芍、当归、姜黄、鹿角胶（烊化）、乌梅、仙茅、制川乌、制草乌各12克，乌梢蛇9克，葛根、淫羊藿各15克。加水500毫升煎取300毫升。每日1剂，分2次服，15日为1个疗程。祛风散寒，温经通络。适用于神经根型颈椎病。

当归葛根二藤汤

当归、鸡血藤、丹参、威灵仙、杭白芍各15克，葛根20克，钩藤12克，没药、川芎、黄芪、全蝎、地龙各10克，蜈蚣2条，桑枝5克，甘草6克。水煎取

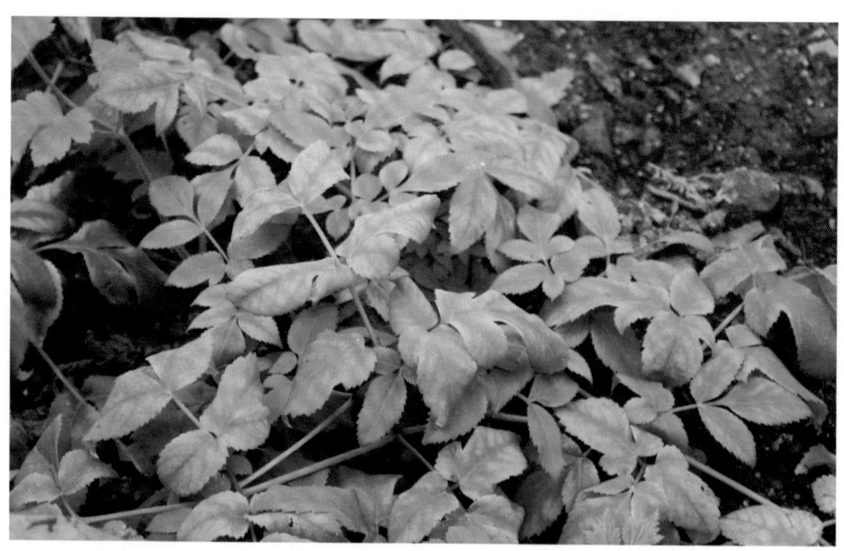

当归

汁。每日1剂，分2次服；药渣热敷颈部1小时。5剂为1个疗程。祛风活血，除湿通络。适用于神经根型颈椎病。

壮颈汤

炙黄芪45克，当归、生地黄、熟地黄各25克，牛膝、赤芍、白芍各15克，川芎、羌活、桑枝、防风、地龙、穿山甲（先煎）各9克，丹参、桑寄生各30克，续断10克。水煎取汁。每日1剂，分2次服；5日为1个疗程。祛风通络，活血化瘀。适用于椎动脉型颈椎病。

活血通颈汤

当归12克，红花、丹参、川芎、白芷各10克，延胡索、葛根各16克，羌活、僵蚕各15克，桂枝9克，白芍20克，甘草6克。水煎取汁。每日1剂，分2次服，15日为1个疗程。行气活血，解痉通络。适用于各型颈椎病。

定眩汤

当归、何首乌、僵蚕、制乳香、黄芪各10克，川芎30克，泽泻、淫羊藿各20克，丹参、葛根各25克，全蝎、炙甘草各6克。水煎取汁。每日1剂，分2次服，10日为1个疗程。补肾固本，益气活血，化痰通络。适用于椎动脉型颈椎病。

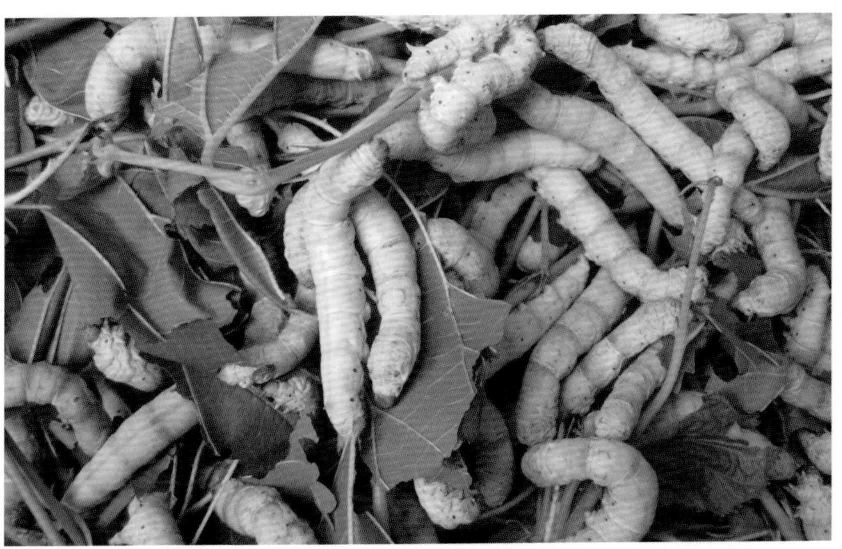

蚕

舒颈汤

葛根、当归、白芍各15克，桂枝10克，炒白术12克，黄芪30克，茯苓、狗脊各20克，全蝎粉3克（装胶囊）。水煎3次，合并三煎所得药汁。每日1剂，分3次温服，并以药汁送服全蝎粉胶囊，7剂为1个疗程。补气血，益肝肾，祛风寒，化痰湿，活瘀血，通经络。适用于颈椎病。

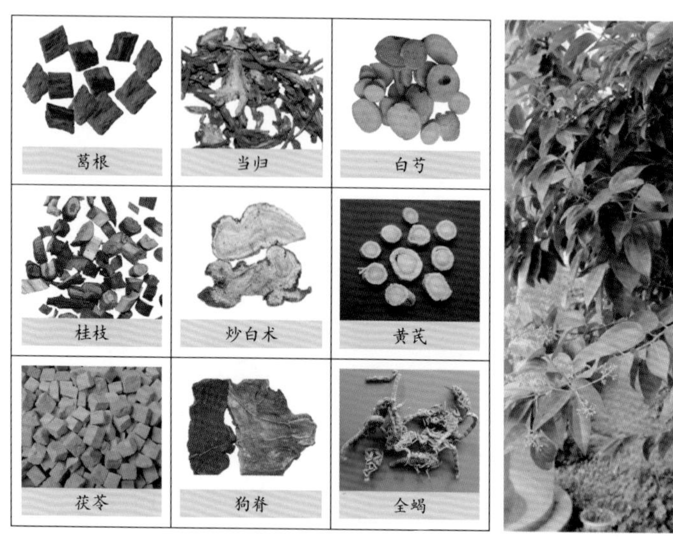

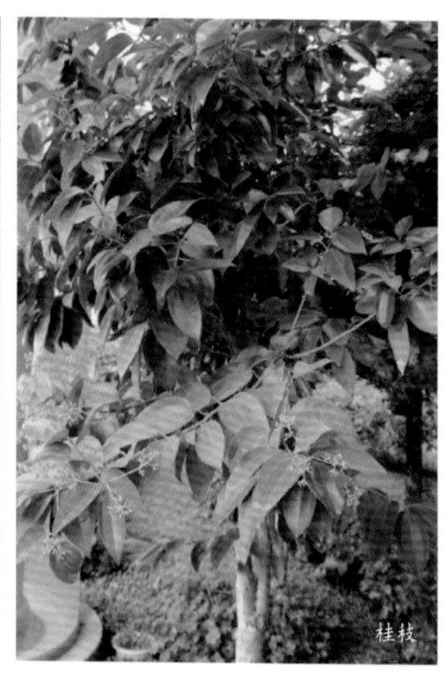

温馨提示

颈椎病锻炼方法

颈椎病锻炼时，方法有多种，掌握不适度，不但不能起到巩固疗效的目的，还会导致病情复发。日常锻炼颈部方法有如下几种：

用头从右向左做画圈动作，每一个方向动作做到极限，尽量把颈部肌肉拉直。左右重复做10次。

望天俯地。抬头，仰望天空，脖颈尽量后仰；低头俯看大地，下颌尽力贴近胸部。一组动作重复10次。

左右侧屈。颈部向右弯，右耳朵贴在右肩膀上，复位；换左侧重复前面的动作。一组动作重复10次。

肩周炎

肩周炎是肩关节周围炎的简称，又称冻结肩、漏肩风、五十肩等，为肩关节周围软组织的无菌性炎症。本病是中、老年人的一种常见病。主要表现为肩关节疼痛及关节僵直。疼痛为阵发性或持续性；活动与休息均可出现，严重者一触即痛，甚至半夜会痛醒。部分患者疼痛可向颈、耳、前臂或手放射，肩部有压痛。临床分为风寒型、瘀滞型、虚损型等。治疗时宜益气养血、舒筋通络。

本病的防治偏方秘方有以下几种。

薏仁苍术汤

薏苡仁、苍术、羌活、独活、麻黄、当归、川芎、生姜、甘草各10克，乌头5克，桂枝6克。水煎取汁。每日1剂，分次服用。除湿通络，祛风散寒。适用于肩关节酸痛或有肿胀、痛有定处、手臂肩关节沉重、活动不便、肌肤麻木不仁、苔白腻、脉濡缓。

桑枝防己汤

桑枝15克，防己6克，黄芪12克，当归、茯苓、威灵仙、秦艽各9克，川芎4.5克，升麻3克。水煎取汁。每日1剂，分次服用。祛风除湿。适用于肩周炎。

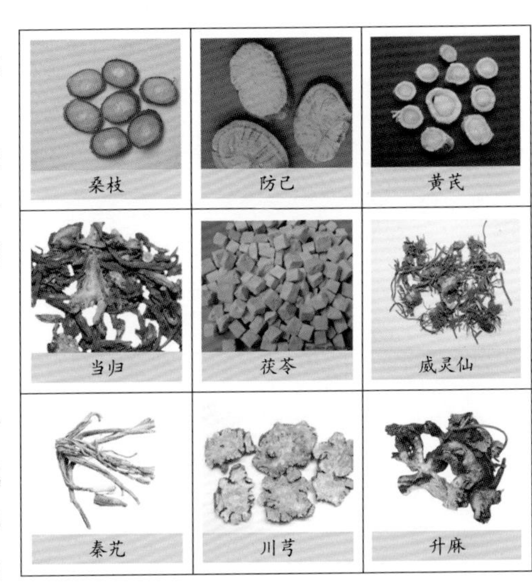

蠲痹汤

羌活、独活、秦艽、甘草、乳香、木香、桑枝、海风藤各10克，当归、川芎各15克，桂心1克。水煎取汁。每日1剂，分次服用。益气和营，祛风胜湿。适用于肩周炎。

三痹汤

独活、秦艽、防风、当归、炙甘草、川芎各10克，细辛5克，白芍、熟地黄、杜仲各15克，党参、黄芪各20克，茯苓、续断、牛膝各12克，桂心1克。水煎取汁。每日1剂，分次服用。补益气血，培补肝肾，祛风散寒，除湿止痛。适用于风寒型肩周炎。

桂枝芍药知母汤

桂枝、芍药、知母、防风、白术各9克，制附子8克，麻黄、炙甘草各6克，生姜3片。水煎取汁。每日1剂，分次服用。祛风湿，清热毒，止痹痛。适用于风寒湿痹型肩周炎。

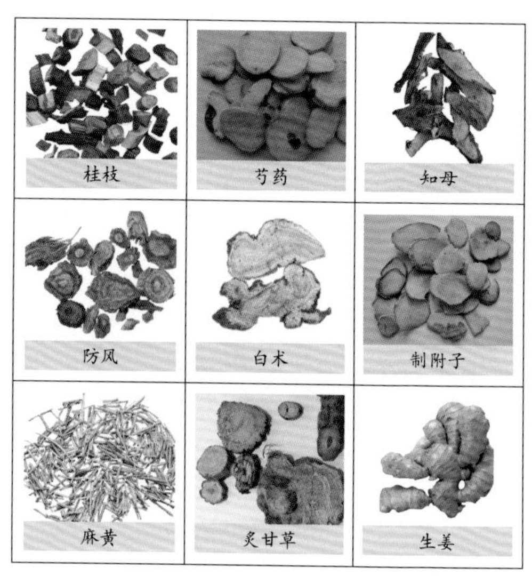

舒筋养血汤

当归、生地黄、熟地黄各12克，鸡血藤、赤芍、白芍、炙甘草、威灵仙各10克，桂枝、蜈蚣、橘络各6克，黄芪15克，细辛1克。水煎取汁。每日1剂，分次服用。益气养血，活血通络，祛风止痛。适用于肩周炎。

黄芪五物汤

黄芪20克，白芍、当归、牛膝各15克，桂枝、甘草各6克，乳香、没药、羌活各10克，薏苡仁30克。水煎取汁。每日1剂，分次服用。调和营卫气血，活血通络止痛。适用于损伤型肩周炎，症见肩关节疼痛剧烈，有针刺样痛感，手臂活动时疼痛加重，同时关节屈伸不利，苔薄白，脉细涩。

乌头汤

川乌5克，麻黄6克，黄芪15克，芍药、甘草各10克。水煎取汁。每日1剂，分次服用。温经散寒，祛风除湿。适用于风寒型肩周炎，症见肩关节疼痛较剧、痛有定处、得热痛减、遇寒痛增、关节屈伸不利、肩关节不红、苔薄白、脉弦紧。

肩凝汤

羌活、威灵仙、姜黄、桂枝、桑枝、当归、延胡索各10克，黄芪25克，生地黄、鸡血藤各15克，蜈蚣（焙研）1条，薏苡仁20克，甘草5克。上药（蜈蚣除外）加水500毫升浸泡半小时后煎取250毫升；再加水350毫升，煎取150毫升，两煎所得药液混合，早、晚饭后分服；蜈蚣留头足，瓦片上加醋焙黄，研细末，药液冲服。每日1剂，7日为1个疗程，一般连续治疗3～4个疗程。祛风除湿，益气散寒，活血通痹。适用于肩周炎。

加味舒筋汤

当归、木瓜各12克，白术、桂枝、赤芍、莪术各10克，羌活、沉香、甘草各6克，海桐皮30克。水煎取汁。每日1剂，分2次服。祛风除湿，温经通络，活血止痛。适用于肩周炎。

防风当归汤

防风、当归、苦杏仁、茯苓、秦艽、葛根各9克，桂枝、羌活各6克，黄芩、甘草各3克。水煎取汁。每日1剂，分次服用。祛风通络，散寒利湿。适用于痛点不明显的肩周炎。

归姜舒筋饮

当归10克，姜黄、羌活各6克，赤芍、白术各12克，甘草3克。水煎2次，每煎取汁250毫升，两煎所得取汁混合。代茶饮，每日1剂。舒筋散寒，祛湿止痛。适用于风湿痹痛、寒邪伤筋及肩周炎等。

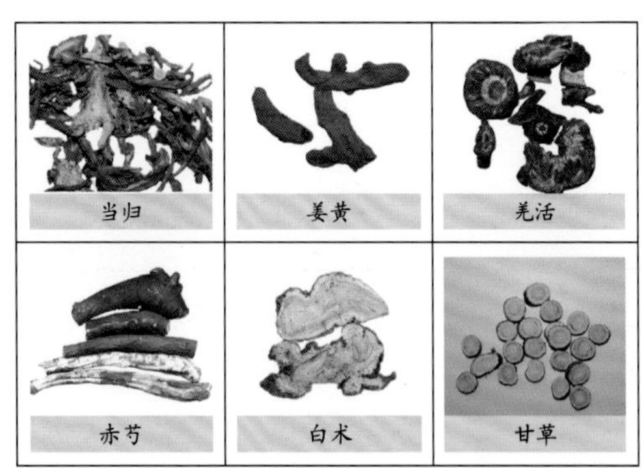

辛芥桂枝汤

细辛、姜黄各10克，桂枝、甘草各6克，白芥子12克，白芍30克，蜈蚣3

条，茯苓20克。水煎取汁。每日1剂，分2次服，10日为1个疗程。温经散寒，活血舒筋，化痰通络。适用于肩周炎。

蠲痹解凝汤

羌活、防风、赤芍、姜黄、生姜各6克，当归9克，甘草3克。水煎取汁。每日1剂，分次服用。益气和营，祛风除湿。适用于风寒湿痹型肩周炎肩部项痛、项背拘急等。

苍术石膏知母汤

苍术、赤芍各6克，生石膏、鸭跖草各60克，知母、防己、羌活、独活、生甘草各9克，西河柳15克。水煎取汁。每日1剂，分2次服。祛风湿，清内热。适用于肩周炎肩膀局部红肿热痛。

独活寄生饮

独活、桑寄生各10克。水煎，取汁200毫升。代茶饮用，每日1剂。风湿热痹、风湿痛偏于热者不宜服用。祛风除湿，补益肝肾。适用于肩周炎，兼治风寒湿痹、腰背酸软疼痛、肢节屈伸不利，或关节麻木冷痛、畏寒喜温等。

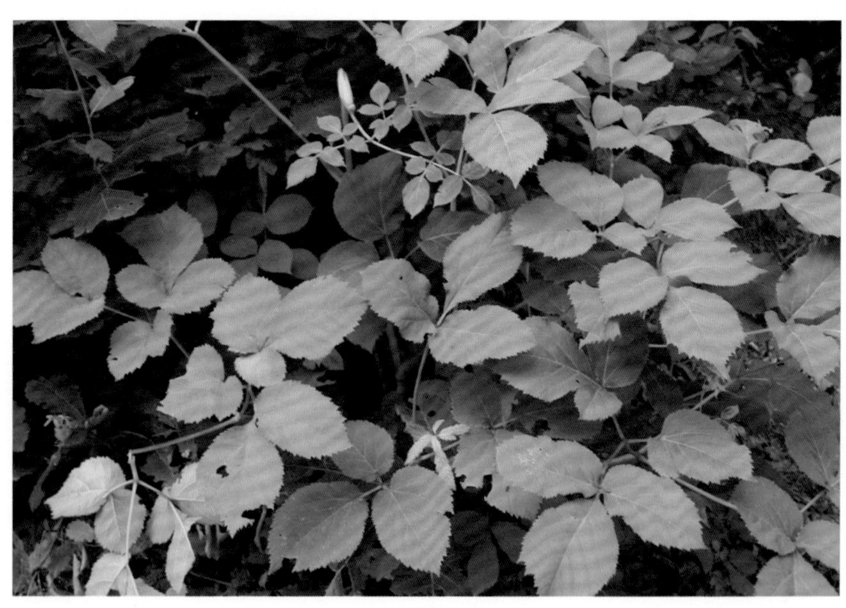

独活

秦艽饮

秦艽10克，炙甘草3克。水煎，取汁200毫升。代茶饮用，每日1剂。祛风湿，止痹痛，清湿热。适用于肩周炎及风湿痹痛、关节拘挛等。

薏仁当归饮

薏苡仁20克，当归15克，乌药、苍术各10克，生姜、甘草各6克，麻黄、桂枝各3克。水煎2次，每煎取汁250毫升，煎汁混合。代茶饮用，每日1剂。燥湿活络，疏风散寒。适用于风寒湿阻型肩周炎。

补骨脂饮

炒补骨脂10克。开水冲泡20分钟。代茶饮用，频频冲服，连服15～30日。湿热性痹痛不宜服用。补肾助阳。适用于虚寒性腰背疼痛及肩周炎。

红花木瓜饮

红花15克，木瓜、桑寄生各30克。开水浸泡20分钟。取汁，代茶饮用，每日1剂，连服15～30日。活血通络，祛瘀止痛。适用于肩周炎、腰背劳损疼痛。

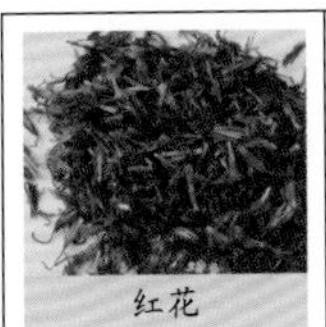
红花

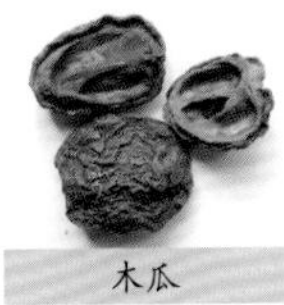
木瓜

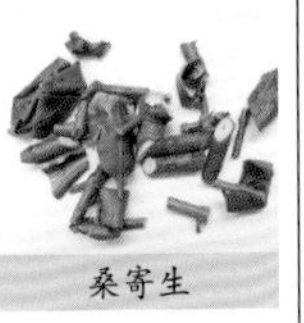
桑寄生

当归止痛汤

当归、茵陈、黄芩各9克，葛根、苍术、白术、知母、猪苓、泽泻各6克，羌活、升麻、甘草、人参各3克，防风4.5克，苦参1.5克。水煎取汁。每日1剂，分次服用。祛风燥湿，和血止痛。适用于肩周炎。

徐长卿饮

徐长卿10克，炙甘草3克。水煎，取汁200毫升。代茶饮用，每日1剂。祛风通络，止痛。适用于风湿痹痛、肩周炎等。

伸筋草鸡血藤饮

伸筋草20克，鸡血藤15克。研粗末，沸水冲泡30分钟。代茶饮用，每日1

剂。活血除湿，舒筋活络。适用于寒湿型肩周炎。

葱姜花椒饮

大葱、生姜各15克，花椒3克，红糖20克。将大葱、生姜、花椒捣烂，与红糖一同放入保温杯中，冲入沸水。代茶饮用，每日1剂。风热痹痛者不宜服用。除湿止痛。适用于风湿寒邪所致痹痛及肩周炎。

独活饮

独活20克。研粗末，沸水冲泡。代茶饮用，每日1剂。祛风除湿止痛。适用于风湿痹痛、肩周炎。

木瓜苍术饮

木瓜25克，苍术15克，当归、薏苡仁各50克。水煎2次，每煎取汁250毫升，煎汁混合。代茶饮用，每日1剂。舒筋活络，燥湿止痛。适用于风湿痹痛、关节不利及肩周炎。

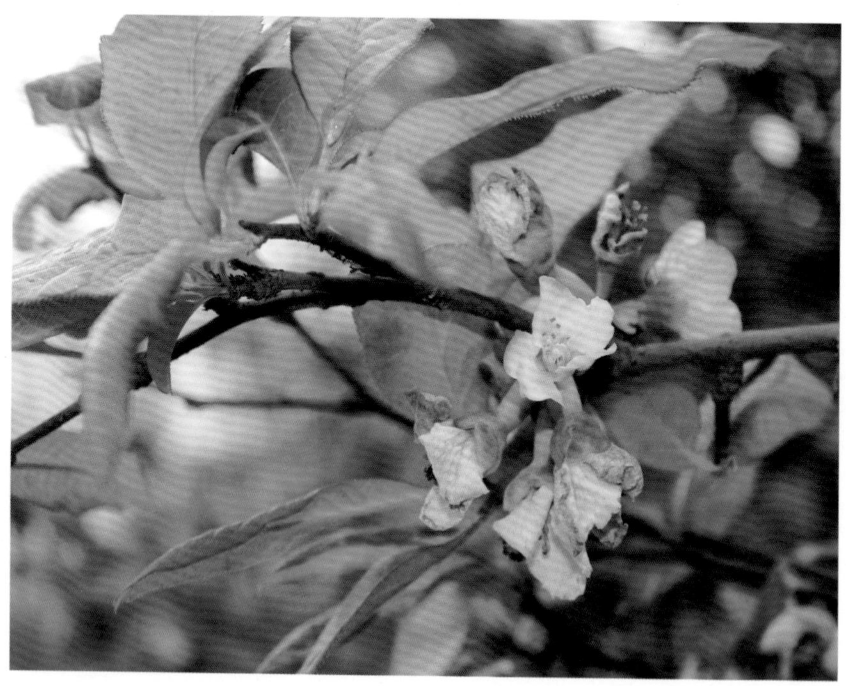

木瓜

土鳖饮

土鳖虫4个。洗净，焙干，研细末。开水冲泡10分钟。代茶饮用，每日1剂，连服15～20日。破瘀活血，通络止痛。适用于瘀血型腰背疼痛、肩周炎。

桑枝饮

鲜嫩桑枝1米。研粗末，沸水冲泡。代茶饮用，每日1剂。通络利节，祛风除湿。适用于风湿型肩周炎。

附子苍术饮

制附子5克，苍术10克。研粗末，沸水冲泡30分钟。代茶饮用，每日1剂。温中散寒，通窍止痛，祛风除湿。适用于寒湿型腰背痛、肩周炎。

仙灵木瓜饮

淫羊藿15克，木瓜12克，甘草9克。研粗末，沸水冲泡。代茶饮，每日1剂。舒筋活络，祛风除湿，止痛。适用于筋节挛缩、风湿疼痛及肩周炎。

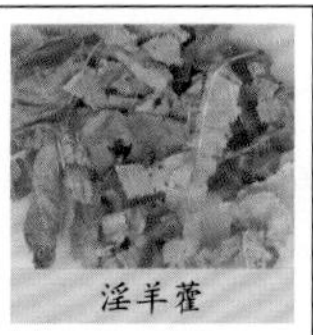
淫羊藿

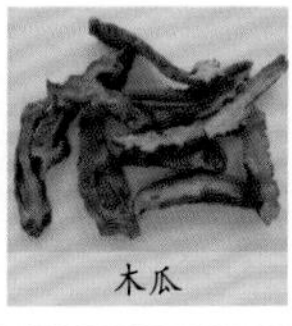
木瓜

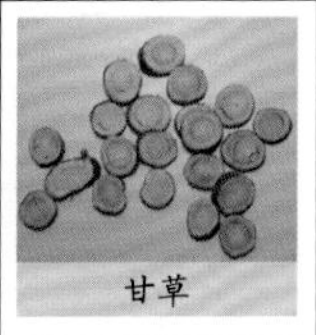
甘草

温馨提示

肩周炎锻炼小技巧

轻度关节炎患者有针对性地做一些肩部关节活动，可以治愈肩周炎。肩部活动幅度宜大，每次持续时间在10分钟以上。譬如，可以转肩，以患肩为中心，由里向外做画圈运动；做后伸下蹲运动，人背向站于桌前，双手后扶于桌边，反复做下蹲动作，以加强肩关节的后伸活动；做展臂运动，人上肢自然下垂，双臂伸直，手心向下缓缓外展，向上用力抬起，到最大限度后停2分钟，再重复进行。

软组织损伤

软组织是指人体的皮肤、皮下组织、肌肉、肌腱、韧带、关节囊、滑膜囊，神经、血管等，具有保护人体脏器，支持身体运动等功能。软组织损伤是一种由于牵拉、挤压或长期超负荷工作引起骨组织损伤的疾病，是常见的骨科疾病的一种。典型症状为疼痛、肿胀、畸形、功能障碍。疼痛为局限性，咳嗽、深呼吸都可导致疼痛加剧。肿胀是由软组织内出血或炎性反应所致。软组织损伤严重时会影响人体行走等肢体和活动障碍。另外，根据损伤的暴力情况，伤口和创面会有出血现象。

本病中医学属“跌打损伤”范畴。中医学治疗本病有许多经验并总结了许多方法，原则为活血散瘀，行气止痛，消肿。本病的防治偏方秘方有以下几种。

消瘀止痛膏

生川乌、生栀子、赤芍各1000克，紫荆皮、续断、生天南星、泽兰、白芷各500克。共研细末，过45目筛，与凡士林、蜂蜜混合调成膏状，三者的比例约为2∶1∶4.5，贮藏备用（制膏时，需先把凡士林、蜂蜜加热）。每取少许药膏摊纱布上，敷患处，然后再用绷带固定（切记，皮肤破损者勿直接敷用）。消肿止痛。适用于软组织损伤。

栀黄酒

栀子60克，大黄、没药、乳香、一枝蒿各30克，樟脑饼7克。共研细末，放入容器内，加白酒适量（以淹没药物为度），密封浸泡14日。每取适量外敷患处，敷药范围与疼痛面积大小相应，然后用敷料盖上，再用胶布固定。消肿止痛。适用于软组织损伤。

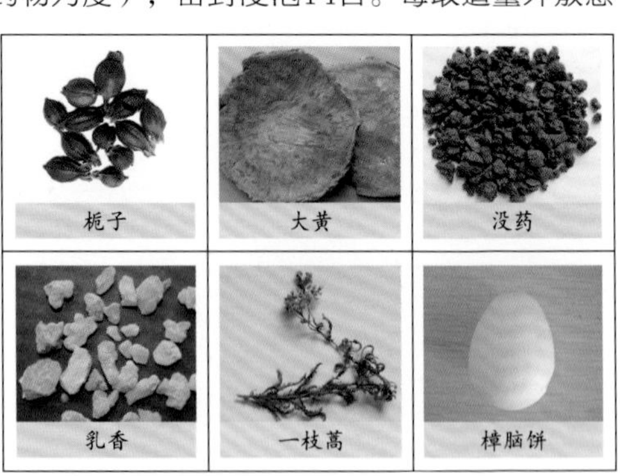
栀子　大黄　没药　乳香　一枝蒿　樟脑饼

三六九软膏

乳香、莪术、三棱、木香、没药、延胡索各250克，丁香、羌活、甘松、当归、山柰各200克，生川乌、生草乌、土鳖虫、红花各300克，血竭400克，煅自然铜500克，冰片100克（研末，后下）。冰片除外全部晒（烘）干，碾成粉末，拌入冰片细末，和匀后用凡士林调成糊状，装入药罐内备用。视伤痛部位面积大小，将软膏均匀地摊在纱布上，软膏表面再撒些冰片粉，然后敷于患处。2～3日换药1次，直到病愈。活血化瘀，行气止痛。适用于软组织损伤。

少林跌打煎

羌活、桂枝、枳壳、川芎、当归各10克，苏木、泽兰各15克，防风、荆芥末、干姜各5克。加水煎2次，混合煎汁。每日1剂，口服。活血化瘀，散寒止痛。适用于跌打损伤。

活血止痛膏

红花、赤芍、栀子、白芷、乳香、没药、桃仁各15克，大黄30克。共研极细末，用酒调敷患处，连敷3～4日，换药1次。散瘀止痛，活血通经。适用于软组织损伤。

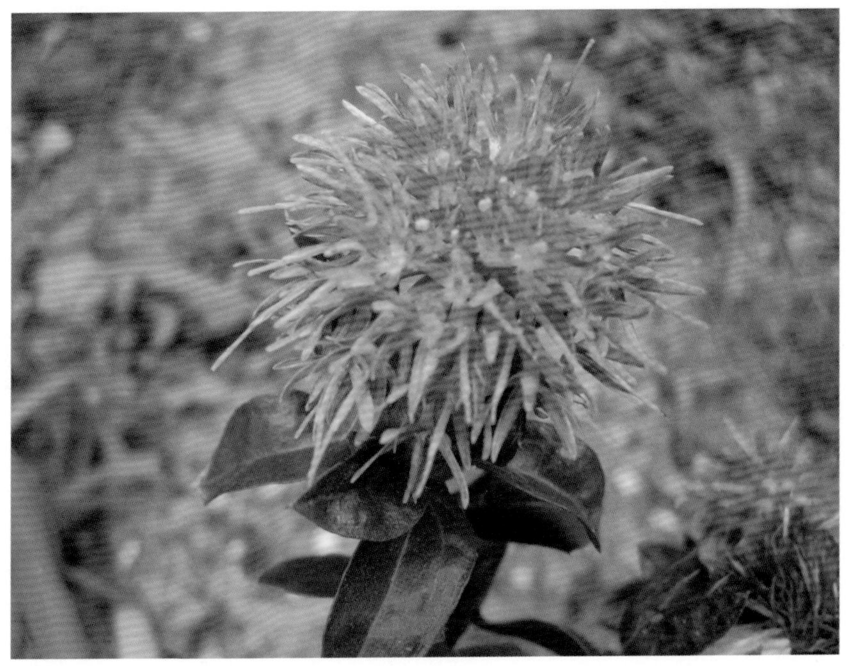

红花

土鳖川芎膏

雄土鳖、川芎各12克，胆南星、血竭、红花、防风、白芷、升麻各15克，没药24克，马钱子（微炒）9个，龙骨、羌活、螃蟹壳、当归、菖蒲各9克，净乳香30克。共研极细末，装瓶备用。治疗伤患处时，将药末与适量凡士林调成软膏，然后将软膏摊在纱布上，敷于组织损伤处；药量大小视软组织损伤面积而定，用药厚度为0.2～0.3厘米；3日换药1次。软坚散结。适用于软组织损伤。

生栀子石膏

生栀子10克，生石膏30克，红花12克，桃仁9克，土鳖虫6克。焙干，共研细末，装瓶备用。用时，先将药末浸入75%乙醇中1小时，再加入适量的蓖麻油调摊于纱布上，直接敷患处，用绷带固定；隔日换药1次。止血消肿。适用于软组织损伤。

大黄姜

生大黄、姜黄、生栀子、土鳖虫各150克，生川乌、生半夏、生草乌、生天南星各100克，三七、没药、乳香、青陈皮各50克。共研极细末，装入瓶内备用。视伤患部位大小，每取适量药末以白酒调敷患处；每日3～4次。祛瘀止血。适用于软组织损伤。

温馨提示

软组织损伤的护理要点

许多人在软组织受伤后，立刻进行按摩，试图来缓解疼痛。这样做是非常不专业的，容易导致受伤部位肿胀，加重病情。软组织受伤24～48小时以内，冷敷非常重要，可控制出血和渗出，减轻肿胀、疼痛等症状；中后期可采用按摩、活血药物等进行治疗，结合功能锻炼，促进组织修复。

另外，在伤病期间，患者应保持皮肤干燥，防止发生化脓性感染；尽量预防蚊子、昆虫等叮咬，以免感染。有瘙痒性皮肤病者则尽可能不要搔抓，不可任意挤压排脓，以免炎症扩散。

腰肌劳损

腰肌劳损是指腰骶部肌肉、筋膜等软组织慢性损伤，医学界又称“功能性腰痛”或“腰背肌筋膜炎”等。在慢性腰痛病中，本病占的比例最大。起因多数是由于搬抬重物用力过猛，或姿势不当，弯腰或保持某种姿势时间太长，使腰肌筋膜充血、痉挛。急性发病时，疼痛剧烈，脊柱僵直，动作缓慢，甚至连咳嗽、大笑也会导致腰部剧痛，肢体活动大大受限。

本病中医学属“痹证”“腰痛”等范畴。王肯堂在《证治准绳》中说：“腰痛有风、有湿、有寒、有热、有挫闪、有瘀血、有气滞、有痰积，皆标也，肾虚其本也。”这就是说腰肌劳损根本是肾虚，加上风、寒、湿等邪毒影响，于是病发。所以，治疗本病应当标本兼治，在散寒除湿、通络止痛、活血化瘀的同时，兼补益脾肾。本病的防治偏方秘方有以下几种。

生栀子石膏

川乌（制）、草乌（制）、独活各10克，黄芪20克，牛膝、桃仁、红花、威灵仙、杜仲、桑寄生各15克。水煎取汁。每日1剂，口服。将药渣用布包起来，外敷腰部15～20分钟。30日为1个疗程。补益肝肾，益气活血，祛风除湿，散寒止痛。适用于腰肌劳损。

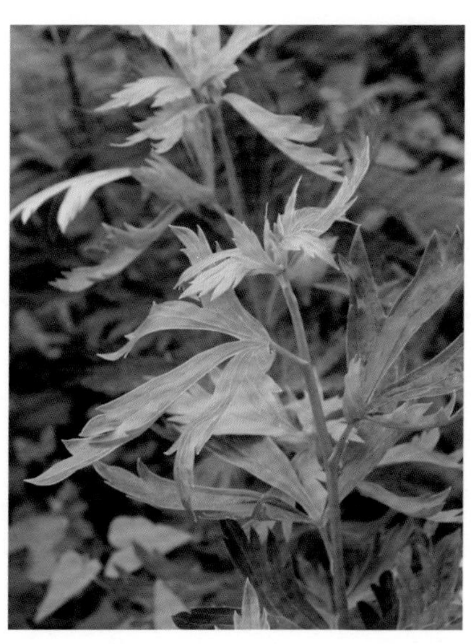
川乌

伤筋散

芫花根、草乌、威灵仙、穿山甲、川乌、樟脑各50克，生姜150克。将前5味研细末，过100目筛；再将樟脑研细末，两药末混匀，备用。捣碎30克生姜，与50克药末和匀，敷在痛点上，上面盖一层纱布，用胶布固定，再在药上敷以热水袋。48小时后取下，按摩局部皮肤。间隔6小时，按照前面所述的方法，再重复敷药。10日为1个疗程，休息3日可进行第二个疗程。行气散结，通络止痛。适用于腰肌劳损。

腰肌劳损方

红花、川乌各20克，草乌15克，白花蛇60克，牛膝50克，当归、甘草、鸡血藤各30克，乌梅10克，冰糖100克，白酒1000毫升。共研粗末，倒入白酒中，每日摇晃2～3次，5日后滤取清液即可。每日口服3次，每次10～20毫升；同时取适量药酒外擦疼痛部位，每日3次；15日为1个疗程；1个疗程未愈者，可休息3～5日开始第二个疗程（不善饮酒者，可单独外擦）。逐风除湿，活血化瘀。适用于风寒湿型腰肌劳损。

党参黄芪汤

党参、当归、黄芪各31克，续断18克，杜仲24克，延胡索、牛膝各15克。水煎取汁。每日1剂，水煎服。补肾益精，补气活血。适用于腰肌劳损。

身痛逐瘀汤加减方

桃仁、红花、香附、秦艽、当归尾各10克，牛膝15克，五灵脂、川芎各9克，地龙12克，没药、羌活各6克，甘草3克。水煎取汁。每日1剂，早、晚分服。活血化瘀，通络止痛。适用于慢性腰肌劳损。

黄芪鹿角霜白术汤

黄芪40克，鹿角霜、白术各20克，当归、骨碎补、螃蟹、枸杞子各10克，土鳖虫、没药各6克，生麦芽15克。水煎，取汁。每日1剂，分2次服；将药渣趁热敷腰部；10日为1个疗程。益气通督，破瘀壮筋。适用于腰肌劳损、肝肾亏虚。

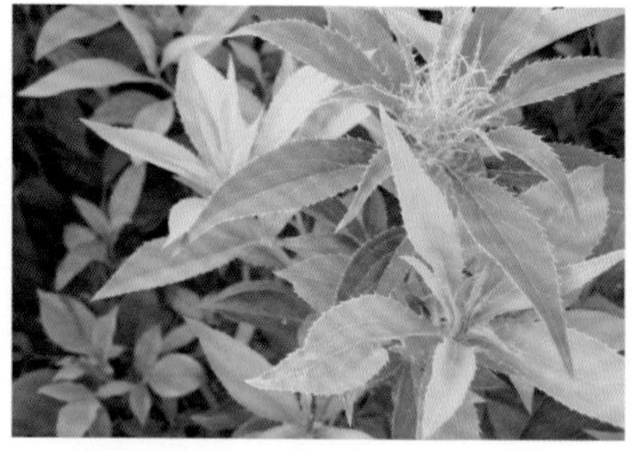

白术

阳和汤

大熟地黄30克，鹿角胶（另烊）20克，炮姜炭10克，白芥子8克，肉桂3克，生甘草、生麻黄各6克。水煎，取汁。每日1剂，分次服用，7日为1个疗程。温经散寒，益气活血。适用于慢性腰肌劳损。

玄胡索杜仲散

延胡索（玄胡索）15克，杜仲、徐长卿、安息香、卷柏、牛膝各10克，马钱子6克（有毒，慎用），重楼8克。将马钱子用麻油炸黄，研细末；再将其他药合研为细末，与马钱子混匀后过80目筛，装瓶备用。温开水冲服，每次3克，每日2次，12日为1个疗程。强腰通络，利湿消肿，行气止痛。适用于腰肌劳损。

威龙舒盘散

威灵仙、五爪龙、乳香、没药各60克，红花、花椆木、透骨风、九龙藤、爬山虎、牛蒡子、千斤拔各50克，无名异40克。共研极细末，装瓶备用。上药为1个疗程的药量，用时取1/3药末，装入2个布袋内缝好，放入锅内，锅中加水2000毫升，沸煮20分钟，待药温降至60℃～70℃，取出药袋敷两侧腰部，10分钟后换药袋1次，保持药温。每日1次，药袋用2日换药，6日为1个疗程。活血化瘀，除湿止痛。适用于腰肌劳损。

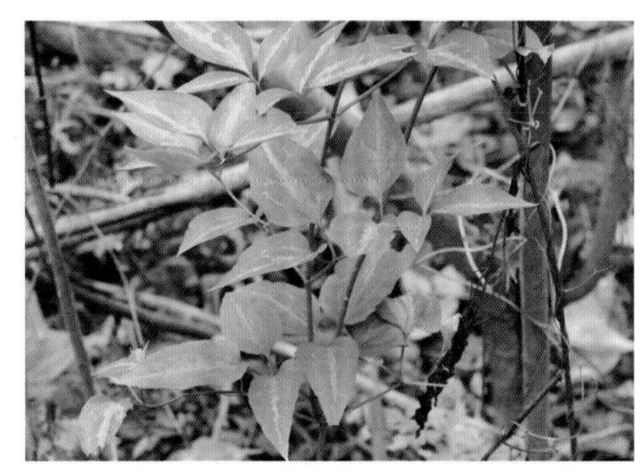

威灵仙

温馨提示

几招小动作治腰肌劳损

为了加快腰肌劳损的康复速度，患者可做一些小动作来锻炼腰部。

方法一：空拳叩腰。患者采用端坐位，左手握空拳，在左侧腰部自上而下轻叩10分钟。叩击完再用左手掌上下按摩或揉搓腰部5分钟。左侧做完，右侧进行同样的动作。每日2次。

方法二：按揉肾俞、腰俞、委中、阿是穴。每穴按揉2分钟。

方法三：转腰。双手叉腰，两腿分开，与肩同宽。腰部放松，前后左右旋转摇动，动作幅度由小渐大，旋转80～100次。

腰肌劳损锻炼忌操之过急。

腰椎间盘突出

脊柱是人体的中轴骨骼，有了它的支撑，人才能够直立行走，从事体力劳动。在脊柱的下端，生长着最大的椎骨，即腰椎。腰椎由五块椎骨组成，各椎骨之间由腰椎间盘连接。腰椎间盘结构分为三部分，即软骨板、纤维环、髓核。髓核是一种富有弹性的胶性物质，像橡皮筋一样，可受外部压力而改变其位置和形状。

人成年后，椎间盘发生退行性改变，髓核中的纤维物质变粗，逐渐失去原有的弹性，无法担负原来承担的压力。在过度劳损、体位骤变、猛力动作等情况下，髓核通常向外膨出，膨出部位压迫神经组织，引起局部充血，继而水肿，以致发生炎症病变，导致腰腿痛，行走吃力，这种情况称腰椎间盘突出症。青壮年常患此病。

本病中医学可归为“腰痹”范畴。其病因分内因和外因，内因是肝肾亏损，气血不足；外因是跌扑闪挫，瘀血阻络，气血不通，不通则痛。所以，中医学治疗此病的原则是补肾疏肝，活血化瘀，舒筋通络。本病的防治偏方秘方有以下几种。

舒筋化瘀汤

续断、伸筋草、牛膝各30克，白芍、木瓜各20克，独活、红花、秦艽、土鳖虫、没药（后下）各15克，炙甘草10克。水煎3次，每次煎取药液200毫升，3次煎液混合共600毫升。每日1剂，分3次服，每服相隔4小时。补肝肾，强腰骨，化血瘀，通经络。适用于腰椎间盘突出，腰腿痛，腿不能抬高，甚至不能行走。

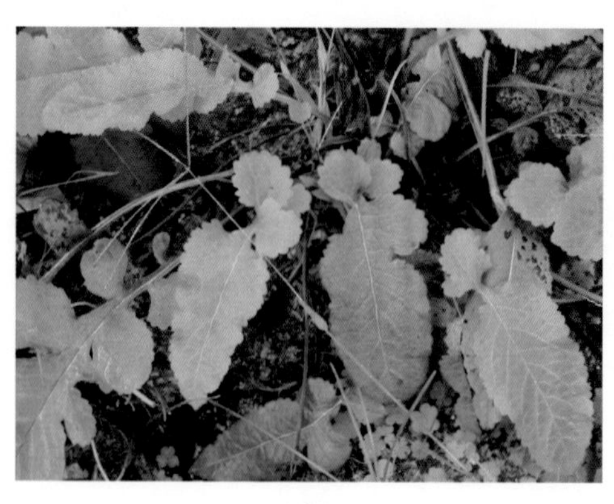

川续断

通络止痛饮

黄芪、当归各30克，鸡血藤、续断、千年健各20克，红花、白芍、独活各15克，牛膝、炙甘草、透骨草、胆南星各10克，炙马钱子3克，蜈蚣2条。水煎2次，混合煎汁；在首煎前，应先用水浸泡药材半小时。每日1剂，上、下午分服，30剂为1个疗程。行气活血，补肾壮腰，祛风化浊。适用于腰椎间盘突出、腰腿痛、行走不利。

舒腰汤

桑枝（先煎）、鸡血藤各30克，葛根、杜仲、牛膝、续断各20克，红花、独活、地龙各15克，川芎5克。水煎2次，混合煎汁。每日1剂，上、下午分服。补肾壮腰，散风通脉，活血化瘀。适用于腰椎间盘突出，腰腿痛、活动不利。

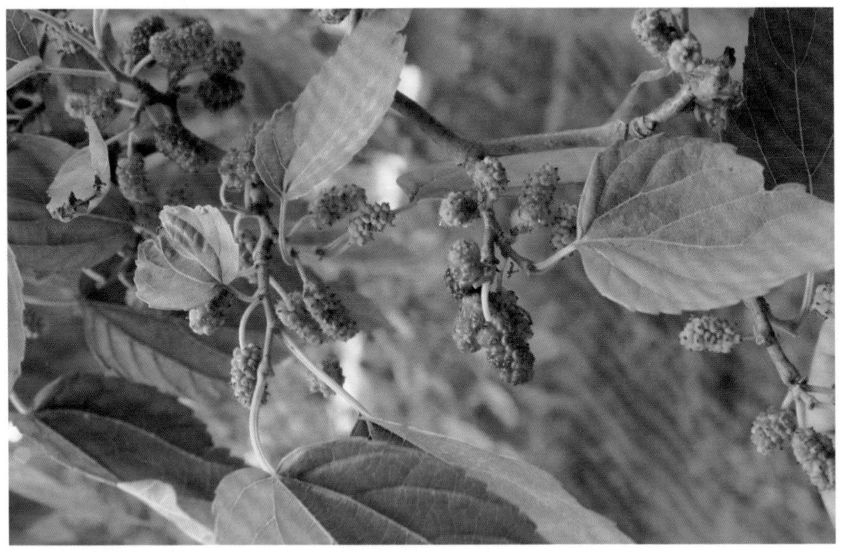

桑枝

温馨提示

腰椎间盘突出的日常保健方法

腰椎间盘突出患者应该睡较硬的木板床，睡软床会加大腰椎及其肌肉受力，不利于疾病康复。

穿裤子不系腰带看似放松，实则不利于腰椎间盘突出的治疗。系腰带，相对给腰部起了一个固定作用，可起到保护腰椎的作用。

患者仰卧时，宜在腰部另加一薄垫，或令膝、髋保持一定的弯曲度，使肌肉充分放松。俯卧位时，床垫要平，以免腰部过度后伸。

足跟痛

足跟痛是一种常见病，以一侧或两侧足跟肿胀、麻木疼痛、局部压痛、行走困难为特征。本病多由跟腱周围炎、跟骨滑囊炎、跟骨骨刺等引起，发病多与慢性劳损有关。中医学认为，肝主筋、肾主骨，肝肾亏虚，筋骨失去滋养，加之风寒湿邪或慢性劳损的影响，足跟遂痛。治疗本病，宜祛风除湿，温经散寒，软坚消肿，活血镇痛。常见的防治偏方秘方有以下几种。

大黄独活液

大黄、黄柏、威灵仙、独活、牛膝、透骨草各30克，芒硝5克，陈醋250毫升。将前6味药物用纱布包好，加冷水3000毫升，沸煮半小时，取出药包，把药液倒入盆内，再加入芒硝、陈醋，搅匀即成。以药汁熏洗患处，每次洗1小时，待药液温度下降后，可再上火加温。每日1～2次。活血祛瘀，软坚散结，除湿通络。适用于各种足跟痛症。

大黄川芎膏

生大黄、川芎、姜黄、白蒺藜、栀子、红花、桃仁各50克，郁金、炮穿山

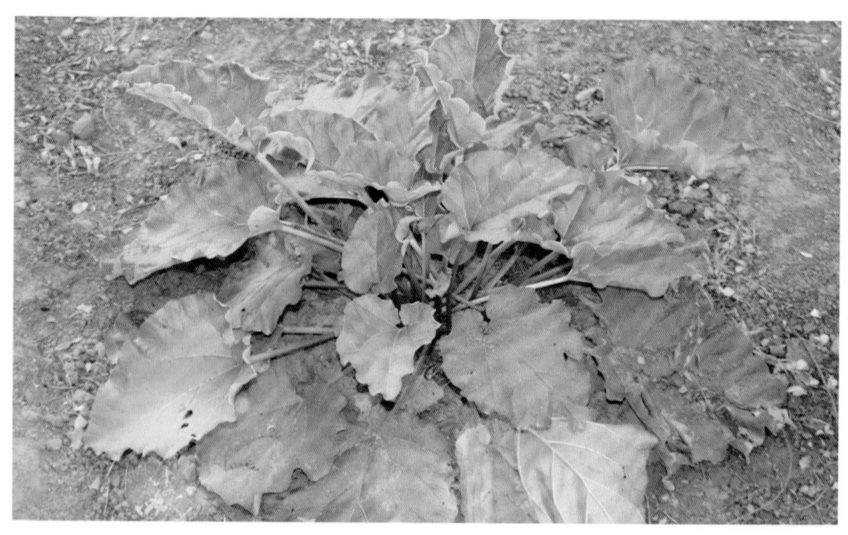

大黄

甲、全蝎、生牡蛎各30克，冰片15克，陈醋适量。共研细末，过100目筛，装瓶密封备用，每取药末40克，以陈醋调敷痛处，再用敷料固定。舒筋活血，软结散结。适用于足跟骨刺引起的足跟痛。

熟地山药汤

熟地黄、桑寄生、山茱萸、木瓜各12克，山药、白芍各25克，牛膝9克，甘草10克。水煎取汁。每日1剂，分次服用，15日为1个疗程。补益肝肾，强筋健骨。适用于肝肾虚损所致的足跟痛。

艾叶冰片液

艾叶、炙草乌、川牛膝、黄柏、炙川乌、三棱、莪术、威灵仙各20克，透骨草、海桐皮各30克，红花、肉桂、冰片各15克。上药（除冰片外）加水浸泡半小时，再加适量水武火煎沸后再煮15～20分钟，去渣留汤，加入冰片搅匀即成。趁药液热烫，将患足置于盆上熏蒸，待药汤降温适于浴足时，泡脚半小时以上。每日1次，每剂用2次，10次为1个疗程。活血破瘀，温经除湿。适用于各种足跟痛。

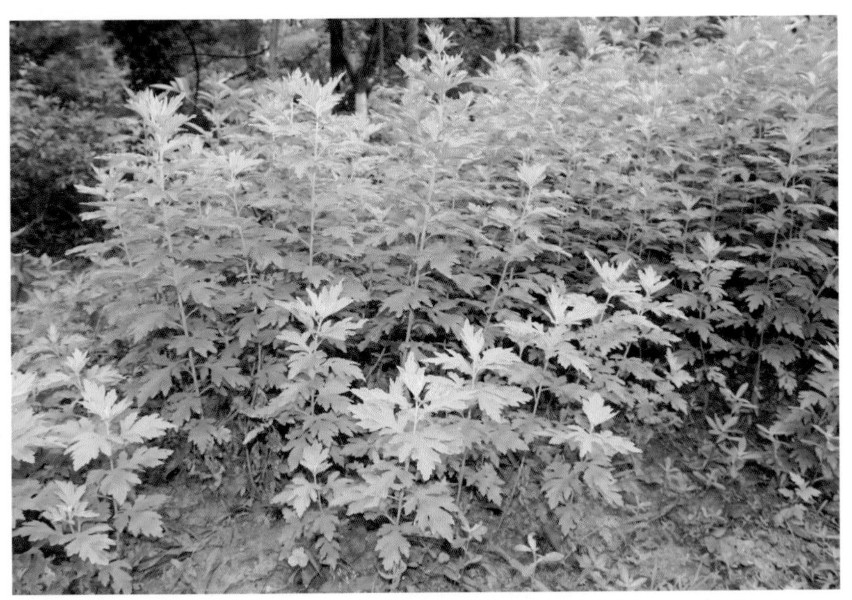

艾叶

水热穴论

本篇要点

介绍了春、夏、秋、冬四季的针刺深浅情况。

原文译注

原文 帝曰：春取络脉分肉，何也？岐伯曰：春者木始治，肝气始生，肝气急，其风疾，经脉常深，其气少，不能深入，故取络脉分肉间。

译文

黄帝说：春天针刺时应取络脉分肉之间，这是为什么呢？岐伯说：春季是木气开始主时，人的肝气开始生发，肝气之性急，其病邪为风气急疾，由于经脉深藏，而风气始发，其气尚微，不能深入至经脉，所以治疗时取络脉分肉之间浅刺即可。

原文 帝曰：夏取盛经分腠，何也？岐伯曰：夏者火始治，心气始长[①]，脉瘦气弱，阳气留溢，热熏分腠，内至于经，故取盛经分腠，绝肤而病去者，邪居浅也。所谓盛经者，阳脉也。

译文

黄帝说：夏天针刺时应取盛经分腠之间，这是为什么呢？岐伯说：夏天是火气开始主时，人的心气开始盛长，虽脉瘦气弱，而阳气流溢，其热气向外熏蒸于分腠之间，向内则入于经脉，所以应取盛经分腠，针刺时只透过皮肤，病邪就会退去，这是因为邪居于表浅部位的缘故。所谓盛经，指的是阳经的经脉。

原文 帝曰：秋取经俞，何也？岐伯曰：秋者金始治，肺将收杀[②]，金将胜火，阳气在合，阴气初胜，湿气及体，阴气未盛，未能深入，故取俞以泻阴邪，取合以虚阳邪，阳气始衰，故取于合。

译文

黄帝说：秋天针刺时应取经穴、腧穴，这是为什么呢？岐伯说：

秋季是金气开始主时，人的肺气即将收敛肃杀，金旺火衰，阳气开始进入在经脉的合穴，阴气初生，寒湿之气开始侵犯人体，但阴气尚未太盛，还不能深入，所以取腧穴以泻阴邪，取合穴以除阳邪。因为阳气是初衰，所以应取合穴。

原文 帝曰：冬取井荥，何也？岐伯曰：冬者水始治，肾方闭，阳气衰少，阴气坚盛，巨阳伏沉③，阳脉乃去，故取井以下阴逆，取荥以实阳气。故曰：冬取井荥，春不鼽衄。此之谓也。

译文

黄帝说：冬天针刺时应取井穴、荥穴，这是为什么呢？岐伯说：冬季是水气开始主时，人的肾气开始闭藏，阳气已经衰少，阴气旺盛，太阳之气则沉伏于里，其阳脉亦随之深藏，所以取井穴以抑制阴气太过，取荥穴以补阳气之不足。因此说，“冬季刺井穴、荥穴，春天就不患鼻塞和鼻出血的疾病”，就是这个道理。

注释

①心气始长：心气开始盛长。

②肺将收杀：肺气即将收敛肃杀。

③巨阳伏沉：太阳之气则沉伏于里。

养生智慧

1. “恋上”六大穴位，彻底和痛经告别

（1）三阴交穴

找法：首先将脚尖前伸，然后找出内脚踝最高处。将小指的第一个关节的外侧紧贴此处伸直4指，试按内脚踝向膝盖方向正上方示指（食指）的第二个关节处，如果有疼痛或者舒服感则为三阴交穴。

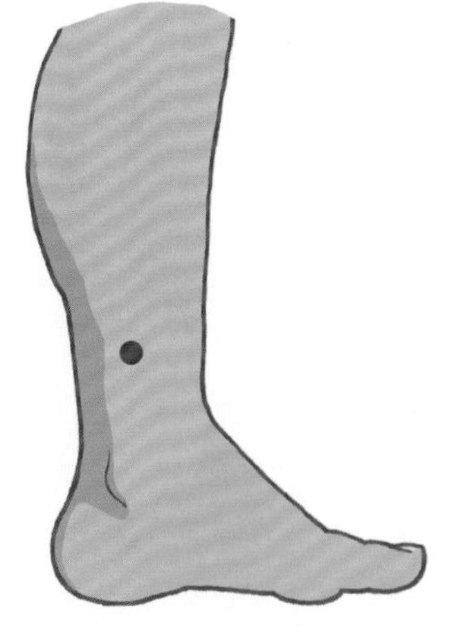

三阴交穴

刺激方法：用拇指对该穴位进行每次3～5秒的垂直按压，直至腰痛有所缓和。此

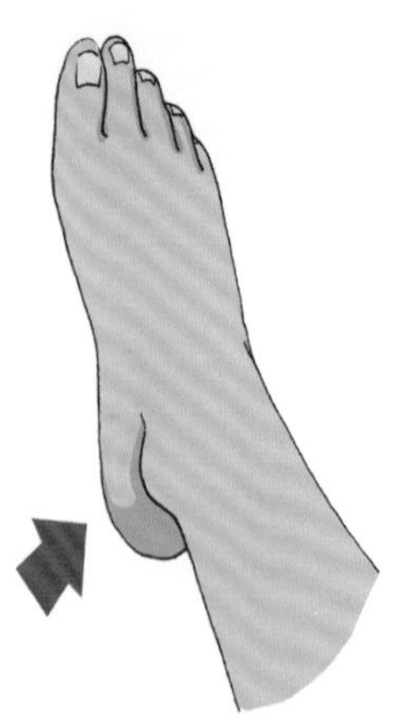

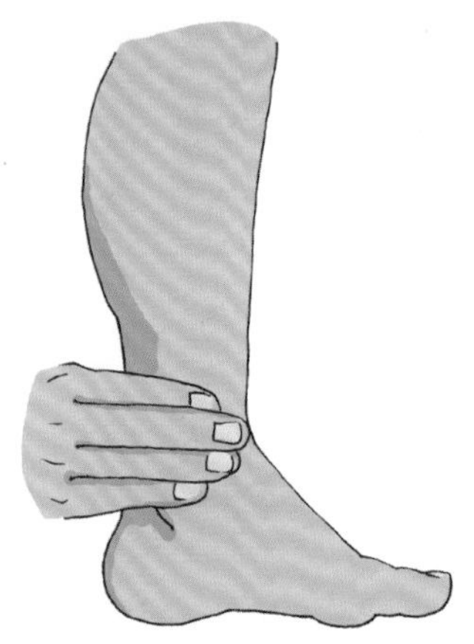

找三阴交穴

外，每周可以用灸具进行2次。注意，妊娠初期绝对禁止。

（2）水道穴

找法：肚脐到趾骨之间平均分为五等份，从肚脐开始3/5处的中心左右各一。

刺激方法：将两手互搓，然后用温度较高的手掌揉该穴位。也可使用灸具和电暖宝。使用电暖宝时要隔着内衣将其横贴，这样可以连同中极穴一起进行温灸。

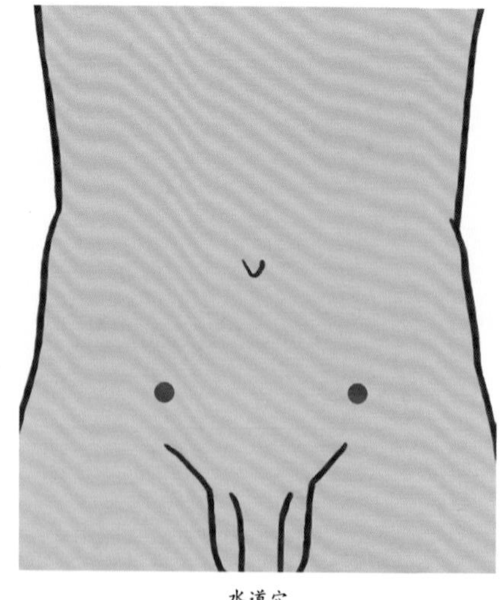

水道穴

（3）中极穴

找法：将肚脐到趾骨之间平均分为五等份，从趾骨向上1/5处。

刺激方法：将两手互搓，然后用温度较高的手掌揉该穴位。如果症状未缓解，可以使用灸具和电暖宝。

（4）次髎穴

找法：从骨盆的最高处开始向背骨水平移动手指。从手指遇到背骨处向下数第三个突起，以此为中心左右各一指宽处。

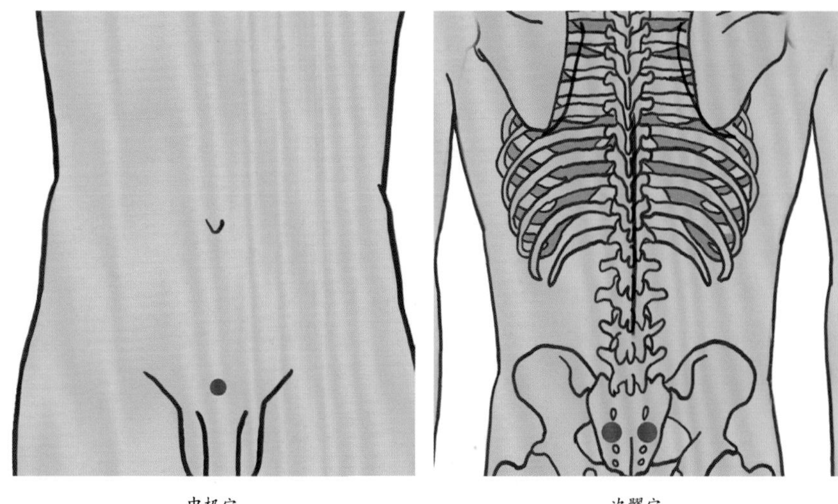

中极穴　　次髎穴

刺激方法：将两手互搓，然后用温度较高的手掌揉该穴位。也可使用灸具和电暖宝。使用电暖宝时要隔着内衣温灸。

（5）太冲穴

找法：位于脚大趾与第二趾之间。

刺激方法：用左手拇指指腹揉捻右太冲穴（位于足背第1跖骨间隙之中点处），以有酸胀感为宜，1分钟后再换右手拇指指腹揉捻左太冲穴1分钟。

（6）子宫穴

找法：位于下腹部，脐下4寸左右处，旁开正中线3寸的距离各一点。

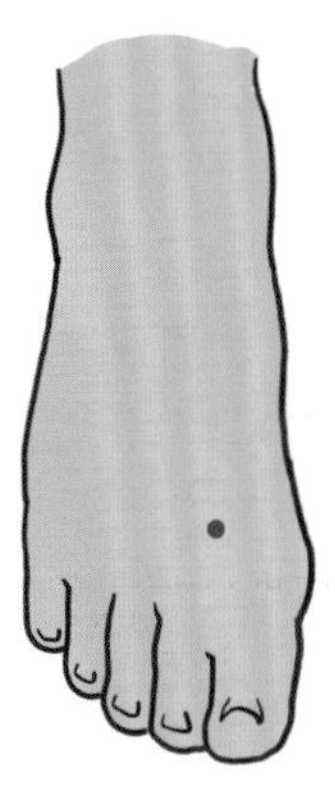

太冲穴

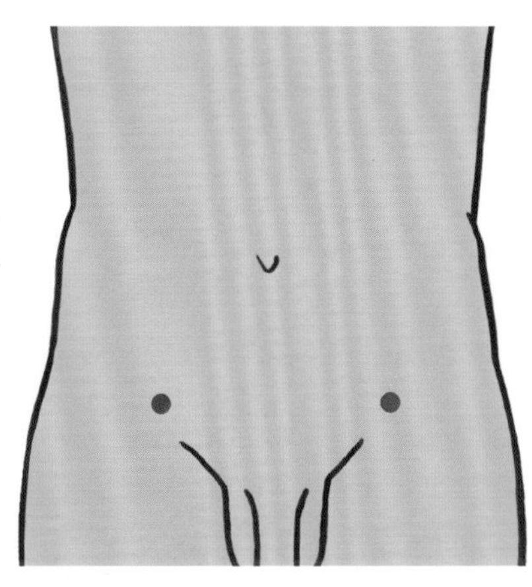

子宫穴

刺激方法：用双手示指（食指）、中指按压住两旁子宫穴，稍加压力，缓缓点揉，以有酸胀感为度。总共做20下，大概按揉5分钟。

2. 孕吐的日子里，该怎样找穴位？

（1）内关穴

找法：手腕处最粗的横纹的中央开始向肘部三指处。两根筋的中间的凹陷处。按压这里能起到安定精神等效果。

刺激方法：用拇指指尖在该穴位进行轻度垂直按压。每次3～5秒，进行3～7次。每日进行直至症状消除。不可进行强力按压。

（2）足三里穴

找法：沿小腿正面往上碰到隆起的骨头停止，向小指侧移动一指宽的凹陷处。这里是调整自律神经的穴位，两腿各一。

刺激方法：用拇指指尖慢慢进行垂直按压。每次3～5秒，重复3～7次。也可用灸具，直到症状减轻为止。

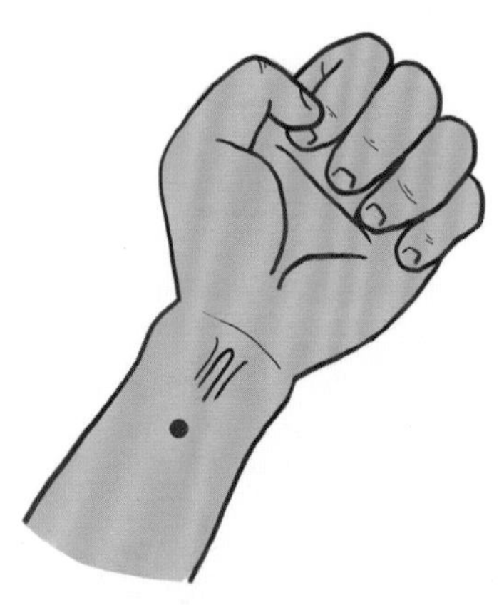

内关穴

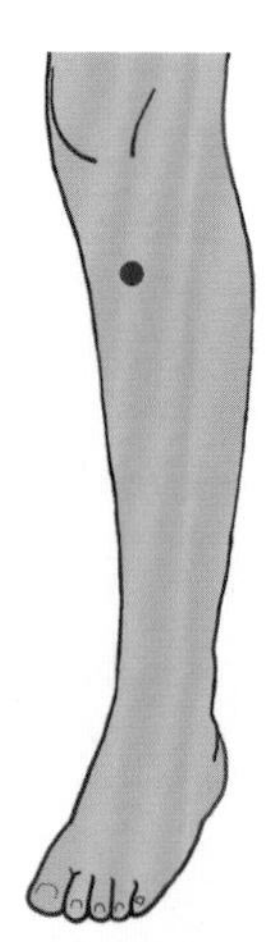

足三里穴

四时刺逆从论

本篇要点

1. 指出了违背四时变化而针刺可能导致的疾病。

2. 阐述了误刺伤及五脏必然会导致死亡，并介绍了死亡前的征象和对死期的预测。

原文译注

原文 帝曰：逆四时而生乱气，奈何？岐伯曰：春刺络脉，血气外溢，令人少气；春刺肌肉，血气环逆[①]，令人上气；春刺筋骨，血气内著，令人腹胀。夏刺经脉，血气乃竭，令人解；夏刺肌肉，血气内却，令人善恐；夏刺筋骨，血气上逆，令人善怒。

译文

黄帝说：若针刺违反四时之气的规律而导致的气血逆乱，是怎样的呢？岐伯回答说：春季若误刺络脉，则血气向外溢散，就会使人感到少气；春季误伤肌肉，则气血的循环逆乱，就会使人气上逆；春季若误刺筋骨，则血气留着于内，就会使人腹部胀满。夏季若误刺经脉，则血气竭绝，就会使人倦怠；夏季若误刺肌肉，则血气衰退于内，就会使人易生恐惧；夏季若误刺筋骨，则血气上逆，就会使人易怒。

原文 秋刺经脉，血气上逆，令人善忘；秋刺络脉，气不外行，令人卧不欲动；秋刺筋骨，血气内散，令人寒慄。冬刺经脉，血气皆脱，令人目不明；冬刺络脉，内气外泄，留为大痹；冬刺肌肉，阳气竭绝，令人善忘。

译文

秋季若误刺经脉，则血气上逆，使人健忘；秋季若误刺络脉，则气不能向外循行，就会而使人嗜睡不想活动；秋季若误刺筋骨，则气血散乱于内，使人恶寒战栗。冬季若误刺经脉，则气血都虚脱，就会使人目视不明；冬季若误刺络脉，则血气就会向外泄出，就会使人发病，为大痹；冬季若误刺肌肉，则阳气竭绝，使人健忘。

原文 凡此四时刺者，大逆之病，不可不从也；反之，则生乱气，相淫病焉。故刺不知四时之经，病之所生，以从为逆，正气内乱，与精相薄。必审九候，正气不乱，精气不转②。

译文

凡是逆于四时之气的针刺，都可使气血逆乱而生大病，所以必须遵循四时之气的变化规律进行针刺；反之，则会产生逆乱之气而使病变扩大。因此针刺如果不懂得四时经气的所在部位和疾病发生的原因，以顺为逆，就会使在内的正气逆乱，邪气与精气相迫而生大病。所以在针刺治疗时必须审察三部九候之脉，从而做出正确的诊断，给予适当治疗，这样方可使正气不乱，精气不致损耗而发生逆转。

原文 帝曰：善。刺五脏，中心一日死，其动为噫；中肝五日死，其动为语；中肺三日死，其动为咳；中肾六日死，其动为嚏欠；中脾十日死，其动为吞。刺伤人五脏必死，其动则依其脏之所变，候知其死也。

译文

黄帝说：好。针刺五脏时，若刺中心脏一日就要死亡，其病变的症状是气；若刺中肝脏五日就要死亡，其病变的症状是多语；若刺中肺脏三日就要死亡，其病变的症状是咳嗽；若刺中肾脏六日就要死亡，其病变的症状是打喷嚏和呵欠；若刺中脾脏十日就要死亡，其病变的症状如吞咽之状。针刺时若刺伤人的五脏，必然导致死亡，根据五脏变动发生的证候，可察知所伤之脏，进而预测其死亡的日期。

注 释

①环逆：往返上逆。

②精气不转：精气不会出现逆转。

养生智慧

1. 七大穴位，让“胖女”轻松蜕变

（1）腰椎穴

找法：脊椎处于腰位的那一部分，称“腰椎”。

刺激方法：首先将脚横跨与肩同宽，用拇指抵住第1腰椎到第4腰椎。反复按压，2分钟为1次，每日按压10分钟。可有效防止腰部脂肪的产生。

（2）志室穴

找法：位于第2腰椎向外5厘米处。

刺激方法：用拇指压10次。每次1分钟。它可以影响副肾分泌的与脂肪代谢有关的荷尔蒙，除去现有脂肪。

（3）关元穴

找法：在肚脐下方3寸处。

刺激方法：用二指叠按法，每次按压15～20分钟，每日1次。可促进肌肉收缩，具有收腹效果。

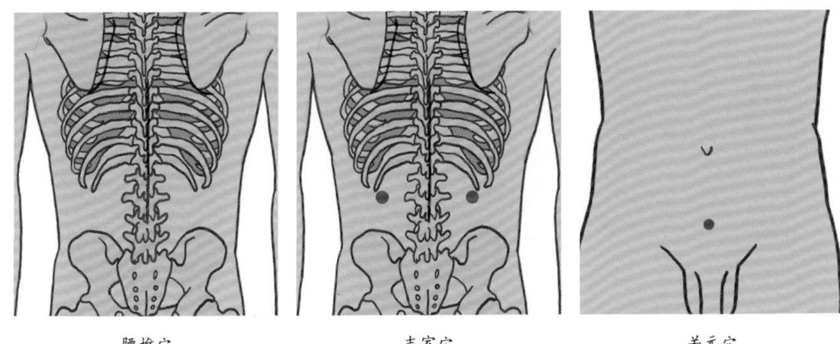

腰椎穴　　志室穴　　关元穴

（4）中脘穴

找法：在肚脐上4寸处，心窝及肚脐中间。

刺激方法：两个拇指上下重叠，按压中脘穴，每次按压20分钟，每日1次。按压的轻重应以手指感觉到脉搏跳动，且被按摩的部位不感觉疼痛最为合适。

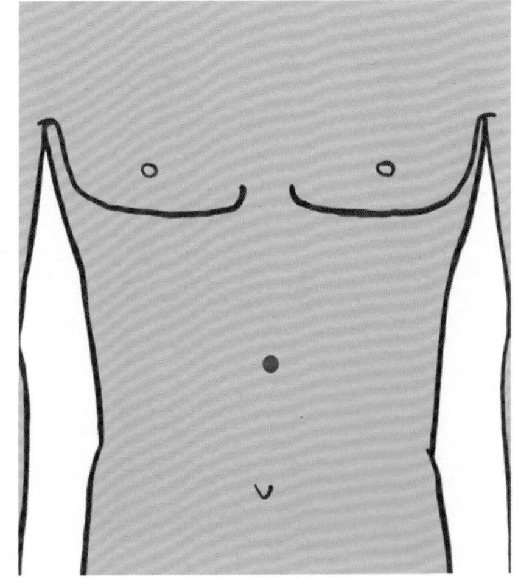

中脘穴

（5）天枢穴

找法：肚脐两侧边往外2寸，两侧各一。

刺激方法：手中指点按天枢穴，

持续压1分钟，每次20分钟左右，每日1次，以不痛为宜。按摩天枢穴则可以帮助消化，排气，促进肠胃蠕动、废物排泄，当然更有利于消除小腹赘肉。

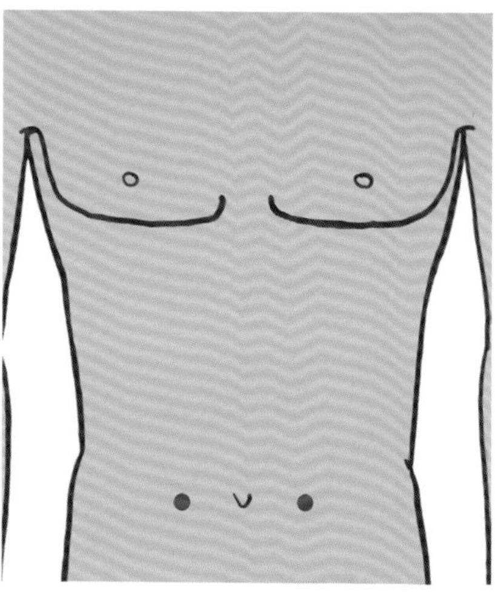
天枢穴

（6）水分穴

找法：位于上腹部，前正中线上，肚脐上一指宽处。

刺激方法：以4指集中按压此穴，同时有规律地呼吸。按压2分钟，每日2次。按摩水分穴有助于排除体内多余的水分，避免水肿，并且可以帮助肠胃蠕动，锻炼腹肌，避免小腹凸出。

（7）胃点穴

找法：约在耳朵中央。

刺激方法：用小指轻轻按压右耳的胃点穴60下，换左耳重复。腹部脂肪堆积是由于胀气或消化不良，对胃点施以压力可使消化激素活跃起来，促进消化，减少腹部脂肪。

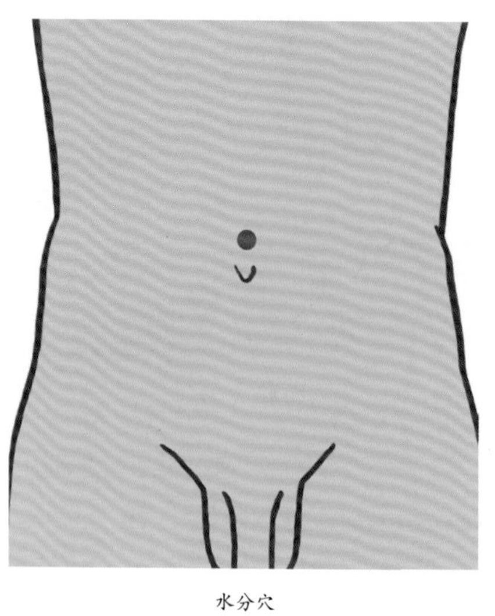
水分穴

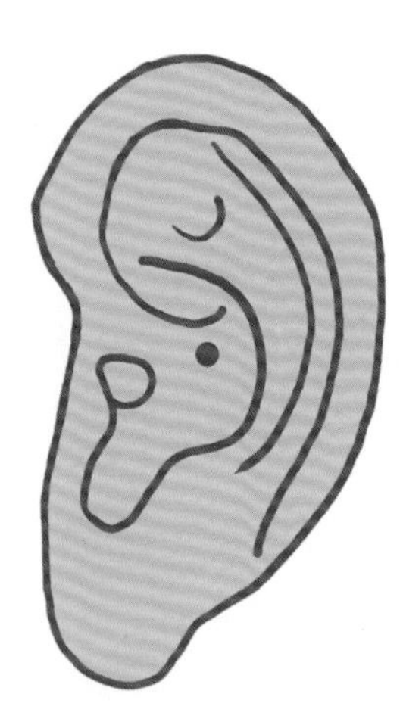
胃点穴

2.“骨感女”，别忘了3个穴位

（1）脾俞穴

找法：位于背部第11胸椎往左右各3指处。

刺激方法：用双手拇指分别放在脾俞穴处轻轻地按揉。每日按压100次。有效治疗脾胃虚弱。

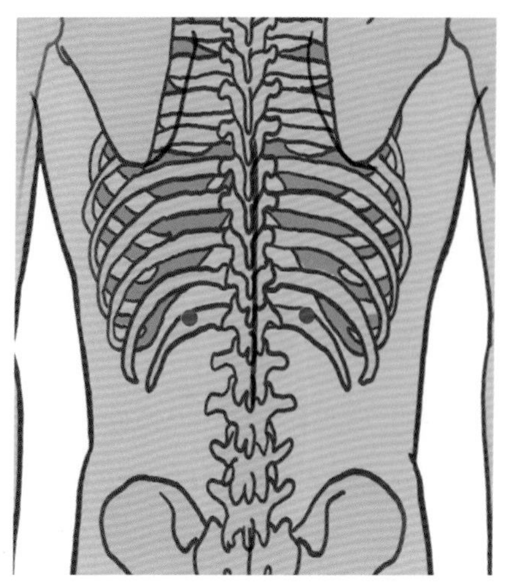

脾俞穴

（2）胃俞穴

找法：位于背部第12胸椎往左右各3指处。

刺激方法：一面缓缓吐气，一面用指强压6秒，如此重复30次。但必须是用餐30分钟之后再指压。按压此穴可使胃液分泌旺盛，提高消化能力。

（3）百会穴

找法：位于人体的头部，头顶正中心处。

刺激方法：将两手的中指置于其上，缓缓地吐气，强力按压6秒，如此反复5次，可消除精神压力。

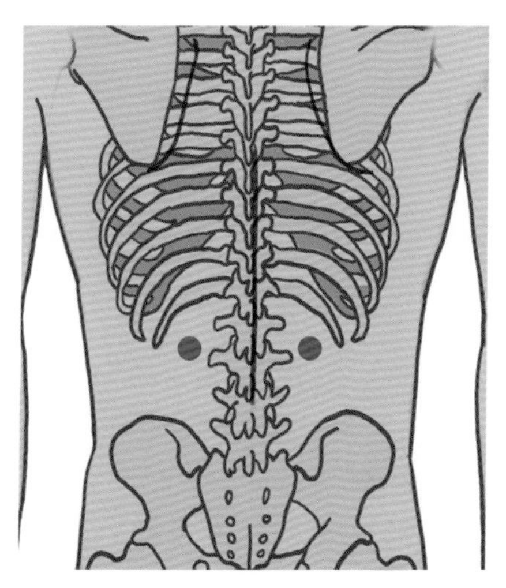

胃俞穴

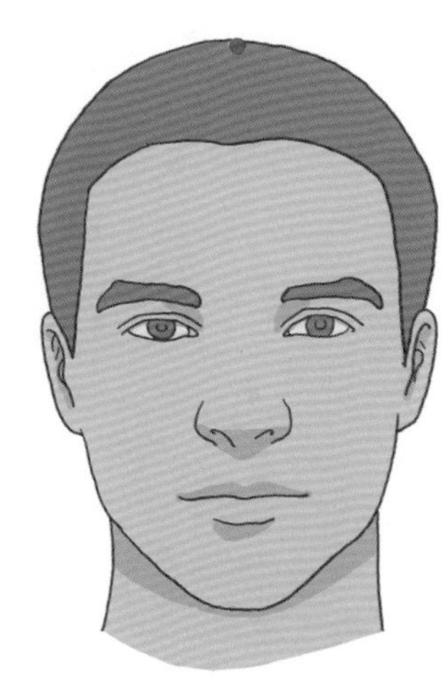

百会穴

标本病传论（一）

本篇要点

1. 说明了标本学说在临床上运用的基本原则。
2. 运用五行配五脏的方法阐述了疾病发展过程中的传变与预后。

原文译注

原文 治反为逆，治得为从。先病而后逆者治其本；先逆而后病者治其本。先寒而后生病者治其本；先病而后生寒者治其本。先热而后病者治其本；先热而后生中满[①]者治其标；先病而后泄者治其本；先泄而后生他病者治其本，必且调之，乃治其他病。先病而后生中满者治其标；先中满而后烦心者治其本。

译文

相反而治的为逆治，相顺而治的为从治。先患他病而后气血逆乱的，当治其先病之本；先气血逆乱而后患病的，当治其气血；先因寒邪致病而后发生其他病的，当治先病之寒；先患病而后发生寒证的，当治其先病。先患热病而后发生其他病的，当治先病之热；先患热病而后发生中满的，先治中满的标病；先患他病而后发生泄泻的，当治其先病；先泄泻而后发生其他病的，当先治泄泻，一定要先调治好泄泻，然后才能治疗其他病。先患病而后发生中满的，当先治其中满的标病；先患中满症而后发生心烦的，先治其中满的本病。

原文 人有客气，有同气。小大不利治其标，小大利治其本。病发而有余，本而标之，先治其本，后治其标；病发而不足，标而本之，先治其标，后治其本。谨察间甚，以意调之，间者并行[②]，甚者独行[③]。先小大不利而后生病者，治其本。

译文

人有由新感外邪而生病的，也有由体内原来之邪而生病的。大小便不利的，当先治其大小便不利的标病；大小便通利的，则治其本病。如果疾病的发生属于邪气有余的实证，则邪气为本，其他证候为标，当先治其本病之邪，然后再调治其他证候。如果疾病的发生属于正气不足的虚证，则正气为标，邪气为本，当先治其正气不足的标，然后再治其病邪之本。必须谨慎地观察病情的轻重缓急，细心地进行调治。病轻的，可以标本兼治；病重的，或治标或治本，应单独进行。若是先大小便不利而后发生其他疾病的，必须先治其大小便不利。

注　释

①生中满：一作“先生中满”。

②间者并行：间者，指病情轻的；并行，可以标本同治。

③甚者独行：甚者，指病情重的；独行，单治其标，或治本或治标。

养生智慧

1.便秘了，让三味汤药来帮忙

（1）硝黄散

【原料】大黄5克，芒硝20克，黄酒适量。

【制法】将大黄、芒硝研成细末，用黄酒调和。

【用法】将药糊敷于脐部，上盖纱布，再用胶布固定。取热水袋热敷10分钟。

【功效】通便润肠。

【适用】便秘。

大黄　芒硝

（2）通便汤

【原料】茯苓、橘红、伏龙肝、钩藤各9克，炙甘草6克。

【制法】水煎，取汁。

【用法】口服，每日1剂。

【功效】理气和胃。

【适用】便秘。

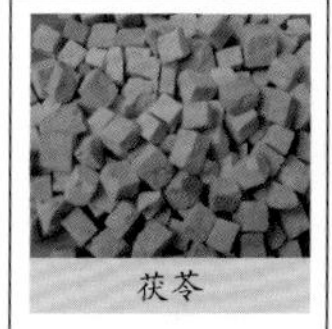
茯苓

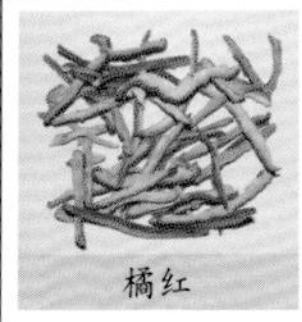
橘红

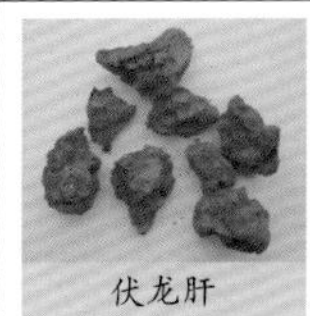
伏龙肝

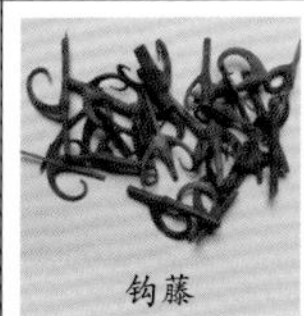
钩藤

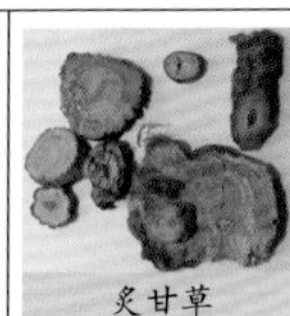
炙甘草

（3）大黄藿香苏子饮

【原料】大黄3克，广藿香6克，紫苏子5克。

【制法】水煎，取汁。

【用法】每日1剂，分2次服。

【功效】理气通便。

【适用】小儿便秘。

大黄

广藿香

紫苏子

2. 巧配汤药，舒舒服服消痔疮

（1）蒲公英汤

【原料】鲜蒲公英100～200克。

【制法】水煎取汁。

【用法】每日1剂，分2次服。

【功效】消炎止血。

【适用】气滞血瘀型痔疮，症见便血色红、肛门滴血或喷射。

（2）马齿苋黄连饮

【原料】新鲜马齿苋100克，黄连5克，绿茶10克。

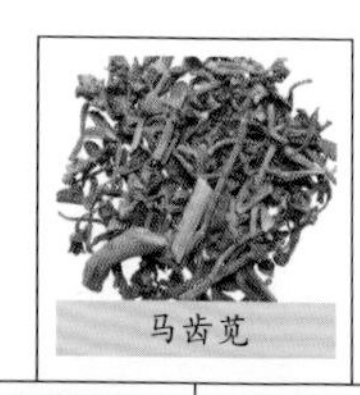
马齿苋

【制法】将新鲜的马齿苋拣去杂质后洗净，切成小段，与黄连一同放入纱布袋中扎住袋口，再与绿茶同入沙锅，加水浓煎2次，每次20分钟，合并2次煎液。

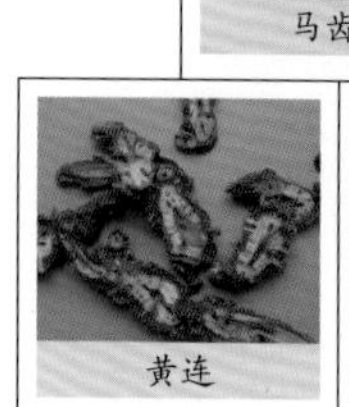
黄连

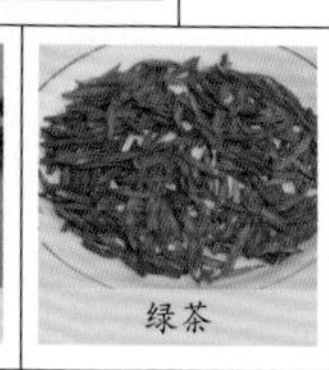
绿茶

【用法】代茶频饮。

【功效】清热化湿，解毒止血。

【适用】湿热下注型痔疮便血。

（3）地榆槐花饮

【原料】地榆炭、槐花各30克，蜂蜜20毫升。

【制法】将地榆炭、槐花洗净，入锅，加适量水，先用武火煮沸，再改文火煎煮30分钟，去渣，取汁，待温后调入蜂蜜拌匀。

【用法】上、下午分服。

【功效】清热，凉血，止血。

【适用】热伤肠络型痔疮、痔疮便血。

标本病传论（二）

本篇要点

主要讲五脏生病的变化与演变，以及病发之后的死亡时间。

原文译注

原文 夫病传者，心病先心痛，一日而咳，三日胁支痛，五日闭塞不通，身痛体重；三日不已，死。冬夜半，夏日中。

译文

大凡是病情的传变，都是先由心脏发病，进而引发心痛，过1日就会由心传至肺部而引发咳嗽；第三日病情传于肝部，引发胁肋部的疼痛；第五日病情就会传到脾脏，让大便不通，身体发沉；如果3日还不能治愈，就会引起死亡。冬天发病，会死于半夜，夏天发病，就会死于中午。

原文 肺病喘咳，三日而胁支满痛，一日身重体痛，五日而胀，十日不已，死。冬日入，夏日出。

译文

肺病发作会先是气喘咳嗽，过3日不好就会传到肝部，因而胁肋胀满疼痛；再过1日，身体发沉；过5日，病传至胃部，腹胀发生。10日不能治愈，就会死亡。如果病发于冬天，就会死于太阳落山时；如果病发于夏天，则死于太阳出现时。

原文 肝病头目眩胁支满，三日体重身痛，五日而胀，三日腰脊少腹痛胫，三日不已，死。冬日入，夏早食。

译文

肝部发生病变会感觉头晕目眩，胁肋胀满，过3日病就会传至脾，身体变得沉重疼痛，过5日病情会传于胃，患者腹胀满溢；再过3日病就会到达肾脏，于是患者腰脊、腹部疼痛，双脚没劲；3日之后若不能治愈，就要死亡了。如果是冬天发病，就会死于太阳落山的时候，如果是夏天发病，则会死在早饭时间。

原文 脾病身痛体重，一日而胀，二日少腹腰脊痛胫酸，三日背胎筋痛，小便闭，十日不已，死。冬人定，夏晏食[①]。

译文

脾生病，先是身体沉重疼痛，过1日就会传到胃，而产生腹胀；过2日会传到肾，发生腰背疼、腿无力的问题；再过3日病就会到达膀胱，引起筋骨痛、小便不利；过10日不能治愈，就会死亡。如果是冬天发病，就会死于夜深时，如果是夏天发病，则会死于晚饭时。

原文 肾病少腹腰脊痛，䯒酸，三日背胎筋痛，小便闭；三日腹胀；三日两胁支痛，三日不已，死。冬大晨，夏晏晡[②]。

译文

肾病发作，腹部胀满，腰脊疼痛，腿发酸；3日后病会传到膀胱，从而筋骨疼痛，小便不利；再过3日，病传到胃，腹胀肚满；又过3日病至肝部，胁肋疼痛；如果再3日还不能好，就会死亡。如果是冬天会死在天亮之时，夏天则会死在傍晚时分。

原文 胃病胀满，五日少腹腰脊痛，䯒酸；三日背胎筋痛，小便闭；五日身体重；六日不已，死。冬夜半后，夏日昳[③]。

译文

胃部的病变会致腹部胀满，过5日则传到肾，从而腰痛腹胀、腿发酸；3日后传至膀胱，产生筋骨疼痛、小便不通的问题；再过5日，病就会传到脾，身体发沉；再过6日还不能好，就会死亡。如果是冬天发病，就会死于半夜，如果是夏天发病，则死于下午。

原文 膀胱病小便闭，五日少腹胀，腰脊痛，䯒酸；一日腹胀；一日身体痛；二日不已，死。冬鸡鸣，夏下晡[④]。

译文

膀胱有病小便就会不通，过5日病邪传于肾，腰脊疼痛，腿胫部发酸；过1日就会传到胃部，肚子胀满；再过1日到达脾脏，身体开始疼痛；再过2日不能治愈，就会死亡。如果是冬天发病，则死于清晨，如果是夏天发病，则死于下午5时多。

注释

①晏食：傍晚时分，晚饭时间。

②晏晡：过了黄昏，特指申后九刻，下午6时多的样子。

③日昳：太阳向西，约下午1～3时。

④下晡：黄昏时分，下午5时多。

养生智慧

1. 见微知著——测测你的脏腑健康与否

（1）眼睑泛白

眼睑泛白是贫血的症状，因为贫血会使眼睛黏膜上的血管颜色变浅，所以眼睑发白。如果同时又伴有脱发、皮肤干涩、气喘心悸，则肯定为贫血了。此时应该及时进行调理，并关注身体气血的问题。

（2）眼皮发肿

眼皮发肿很可能是肾脏的问题；特别是入睡前饮水不多，早上醒来却眼部浮肿，就说明身体水分调节功能失常，特别是浮肿频繁，持续时间长，同时又伴有口干舌燥、排尿不畅等问题，很可能是肾功能衰退造成的，需及时就医，进行全面的检查。

（3）眼白发黄

眼白发黄多为肝部的问题；当肝脏功能运作不周时，会将胆部分泌的胆汁滞留于此，从而造成眼白发黄的现象。一般有肝炎的患者，眼白与皮肤都会发黄。想要调理眼白发黄，首先要治疗的还是肝脏病变。

（4）牙龈出血

牙龈出血多是肠胃出了问题，这是因为消化功能与吸收能力不足时，微血管会非常脆弱，当遇到刺激后就会引起破裂。因此，在刷牙、咬硬物时，牙龈会出血。这时应该对肠胃进行调理，以增强微血管的强韧度。

（5）牙龈上火

牙龈上火、红肿是胃脏的问题，多由胃部发炎引起。中医学认为，牙齿为胃的组成部分，它的根基发红、发肿、上火，多为胃炎引发的。所以，改善牙龈上火首先要从胃的调养开始，只有养好胃，身体的气机才会通畅，牙龈上火也就解决了。

（6）面部生斑

除了怀孕和服用一些避孕类的激素药物之外，如果脸上无故起斑，则说明是内分泌的问题，一般月经不调、痛经、妇科病都会造成面部起斑。同时，这又与肝脏不无关系，因为肝气郁结、气血积滞会让人体气血不畅，从而形成面部斑块。所以，面部生斑除了调理内分泌，还要注意情绪的调节，释放肝脏压力。

2. 有备而来——五色养五脏

（1）红色养心

红色食物有着极强的抗氧化功能，所含的胡萝卜素、番茄红素、辣椒红素等既能保护细胞，又有强壮心脏功能。同时，红色食物内的维生素、微量元素等成分对于气血、心肌功能有一定的增强作用。所以，多食用红色食物有助于心脏的保养。红色食物包括

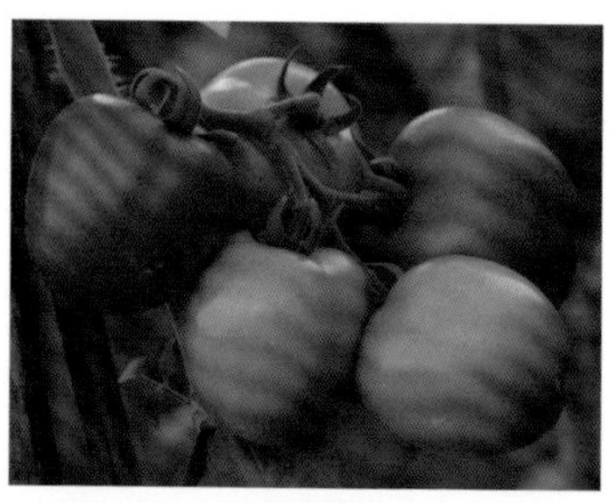

番茄

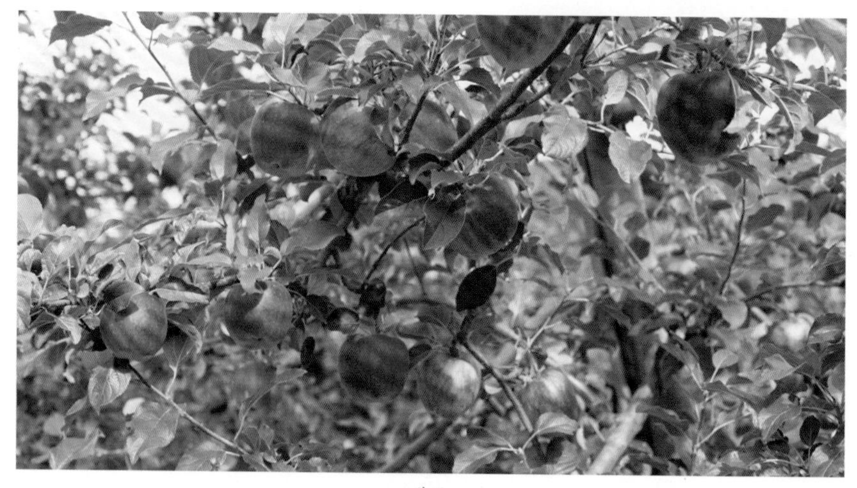

苹果

胡萝卜、番茄、红辣椒、红薯、苹果、西瓜、山楂等。

（2）黄色养脾

脾脏五行属土，因此与黄色相应合。而黄色食物中富含维生素A、D，它们不但能促进呼吸道黏膜的完好，也能让肠道更健康，同时又可以帮助其他微量元素吸收，从而达到养胃、健脾，增强体质功能的作用。黄色食物多指小米、南瓜、玉米、木瓜、柠檬、黄豆、香蕉等。

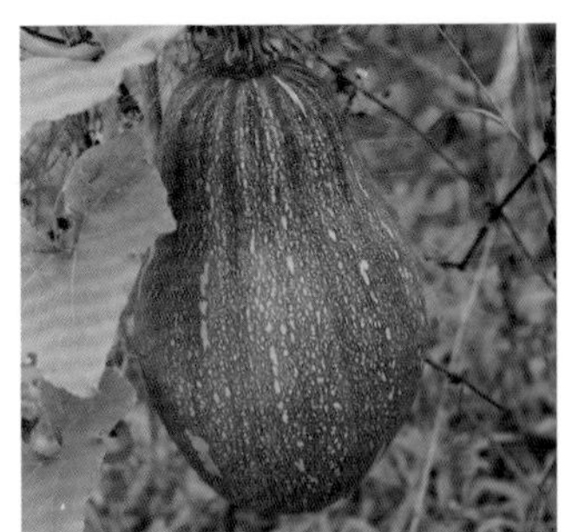

南瓜

（3）绿色养肝

在所有的食物中，绿色食物最为入肝。中医学讲，“青色入肝经”，所谓“青”色即为绿色。绿色食物不但含有丰富的维生素，更有着叶酸、叶绿素等成分，对于促进身体新陈代谢和脾胃健康都非常有益。良好的体质与正常的新陈代谢可以加强肝脏疏通、强健的效果。绿色食物很多，包括韭菜、菠菜、芹菜、芦蒿、香椿、茼蒿、荠菜等。

（4）白色养肺

白色五行属金，最以入肺，所以白色食物养肺益气，是最好的促进肺脏健康的食物。另外，白色食物中的蛋白成分丰富，这是消除疲劳，促进机体恢复的必要营养。所以，平时多吃一些白色食物，既可提升身体营养，又能帮助肺脏功能增强。常见的白色食物有白萝卜、梨、银耳、百合、山药、莲子、牛奶、大米等。

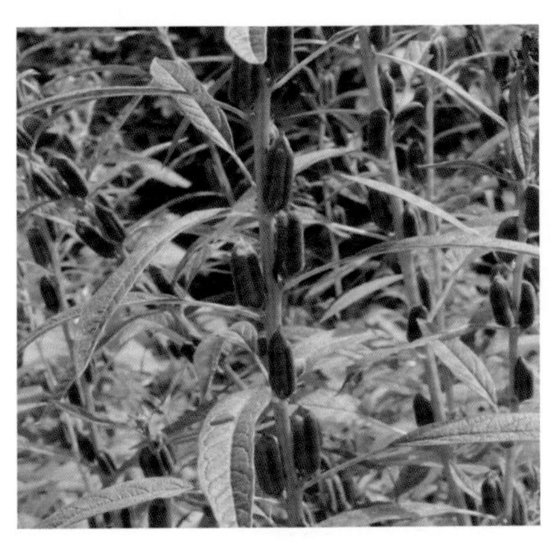

黑芝麻

（5）黑色养肾

黑色主水，肾主人体水液，所以黑色食物以水入肾，滋补作用非常强。同时，黑色食物又有着极高的营养价值，它们所含的黑色素、花青素等物质，是非常好的消除自由基、延缓衰老的物质，常食可保持身体年轻化。黑色食物非常多见，最传统的则是黑豆、黑芝麻、黑木耳、黑米、黑松子、海带、紫菜、海苔等。

天元纪大论（一）

本篇要点

1. 论述了五运六气学说的部分基本法则，以及万物生长衰老死灭的关系。
2. 阐述了太过、不及等运气学说中的部分概念。

原文译注

原文 黄帝问曰：天有五行，御[①]五位，以生寒暑燥湿风；人有五脏，化五气，以生喜怒思忧恐。论言五运相袭而皆治之，终期之日，周而复始。余已知之矣，愿闻其与三阴三阳之候，奈何合之？

译文

黄帝问道：天有木、火、土、金、水五行，统御东、西、南、北、中5个方位，从而产生寒、暑、燥、湿、风等气候变化；人有肝、心、脾、肺、肾五脏化育五气，从而产生喜、怒、思、忧、恐等情志变化。经论所谓五运递相因袭，各有一定的主治季节，到了一年终结之时，又重新开始新的一轮五运沿袭。我对此已经知道了，还想再听听五运和三阴三阳的结合是怎样的呢？

原文 鬼臾区稽首再拜对曰：昭乎哉问也！夫五运阴阳者，天地之道也，万物之纲纪，变化之父母，生杀之本始，神明之府也，可不通乎？故物生谓之化，物极谓之变，阴阳不测谓之神，神用无方谓之圣。

译文

鬼臾区再次跪拜，回答说：你提这个问题很高明啊！五运和阴阳，是自然界变化的一般规律，是自然万物的变化总纲领，是事物发展变化的基础，是万物生长毁灭的根本，是宇宙间无穷尽的变化根源所在，这些道理哪能不通晓呢？因而事物的开始发生称“化”，发展到极点称“变”，难以预测的阴阳变化称“神”，能够掌握和运用这种无穷变化规律的人称“圣”。

原文 夫变化之为用也，在天为玄[②]，在人为道，在地为化；化生五味，道生智，玄生神。神在天为风，在地为木；在天为热，在地为火；在天为湿，在地为土；在天为燥，在地为金；在天为寒，在地为水。

译文

阴阳变化的作用，在宇宙空间则表现为深远无穷，在人则表现为对自然规律的认识，在地则表现为万物的生长变化；物质的生长变化而产生五味，认识了自然规律而产生智慧，在深远的宇宙空间，这种规律能产生无穷尽的变化。玄妙莫测的阴阳变化的作用，在天表现为风，在地就为木；在天表现为热，在地就为火；在天表现为湿，在地就为土；在天表现为燥，在地就为金；在天表现为寒，在地就为水。

原文 故在天为气，在地成形，形气相感而化生万物矣。然天地者，万物之上下也；左右者，阴阳之道路也；水火者，阴阳之征兆也；金木者，生成终始也。气有多少，形有盛衰，上下相召[③]，而损益彰矣。

译文

所以在天表现为无形之气，在地就为有形的物质，形和气互相感召，就能变化和产生万物。天空覆盖在上，大地承载于下，所以天地分别是万物的上面和下面；阳气从左上升，阴气从右下降，所以左右是阴阳升降的道路；水属阴，火属阳，所以水火是阴阳的象征；万物发生于春属木，成实于秋属金，所以金木是生成的终始。阴阳之气并不是不变的，它有多和少的不同，有形物质在发展过程中也有旺盛和衰老的区别，在上之气和在下之质互相感召，事物太过和不及的现象就会显露出来。

注 释

①御：统御。

②玄：幽远。

③上下相召：上，指天；下，指地。意思是天地之气相互感应。

养生智慧

三“补”粥，让你找回健康和自信

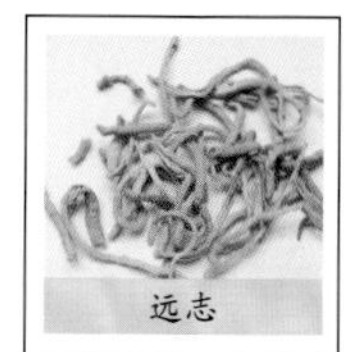
远志

（1）补肝——远志枣仁粥

【原料】远志、炒酸枣仁各10克，粳米50克。

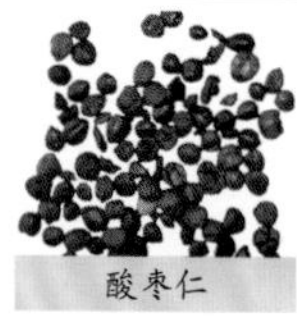
酸枣仁

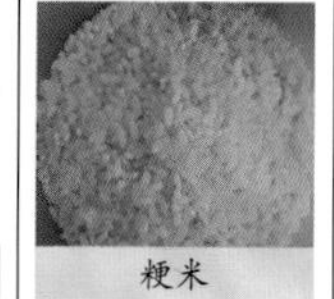
粳米

【制法】如常法煮粥，粥熟时加入远志、酸枣仁稍煮即可。

【用法】宜睡前服。酸枣仁不能久炒，否则油枯而失去镇静之效。

【功效】补肝，宁心，安神。

【适用】心、肝两虚所致心悸。

（2）补脾——大枣姜茶

【原料】大枣100克，生姜50克。

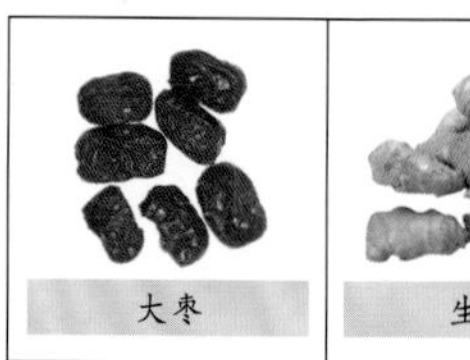
大枣　生姜

【制法】将生姜洗净，切片；大枣洗净。同放锅中，加适量的水，煮大枣至熟烂即可。

【用法】每日1剂，不拘时饮水食枣。

【功效】解表散寒，温中止呕，补脾和胃。

【适用】风寒感冒、咳嗽。

（3）补肾——人参汤（丸）

【原料】人参、杜仲、桑螵蛸、菟丝子各15克，黄芪、瓜蒌根各20克，山茱萸、鸡内金各12克，鹿茸5克。

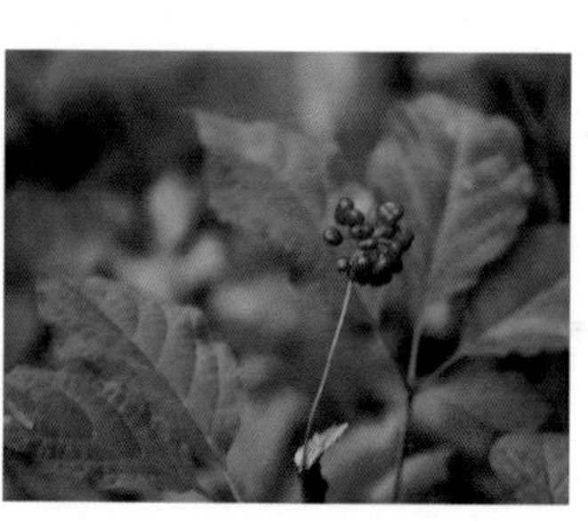
人参

【制法】水煎。

【用法】温服。

【功效】益气生津，补肾固摄。

【适用】肾虚等。

天元纪大论（二）

本篇要点

本节主要讲述气的多少、盛衰和与天地感应、运行的规则。

原文译注

原文 帝曰：善。何谓气有多少，形有盛衰？

鬼臾区曰：阴阳之气各有多少，故曰三阴三阳也。形有盛衰，谓五行之治，各有太过不及[①]也。故其始也，有余而往，不足随之，不足而往，有余从之，知迎知随，气可与期。应天为天符，承岁为岁直，三合[②]为治。

译文

黄帝说：好，那么什么是气的多少，气形有盛有衰呢？

鬼臾区说：人体阴气与阳气都存在多少的不同，它们分为厥阴、少阴、太阴、少阳、阳明、太阳，各为三阴三阳。而气形有盛有衰，是指天干地支五行所主的运气，各有太多或者不及的说法。所以，开始的时候如果运气太过的阳年，那么后面就会是不及的阴年，不及的阴年过后，随之而来的是太过的阳年。只要知道所迎来的是什么气，也就知道了随之而来的是什么年了。一般一年中运之气和司天之气相应合，就称天符之年，而一年中运之气和岁支五行相应，则称岁直之年；若中运之气和司天之气、年支五行相应合，就称三合之年。

原文 帝曰：上下相召奈何？

鬼臾区曰：寒暑燥湿风火，天之阴阳也，三阴三阳上奉之。木火土金水火[③]，地之阴阳也，生长化收藏下应之。天以阳生阴长，地以阳杀阴藏。天有阴阳，地亦有阴阳。木火土金水火，地之阴阳也，生长化收藏。故阳中有阴，阴中有阳。所以欲知天地之阴阳者，应天之气，动而不息，故五岁而右迁，应地之气，静而守位，故六期而环会，动静相召，上下相临，阴阳相错，而变由生也。

译文

黄帝问：天气与地气相感应会是什么样呢？

鬼臾区说：寒、暑、燥、湿、风、火，是天之阴阳，以三阴三阳上承。木、火、土、金、水、火，为地之阴阳，以生长化收藏相下应。天气主阳生阴长，地气主阳杀阴藏。天气分阴阳，地气也分阴阳。木、火、土、金、水、火为地气的阴阳，主生长化收藏。所以阳中有阴，阴中有阳。想要知道天地的阴阳变化，就要应合天干之气，常动不息，其五年之内自动向右移迁，每转换一次，六气就会与地支相应，以三阴三阳静守其位；其6年转环一周，与动静相感应，天气、地气上下相临，阴气、阳气交错运行，此时运气也就发生了变化。

原文 帝曰：上下周纪，其有数乎？

鬼臾区曰：天以六为节，地以五为制，周天气者，六期为一备；终地纪者，五岁为一周。君火以明，相火以位，五六相合而七百二十气为一纪，凡三十岁；千四百四十气，凡六十岁而为一周，不及太过，斯皆见矣。

译文

黄帝问：天气地气之间，循环复始，有没有一定的规律呢？

鬼臾区说：司天之气以六为节，地之气以五为制，司天之气6年循环一周，此为一备；而司地之气5年循环一圈，称为一周。主运之气的君火虽然有名位但不主令，而相火则代君火宣令，六气与五运相合，至720气，称为一纪，共需30年。1440气，是60年，成为一周；在这些年中，气与运的太过和不及，就都可以看到了。

注释

①太过不及：阳年称为太过，阴所则为不及。

②三合：即中运之气、司天之气及年支三者相合。

③木火土金水火：五行本为木、火、土、金、水，这里则是将火分为了君火与相火，因此为两个火。

养生智慧

1. 天人相合养生法

（1）固阳守气

临睡之前，平躺于床上，伸直双腿，双手自然放于小腹边侧。然后轻轻闭上眼睛，以舌尖向上腭舔舐。此时双唇一定要合并，头脑中要尽力消除杂念。接着轻呼气，用力提收肛门，以一提一放为一次，反复进行30次。做完之后平静呼吸，慢慢吸气的同时，用意念引领气体上行，可以想象体内之气由腹部直接向上，一直到达头顶。这时可做短暂停留，再缓缓呼气，用意念带领气体下行。最后，将口内舔舐的口水分几次咽下，一直感觉口水被送到丹田处即可。每日如此反复几次，既可培养自己的静心性，又能打通身体经络，培养气体的顺利流通；更能固精强肾，可谓一举多得。

（2）攀足益气

仰卧于床上，双腿合并，自然弯曲，以脚底踩于床面上。此时用两手够到膝盖，然后慢慢拉至胸前，再放开两手，交叉攀住双脚，以手掌心握于脚底的涌泉穴。向上提到不能再提的角度，然后松手，让身体回归于自然平躺状态。再次从弯膝向上拉开始，反复进行10次即可。这个方法最大的好处在于强肾气、补阳气，更能锻炼腰腿，促进气血循环。

2. 固气食疗方

（1）理气养胃粥

【原料】糯米50克，薏苡仁、芡实各30克，莲子、黄芪各20克，大枣10枚。

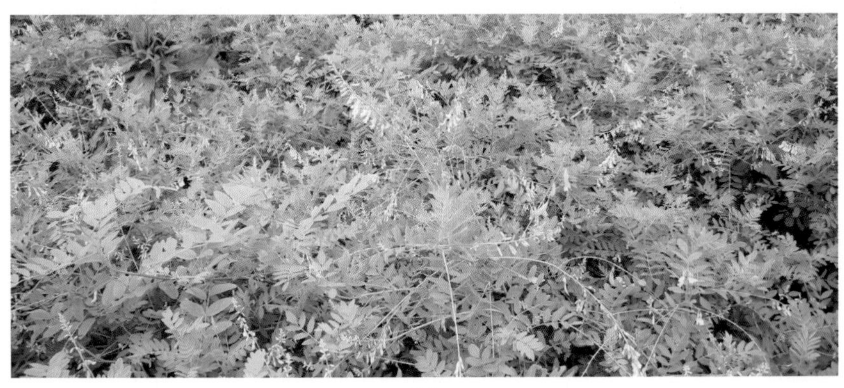

黄芪

【制法】将芡实、薏苡仁放进清水中浸泡30分钟，莲子去心，大枣去核，糯米洗净，黄芪清洗好，以纱布包成包，然后一起放进沙锅内，加适量清水武火煮开，文火慢煮45分钟，去黄芪包。

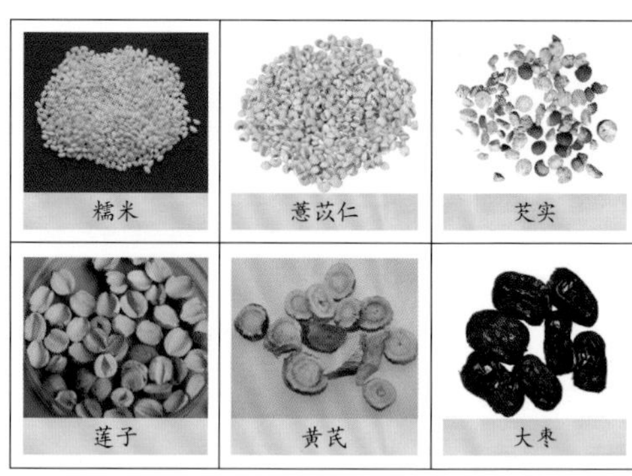

【用法】隔日1次，正餐服。

【功效】理气宁神，补血益肝。

【适用】气虚体弱、胃功能不强者。

（2）党参黄芪粥

【原料】大米50克，党参10克，黄芪20克，白糖少许。

【制法】将党参与黄芪清洗干净，放进清水中浸泡30分钟，然后连水带药物一起放进沙锅煮开，文火煎煮20分钟。将煎好的药汁滤出，放进沙锅内，加适量清水，放进大米直接煮成粥，然后放少许白糖调味即可。

【用法】每日早晨空腹食。

【功效】补气升阳、生津益肺。

【适用】适合体弱气虚、本阳不足者。

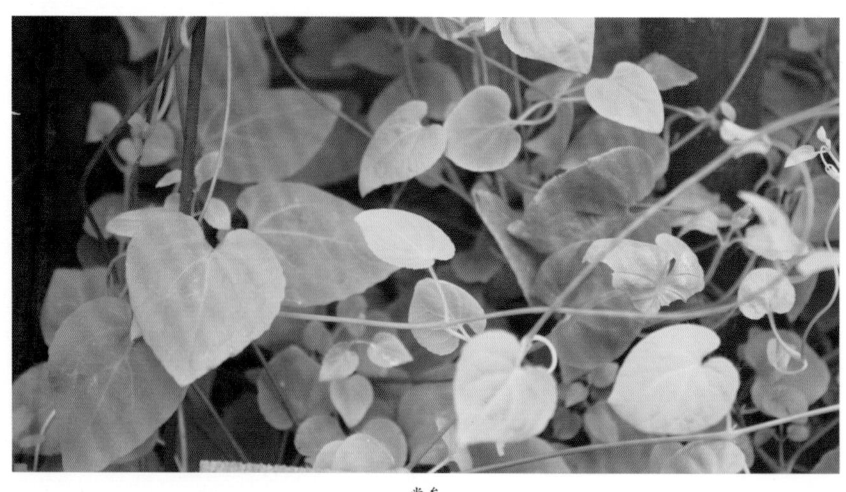

党参

六微旨大论

本篇要点

1. 阐述了天道六六之节的盛衰情况是怎样的。

2. 说明了六气有时“至而气也至”，有时“至而气不至”，有时“先于时而至的气太过”的具体原因。

原文译注

原文 帝曰：愿闻天道六六之节，盛衰何也？岐伯曰：上下有位，左右有纪[①]。故少阳之右，阳明治之；阳明之右，太阳治之；太阳之右，厥阴治之；厥阴之右，少阴治之；少阴之右，太阴治之；太阴之右，少阳治之。此所谓气之标[②]，盖南面而待也。故曰：因天之序，盛衰之时，移光定位，正立而待之，此之谓也。少阳之上，火气治之，中见厥阴；阳明之上，燥气治之，中见太阴；太阳之上，寒气治之，中见少阴；厥阴之上，风气治之，中见少阳；少阴之上，热气治之，中见太阳；太阴之上，湿气治之，中见阳明。所谓本也，本之下，中之见也，见之下，气之标也。本标不同，气应异象。

译文

黄帝说：我想听听关于天道六六之节的盛衰情况是怎样的？岐伯说：六气司天在泉有一定的时位，左右间气的升降，有一定的次序。所以少阳的右间，是阳明主治；阳明的右间，是太阳主治；太阳的右间，是厥阴主治；厥阴的右间，是少阴主治；少阴的右间，是太阴主治；太阴的右间，是少阳主治。这就是所说的六气之标，是面向南方而定的位置。所以说，要根据自然气象变化的顺序和盛衰的时间，以及日影移动的刻度，确定位置，南面正立观察，就是这个道理。少阳司天，火气主治，厥阴为中见之气；阳明司天，燥气主治，太阴为中见之气；太阳司天，寒气主治，少阴为中见之气；厥阴司天，风气主治，少阳为中见之气；少阴司天，热气主治，太阳为中见之气；太阴司天，湿气主治，阳明为中见之气。这就是所谓本元之气，本气之下，是中见之气，中见之下，是气的标象，由于本和标不同，有脉的反应则有差异，病的症状也就不一样。

原文 帝曰：其有至而至[③]，有至则不至，有至而太过，何也？岐伯曰：至而至者和；至而不至，来气不及也；未至而至，来气有余也。帝曰：至而不至，未至而至，如何？岐伯曰：应则顺，否则逆，逆则变生，变则病。帝曰：善。请言其应。岐伯曰：物生其应也，气脉其应也。

译文

黄帝说：六气有时至而气也至的，有时至而气不至的，有先于时而至的气太过的，这是为什么呢？岐伯说：时至而气也至的，为和平之气；时至而气不至的，是应至之气有所不及；时未至而气已至，是应至之气有余。黄帝说：时至而气不至，时未至而气已至，这会怎样呢？岐伯说：时与气相应的是顺，时与气不相应的是逆，逆就要发生反常的变化，反常的变化发生就要生病。黄帝说：好，请你再讲讲其相应的情况。岐伯说：万物对六气的感应，表现在它们的生长情况。六气对于人体的影响，可以从脉象上反映出来。

注释

①上下有位，左右有纪：司天在泉上下有其主位，左右间气有其运行条理。

②气之标：在这里指的是三阴三阳为气之标象，而六气为三阴三阳之本。

③至而至：前至指时至，后至指气至。意思就是到一定时节，相应的气候特点也会反映出来，称“至而至”。

养生智慧

1.风湿性关节炎总在犯，该喝些什么？

（1）五加皮醪

【原料】五加皮50克，糯米500克，酒曲适量。

【制法】五加皮洗净，先用水浸泡透，再煎煮2次，每30分钟取煎液一次，然后用所得煎液与

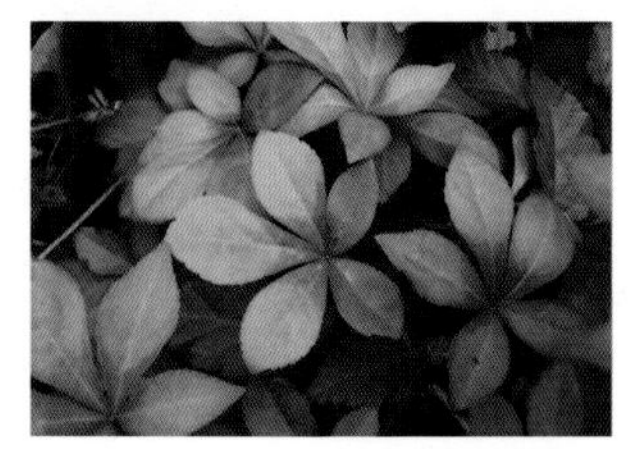

五加皮

糯米共同烧煮，做成糯米干饭。待米饭冷却，加酒曲拌匀，发酵成酒酿即成。

【用法】每日适量，佐餐食。

【功效】祛风除湿，通利关节。

【适用】风痹型风湿性关节炎。

（2）虎骨木瓜酒

【原料】狗骨（油炙酥）3克，木瓜9克，白术、桑枝各12克，五加皮、当归、天麻、川牛膝、红花、川芎各3克，秦艽、防风各1.5克，冰糖100克，白酒1000毫升。

白术

当归

秦艽

防风

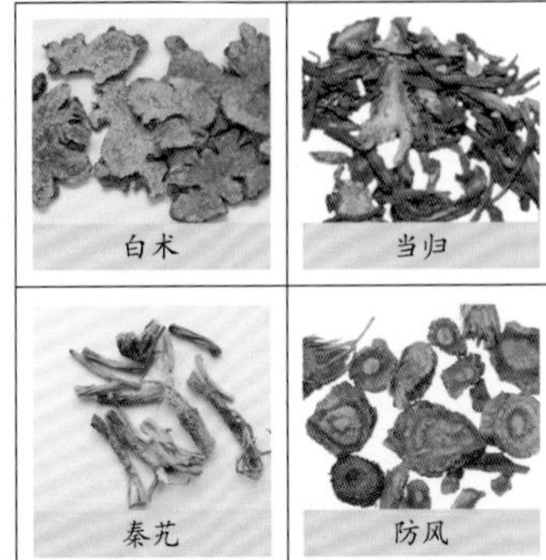

【制法】同放酒中，密封浸泡3～4个月。

【用法】温服：每次1～2羹勺，每日2次。

【功效】驱寒消痛。

【适用】寒痹型风湿性关节炎。

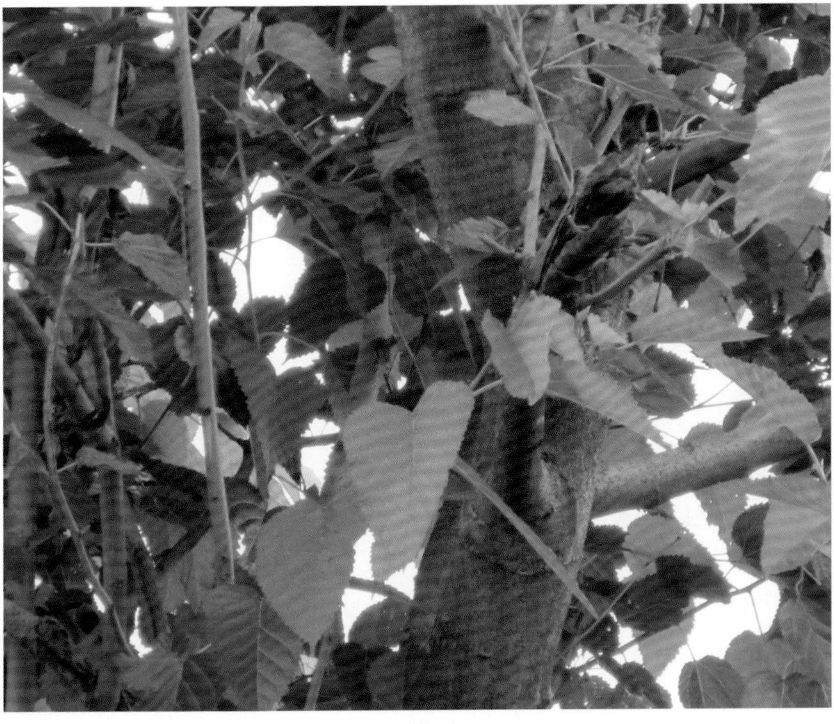

桑枝

2.类风湿关节炎患者，请喝以下三汤

（1）除痹汤

【原料】续断30克，鹿角片、当归、秦艽各15克，威灵仙、松节、羌活、桑枝、乌药、防风、延胡索、蚕沙各10克。

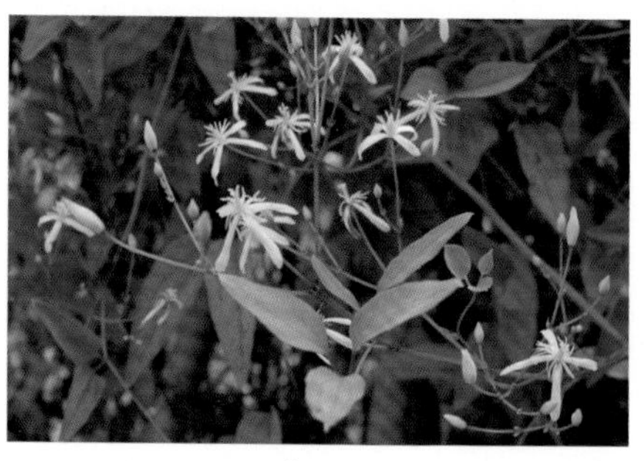
威灵仙

【制法】水煎2次，每次加水500毫升，煎取药汁150毫升。

【用法】每日1剂，分2次服，15日为1个疗程。

【功效】补益肝肾，祛风通络，蠲痹止痛。

【适用】类风湿关节炎之寒热不显。

（2）独活寄生汤

【原料】独活、杜仲、牛膝、秦艽、防风、川芎、当归、芍药各10克，细辛、甘草各3克，肉桂5克，桑寄生、干地黄各15克，党参30克，茯苓12克。

【制法】水煎2次，每次加水500毫升，混合药汁。

【用法】每日1剂，分2次服，30日为1个疗程。

【功效】滋补肝肾，益气养血，佐以祛风散寒。

【适用】肝肾两虚型类风湿关节炎。

（3）补脾消痹汤

【原料】黄芪100克，党参40克，蚂蚁、地龙、白术各20克，白芍、补骨脂、淫羊藿、土鳖虫各15克，当归12克，丹参30克，乌梢蛇、没药各10克，制川乌3克，制马钱子0.5克。

【制法】将草乌、川乌先煎煮1～2小时；再将余药加水500毫升，煎取药汁2次，将二煎混合。

【用法】每日1剂，分2次服。

【功效】补虚祛瘀。

【适用】寒湿型类风湿关节炎。

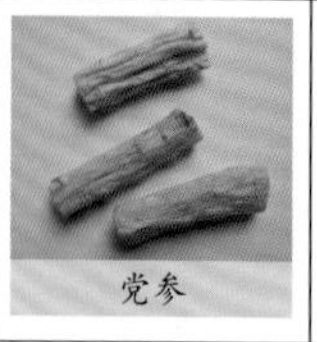
党参

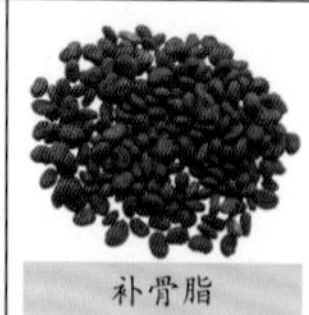
补骨脂

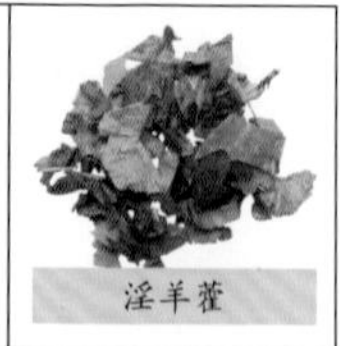
淫羊藿

气交变大论（一）

本篇要点

阐述了自然环境对人和万物的影响。

原文译注

原文 黄帝问曰：五运更治，上应天期；阴阳往复，寒暑迎随；真邪相薄，内外分离，六经波荡，五气倾移。太过不及，专胜兼并[①]，愿言其始，而有常名，可得闻乎？岐伯稽首再拜对曰：昭乎哉问也！是明道也。此上帝所贵，先师传之，臣虽不敏，往闻其旨。

译文

黄帝问道：五运之气交替主治时，上与一年的气候相应，阴阳往复，寒暑交替，使真气与邪气相搏，内外不能互相协调，六经的气血动荡不安，五脏之气偏颇不调。五气有太过不及，太过则本气专而胜他气，不及则他气兼而并本气，我想知道它的起始，是否有一定的规律性，你可以讲给我听吗？岐伯再次跪拜回答说：你问的问题很高明啊！这属于一些高明的道理。这是历来帝王所极为重视的，是老师传授下来的问题，我虽然学识浅薄，但过去听到过这方面的道理。

原文 帝曰：余闻得其人不教，是谓失道；传非其人，慢泄天宝。余诚菲德，未足以爱至道，然而众子哀其不终，愿夫子保于无穷，流于无极，余司其事，则而行之，奈何？岐伯曰：请遂言之也。《上经》[②]曰：夫道者，上知天文，下知地理，中知人事，可以长久。此之谓也。

译文

黄帝说：我听说如果遇到可以传授的人，而不教给他，就将使学业失传，这叫作失道；如果传授给不该传授的人，轻易泄露给他，也可使宝贵的学术失传。我虽然功德浅薄，不足以接受这些至要道理，然而我很怜惜百姓们伤于疾病，不得终生，希望先生能使这一学术永葆不尽，流传无穷，我愿承担这件事，并作为准则去实施，你看怎么样？岐伯回答说：我尽量讲给你听吧。《上经》说：关于事物的规律性问题，要上晓天文，下晓地理，中晓人事，这样才可使这些理论长存不亡。就是这个道理。

原文 帝曰：何谓也。岐伯曰：本气，位也。位天者，天文也；位地者，地理也；通于人气[③]之变化者，人事也。故太过者，先天；不及者，后天；所谓治化，而人应之[④]也。

译文

黄帝问道：这是什么意思呢？岐伯回答说：根据运气主时的定位，研究其规律。天之位，就是研究日月五星等天文理论；地之位，就是研究四时方位等地理方面情况；通晓人体生理变化情况的，叫作人事。所以气候变化，有的太过，就是时未至而气先至；有的不及，就是时已至而气后至；所谓治化，就是指运气主治所发生的变化，对于人体都会产生一定的影响。

注 释

①专胜兼并：一气独盛，称“专胜”，专胜为太过。二气相兼称“兼并”，并有吞并侵占的意思，兼并为不及。例如，木气太过，则乘土侮金，是“专胜”；反之，如果木气不及，则受土侮金乘，是“兼并”。

②《上经》：古书名，现在已经遗失。

③通于人气：五运居中，司人气的变化，所以说通于人气。

④治化，而人应之：治化，指六气的变化，六气的变化会影响五运，五运主人气的变化，所以人应之。如四时之气，先天时而至及后天时而至，就是岁运的变化，与人的气血运行、病治安危都息息相应。

养生智慧

1.“神门”和“百会”，让你的神经不再紧绷

（1）神门穴

找法：握拳后找到纵向的最外的小指方向的筋的内侧延长线与手腕处最粗的横纹的交叉点为神门穴。两腕各一。

刺激方法：用拇指指腹对该穴位进行每次3～5秒的垂直按压，直至心情平静为止。预防的话每周进行1～2次。

（2）百会穴

找法：双耳连线与鼻和头顶的连线的交点为百会穴。

刺激方法：用中指指尖在该穴位进行轻度的垂直按压，强度以感觉舒适为宜。每次3～5秒，直至心情平静为止。

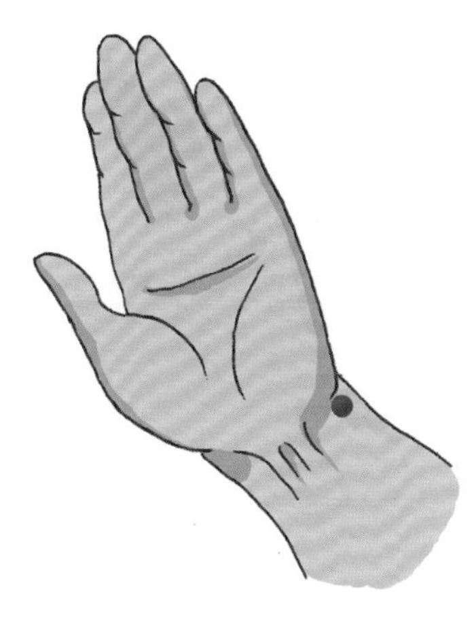

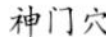

神门穴

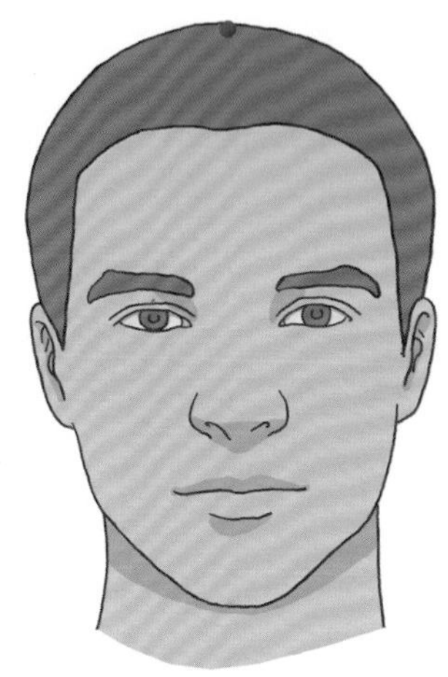

百会穴

2.烦躁“侵袭”不用怕，轻按四大穴位

（1）承命穴

找法：在足内侧，内踝后方，当内踝尖与跟腱之间的凹陷处为太溪穴。太溪穴向上4指为承命穴。

刺激方法：用拇指指腹对穴位进行缓慢的垂直按压，每次持续3～5秒，直至心情平静为止。

（2）内关穴

找法：手腕处最粗的横纹的中央开始向肘部3指处。两根筋的中间凹陷处。这里能起到安定精神等效果。

刺激方法：用拇指指尖在该穴位进行轻度垂直按压。每次持续3～5秒。直至症状缓和为宜。每日进行直至症状消除。不可强力按压。

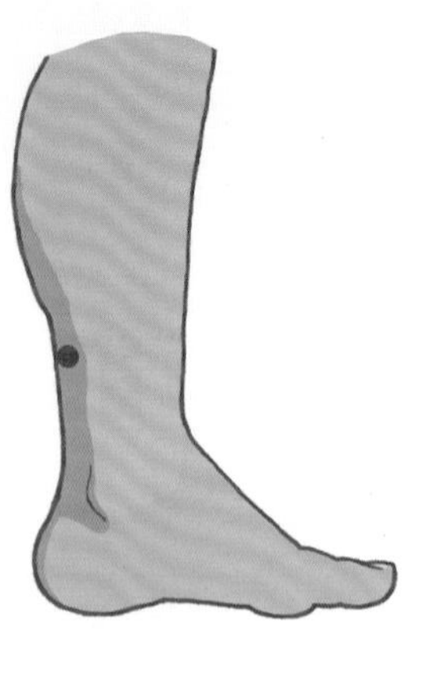

承命穴

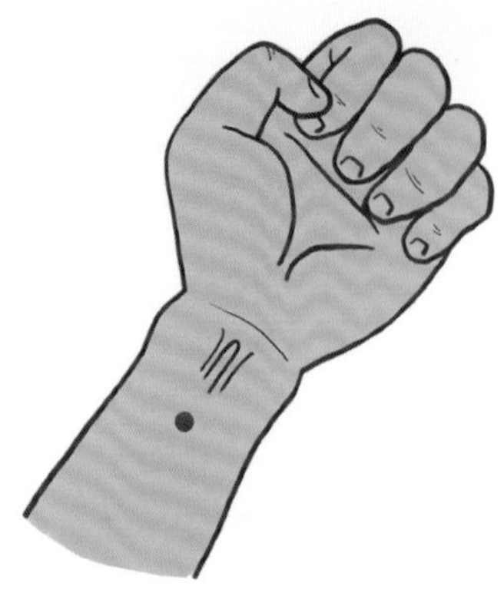

内关穴

（3）百会穴

找法：于人体头部，头顶正中心。

刺激方法：指压时一面缓缓吐气，一面用手掌慢慢劈打，每次打10下，每日打3次。

（4）申脉穴

找法：位于人体的足外侧部位，脚外踝中央下端1厘米凹处。

刺激方法：指压时，尽可能将一次所吸之气缓缓长吐，重复2次，指压数日，可使容易厌倦之性格大变。增加稳定感，集中精力做事，具有耐性。

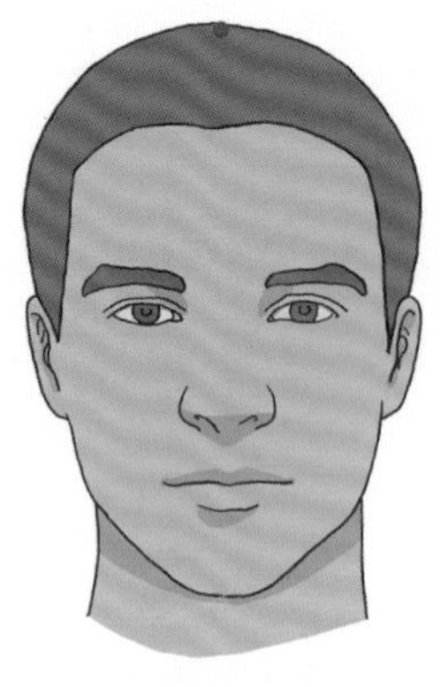

百会穴

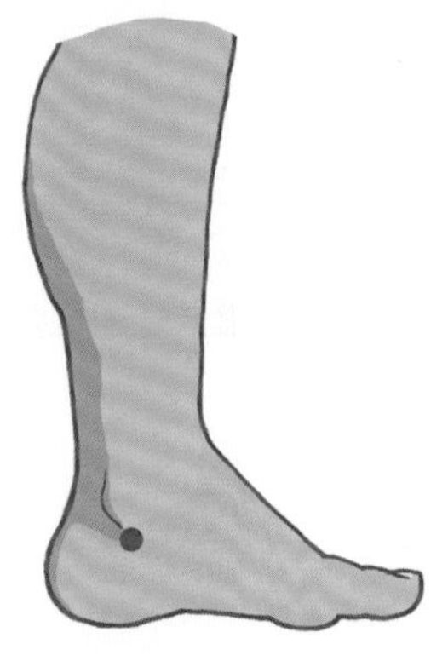

申脉穴

气交变大论（二）

本篇要点

本节主要阐述五运与四时的关系，以及五运不及产生的后果。

原文译注

原文 木不及，春有鸣条律畅之化，则秋有雾露清凉之政。春有惨凄残贼之胜，则夏有炎暑燔烁之复。其眚[①]东，其藏肝，其病内舍胠胁[②]，外在关节。

译文

木运不及时，如果春天会有春风和鸣之气，那么在秋天就会有雾气露水清凉之天气了。如果春天看到寒冷侵袭之气候，夏天则会有炎热似火的天气。它的灾害多发于东方，于人体应为肝脏，发病的部位应该内在肋胁，外部为关节处。

原文 火不及，夏有炳明光显之化，则冬有严肃霜寒之政。夏有惨凄凝冽之胜，则不时有埃昏大雨之复。其眚南，其藏心，其病内舍膺胁，外在经络。

译文

火运不及时，如果夏天有比较明显的明亮之气，到了冬天就会迎来严寒的天气了。如果夏天看到凄惨寒凉的气候，就会经常有尘沙、大雨到来。它的灾害多会发于南方，于人体应为心脏，发病的部位内在胸胁，而外则在经络。

原文 土不及，四维[③]有埃云润泽之化，则春有鸣条鼓拆之政。四维发振拉飘腾之变，则秋有肃杀霖霪之复。其眚四维，其藏脾，其病内舍心腹，外在肌肉四支。

译文

土运不及时，如果辰、戌、丑、未之月有灰尘、云雾相对润泽之气，到了春天就会有春风和鸣之气候。如果辰、戌、丑、未之月暴风肃起，草木折断的天气异常变化，到了秋天就会是阴雨连绵，冷雨不断的气候。它的灾害多发生于四方，与人体相应的为脾脏，发病的部位内为心、腹，外为四肢、肌肉。

原文 金不及，夏有光显郁蒸之令，则冬有严凝整肃之应。夏有炎烁燔燎之变，则秋有冰雹霜雪之复。其眚西，其藏肺，其病内舍膺胁肩背，外在皮毛。

译文

金运不及时，如果夏天有明亮湿润闷热之气，到了冬天就会有严肃寒冷的天气来应合。如果夏天炎热似火，那么秋天就会产生冰雹、霜雪与之对应。它的灾害在西面，于人体应为肺脏，发病的部位内在胸、肩、背，外在皮毛。

原文 水不及，四维有湍润埃云之化，则不时有和风生发之应。四维发埃骤注之变，则不时有飘荡振拉之复。其眚北，其藏肾，其病内舍腰脊骨髓，外在谿谷腨[④]膝。夫五运之政，犹权衡也，高者抑之，下者举之，化者应之，变者复之，此生长化成收藏之理，气之常也，失常则天地四塞矣。故曰：天地之动静，神明[⑤]为之纪，阴阳之往复，寒暑彰其兆，此之谓也。

译文

水运不及时，如果辰、戌、丑、未之月有湿润、尘埃之气，就会不时产生和风春气之感应。如果辰、戌、丑、未之月有飞尘、大雨的气候变化，就会不时有大风吹断草木的情况来相应。它的灾害多生于北方，于人体应为肾脏，发病的部位内里为腰背、骨髓，外为溪谷、小腿、膝盖。其五运有着平衡之功效，对于太过的就会压抑，对于不及的则要帮助；让正常的感应，异常复原，这就是万物生长化收藏的道理；四时之气有它的常规，如果常规变化则会让上下不通。所以说：天地的动与静，有神明为之参照运行，阴阳的往来，则有寒暑的变化彰显。这就是五运四时之变化了。

注释

①眚：疾苦、灾害。

②胠胁：胠为肋。胠胁则为肋胁的意思。

③四维：指时间中的辰、戌、丑、未。

④腨：小腿肚子。

⑤神明：即日、月、星、辰。

养生智慧

食物也有五运与四时，吃对才养生

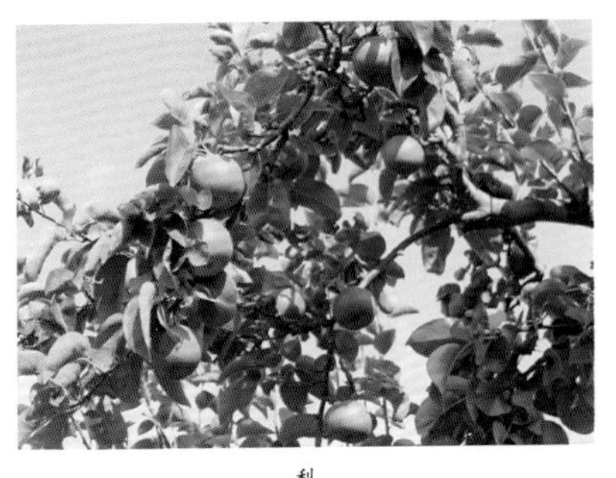

梨

金：五行属金的食物为白色，而与白色食物相对的就是肺部。因此，补金为滋肺的过程，可多食白色食物进行保养。很多人认为养肺只能吃白萝卜、梨之类的凉性白色食物，其实并不全对，因为于五味之中，金属辛味，也就是说，如果想要保养肺部，除了给它清热滋润之外，益气升温的食物也很重要。同时，四季之中秋天属金，此时多食一些大蒜、洋葱之类的辛味白色食物，就可以有效减少天气渐凉，遇寒咳嗽的问题，同时也会降低感冒的频率。

木：木为四季之中的春季，这是因为春季属木，为生发之意。另外，春季的生发为五色之中的“青色”，也就是绿色，正对肝脏。所以，春天可以让五运正常运转就要多食青色食物，令体内“木运”生发。它不但能让人体新陈代谢增强，还会有效排出体内的毒素，为一年的健康打下坚实的基础。

水：水属四季的冬天，其相对的脏腑为肾。因此，冬天补水运即可固肾脏，而与四时相对的当然为那些属水的黑色食物了。不过，水运温润，人体才会保暖，同时肾脏精力才能得以驻守。所以，在冬天，除了多食用黑色食物，经常吃点儿甜味食物，对于身体和肾脏都有良好的补益作用。

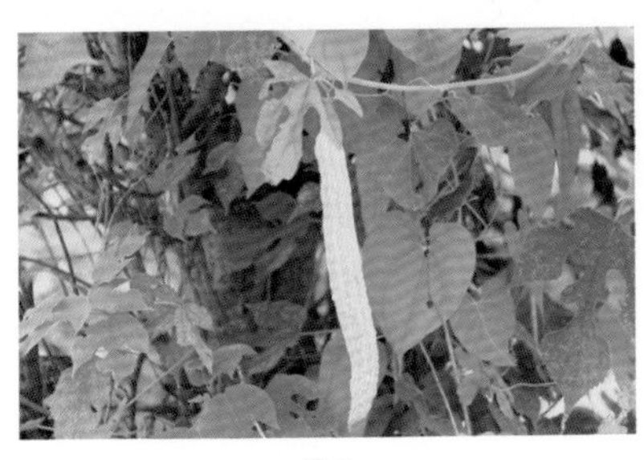

苦瓜

火：一说火，人们就会想到红色，而红色向心，所以火运所对应的自然是热火朝天的夏天以及那些红红火火的食物了。但是，过食红色会让夏天的心脏上火，如此会变得心神不宁。因此，夏天火运不可太过，按五味之中苦味属火的说法，反倒是吃些苦瓜、冬瓜之类的食物会更能减轻心脏负担。这样不但能帮助心脏的血液循环加速，还能使身体之中的太过火运降下来。

土：土运于四时之中即不适用任何一季，同时又总括四时，而且从土属长夏的说法，夏天是对土运进行最好调理的时间。因为长夏多热多湿，人的脾胃相对较弱，脾土的培植非常重要，不然就要土运不及了。所以，长夏调理土运以清淡为宜。同时，相对应的黄色粗粮最养脾胃，如黄豆、玉米、黄米之类。相反，如果是秋天、冬天，调理土运则要以温补为主了。但不要忘了，春天到来时，一定要适当为土运减势，否则就会土运太过，致使身体阴阳不能守衡了。

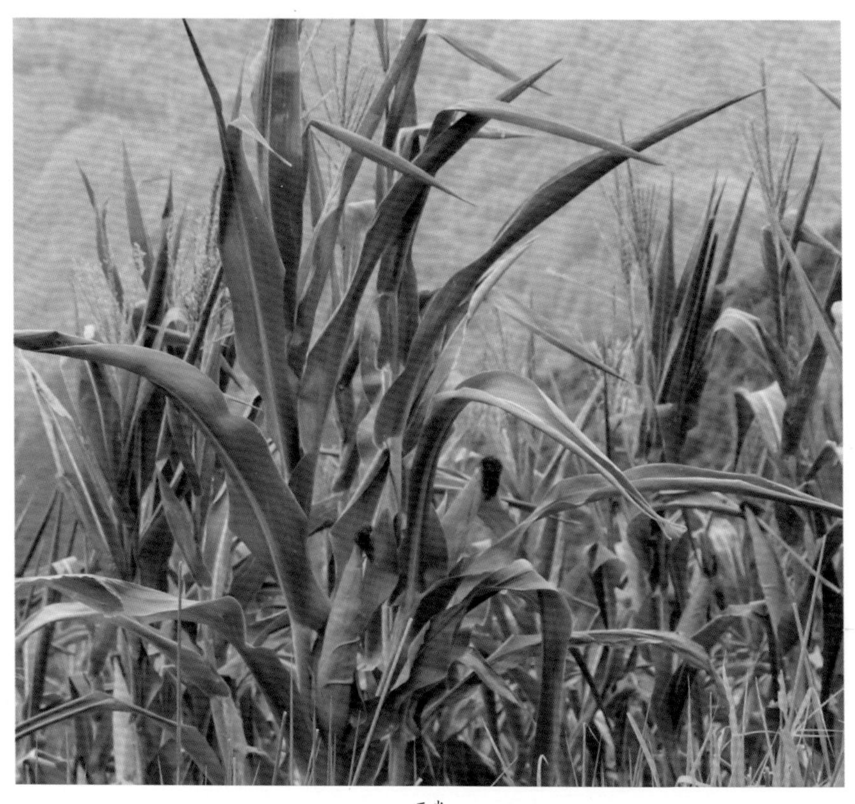

玉米

五常政大论（一）

本篇要点

介绍了五运平气、太过、不及的一般变化。

本篇要点

原文 黄帝问曰：太虚寥廓，五运回薄[①]，衰盛不同，损益相从。愿闻平气，何如而名，何如而纪也？岐伯对曰：昭乎哉问也！木曰敷和，火曰升明，土曰备化，金曰审平，水曰静顺。

译文

黄帝问道：太空寥廓无边，五运运动不息而互为制约，其气有太过和不及的不同，因此有损和益的差别，我想听听有关平气的问题，它是根据什么命名的呢？它有什么标志和表现呢？岐伯回答说：这个问题你提得很高明啊！木运平气称作敷和，火运平气称作升明，土运平气称作备化，金运平气称作审平，水运平气称作静顺。

原文 帝曰：其不及奈何？岐伯曰：木曰委和，火曰伏明，土曰卑监，金曰从革，水曰涸流。

译文

黄帝问道：五运不及是怎样的呢？岐伯回答说：木运不及的称委和，火运不及的称伏明，土运不及的称卑监，金运不及的称从革，水运不及的称涸流。

原文 帝曰：太过何谓？岐伯曰：木曰发生，火曰赫曦，土曰敦阜，金曰坚成，水曰流衍。

译文

黄帝问道：五运太过是怎样的呢？岐伯回答说：木运太过称发生，火运太过称赫曦，土运太过称敦阜，金运太过称坚成，水运太过称流衍。

注 释

①五运回薄：回，轮回运转之义；薄，同迫，及、至之义。五运回薄指五运往返，运动不息。

养生智慧

1.“倦怠”的时候，您该如何实施穴位刺激术？

（1）翳风穴

找法：在耳朵正下方耳朵遮住之处。

刺激方法：用双手拇指在鼻、口吐气的同时按压，每次压36次，每日重复3次。按时会微微作痛，对消除慵懒感、产生活力非常有效。

（2）足三里穴

找法：由外膝眼向下量4横指，在腓骨与胫骨之间，由胫骨旁量1横指，该处即是。

刺激方法：用大拇指或中指按压足三里穴，每分钟按压15～20次，每次5～10分钟，按压到足三里穴有针刺一样的酸胀、发热的感觉。这个穴位也可用艾条做艾灸，每次灸15～20分钟，每周艾灸1～2次。艾灸时应让艾条的温度稍高一点，使局部皮肤发红，艾条缓慢沿足三里穴上下移动，以不烧伤局部皮肤为度。以上两法只要使用其一，便可使人精神焕发，精力充沛。

（3）脾俞穴

找法：位于人体背部，在第11胸椎棘（长有肋骨的脊椎）突下，左右旁开2指宽处。

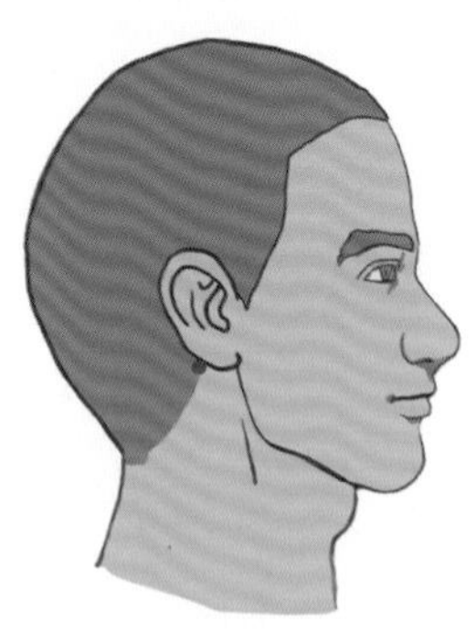

翳风穴

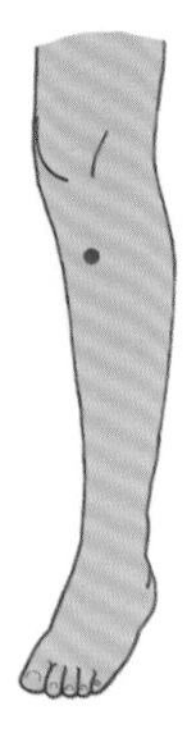

足三里穴

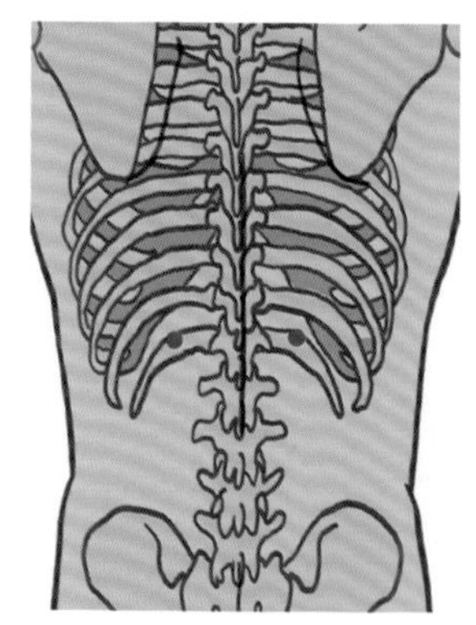

脾俞穴

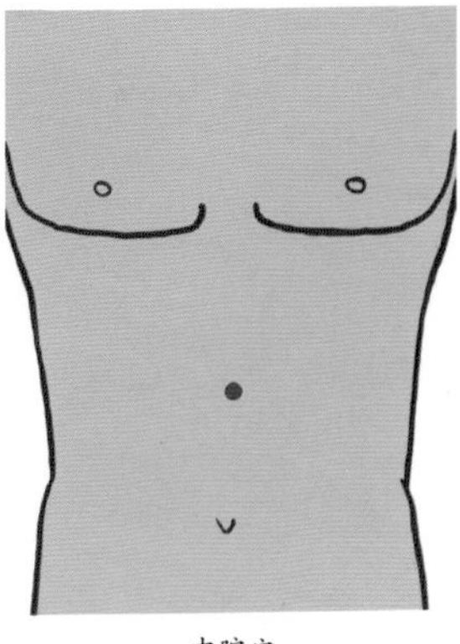
中脘穴

刺激方法：找准穴位后，用自己双手手背的食指根部隆起的关节压在脾俞穴上，缓缓旋转按揉。一次1～3分钟为宜，每日早、晚各按揉1次。可通经活络，缓解倦怠感。

（4）中脘穴

找法：胸骨下端和肚脐连接线中点即为此穴。

刺激方法：指压时仰卧，放松肌肉，一面缓缓吐气一面用指头使劲地压，6秒时将手拿开，重复10次。通过刺激该穴可治疗精神不振、倦怠乏力。

2.“郁闷”，也该动动你的穴位了

（1）兴奋穴

找法：从风池穴向斜外侧半指宽处。

刺激方法：用中指对该穴位进行每次3～5圈的揉压，每日重复3～7次，直至症状缓解为主。

（2）四神聪穴

找法：双耳连线与鼻和头顶的连线的交点为百会穴，以百会穴位原点沿四条连线各向外一指处。此4个穴位为四神聪穴。

刺激方法：用中指对穴位进行每次3～5秒的垂直按压。每日3～7次，直至症状缓解为止。

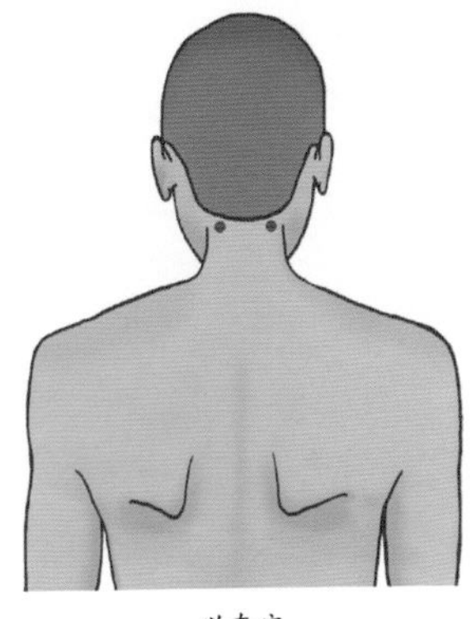
兴奋穴

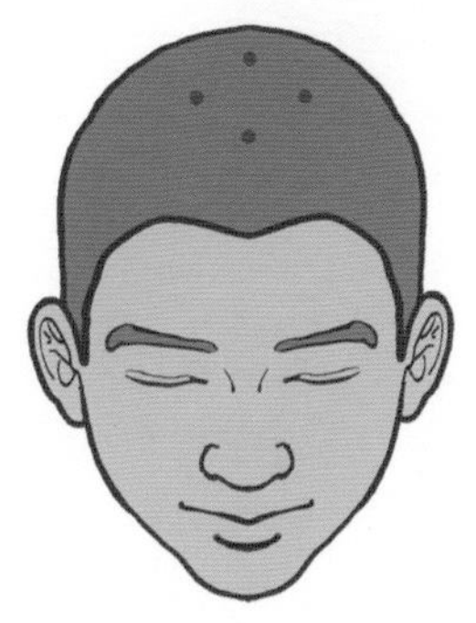
四神聪穴

五常政大论（二）

本篇要点

本节主要讲述服药的规则以及病愈后的调理方法。

原文译注

原文 帝曰：有毒无毒[①]，服有约乎？

岐伯曰：病有久新，方有大小，有毒无毒，固宜常制矣。大毒治病，十去其六；常毒治病，十去其七；小毒治病，十去其八；无毒治病，十去其九。谷肉果菜，食养尽之，无使过之，伤其正也。不尽，行复如法，必先岁气，无伐天和，无盛盛，无虚虚，而遗人夭殃，无致邪，无失正，绝人长命。

译文

黄帝说：药分有毒和无毒两种，在服用的时候有什么规则吗？

岐伯说：病分为旧病和新病，处方就有大和小的不同，药分有毒和无毒，在服用的时候就一定有它的规则。服用有大毒性质的药，病在好了6/10的时候不能再服；毒性一般的药物，在病好了7/10的时候不可再服；毒性很小的药物，于病好8/10的时候不能再服；而没有毒的药物，病好9/10时不能再服。尔后可用蔬果五谷及肉类等进行饮食方面的调养，让病情痊愈，不应该过度用药，伤了身体的正气。如果病邪不能除尽，可再用药按以上方法服用；但一定要知道这一年的气候情况，不能和天气相违，不能实证用补的方法使病症更重，也不能虚证用泻的方法使其更虚，令人有生命之忧。不使病邪更盛，不损人正气，以免让人失去性命。

原文 帝曰：其久病者，有气从不康，病去而瘠，奈何？

岐伯曰：昭乎哉圣人之问也！化不可代，时不可违。夫经络以通，血气以从，复其不足，与众齐同，养之和之，静以待时，谨守其气，无使倾移，其形乃彰，生气以长，命曰圣王。故《大要》[②]曰：无代化，无违时，必养必和，待其来复，此之谓也。

译文

黄帝说：生病时间长的人，身体气机虽然调好但依旧不能康复，病虽然好了可身体却依旧瘦弱，这时该怎么办呢？

岐伯说：你问得可真仔细呀！天地之气化是不能由人力来代行的，而四时的运行规律也不能违反。患者如果经络已经通畅，气血已经顺遂，想要恢复还不充足的正气，就要和普通人一样，注意保养，调理阴阳平衡，耐心地等待，仔细守护自身真气，不让它过多消耗；这样他的身体就可以慢慢好起来，其生气也可以得到将养，这就是圣王的规则。所以《大要》中说“不以人力代替天地之气化，不违背四时运行之规则，用心调养，平衡阴阳，等待真气的恢复”，说的就是这个意思了。

注释

①毒：概指药性中的副作用。

②《大要》：中医医学典籍，以中药用法出名。

养生智慧

1. 中药禁忌歌，四气五味各不同

（1）四气歌

四气寒热与温凉，寒凉属阴温热阳；温热补火助阳气，温里散寒功效彰；
寒凉清热并泻火，解毒助阴又抑阳；寒者热之热者寒，治疗大法此为纲。

四气歌明白地说出了用药的规则性。四气分为寒、热、温、凉，寒凉隶属于阴，温热则为阳，在用药的时候，患者首先要分清自己的体质。温热的药物能补火助阳，温里散寒。寒凉的药物能清热泻火，同时又可以解毒，抑制阳气升起，从而达到滋补阴气之功。一般用药与调理，可以遵循寒性体质热补、热性体质泻火滋阴的方法，这才是治病养生的重要原则。

（2）五味歌

五味辛甘苦咸酸，治疗作用不同焉；辛气行血主发散，甘和补中急能缓；
苦燥降泄能坚阴，咸能润下且软坚；酸能固涩又收敛，淡渗利水要记全。

每个人都离不开辛、甘、苦、咸、酸五味，但对于调理身体、治病养生来说，不同的味道却有着不同的功效，在运用中如果可以根据身体的需求适当补

益，其作用非常明显。一般情况下，辛辣食物为温热性质，最能行血、发散，这适合身有寒凉的人群。甘甜之味则是补中平缓身体的食材，可起滋补之功。苦味的食物人们不多吃，但如果上火了，阳气过盛了，苦味却能很好地帮人泄热滋阴，它比较适合阳气过盛、容易上火的人食用。咸味是润下、软坚食材，不过，咸能伤肾，肾脏功能不足的人，就一定要少食咸味才行。另外，酸味的固涩、收敛功能最强，秋天、夏天时分适当进食，能帮助人体平衡阴阳，达到正气内足的效果。身体若有不适或者水利不行的苦恼，可从清淡饮食开始调理，这就是五味作用对于身体的重要启示。

2. 吃中药的忌口原则

（1）不食辛辣刺激之物

生病的人多体质虚弱，而辛辣之物则为补阳助火的性质，如果过多食用就会导致患者产生阴阳上的不平衡。故此，医生按患者体质开出的药方也就受到了制约，从而减少药效，降低功能性。而且，如果你是寒凉体质，医生又会在药中加入散寒生温的药物，若患者再大量食用辛辣食物，就有可能让患者本就不足的体质因为阳亢阴虚，病情加重。

（2）生冷忌服

生冷食物对于肠胃功能有着一定的刺激，患者肠胃功能弱，特别是在服药之后，其虚弱更盛。此时惟有守自身正气，以呵护肠胃为主，不宜进行刺激。同时，中药多会辅加补药调理患者身体正气，比如人参等，但补药与寒冷相恶，两者相对就会降低药性，如此也就起不到滋补的作用了。

（3）勿食鱼腥发物

吃中药最需要忌口的就是发物，因为中医学最讲究治病先调五脏功能的说法，可是发物对于体内阴阳、寒冷温热都有影响。如深海鱼类、螃蟹等物，其性极寒，可引肝风内动，阴气上行，甚至是身体过敏，这也就将五脏之自然循行的规律给打破了。所以，鱼腥类的发物最好不要吃。同时，那些内有热性的芥菜、南瓜、韭菜等食材，则可能会引起人体肝阳上亢，从而加重患者体质上的承受不足，导致病情加重。

（4）忌油腻

不论是养生还是治病，进食中药时医生都会说一定要清淡饮食。因为油腻之物对于脾胃的功能有所损伤，太过油腻的食物不但不易于消化，还会引起上火等问题。这样就会与药物中的药性产生对抗，药效也就被无形降低了。

调经论（一）

本篇要点

1. 阐述了神有余和神不足的病症会有何症状。
2. 阐述了气有余和气不足的病症会有何症状。
3. 阐述了血有余和血不足的病症会有何症状。
4. 阐述了形有余和形不足的病症会有何症状。
5. 阐述了志有余和志不足的病症会有何症状。

原文译注

原文 帝曰：神有余不足何如？岐伯曰：神有余，则笑不休；神不足，则悲。血气未并，五脏安定，邪客于形，洒淅起于毫毛，未入于经络也，故命曰神之微。帝曰：补泻奈何？岐伯曰：神有余，则泻其小络之血出血，勿之深斥，无中其大经，神气乃平。神不足者，视其虚络，按而致之，刺而利之，无出其血，无泄其气，以通其经，神气乃平。帝曰：刺微奈何？岐伯曰：按摩勿释，著针勿斥[①]，移气于不足，神气乃得复。

译文

黄帝说：神有余和神不足的痛症会出现什么症状呢？岐伯说：神有余的痛症则喜笑不止，神不足的痛症则会悲哀。若在气血没有相互聚并、五脏尚属安定之时，有邪气侵袭，则邪气仅侵犯于肌体的肤表，患者觉得恶寒战栗，这是邪在毫毛肤表，尚未侵入经络，乃属神病之微邪，所以称“神之微”。黄帝说：怎样进行补泻治疗呢？岐伯说：神有余的应刺其细小络脉，使之出血，但不要向深层刺治，不要刺中大经，这样神气自会平复。神不足的虚证，其经络必定虚损，应在其虚络处，先用手按摩，使气血充实于虚络，再以针刺之，以疏利其气血，但不要使之出血，也不要使气外泄，其经通，这样神气就可以平复。黄帝说：怎样刺神的微邪呢？岐伯说：按摩的时间要久一些，针刺时不要向里深刺，使气移到不足之处，神气就可以平复。

原文 帝曰：善。有余不足奈何？岐伯曰：气有余则喘咳上气，不足则息利少气。血气未并，五脏安定，皮肤微病，命曰白气微泄。帝曰：补泻奈何？岐伯曰：气有余，则泻其经隧，无伤其经，无出其血②，无泄其气；不足，则补其经隧，无出其气。

译文

黄帝说：好。气有余和气不足的病症会出现什么症状呢？岐伯说：气有余的病症会喘咳气上逆，气不足的病症会出现呼吸虽然通利，但气息短少的症状。若在气血没有相并、五脏安定之时，有邪气侵袭，则邪气仅侵犯于皮肤，而发生皮肤微病，使肺气微泄，病属肺气微虚证，所以称“白气微泄”。黄帝说：怎样进行补泻呢？岐伯说：气有余的病症应当泻其经隧，但不要伤其经脉，不要使之出血，不要使其气泄；气不足的病症则应补其经隧，不要使其出气。

原文 帝曰：善。血有余不足奈何？岐伯曰：血有余则怒，不足则恐。血气未并，五脏安定，孙络外溢，则经有留血。帝曰：补泻奈何？岐伯曰：血有余，则泻其盛经，出其血；不足，则视其虚经，内针其脉中，久留而视，脉大，疾出其针，无令血泄。帝曰：刺留血奈何？岐伯曰：视其血络，刺出其血，无令恶血得入于经，以成其疾。

译文

黄帝说：好。血有余和不足的病症会出现什么症状呢？岐伯说：血有余的病症会发怒，血不足则恐惧。若在气血没有相并、五脏安定之时，有邪气侵袭，则邪气仅侵犯于孙络，孙络盛满外溢，流于络脉，使络脉有血液留滞。黄帝说：怎样进行补泻呢？岐伯说：血有余的病症应泻其血液充盛的经脉，以出其血；血不足的病症应察其经脉之虚者行补法，刺中其经脉后留针观察，待经气至而脉搏转大时，即迅速出针，但不要使其出血。黄帝说：怎样针刺那种血络中有滞留血液的病症呢？岐伯说：诊察其血络有留血的，刺其出血，使恶血不得入于经脉，而形成其他疾病。

原文 帝曰：善。形有余不足奈何？岐伯曰：形有余，则腹胀，泾溲不利，不足则四肢不用。血气未并，五脏安定，肌肉蠕动，命曰微风。帝曰：补泻奈何？

岐伯曰：形有余，则泻其阳经；不足，则补其阳络。帝曰：刺微奈何？岐伯曰：取分肉间，无中其经，无伤其络，卫气得复，邪气乃索。

译文

黄帝说：好。形有余和形不足的病症会出现什么症状呢？岐伯说：形有余的病症则腹胀满，大小便不利，形不足的则四肢不能运动。若在气血没有相并、五脏安定之时，有邪气侵袭，则邪气仅侵犯于肌肉，使肌肉有蠕动的感觉，称“微风”。黄帝说：怎样进行补泻呢？岐伯说：形有余的病症应当泻足阳明的胃经脉，使邪气从内外泻；形不足的病症应当补足阳明的胃络脉，使气血得以内聚。黄帝说：怎样刺治微风呢？岐伯说：应当刺其分肉之间，不要刺中经脉，也不要伤其络脉，卫气得以恢复后，邪气就可以消散。

原文 帝曰：善。志有余不足奈何？岐伯曰：志有余则腹胀飧泄，不足则厥[③]。血气未并，五脏安定，骨节有动。帝曰：补泻奈何？岐伯曰：志有余，则泻然筋血者；不足，则补其复溜。帝曰：刺未并奈何？岐伯曰：即取之，无中其经，邪所乃能立虚。

译文

黄帝说：好。志有余和志不足的病症会出现什么症状呢？岐伯说：志有余的病症会腹胀、飧泄，志不足的病症则手足逆冷。若气血没有相并、五脏安定之时，有邪气侵袭，则邪气仅侵犯于骨骼，使骨节间如有物鼓动的感觉。黄帝说：怎样进行补泻呢？岐伯说：志有余的病症应泻然谷下筋，以出其血；志不足的病症则应补复溜穴。黄帝说：当气血尚未相并，邪气仅侵犯于骨骼时，应当怎样刺法呢？岐伯说：应当在骨节有鼓动感时，立即刺治，但不要刺中其经脉，邪气去尽便会痊愈。

注 释

①著针勿斥：针刺时不要向里深刺。

②无出其血：不要使之出血。

③不足则厥：志不足的病症则手足逆冷。

养生智慧

1. 不可小觑的葵花子和柏子仁

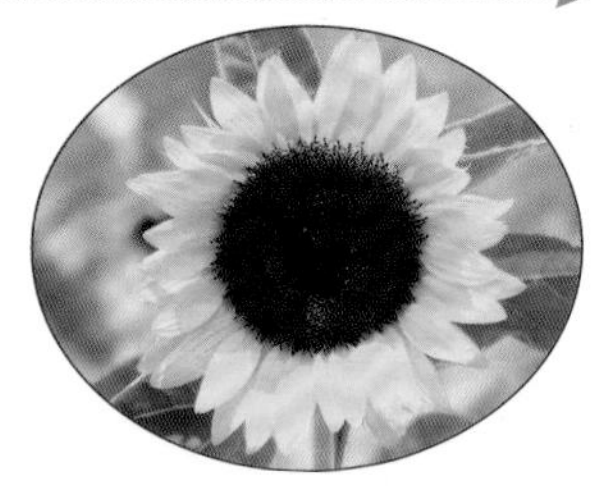
向日葵

（1）葵花子

【别名】朝阳花子、天葵子、望日葵子、向日葵子。

【性味】性平，味甘。

【功效】补虚损，降血脂，抗癌。

【适用】适宜癌症患者食用；适宜高脂血症、动脉硬化和高血压者食用；适宜神经衰弱的失眠者食用；适宜蛲虫病患者食用。

【忌用】葵花子性平补虚，诸无所忌。

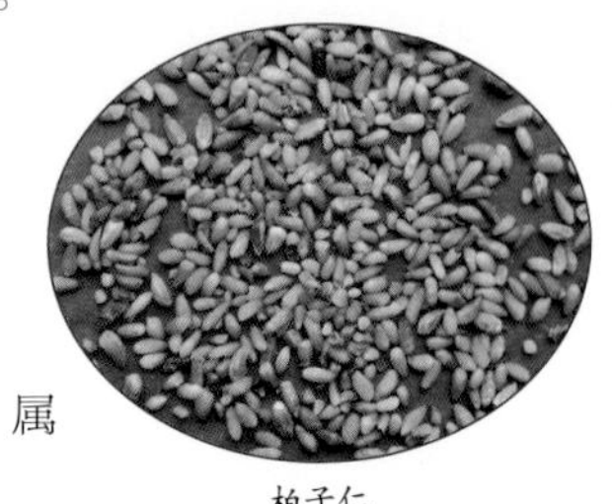
柏子仁

（2）柏子仁

【别名】柏实。

【性味】性平，味甘。

【功效】养心脾，润血脉，安神志，通便秘。属滋养强壮食品。

【适用】适宜心神失养、惊悸恍惚、心慌、失眠、遗精、盗汗之人食用；适宜老年慢性便秘者服食。

【忌用】平素大便溏薄之人忌食；痰多之人也忌食。

2. 若“爱上”流泪，就不要忘了以下穴位

（1）攒竹穴

找法：眉头下方稍凹陷处，左右各一。

刺激方法：将两手中指（也可用你觉得比较方便的手指）放于左右两穴位处进行轻度的揉压按摩。每次3～5圈，进行3～7次。注意不要按压眼球。

（2）四白穴

找法：目视正前方，瞳孔以下约一拇指宽处，正好为骨的上部。左右各一。

刺激方法：用中指等使用较为方便的手指对左右两个穴位进行轻度的揉压按摩。每次3～5圈，进行3～7次。

（3）阳白穴

找法：眉毛正中向上一拇指处。左右各一。

刺激方法：将两手中指（也可用你觉得比较方便的手指）放于左右两穴位

处进行轻度的揉压按摩。每次3～5圈，进行3～7次。此处肌肉较少，不要进行强度按压。

（4）太阳穴

找法：眼角向耳方向一拇指宽的部位。左右各一。

刺激方法：将两手中指（也可用你觉得比较方便的手指）放于左右两穴位处进行轻度揉压按摩。每次3～5圈，进行3～7次。此处因肌肉较少，不要进行强度按压。

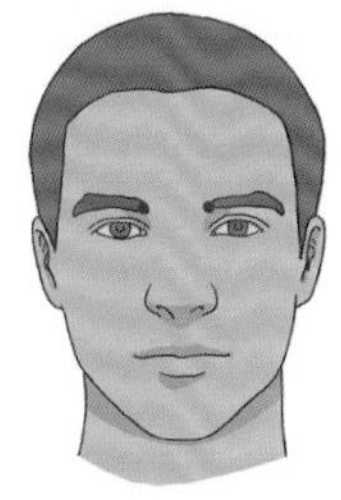
攒竹穴

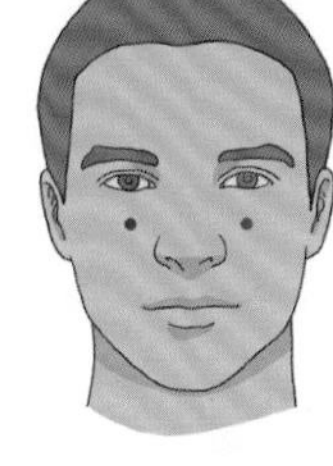
四白穴

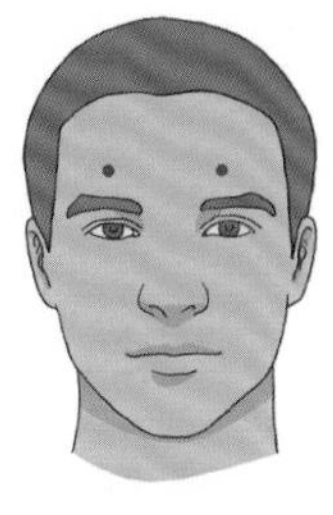
阳白穴

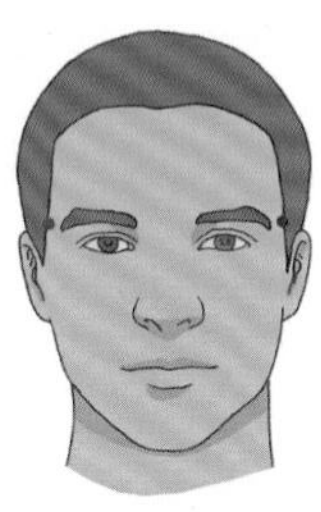
太阳穴

（5）睛明穴

找法：鼻根部紧挨两眼内眦处。

刺激方法：食指尖点按睛明穴，按时吸气，松时呼气，共36次，然后轻揉36次，每次停留2～3秒。

（6）天应穴

找法：眉头下面、眼眶外上角处。

刺激方法：用双手大拇指轻轻揉按天应穴。

（7）承泣穴

找法：位于面部，瞳孔直下方，眼球与下眼眶边缘之间。

刺激方法：向下方，以中指轻按，每日坚持按压30～50次。

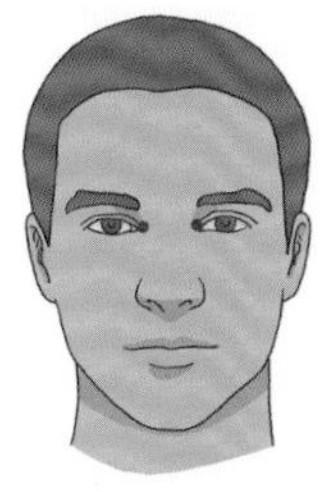
睛明穴

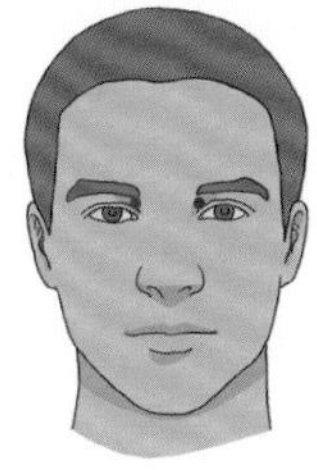
天应穴

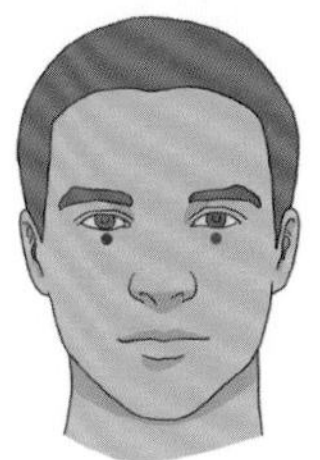
承泣穴

调经论（二）

本篇要点

本节重点讲述人体虚实之症的由来与机制。

原文译注

原文 帝曰：善。余已闻虚之形，不知其何以生！

岐伯曰：气血以并，阴阳相顷，气乱于卫，血逆于经，血气离居，一实一虚。血并于阴，气并于阳，故为惊狂；血并于阳，气并于阴，乃为炅[①]中；血并于上，气并于下，心烦惋善怒；血并于下，气并于上，乱而喜忘。

译文

黄帝说：好，现在我已经知道了虚实的症状，但我不知道它们是怎么发生的。

岐伯说：虚与实的发生就在于气血和病邪相合，人体阴阳出现不均衡，导致气乱于卫，血逆于经脉，气与血各背离而行，于是一虚一实的现象就形成了。血与阴气相并合，气与阳气相并合，所以发生惊乱、狂癫之症。如果血与阳气相并合，气与阴气相并合，就会发生热中之病。血向上并合，气向下并合，人就会心烦意乱，情绪暴躁；血向下并合，气向上并合，人就会精神狂乱、忘事。

原文 帝曰：血并于阴，气并于阳，如是血气离居，何者为实？何者为虚？

岐伯曰：血气者，喜温而恶寒，寒则泣不能流，温则消而去之，是故气之所并为血虚，血之所并为气虚。

译文

黄帝说：血与阴相并合，气与阳相并合，这就代表着气血相离的症状，但什么样是实，什么样是虚呢？

岐伯说：气与血都是喜欢温暖而厌恶寒冷的，寒冷使气血积滞不能畅行，温暖却可令气血的瘀滞消散顺利通行。所以，气所并合之处就代表血少，称血虚，而血与之相并的地方则气少，称气虚。

原文 帝曰：人之所有者，血与气耳。今夫子乃言血并为虚，气并为虚，是无实乎？

岐伯曰：有者为实，无者为虚，故气并则无血，血并则无气，今血与气相失，故为虚焉。络之与孙脉俱输于经，血与气并，则为实焉。血之与气并走于上，则为大厥②，厥则暴死，气复反则生，不反则死。

译文

黄帝说：人体所有的重要物质，不过是气与血，现在先生只说血并为虚，气并为虚，那么就没有实证吗？

岐伯说：过多的拥有就是实，而缺少不足的就是虚，所以气相并合处为血少，是气实血虚，而血相并合处就气少，致使血与气不相平衡，各行其所，所以就是虚证。人体络脉和孙脉的气血都流走于经脉，血和气相并，就成为实了。如果血和气相并，循经脉上逆而行，就会成为“大厥”之病，厥可让人突然昏迷，不省人事；如果气能返回下行，患者就可以好起来，如果气血继续向上不能返回，则人要死亡了。

原文 帝曰：实者何道从来？虚者何道从去？虚实之要，愿闻其故。

岐伯曰：夫阴与阳，皆有俞会，阳注于阴，阴满之外，阴阳匀平，以充其形，九候若一，命曰平人。夫邪之生也，或生于阴，或生于阳。其生于阳者，得之风雨寒暑；其生于阴者，得之饮食居处，阴阳喜怒。

译文

黄帝说：实证是从哪里来的，虚证又要从哪里离去？虚与实的重要之道，我愿意听您讲讲原委。

岐伯说：人体阴经与阳经，都有着各自的腧穴和会穴，从而相互流通。阳经的气血会流走于阴经，阴经气血满了之后就会溢到外面来，这样吸收、外溢运行不断，使阴阳保持平衡，人体就得到了气血的滋养，而九候之脉象也变得统一，这就是正常的人。若是人体受邪气所伤，发生病变，有的病会发生在阴经，有的则发生在阳经。如果病生在阳经，就是人体感受到了风雨、寒热之气所致；如果病生在阴经，则多为饮食、起居、喜怒无常引起的。

注 释

①炅：明亮、热的意思。

②大厥：中风之症。

养生智慧

1. 体虚调理分症型，不同虚质不同补法

（1）阴虚

体质阴虚又称虚火，其主要表现可以是怕热、口干咽痛、五心烦热；也可以是易怒、大便干、小便赤黄、腰酸背痛、盗汗等。这些问题都表现出体内阴津缺乏，从而阳气上亢，所以在调理时，应该以补阴、滋阴、养阴为主。可用的药物、饮食包括：银耳、绿豆、石斛、麦冬、生地黄、玉竹、龟甲等。

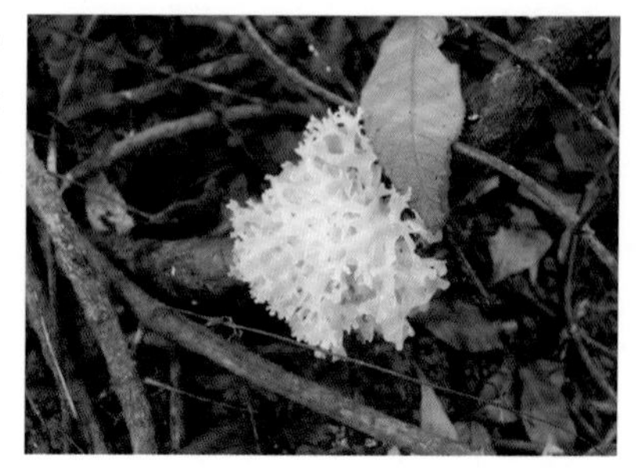

银耳

（2）阳虚

阳虚一般是建立在气虚基础之上的，随着气虚的加重，阳气慢慢消耗，从而形成阳虚体质。一般表现为怕冷、手脚冰凉、腰酸腿软、无力、腹痛、小便不利、阳痿早泄等。治疗阳虚应该以益阳、温阳、补阳为主。可用的药食包括羊肉、狗肉、韭菜、冬虫夏草、肉桂、鹿茸、杜仲、红参等。

（3）气虚

气虚的人不一定生病，但身体功能降低，不同于普通人体质。最显著的特征可表现为全身乏力、容易疲倦、声音低、气短、容易出汗、不喜说话、面色萎黄、食欲不强，还可能伴有身体器官脱垂的现象。改善气虚宜补气，而补气以中药见长，如人参、党参、黄芪、熟地黄、何首乌等。

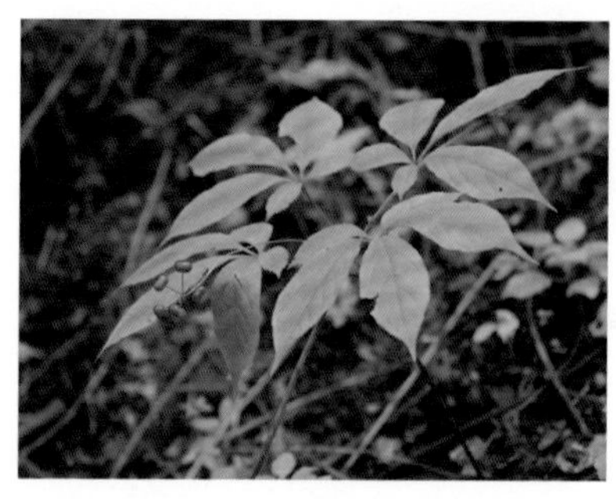

人参

（4）血虚

血虚是贫血人群、营养不良人群的常见病症，可表现为面色苍白、唇色清淡、眼花心慌、失眠多梦、经量少或延后、大

便干燥等。调理血虚之症，除了要补血还要生血、养血。平时可选择养血的药食阿胶、当归、桑椹、大枣、龙眼肉、猪肝等。

（5）双虚

所谓双虚就是在人体病症上，往往会出现阴阳双虚、气血俱虚的情况，此为双虚症。在调理时应该阴阳同补，气血同调。阴阳双虚的人通常怕冷也怕热，冬天特别冷，夏天又格外热；而气血双虚的人会气虚、血虚、人没精神，抵抗力弱，女性还往往表现为贫血、月经量过多。在进补时，阴阳双虚者要温阳滋阴同时进行，而气血两虚则要培元补血、益气生血。

2. 不同药膳补不同体虚

（1）阴虚：虫草老鸭汤

【原料】老鸭（最好是雄鸭）1只，冬虫夏草9克，生姜、盐、胡椒粉各适量。

【制法】老鸭清理干净，去掉内脏，去爪，然后整只鸭放进开水中汆烫一下捞出控水；虫草洗净，姜切片，先取一半一起装进鸭腹内封口，剩下的一半再从鸭脖部位开口塞入即可。然后将鸭子放入盆内，加适量清水，用锡箔纸封上盆口，直接放进蒸笼，武火蒸2小时，放盐、胡椒粉调味即可。

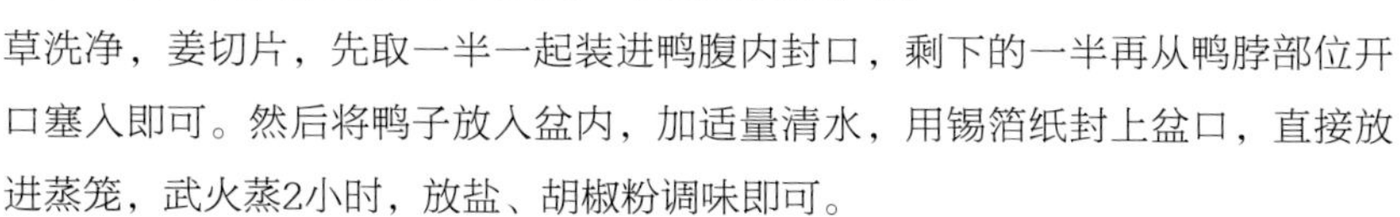
冬虫夏草

【用法】1只鸭1日分3次吃下，每周吃2～3次。

【功效】补阴虚，益精髓。

【适用】阴虚咳喘、虚弱自汗者。

（2）阳虚：海马子鸡煲

【原料】小公鸡1只，海马9克，姜片、盐、料酒各适量。

【制法】将鸡清理干净，放进开水中稍煮一下，大约5分钟，然后快速捞出，直接将鸡骨剔除，鸡肉切成长条状，码放于大盘内；然后取海马、姜片于盘上下各放一些，再喷料酒，撒点儿盐，放进蒸锅内武火蒸熟即可。

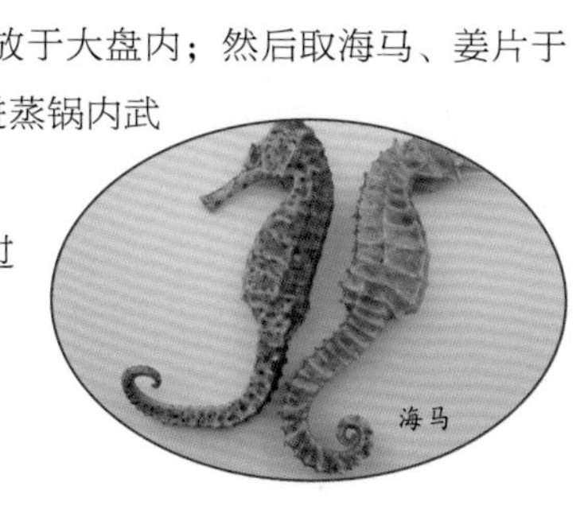
海马

【用法】每只鸡可分2次食，每周不超过3只。

【功效】补阳虚、益肾阳。

【适用】肾阳虚弱、尿频怕冷者。

（3）气血双虚：人参大枣饮

【原料】人参10克，大枣10枚，蜂蜜少许。

【制法】将人参洗净，切薄片；大枣洗净后去核；然后将人参片放进沙锅内，加2000毫升清水浸泡1小时，再放入大枣一起煮，水开后文火煎1小时，调入蜂蜜（或者不放）。

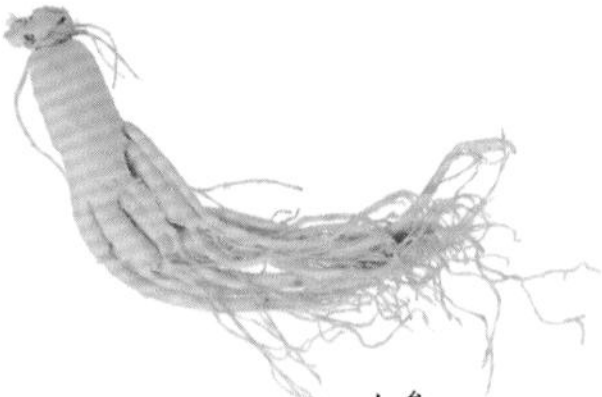

【用法】每日当茶饮。

【功效】补虚强体，气血双补。

【适用】气血不足、虚弱劳损者。

人参

（4）阴阳两虚：滋阴补阳粥

【原料】糯米50克，黄精20克。

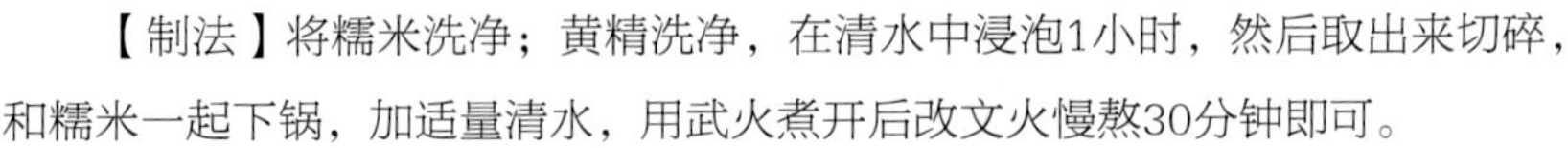

【制法】将糯米洗净；黄精洗净，在清水中浸泡1小时，然后取出来切碎，和糯米一起下锅，加适量清水，用武火煮开后改文火慢熬30分钟即可。

【用法】每日1次，佐餐食。

【功效】滋阴补阳，益气阴补虚损。

【适用】阴阳失调、虚弱劳损者。

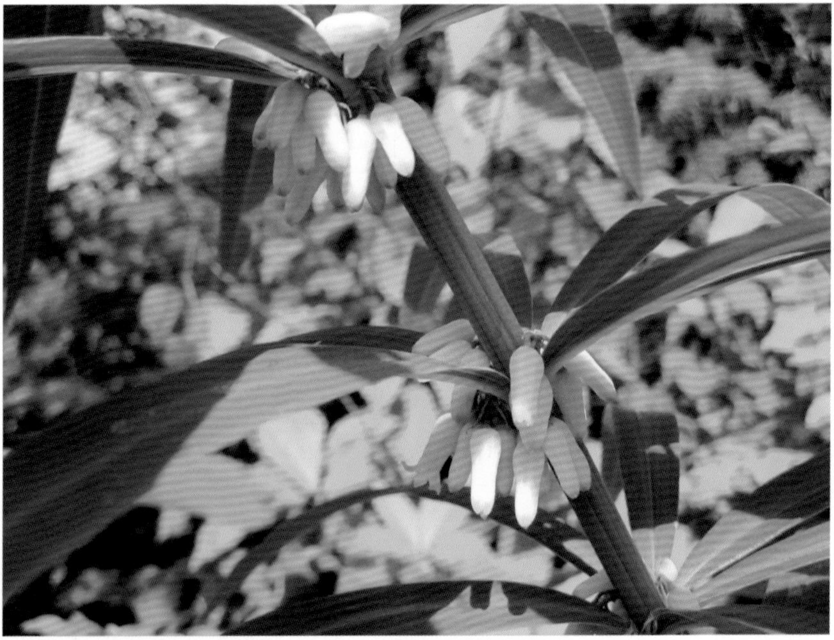

黄精

至真要大论（一）

本篇要点

介绍了少阴君火之气为复气时，太阴湿土之气为复气时，少阳相火之气为复气时，太阳寒水之气为复气时各会出现怎样的病症？

原文译注

原文 少阴之复，燠热内作，烦躁，鼽嚏[①]，小腹绞痛，火见燔焫，嗌燥，分注时止。气动于左，上行于右，咳，皮肤痛，暴瘖心痛，郁冒不知人，乃洒淅恶寒，振慄谵妄，寒已而热，渴而欲饮，少气，骨痿，隔肠不便，外为浮肿，哕噫[②]。赤气后化，流水不冰，热气大行，介虫不复。病痱胗疮疡，痈疽痤痔，甚则入肺，咳而鼻渊。天府绝，死不治。

译文

少阴君火之气为复气时，则郁热内发，烦躁，鼻塞流涕，喷嚏，小腹绞痛，炽热燔灼，咽喉干燥，大便时泄时止。动气生于左腹部而向上逆行于右侧，则发生咳嗽，皮肤疼痛，突然失音，心痛，昏迷不省人事，继则洒淅恶寒，振栗寒战，谵语妄动，寒罢而发热，口渴欲饮水，少气，骨软痿弱，肠道梗塞而大便不通，肌肤浮肿，呃逆，嗳气。少阴火热之气后化，则流水不会结冰，热气大行，介虫类不能再生化，人们易发生疮疡、痈疽、痤痔等外症，严重的热邪入肺，易发生咳嗽、鼻渊。如果天府脉绝，多属不治的死症。

原文 太阴之复，湿变乃举[③]，体重中满，食饮不化，阴气上厥，胸中不便，饮发于中，咳喘有声。大雨时行，鳞见于陆。头项痛重，而掉瘛尤甚，呕而密默，唾吐清液，甚则入肾，窍泻无度。太溪绝，死不治。

译文

太阴湿土之气为复气时，则湿气变化而大行，易发生身体沉重，胸腹满闷，饮食不消化，阴气上逆，胸中不爽，水饮生于内，咳喘有声。大雨时常下降，洪水淹没了田地，鳞虫类游行于陆地。人们病发头项疼痛沉重，而眩晕抽搐尤甚，呕吐，神情默默，口吐清水，严重的湿邪入肾，泄泻频甚而不止。如果太溪脉绝，多属不治的死症。

原文 少阳之复，大热将至，枯燥燔焫，介虫乃耗。惊瘛咳衄，心热烦躁，便数憎风，厥气上行，面如浮埃，目乃瞤瘛，火气内发，上为口糜，呕逆，血溢血泄，发而为疟，恶寒鼓慄，寒极反热，嗌络焦槁，渴引水浆，色变黄赤，少气脉萎，化而为水，传为胕肿，甚则入肺，咳而血泄。尺泽绝，死不治。

译文

少阳相火之气为复气时，则大热将至，干燥灼热，介虫类受到损耗。病多惊恐抽搐，咳嗽，衄血，心热烦躁，小便频数，怕风，厥逆之气上行，面如蒙尘，两目抽动，火气内生则上为口疮糜烂，呕逆，吐血，便血，发为疟疾，恶寒战栗，寒极反热，咽喉络脉干燥，渴而善饮，小便变为黄赤，少气，脉萎弱，气蒸热化则为水病，传变成为浮肿，严重的邪气入肺，易发生咳嗽、便血。如果尺泽脉绝，多属不治的死症。

原文 阳明之复，清气大举，森木苍干，毛虫乃厉。病生胠胁，气归于左，善太息，甚则心痛否满，腹胀而泄，呕苦，咳，哕，烦心，病在鬲[4]中，头痛，甚则入肝，惊骇筋挛。太冲绝，死不治。

译文

阳明燥金之气为复气时，则清肃之气大行，树木苍老干枯，兽类因之多发生疫病。人们易发生胁部病变，燥气偏于左侧，喜叹息，甚则心痛，痞塞胀满，腹胀泄泻，呕吐苦水，咳嗽，呃逆，烦心，病在膈中，头痛，严重的邪气入肝，易惊骇、筋挛。如果太冲脉绝，多属不治的死症。

原文 太阳之复，厥气上行，水凝雨冰，羽虫乃死，心胃生寒，胸膈不利，心痛否满，头痛善悲，时眩仆[5]，食减，腰脽反痛，屈伸不便。地裂冰坚，阳光不治。小腹控睾，引腰脊，上冲心，唾出清水，及为哕噫，甚则入心，善忘善悲。神门绝，死不治。

译文

太阳寒水之气为复气时，则寒气上行，水结成雨与冰雹，羽虫类因此死亡。人们易发生心胃生寒，胸膈不通畅，心痛痞满，头痛，容易伤悲，时常眩仆，饮食减少，腰臀部疼痛，屈伸不便。地冻裂，冰坚实，阳光不温暖。易发生小腹疼痛，连及睾丸并牵引腰脊，上冲心痛，唾出清水，呕逆，嗳气，严重的邪气入心，善忘善悲。如果神门脉绝，多属不治的死症。

注释

①鼽嚏：喷嚏。

②哕噫：呃逆，嗳气。

③湿变乃举：湿气变化而大行。

④鬲：即“膈”。

⑤时眩仆：时常眩仆。

养生智慧

下面三类不同的食谱，让你完美养生

（1）野菜类——荠菜冬笋

【原料】净熟冬笋300克，荠菜100克，盐、味精、湿淀粉、花生油、豆芽汤各适量。

【制法】首先把冬笋切成劈柴状；把洗净的荠菜放入沸水锅中焯一下，捞出，然后放入凉水中，待凉后，挤出水分，切成粗末。锅内放入油烧热后，首先倒入冬笋略煸炒，然后加入豆芽汤、盐、味精，烧沸后放入荠菜，用湿淀粉勾稀芡，即可入盘。

【用法】随餐食用。

【功效】冬笋含有丰富的植物纤维素，常食有减肥作用；荠菜含蛋白质、钙、铁、维生素C、胡萝卜素，具有清热解毒、止血降压的作用。现代研究发现，荠菜还具有兴奋神经、促进呼吸和缩短体内凝血时间的作用，常吃此菜可

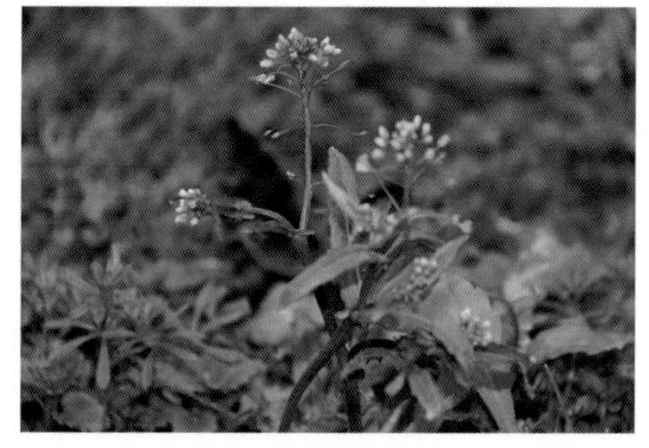

荠菜

减肥和延缓衰老。

【适用】肾炎性水肿、吐血、便血、崩血及高血压等。

（2）菌类——炒双菇

【原料】水发香菇150克，鲜蘑菇150克，料酒、味精、酱油、白糖、姜末、湿淀粉、猪油、香油、鲜汤各适量。

香菇

【制法】先把摘去蒂的水发香菇洗去泥沙，然后切成薄片；把鲜蘑菇用冷水泡10分钟，然后切成片。把干净的炒锅置于火上，加入猪油烧热，将香菇片、蘑菇片煸炒几次。放入适量清水、姜末、料酒、白糖、酱油继续煸炒，炒至双菇入味。然后加入鲜汤烧沸，放入味精，用湿淀粉勾芡，淋上香油，入盘即可。

【用法】随餐食用。

【功效】滋补强壮，益气滋阴，消食化痰，清神降压。

【适用】体质虚弱。因痰多而引起的食欲不振、高血压病、头目昏晕等。

（3）飞禽类——拌鸡丝

【原料】熟鸡脯肉200克，黄瓜50克，香油、酱油、米醋、味精各少许。

【制法】将熟鸡脯肉由中间片一刀，切成细丝堆放盘内；把洗净的黄瓜切成细丝，放在鸡丝上面。将酱油、香油、米醋兑成三合油，加入味精，浇在鸡丝上即成。

【用法】随餐食用。

【功效】黄瓜中的纤维非常娇嫩，这对促进肠道中腐败食物的排泄和降低胆固醇都有一定作用。鸡肉可供给人体优质的完全蛋白质，二者配合相得益彰。鲜黄瓜中还含有丙醇二酸，能抑制糖类物质转变成脂肪，因此，多吃黄瓜可达到减肥的效果。

【适用】肥胖等。

至真要大论（二）

本篇要点

主要记叙治疗方症用药、配伍、服用等方法。

原文译注

原文 帝曰：善。治之奈何？

岐伯曰：司天之气，风淫所胜，平以辛凉，佐以苦甘，以甘缓之，以酸泻之。热淫所胜，平以咸寒，佐以苦甘，以酸收之。湿淫所胜，平以苦热，佐以酸辛，以苦燥之，以淡泄之。湿上甚而热，治以苦温，佐以甘辛，以汗为故而止。火淫所胜，平以酸冷，佐以苦甘，以酸收之，以苦发之，以酸复之，热淫同。燥淫所胜，平以苦湿，佐以酸辛，以苦下之。寒淫所胜，平以辛热，佐以甘苦，以咸泻之。

译文

黄帝说：好！如何治疗天气变化引起的病症呢？

岐伯说：天气变化所致之症，如果是风邪所致，应该用辛凉药主治，用苦甘药辅助，用甘味来缓和病症，用酸味祛除病邪。如果是热气所致之症，应该以咸寒之药主治，以苦甘药辅助，用酸味收敛阴气。如果是湿气所致之病，则以苦热药主治，以酸辛药辅助，用苦味祛除燥湿，用清淡味泻湿邪。如果湿邪上行并生热，以苦温药主治，以甘辛药辅助，以出汗解表之法恢复身体。如果是火气所致之症，则以酸冷药主治，以苦甘药辅助，用酸味收敛阴气，以苦味发泻火邪，再以酸味恢复真气；热气之症与火气之症相同。如果是燥气所致之症，以苦温药主治，以酸辛药辅助，用苦味去其燥。如果是寒气所致的病症，以辛热药主治，以苦甘药辅助，用咸味泄其寒邪。

原文 帝曰：善。邪气反胜[①]，治之奈何？

岐伯曰：风司于地[②]，清反胜之，治以酸温，佐以苦甘，以辛平之。热司于地，寒反胜之，治以甘热，佐以苦辛，以咸平之。湿司于地，热反胜之，治以苦冷，佐以咸甘，以苦平之。火司于地，寒反胜之，治以甘热，佐以苦辛，以咸平之。燥司于地，热反胜之，治以平寒，佐以苦甘，以酸平之，以和为利。寒司于地，热反胜之，治以咸冷，佐以甘辛，以苦平之。

译文

黄帝说：好。如果自身元气不足，邪气反胜致使生病，应该怎么治疗呢？

岐伯说：风气在泉，反被清气所胜的病症，就要以酸温之药主治，以苦甘药辅助，用辛味之药来平和。热气在泉，而寒气反胜所致之症，以甘热之药主治，以辛苦药辅助，用咸味来平和。湿气在泉，热气反胜而生成的病症，以苦冷之药主治，以咸甘药辅助，以苦味之药平和。火气在泉，寒气反胜所致之病，以甘热之药主治，以苦辛药辅助，用咸味之药来平和。燥气于泉，热气反胜所致的病症，以平寒之药主治，以苦甘药辅助，用酸味之药平和病症，使冷、热相平衡为宜。寒气在泉，热气反胜而致的病症，以咸冷之药主治，以甘辛药辅助，用苦味药物平和。

原文 帝曰：其司天邪胜何如？

岐伯曰：风化于天，清反胜之，治以酸温，佐以甘苦。热化于天，寒反胜之，治以甘温，佐以苦酸辛。湿化于天，热反胜之，治以苦寒，佐以苦酸。火化于天，寒反胜之，治以甘热，佐以苦辛。燥火于天，热反胜之，治以辛寒，佐以苦甘。寒化于天，热反胜之，治以咸冷，佐以苦辛。

译文

黄帝说：那司天之气被邪气所胜而生病，应该如何来治疗呢？

岐伯说：风气司天，清气反胜所致的病，就要以酸温之药主治，以甘苦药辅助。热气司天，寒气反胜所致的病，则要用甘温之药主治，以苦、酸、辛味药辅助。湿气司天，热气反胜所致的病，以苦寒之药主治，以苦酸之药辅助。火气司天，寒气反胜所致之病，以甘热之药主治，以苦辛之药辅助。燥气司天，热气反胜所致的病，以辛寒之药主治，以苦甘药辅助。寒气司天，热气所致之病，以咸冷之药主治，以苦辛之药辅助。

注　释

①邪气反胜：即本气不胜，为邪气所乘。

②风司于地：厥阴风气在泉。

养生智慧

中药治感冒，药方大不同

（1）风寒感冒

【原料】生姜、醋、茶叶各3克，红糖10克。

【制法】将生姜切片，放进泡茶的杯子里，然后放茶叶、醋以及红糖，直接冲泡开水500毫升，浸泡5分钟以上，搅匀即可。

【用法】每日3次，每次1杯（即400～500毫升）。

（2）暑热感冒

【原料】炙枇杷叶12克，鸭跖草20克，厚朴、佩兰、香薷各10克。

【制法】将以上5味中药洗净，放进清水中浸泡30分钟，然后放进沙锅，加2000毫升清水煎煮成汁。

【用法】每日分2次饮用。

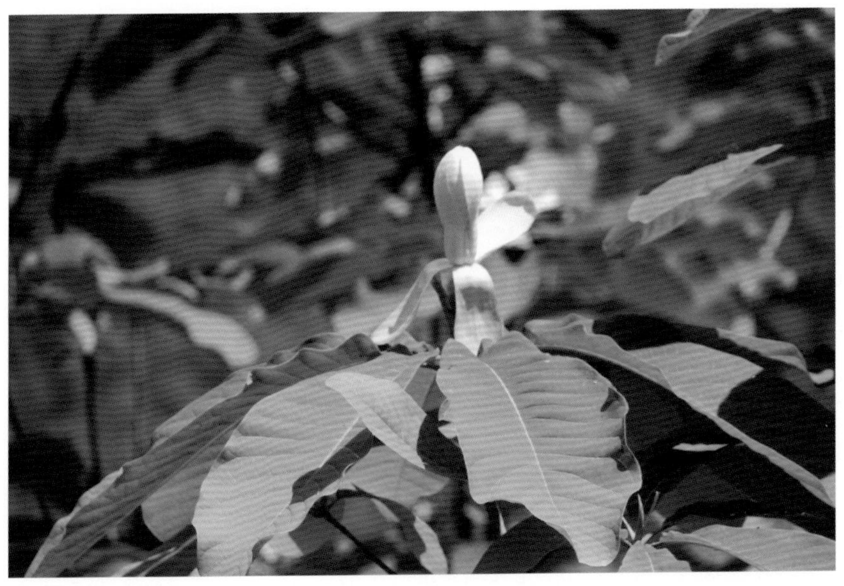

厚朴

贫血

贫血是指人体血液循环中的红细胞总数减少至正常值以下。造成贫血的原因有多种，如缺铁、出血、溶血、造血功能障碍等。

缺铁性贫血是人体内用来合成血红蛋白的贮存铁缺乏，影响血红蛋白的合成而引起的一种小细胞低色素性贫血。成年男性发病率为10%，女性为20%，孕妇为40%，儿童高达50%。主要临床表现有疲乏无力、面色苍白、心悸气急、头昏眼花以及黏膜损害等。多数患者发病缓慢。发病原因主要与慢性失血、吸收障碍、营养不良等有关。

再生障碍性贫血（简称再障）是由化学、物理、生物、药物因素及不明原因引起骨髓干细胞及造血微环境损伤，以致红髓被脂肪髓代替、血中全血细胞减少的疾病。患者多为青壮年，男性多于女性。本病从病因等方面可以分为原发性和继发性两类。其中，原发性者可为获得性、先天性或家族性。继发性主要继发于药物和化学毒物如氯霉素、保泰松、氨基比林、苯、重金属等；物理因素如各种形式的电离辐射x线、γ线或中子等超过一定的量，可直接损伤多种干细胞或造血微环境，导致再障；生物因素如肝炎病毒、巨细胞病毒、EB病毒、人类微小病毒、登革热病毒等都可影响造血干细胞或祖细胞的功能，引起再障；各种恶性肿瘤，如淋巴瘤、多发性骨髓瘤、霍奇金淋巴瘤能产生红细胞生成素抑制因子而导致再障发生；其他如甲状腺功能亢进症、慢性肾衰竭、系统性红斑狼疮、妊娠等都可引发再生障碍性贫血。

本病中医学属“虚证”范畴，常见有血虚、气虚、阴虚、阳虚等几种。治疗时宜以补肾健脾、益气养血为原则。防治贫血的偏方秘方有以下几种。

黄芪乌梅汤

黄芪15克，乌梅10克，甘草、五味子各6克，党参、当归各9克，制何首乌、陈皮各12克。水煎取汁。每日1剂，分2次服。健脾养血，酸甘化阴。适用于气血两虚型缺铁性贫血，症见面色苍白、头晕乏力、心悸耳鸣、胃纳不佳、舌质淡红、苔薄、脉虚或虚大。

健脾补血汤

太子参（或党参）、当归、白芍、枸杞子、女贞子各20克，白术、鸡内

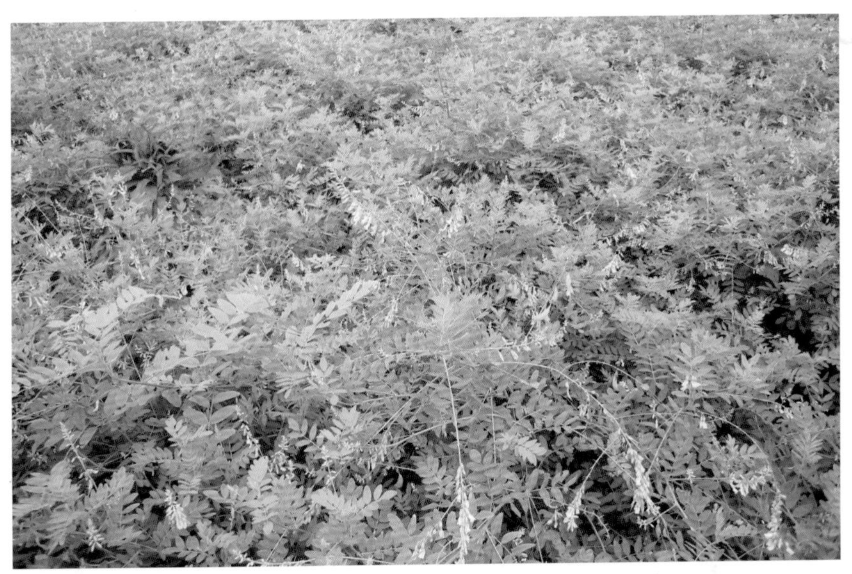

黄芪

金、陈皮各15克，云苓、生山药各30克，绿矾2克，炙甘草6克，大枣7枚。水煎取汁。每日1剂，分2次服。健脾生血，和胃消积。适用于脾气虚弱型缺铁性贫血。

健脾造血汤

党参、焦山楂、焦六神曲、焦麦芽、淫羊藿各15克，白术、茯苓、熟地黄各9克，丹参18克，甘草6克。水煎取汁。每日1剂，饭前分3次服。健脾补血。适用于脾气虚弱型缺铁性贫血。

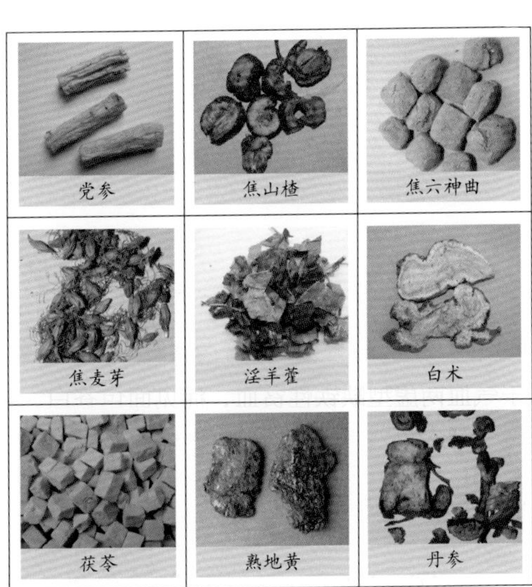

健脾补血方

黄芪、黄精各15克，当归、白芍各10克，熟地黄30克。水煎取汁。每日1剂，分3

次服。健脾养胃，益气养血。适用于小儿脾气虚弱型缺铁性贫血，症见面色黄白或苍白、纳少身倦、不活泼、易感冒等。

黄芪归脾汤

黄芪30克，当归25克，党参、白术、茯苓各15克，远志、阿胶（烊）、益母草各10克，甘草6克。水煎取汁。每日1剂，分2次服。益气健脾，补血养心。适用于气血两亏型缺铁性贫血。

健脾益气方

生黄芪、党参各15克，白术12克，陈皮9克。水煎取汁，加糖浓缩成15克。每次服5克，每日3次。健脾益气。适用于小儿脾胃虚弱型缺铁性贫血。

补脾化瘀方

黄芪、鸡血藤各30克，党参、白术、当归、熟地黄、女贞子、何首乌、补骨脂、菟丝子、鹿角胶（烊）、丹参各10克，三七粉（吞）、陈皮、甘草各6克。水煎取汁。每日1剂，分2次服。健脾补肾，祛瘀生新。适用于脾肾两亏、瘀血内阻型再障。

二仙温肾汤

仙茅、淫羊藿、巴戟天各15克，黄芪20克，人参12克，当归、陈皮、炙甘草各10克，赤小豆30克。水煎取汁。每日1剂，分2次服。温补脾肾，化气生血。适用于脾肾两亏型再障。

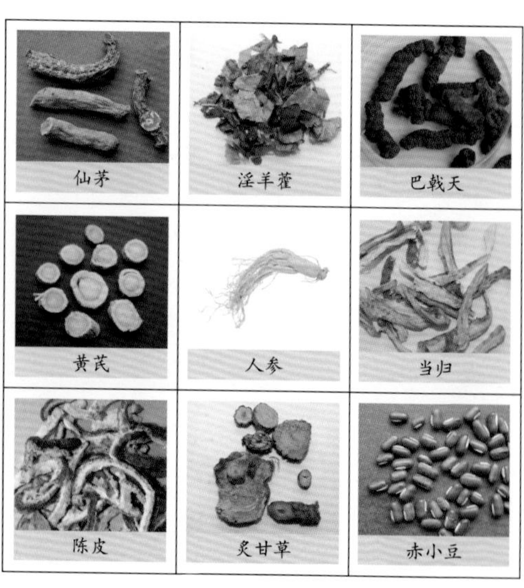

四联生血汤

黄芪15～45克，太子参、熟地黄、土茯苓、白花蛇舌草、板蓝根各15～30克，白术、水蛭各10克，山药、菟丝子各20～30克，当归10～12克，枸杞子、丹参各10～15克，穿山甲5～10克，蒲公英30克。水煎取汁。每日1剂，分2次服。补肾益髓，健脾益气，活血化瘀，清热解毒。适用于脾肾两亏、热毒蕴结型慢性再障。

生新活血汤

鹿茸（冲）0.6克，红参（另煎）、当归、白术、云苓各10克，生黄芪、菟丝子、淫羊藿、紫河车各30克，巴戟天、骨碎补、补骨脂各15克。水煎取汁。每日1剂，分2次服，连服40～60日为1个疗程。温补肾阳，祛瘀生新。适用于肾阳虚衰型再障。

补肾生血汤

小红参、鹿角胶（烊）、龟甲胶（烊）、白术、陈皮各10克，磁石、生黄芪各30克，阿胶（烊）12克，当归、白芍、熟地黄、何首乌、枸杞子、紫河车各15克，炙甘草6克。水煎取汁。每日1剂，分2次服，20日为1个疗程。补肾健脾，益气养血。适用于脾肾两虚型缺铁性贫血。

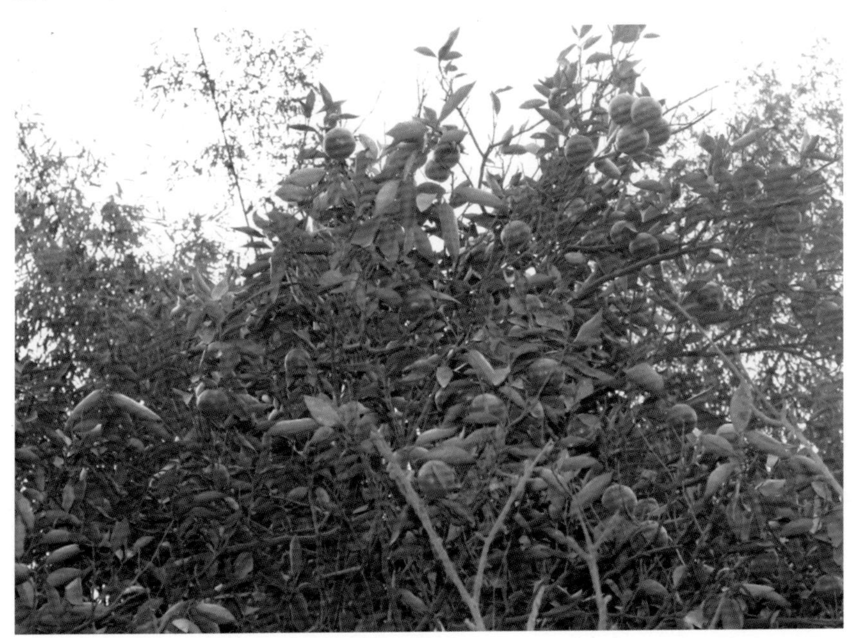

陈皮

归脾左归汤

红参（另煎）、鹿角胶（烊）、龟甲胶（烊）、炙甘草各6克，黄芪20克，白术15克，山药、龙眼肉、枸杞子、熟地黄、当归、茯神、酸枣仁各10克。水煎取汁。每日1剂，分2次服，连服90日为1个疗程。健脾益气，温肾填精。适用于脾肾两亏型慢性再障。

三参五仙汤

南沙参、炒党参、丹参各15克，淫羊藿、仙鹤草、焦山楂、焦麦芽、焦六神曲各10克。水煎取汁。每日1剂，分2次服，10日为1个疗程。健脾消食，补气生血。适用于小儿脾气虚弱型缺铁性贫血。

补肾益气养血方

补骨脂、骨碎补、菟丝子各12克，白术、党参各10克，云苓、黄芪、生地黄各20克，当归15克，阿胶（烊）9克，甘草6克。水煎取汁。每日1剂，分2次服。补肾健脾，益气生血。适用于脾肾两虚型缺铁性贫血。

参芪仙补汤

太子参30～60克，党参15～20克，人参6～10克（另煎），黄芪20～30克，淫羊藿、补骨脂各10～15克，鹿角胶（烊）、淡附片（先煎）、肉桂、甘草各10克，肉苁蓉、熟地黄各15～25克。水煎取汁。每日1剂，分2次服。益气补肾，温肾助阳。适用于肾阳虚衰型再障。

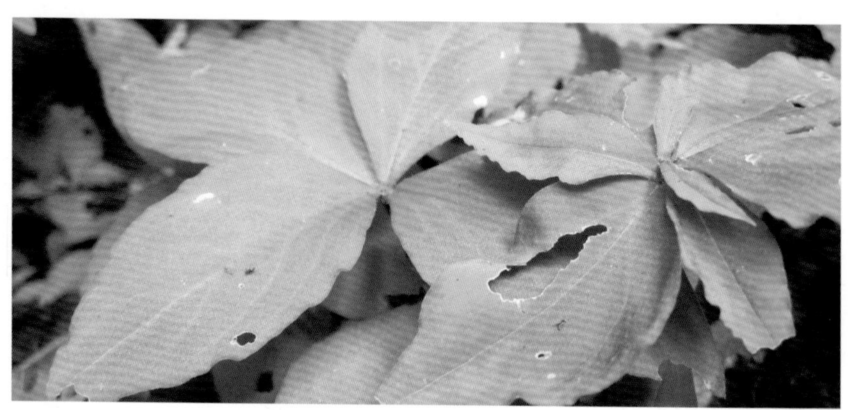

太子参

红白汤

黄芪、槐花（炒）各50克，当归20克，红参、白术、何首乌、麦冬、五味子、白芍、丹参各15克，生地黄、黄精各25克。水煎取汁。每日1剂，分2次服。补益脾肾，益气生血。适用于脾肾两虚型缺铁性贫血。

补肾健脾汤

党参、熟地黄、鸡血藤各15克，黄芪30克，白术、当归、茯苓、山茱萸、鹿角胶（烊）各10克，菟丝子、补骨脂、白芍各12克。水煎取汁。每日1剂，分2次服。补益脾肾，活血化瘀。适用于脾肾两亏型慢性再障。

温馨提示

缺铁性贫血饮食宜忌

缺铁性贫血主要是由于体内缺少铁而导致造血不良，所以此病宜补铁养血。很多绿叶蔬菜如菠菜、黑木耳、芹菜、紫菜等，都含有丰富的铁元素，因此需常吃。鱼类、猪瘦肉、动物肝脏中的铁容易被人体直接吸收和利用，所以这类食物能很好地防治缺铁性贫血。猪血中含有易被人体吸收的血红素型铁，常食也可以防治缺铁性贫血。另外，维生素C和食用醋均能促进人体吸收食物中的铁元素，因此也应适当吃些。但是，咖啡和含草酸多的食物如茶叶、可可、绿豆等需要忌食。

益气生血方

黄芪、党参各30克，丹参15克，当归、生地黄、菟丝子、女贞子各20克，大枣、甘草各10克。水煎取汁。每日1剂，分2次服。补肾健脾，益气生血。适用于脾肾两亏型慢性再障。

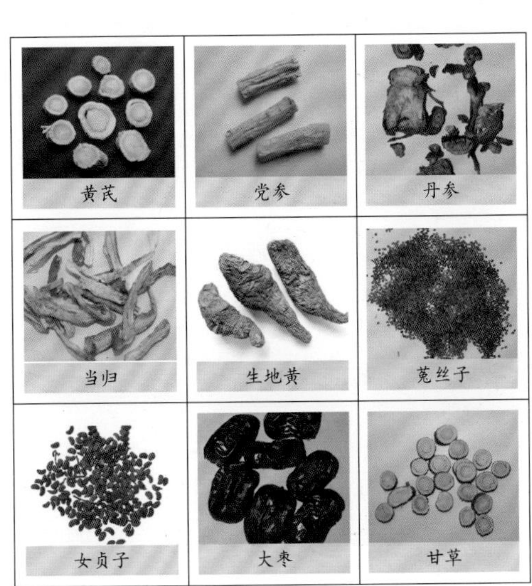

清瘟败毒饮

水牛角、生石膏各20克，生地黄、赤芍、牡丹皮、大蓟、小蓟、知母、金银花、连翘、黄芩各10克，大黄3克。水煎取汁。每日1剂，分2次服。清热解毒，凉血止血。适用于再障。

健脾益血汤

潞党参、仙鹤草、生黄芪各60克，鸡血藤18克，桑寄生、菟丝子各15克，鹿角胶（烊）30克，槟榔、厚朴、琥珀（研末，冲）各6克，益母草、龙眼肉各24克，鸡内金、山楂各9克，炒北五味子12克，自然铜（醋淬研末，胶囊装吞）3克。水煎取汁。每日1剂，分2次服，每周服6剂。健脾补肾，固肾益血。适用于脾肾阳虚型再障，症见起病缓慢、病程较长、面色萎黄、体倦乏力、食少便溏、脘腹胀满、形寒肢冷、腰膝酸软、头晕目眩、自汗，以及齿、鼻、肌衄和月经量多、舌淡、脉沉细或滑细无力。

凉血解毒汤

羚羊角粉（冲）0.5克，牡丹皮、赤芍各10～15克，生地黄、熟地黄、贯众各20～25克，天冬、茜草各15～20克，黄芩、苍耳子、辛夷、甘草各10克，生龙骨（先煎）、生牡蛎（先煎）各25克，三七粉（冲）2克，侧柏叶19克。水煎取汁。每日1剂，分2次服。凉血解毒，滋阴补肾，疏散风热。适用于湿热侵袭

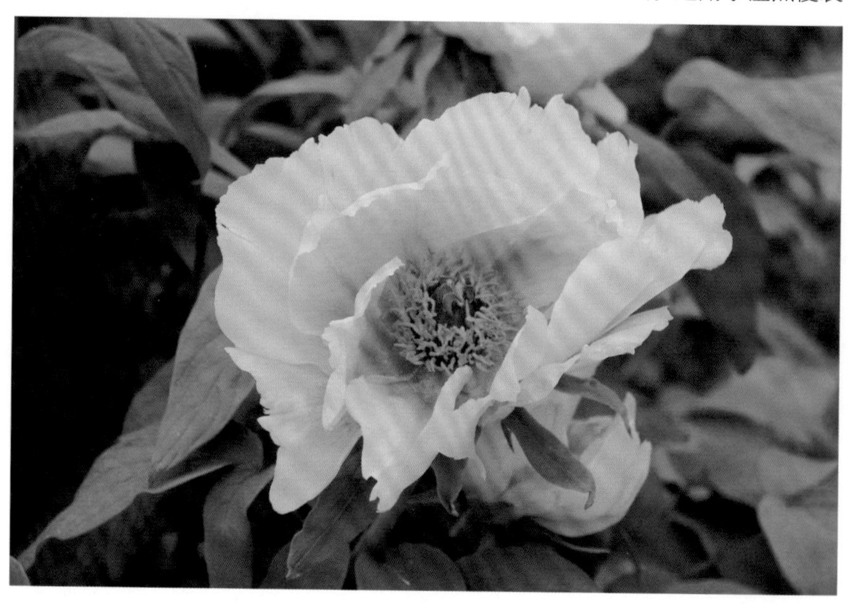

牡丹

型急性再障。

右归饮加减方

仙茅、淫羊藿、补骨脂、生地黄、熟地黄、枸杞子、菟丝子、肉苁蓉、黄芪各10克。水煎取汁。每日1剂，分2次服。温脾补肾。适用于再障之脾肾阳虚证。

二仙四物汤

仙茅、淫羊藿、当归、巴戟天、黄芪各10克，生地黄、熟地黄各12克，阿胶（烊）15克，酸枣仁、山茱萸、甘草各6克。水煎取汁。每日1剂，分2次服。6个月为1个疗程。补肾壮阳，生精益髓。适用于脾肾阳虚型再障。

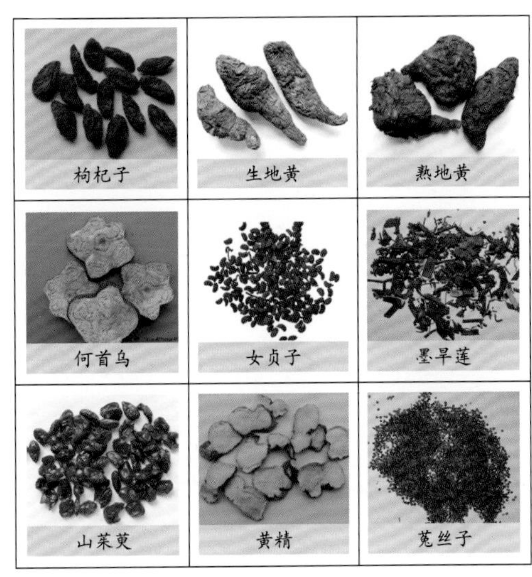

左归饮加减方

枸杞子、生地黄、熟地黄、何首乌、女贞子、墨旱莲、山茱萸、黄精各10克，菟丝子12克。水煎取汁。每日1剂，分2次服。滋阴补肾。适用于再障之肾阴亏虚证。

地黄参术茯苓汤

生地黄、熟地黄、党参、白术、茯苓、当归、阿胶（烊）、何首乌各12克，黄芪18克，女贞子、菟丝子各30克，炙甘草6克。水煎取汁。每日1剂，分2次服。补肾健脾、益气养血。适用于再障之脾肾不足证。

归脾汤

当归、党参、白术、黄芪、淫羊藿、茜草各10克，云苓、女贞子各12克，鸡血藤15克，甘草6克。水煎取汁。每日1剂，分2次服。益气养阴，温阳活血。适用于再障。

清热方

生石膏90克，茵陈40克，泽泻、水牛角各20克，茯苓、猪苓、白术各15克，当归、生地黄、牡丹皮、知母各12克，桂枝8克。水煎取汁。每日1剂，分2次服。清热泻火，利湿化浊。适用于湿热内炽型再障。

加味参芪仙补汤

人参6～12克，生黄芪30克，补骨脂24克，淫羊藿、仙茅、枸杞子、肉苁蓉、仙鹤草各15克，全当归、鸡血藤各12克，甘草10克。水煎取汁。每日1剂，分2次服。温补脾肾，益气养血。适用于气血两亏、脾肾阳虚型慢性再障，症见面色苍白、心慌气短、倦怠乏力、畏寒肢冷、大便溏薄、小便清白、体胖而虚、下肢浮肿、四肢皮下散见紫癜、齿龈渗血、月经过多、舌质淡、边有齿痕、苔薄、脉沉细。

雄蚕饮

雄蚕蛾6克，菟丝子、熟地黄、牛膝（酒浸）、续断、何首乌、当归、淫羊藿各12克，党参24克，生黄芪30克，炙甘草、补骨脂、鹿角胶（烊）各10克。水煎取汁。每日1剂，分2次服。健脾补肾，活血化瘀。适用于脾肾阳虚型再障。

党参附子汤

党参60克，熟附块（先煎）、阿胶（烊）、丹参、白术、陈皮各9克，淫羊藿30克，补骨脂、何首乌、黄精各15克。水煎取汁。每日1剂，分2次服。温阳补肾，补气健脾。适用于脾肾阳虚型慢性再障。

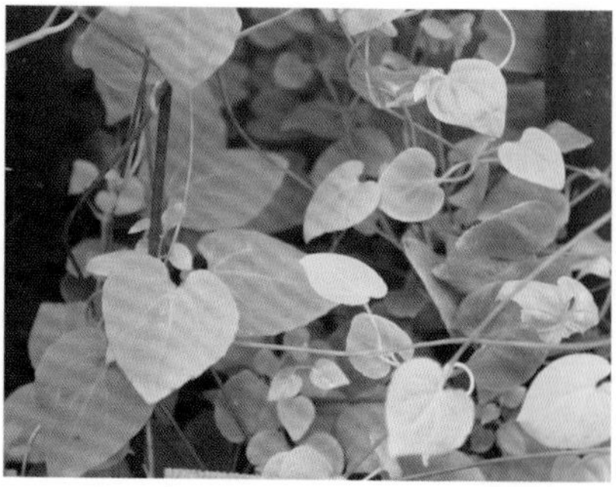

党参

二仙巴戟补阳汤

仙茅、淫羊藿、巴戟天、胡芦巴、补骨脂、菟丝子、女贞子各15克，肉苁蓉、当归、桑椹各10克。水煎取汁。每日1剂，分2次服。补肾助阳。适用于肾阳虚衰型慢性再障。

升马生血汤

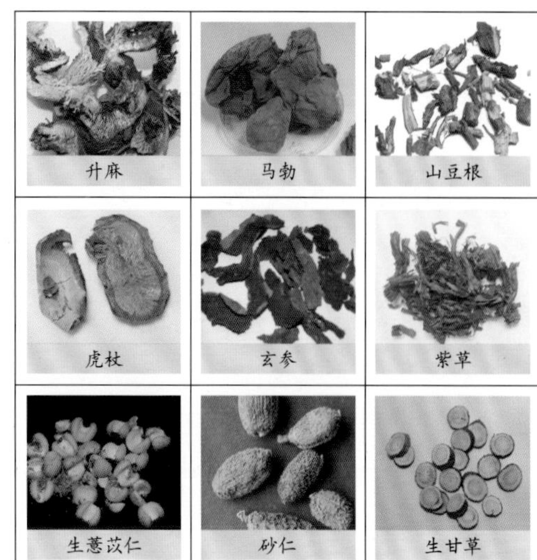

升麻10～30克，马勃15～50克，山豆根、虎杖、玄参各15克，紫草、生薏苡仁各30克，砂仁（后下）3克，生甘草6克。水煎取汁。每日1剂，分2次服。连续服至骨髓恢复正常。清热解毒，凉血活血，滋阴健脾。适用于急劳髓枯型急性再障，尤其是伴有咽喉肿痛者。

六味地黄丸

生地黄、熟地黄、山茱萸、山药、茯苓、仙茅、淫羊藿、补骨脂、枸杞子各10克。水煎取汁。每日1剂，分2次服。阴阳双补。适用于再障之阴阳两虚证。

温阳益气汤

附子（先煎）、党参各15克，枸杞子、山茱萸、菟丝子、何首乌各10克，云苓、白术各12克，砂仁（后下）、甘草各6克，鹿茸（冲）2克，紫河车粉（冲）3克。水煎取汁。每日1剂，分2次服。温阳益气。适用于肾阳虚衰型再障。

健脾补肾方

党参、白术、玄参、桑椹各10克，山药、仙鹤草、生石膏各30克，山茱萸、龟甲、丹参各15克，牡丹皮12克。水煎取汁。每日1剂，分2次服。健脾补肾，活血凉血。适用于脾肾阳虚之再障。

补髓生血汤

生地黄、熟地黄、墨旱莲、桑椹、何首乌各50克，麦冬、当归、山药、补骨脂、黄芪、人参、菟丝子各20克，枸杞子、阿胶（烊）、茯苓、甘草各15

克。水煎取汁。每日1剂，分3次服。滋阴补肾。适用于肝肾阴虚型慢性再障。

地黄何首乌汤

党参、黄芪、丹参、何首乌、黄精、谷芽各15克，白术、生地黄、熟地黄各12克，陈皮6克，半夏9克，淫羊藿、补骨脂各30克。水煎取汁。每日1剂，分2次服。补脾益肾，滋阴生血。适用于脾肾两亏型慢性再障。

金匮肾气丸

补骨脂、菟丝子、枸杞子、生地黄、熟地黄、桃仁、红花、赤芍、当归、川芎各10克。水煎取汁。每日1剂，分2次服。填补肾精，活血化瘀。适用于再障之肾虚血瘀证。

巴戟补阳汤

巴戟天、淫羊藿、枸杞子、党参、菟丝子、骨碎补、丹参、益母草各15克，胡芦巴10克，黄芪、鸡血藤各20克，当归12克，甘草6克。水煎取汁。每日1剂，分2次服。温阳补肾，活血益髓。适用于肾阳虚衰型再障。

七宝美髯丹

何首乌、枸杞子、茯苓、菟丝子、当归、牛膝各15克，补骨脂、人参各10克，熟地黄、黄芪各20克，肉桂6克。水煎取汁。每日1剂，分2次服。补脾温肾。适用于脾肾两亏型再障。

温馨提示

再障患者的科学饮食

再障是一种骨髓造血出现障碍，患者在日常饮食中应补充足够的动物性蛋白质，如瘦肉、鸡、鸡蛋、动物肝脏、牛奶等。蛋白质是各种血细胞增殖、分化和再生的基础，患者大量摄食蛋白质是必需的。

再障患者需要补充富含维生素的食物。维生素包括维生素B_6、维生素B_1、维生素C、维生素K等，这些维生素不仅能够改善贫血的症状，而且还能预防出血。蔬菜、水果类食物中含维生素较多，特别是水果，所含的维生素大多是水溶性的，极易被人体吸收。

另外，患再障的人饮食应以清淡、易消化为原则，不吃油腻、油炸的食物，忌食酒类及辛辣食物。

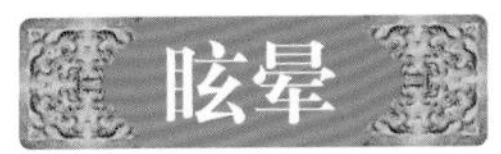

眩晕

眩晕是一种临床自觉症状。眩，指眼前发黑，视物不清；晕，指视物旋转不定。民间又常将眩晕称“头晕”。眩晕轻者闭目休息一会儿即止；重者如坐舟车，旋转难停，不能站立，伴恶心、呕吐、大汗等症状。

西医学认为，眩晕的病因：一是由内耳迷路炎、前庭神经炎引起，称耳源性眩晕或梅尼埃综合征；二是由高血压、脑动脉硬化使椎-基底动脉供血不足引起的。

历代中医家对眩晕的论述中，侧重于某一方面的解释。《素问》曰“诸风掉眩，皆属于肝”。《灵枢》曰“髓海不足，眩冒”。《河间六书》曰“风火相搏则为之旋转”。朱丹溪曰“无痰不作眩”。《景岳全书》曰“眩晕一症，虚者居其八九”。

中医学认为，眩晕症虚实夹杂。虚指肝肾阴虚，血气不足；实指风、火、痰、瘀。眩晕可分为4个最基本证型：外感风寒型、肝阳上亢型、痰浊中阻型、血瘀脑络型。临床应根据病因辨证施治。

下面介绍中医治疗眩晕的验方。

清肝泻肝胆方

柴胡、枳壳、龙胆、竹茹、苍耳子、栀子、青皮各9克，黄芩、大青叶各15克，半夏、蔓荆子各12克。水煎2次，混合两煎所得药汁。每日1剂，分次服用。清泄肝胆。适用于内耳性眩晕，症见头晕目眩、耳胀耳鸣、口苦、苔白腻、脉弦。

丹参红花汤

丹参、生珍珠母（先煎）各30克，红花、茯神、泽兰、钩藤、白蒺藜各9克，甘草、三七（研末，分2次服）各3克。水煎取汁。口服，每日1剂。清利头目，通络祛瘀。适用于晕眩、失眠多梦。

半夏白术天麻汤

白术、瓜蒌皮、竹茹各15克，法半夏、甘草、陈皮、天麻、生姜各10克，

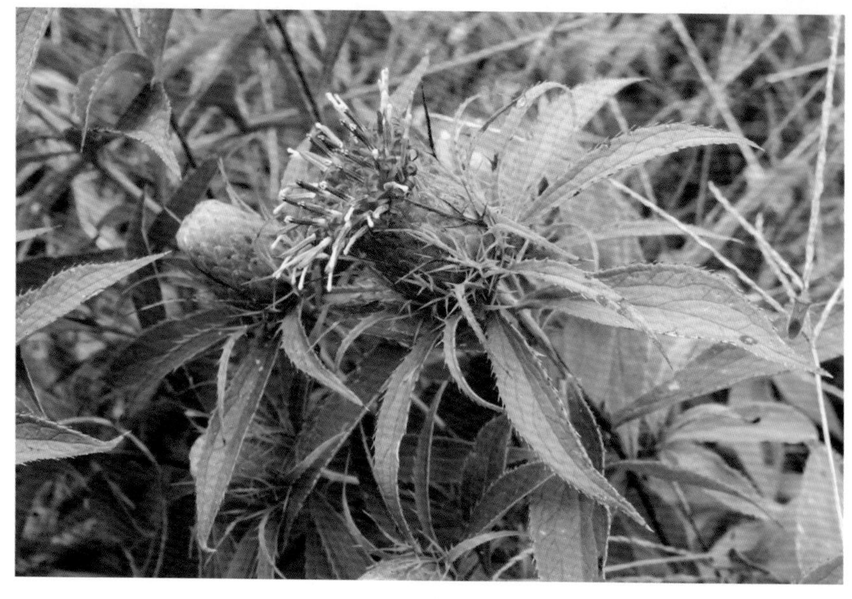

白术

茯苓20克。水煎2次，混合两次煎汁。每日1剂，上、下午分服，6剂为1个疗程。健脾和中，化痰息风。适用于痰浊中阻型眩晕，症见痰多、胸闷、恶心呕吐、神疲气短、少食多寐、舌苔白腻等。

祛风活血汤

紫苏叶、红花、天麻、胆南星、川芎、僵蚕各10克，赤芍、桃仁、丹参各15克，全蝎、生姜各6克。水煎2次，混合两次煎汁。每日1剂，上、下午分服。待眩晕消除后，继续服10～15剂来巩固疗效。散外风，息内风，活血化瘀。适用于血瘀脑络型眩晕。

定眩汤

党参、生龙骨、白芍、生牡蛎、白术各30克，陈皮、半夏各6克，川芎、柴胡各9克，泽泻、荷叶各15克，赭石粉18克，当归、茯苓各24克。水煎取汁。每日1剂，分次服用。健脾祛痰，补气养血，升清降浊。适用于耳源性眩晕。

葛根黄芩汤

葛根、黄芩、白蒺藜、白薇、桑寄生、茺蔚子、牛膝、泽泻、川芎、野菊花、钩藤（后下）各12克，磁石（先煎）30克。水煎取汁。每日1剂。滋阴潜阳，清肝平肝。适用于虚阳亢型眩晕。

菊花散

菊花、牛蒡子、独活、羌活各6克，炙甘草1.5克，旋覆花3克，生姜3片。加水500毫升煎至200毫升。每日1剂，分次服用。清热解毒，除风通痹，镇静安神。适用于眩晕、面目浮肿。

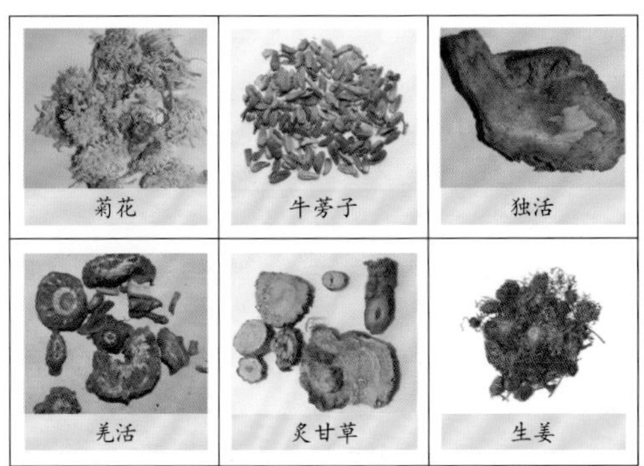

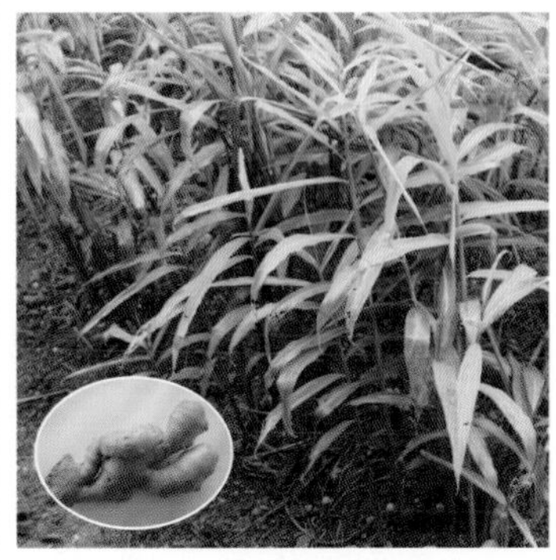

生姜

天麻钩藤饮加减方

天麻、龙胆各10克，钩藤（后下）、夏枯草、菊花、牛膝各15克，杜仲、茯苓各20克，桑寄生（先煎）、首乌藤、石决明（先煎）各30克。水煎2次，混合两次煎汁。每日1剂，上、下午分服，6剂为1个疗程。降火平肝，育阴潜阳。适用于肝阳上亢型眩晕、血压高。

祛风定晕汤

党参、茯苓、连翘、僵蚕各15克，紫苏叶、蝉蜕、防风、广藿香、菊花（后下）各10克，川芎、橘红各5克。水煎2次，混合两次煎汁。每日1剂，上、下午分服，6剂为1

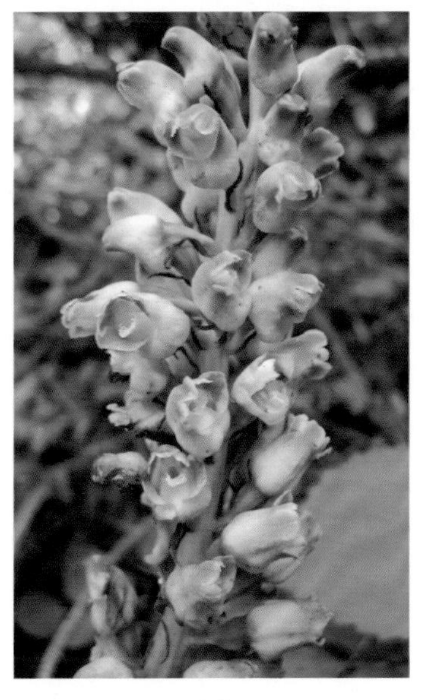

天麻

个疗程。补气活血，祛风通络。适用于外感风寒型眩晕，症见恶寒、无汗、头痛、全身拘急、身重不适、舌苔薄白等。

黄芪泻火汤

黄芪、白芍、甘草、牛膝、栀子、制大黄、生地黄、钩藤各适量。水煎2次，混合两煎所得药汁。每日1剂，分次服。清肝泻火。适用于高血压引起的眩晕，有降压去火的功效。

四神散

当归、荆芥穗、旋覆花、菊花各30克。合研为细末，装瓶备用。每取3克，加水250毫升（煎前加入葱白1段、茶叶3克）煎至175毫升。温服，服后平躺片刻。活血调经，清热祛风。适用于眩晕头痛，妇女血虚引起的头目昏眩、四肢酸痛。

女贞子旱莲草汤

女贞子、墨旱莲、决明子、玄参、沙苑子、当归、熟地黄、白蒺藜、生龙骨（先煎）、生牡蛎（先煎）、何首乌各等份。水煎取汁。每日1剂。清眩止晕，滋水涵木。适用于肝肾阴虚引起的眩晕。

温馨提示

中老年人眩晕该怎么调理

一些中老年人患有眩晕症，除了寻找病因对症治疗外，还需要在日常生活中进行以下调理。

调节饮食。眩晕症患者应吃营养丰富和新鲜清淡的食物，以青菜、水果、瘦肉为主，忌食辛辣肥腻的食物如肥肉、辣椒、白酒等。这些食物生痰助火，可加重晕眩症状。

调养精神。忧郁、恼怒等精神刺激会诱发眩晕，所以眩晕患者应保持精神乐观、心情舒畅。

起居有常。过度疲劳和睡眠不足可诱发眩晕。因此眩晕发作前后都应注意休息，必要的时候应卧床休息。卧床休息不仅可减轻眩晕症状，还能防止晕倒造成的身体伤害。另外，休息的地方一定要保持安静、光线暗淡，因为声、光的刺激也能加重眩晕。

高脂血症

高脂血症是指人体血液中脂质含量超过一定限度的疾病。一般以胆固醇和甘油三酯作为血液中脂质物质的代表。高脂血症没有明显的自觉症状，需要抽血检验才能确诊。高脂血症的诊断标准是：胆固醇（TC）≥5.7毫摩／升；甘油三酯（TG）≥1.7毫摩／升。凡具有一项以上超标，就可诊断为高脂血症。统计显示：单纯胆固醇高占高脂血症的40%，单纯甘油三酯高占20%，胆固醇和甘油三酯同时升高占40%。

高脂血症与家族遗传和饮食习惯有密切关系。人体血液中脂质含量高，就会增加血液的黏稠度，它是诱发心、脑血管病变的重要因素。近年来，由于生活水平的提高，高脂血症患者不断增多，并且趋向低龄化。

本病中医学属“痰浊”“血瘀”等范畴。中医学认为，饮食不节，过食甘肥，脾肾功能失调，三焦气化失常，均可导致津液停聚而成“湿浊”，进一步发展成为“痰浊”。痰浊久郁化热，阻壅经络，生成“血瘀”，于是高脂血症形成了。所以，中医学治疗高脂血症的基本原则为：健脾阳，滋肾阴，渗湿祛痰，活血化瘀。下面介绍几种防治高脂血症的偏方秘方。

消积降脂汤

决明子、麦芽各30克，丹参25克，葛根、山楂、白蒺藜各20克，鸡内金、泽泻、陈皮、苍术、制半夏、茯苓、甘草各15克，大黄（后下）、胆南星各10克。用文火水煎2次，每次加水2500毫升煎至200毫升，合并2次煎液共400毫升。每日1剂，分2次服，4周为1个疗程。渗湿利水，活血化瘀，疏肝解郁。适用于高脂血症。

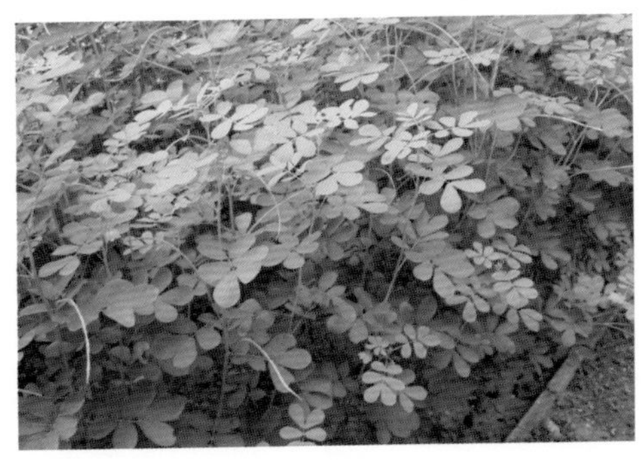
决明子

脂消饮

山楂25克，六神曲（后下）、薏苡仁、陈皮各20克，白术、泽泻、制半夏各15克，枳

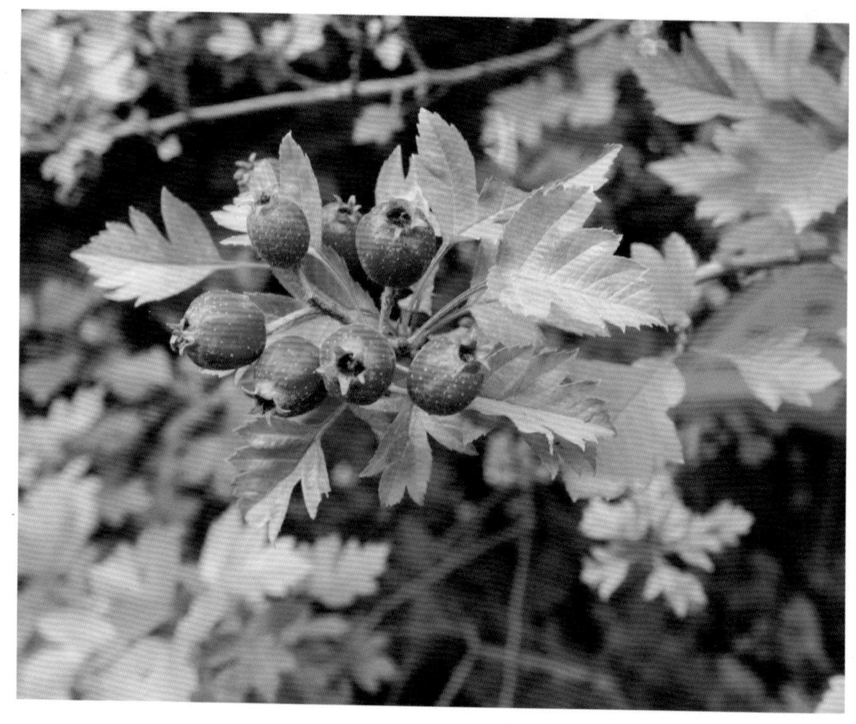

山楂

壳、鸡内金、柴胡、郁金各12克。水煎2次，混合两煎液共300毫升。每日1剂，早、晚分服，50日为1个疗程。健运脾胃，渗湿祛痰，疏肝化瘀。适用于高脂血症，降胆固醇、甘油三酯。

二黄首乌汤

黄芪、黄精、何首乌、丹参、枸杞子各20克，玉竹、莱菔子、海藻各15克，决明子、山楂各30克，僵蚕、陈皮、泽泻、红花各10克。加水700毫升以文火煎成300毫升药液，去渣取汁。每日1剂，分2次服，2个月为1个疗程，每个疗程后检测血脂1次。滋补肾阴，平肝息风，活血化瘀。适用于高脂血症，降胆固醇、甘油三酯。

降脂汤

丹参、黄精、何首乌、山楂、泽泻各15克。水煎取汁。每日1剂，分3次服。滋补肝肾。适用于肝肾阴虚导致的高脂血症。

消脂丸

何首乌、红花、丹参、炒枳壳、郁金、茺蔚子、远志、蒺藜、杭白菊、车前子、肉苁蓉各60克，决明子、炒山楂各180克，泽泻120克，白茯苓90克，制胆南星、陈皮、石菖蒲各40克。共研细末，过筛，水泛为绿豆大小的药丸。每次服用5克，每日3次，3个月为1个疗程。行气活血，化湿消痰。适用于高脂血症。

复方降脂汤

制何首乌、制黄精各20克，桑寄生18克。水煎取汁。每日1剂，分2次服。滋补肝肾，益气养血。适用于肝肾不足、气血虚弱导致的高脂血症。

降脂饮

枸杞子10克，山楂、何首乌、草决明各15克，丹参20克。以文火水煎取汁，代茶频饮。益阴化瘀。适用于肝肾阴虚、气滞血瘀导致的高脂血症。

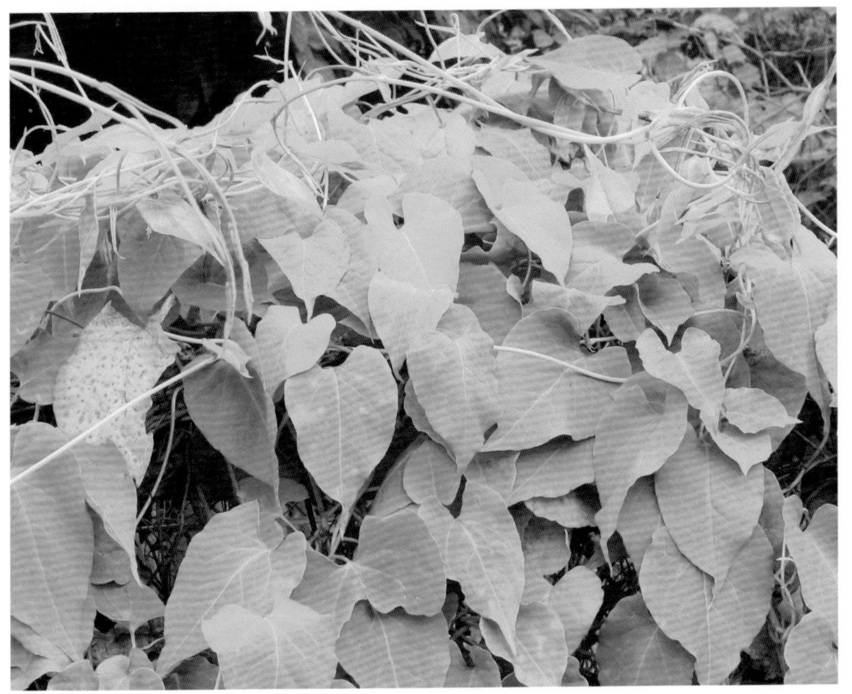

何首乌

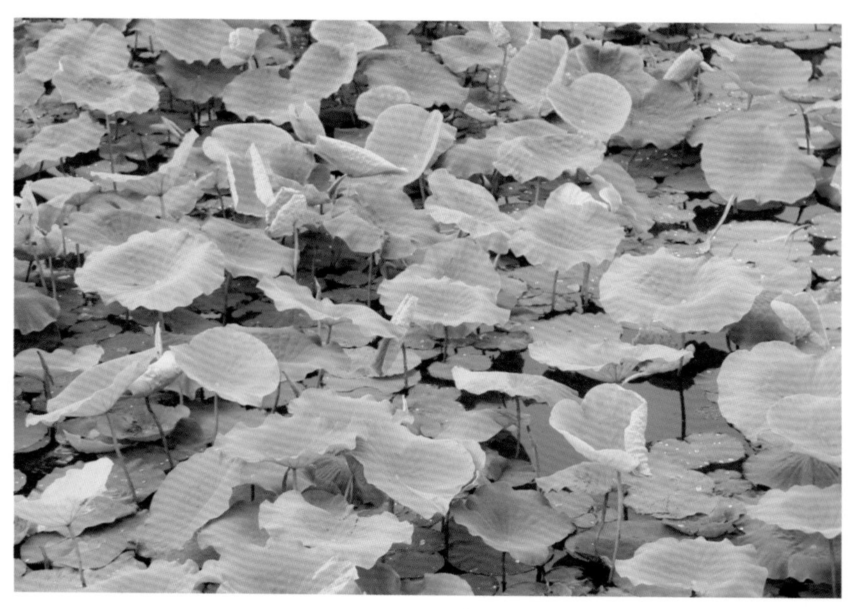

荷叶

山楂消脂饮

山楂30克，荷叶15克，草决明10克，槐花5克，白糖适量。水煎至山楂将熟烂时（白糖除外），碾碎，再煎10分钟，去渣，取汁，放白糖调匀。可常饮。消脂清热，活血化瘀。适用于气滞血瘀型高脂血症。

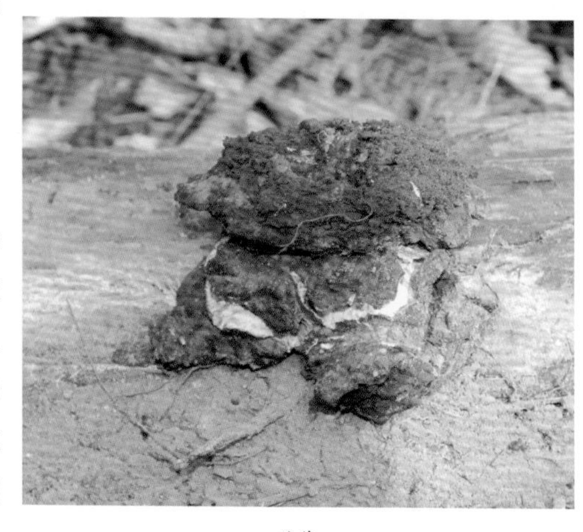

茯苓

茵陈五苓散加味方

茵陈30克，猪苓、茯苓、山楂、丹参各20克，泽泻10克，白术15克，桂枝6克。水煎2次，混合两次煎汁。每日1剂，上、下午分服，1个月为1个疗程。渗湿利尿，活血化瘀。适用于高脂血症，降胆固醇、甘油三酯。

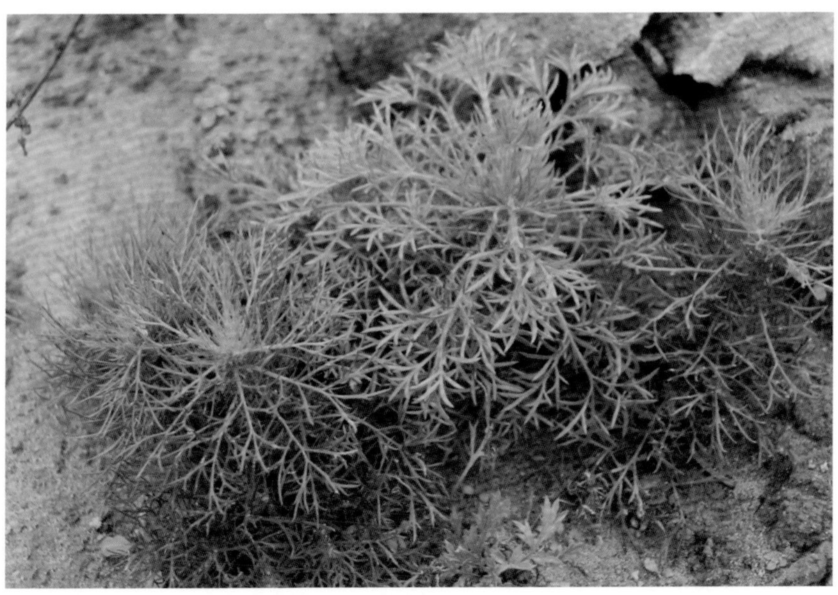

茵陈高

首乌泽泻汤

制何首乌30克，丹参10克，玉竹15克，泽泻20克。水煎3次，混合3次煎液。每日1剂，分3次服，15日为1个疗程。降脂。适用于高脂血症。

温馨提示

胃溃疡饮食调理

胃溃疡患者多是吃饭不规律，嗜食生冷食物导致的，所以治病先要改变日常饮食不良习惯。按规律进食，少量多餐，吃易消化的软性食物，尽量少吃煎炸、生拌、熏制、盐腌的食物。胃溃疡给患者带来腹痛、反酸等诸多不适，导致患者没有什么食欲，所以，患者的进食速度很重要，一定要慢下来，细嚼慢咽。只有食物经过牙齿反复切磨，它们才会变得柔和，进入胃脏后才不至于刺激溃疡面过于剧烈。

食物最好富含维生素、蛋白质。脂肪不宜进食，它难以消化，而且会刺激胆囊收缩素的分泌，抑制胃排空，不利于溃疡的愈合。

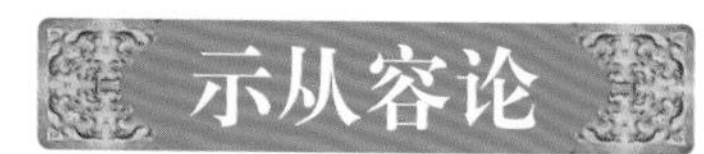

示从容论

本篇要点

介绍了临证诊断应当从容分析，别异比类。

原文译注

原文 雷公曰：于此有人，头痛，筋挛骨重，怯然少气，哕噫腹满，时惊，不嗜卧，此何脏之发也？脉浮而弦，切之石坚，不知其解，复问所以三脏者，以知其比类也。

译文

雷公说：譬如有这样的患者，头痛，筋脉拘挛，骨节沉重，虚怯少气，哕噫腹满，时常惊骇，不欲睡觉，这是哪一脏所发的病呢？他的脉象浮而弦，重按则坚硬如石，我不知应如何解释，故再问三脏，以求能知如何比类辨析。

原文 帝曰：夫从容之谓也。夫年长则求之于腑，年少则求之于经，年壮则求之于脏。今子所言皆失，八风菀热，五脏消烁，传邪相受。夫浮而弦者，是肾不足也；沉而石者，是肾气内著也；怯然少气者，是水道不行，形气消索也；咳嗽烦冤者，是肾气之逆也。一人之气，病在一脏也。若言三脏俱行，不在法也。

译文

黄帝说：这应从容分析。一般来说，老年人的病，应从六腑来探求；少年人的病，应从经络来探求；壮年人的病，应从五脏来探求。现在你只讲脉症，不谈致病的根由，如八风郁而化热，五脏消烁内伤，这是外邪内传而发病的。脉浮而弦的，是肾气不足；脉沉而坚硬如石的，是肾气内著而不行；虚怯少气的，是因为水道不行，而形气消散；咳嗽烦闷的，是肾气上逆所致。这是人体受邪的情况，其病变部位在肾脏，如果认为肝、脾、肾三脏俱病，是不符合诊病法则的。

原文 雷公曰：于此有人，四肢懈堕，喘咳血泄，而愚诊之，以为伤肺，切脉浮大而紧，愚不敢治。粗工下砭石[①]，病愈多出血，血止身轻，此何物也？

译文

雷公问道：譬如有这样的患者，四肢倦怠无力，气喘咳嗽，肠风下血，我诊断了一下，以为是伤肺，诊其脉浮大而紧，我未敢治疗。有个粗率的医生用砭石治疗，病愈，但患者出了很多血，血止以后身体觉得轻快，这是什么病呢？

原文 帝曰：子所能治，知亦众多，与此病失矣。譬以鸿飞，亦冲于天。夫圣人之治病，循法守度，援物比类，化之冥冥[②]，循上及下，何必守经。今夫脉浮大虚者，是脾气之外绝，去胃外归阳明也。夫二火不胜三水，是以脉乱而无常也。

译文

黄帝说：你所能治的和能知道的病，已是很多的了，但对这个病的诊断却错了。医学的道理是非常深奥的，好比鸿雁，亦能飞至高空。所以圣人治病，遵循法度，引物比类，掌握变化于冥冥莫测之中，察上可以知下，不一定拘泥于常法。今见脉浮大而虚，这是脾气外绝，不能为胃行其津液，以致津液独归于阳明经。阳明不能胜太阴，所以脉乱而无常。

原文 四肢懈堕，此脾精之不行也。喘咳者，是水气并阳明也。血泄者，脉急血无所行也。若夫以为伤肺者，由失以狂也。不引比类，是知不明也。夫伤肺者，脾气不守，胃气不清，经气不为使，真脏坏决，经脉傍绝，五脏漏泄。不衄则呕[③]，此二者不相类也。譬如天之无形，地之无理，白与黑相去远矣，是失吾过矣。以子知之，故不告子，明引比类从容，是以名曰诊轻，是谓至道也。

译文

四肢懈怠无力，是脾精不能输布的缘故。气喘咳嗽，是水气泛溢于胃所致。大便出血，是由于脉气并急而血行失其常度。假如认为是伤肺的病，是错误的狂言。诊病不能引物比类，是了解得不够透彻。如果肺气受伤，则脾气不能内守，致胃气不清，经气失去应有的功能，肺脏损坏，失去宣发肃降输布精气的作用，五脏之气漏泄，不衄血则呕血，病在肺在脾，二者是不相类同的。如果不能辨别，就如天之无形可求，地之无位可理，黑白相差甚远。这个失误是我的过错，我以为你已经知道了，所以没有告诉你。由于诊病必须明晓引物比类，以求符合《从容》的说法，所以称诊经，这是至真至确的道理所在。

注释

①粗工下砭石：有个粗率的医生用砭石治疗。

②化之冥冥：掌握变化于冥冥莫测之中。

③不衄则呕：不衄血则呕血。

养生智慧

1. 穴位按摩妙治胃痛

（1）足三里穴

找法：沿小腿正面往上碰到隆起的骨头停止，向小指侧移动一指宽的凹陷处。两腿各一。

刺激方法：用拇指指尖慢慢地进行垂直按压。每次3～5秒，直至疼痛缓和为止。

（2）梁丘穴

找法：膝盖上部外侧（小脚趾一侧）的角向上三指宽处。两腿各一。

刺激方法：如果对足三里的穴位刺激没有效果，可对此穴位进行刺激。用拇指指尖对该穴位进行3～5秒的垂直按压，直至症状减轻为止。

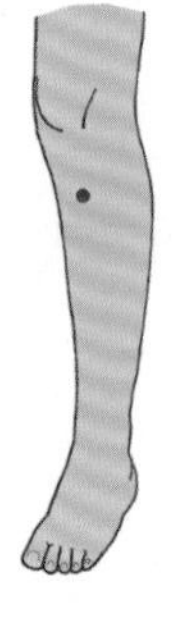

足三里穴

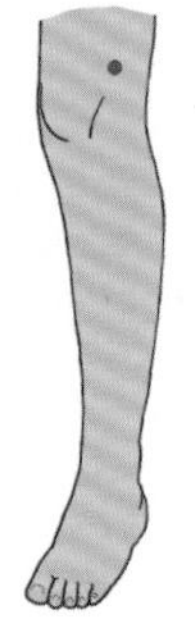

梁丘穴

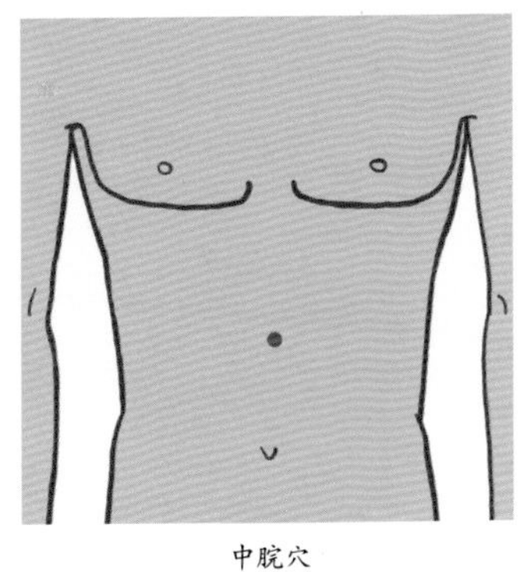

中脘穴

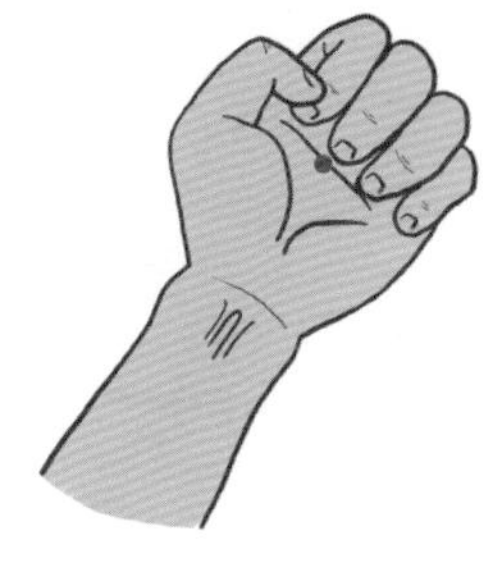

劳宫穴

（3）中脘穴

找法：位于胸骨下端和肚脐连线的中央。

刺激方法：指压时仰卧，放松肌肉，一面缓缓吐气，一面用指头使劲地压，6秒后将手移开，重复10次。如果在胃痛时采用中脘指压法，效果最佳。

（4）劳宫穴

找法：在手掌心，当第2、第3掌骨之间偏于第3掌骨，握拳屈指时中指尖处。

刺激方法：右手握住左手，右手拇指尖对准穴位，其他四指自然并拢，拇指按压穴位一松一压为1次，点压42次为1遍，稍停片刻（仍保持压穴），再点压一遍，共点穴5～7遍，每日15分钟。

（5）胃肠穴

找法：位于手掌生命线的正中央。

刺激方法：指压时一面缓缓吐气，一面压约6秒，每回做20次，每日做5回。如按压刺激此穴，可以抑制胃肠功能，具有止痛的效果。

（6）丰隆穴

找法：位于人体的小腿前外侧，外踝尖上8寸，条口穴外，距胫骨前缘二横指处。

刺激方法：用大拇指采用点按式按丰隆穴3分钟，然后沿顺时针揉丰隆穴10分钟，后用大拇指沿丰隆穴向下单方向搓（即只能是由丰隆穴向上，而不能是由丰隆穴向下，由下到上来回搓）10分钟即可。

2. 穴位刺激妙治心脏病

（1）内关穴

找法：内关穴在前臂正中，腕横纹上2寸，掌长肌腱与桡侧腕屈肌腱之间。

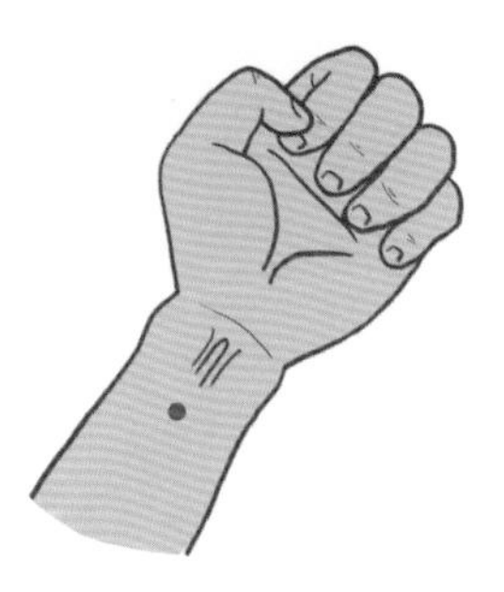
内关穴

刺激方法：用一只手的拇指压住另一只手的内关穴，稍向下用力按，保持压力不变半分钟；然后顺时针按揉约60次，逆时针按揉约60次。直至产生酸、麻、胀、痛的感觉为止。内关自古以来就是防治心胸疾病的核心穴位。有效缓解胸闷、气短、心悸等症状。

（2）膻中穴

找法：膻中穴在胸部前正中线上，平第四肋间，于两乳头连线的中点取穴。

刺激方法：压1分钟；按揉1分钟。也可以将手掌压在膻中穴上，顺时针转100次，逆时针转100次。按揉此穴，能改善心脏的神经调节，增加心肌供血，有效缓解胸闷、气短、心烦和心悸，减少早搏。

（3）至阳穴

找法：在背部正中第7、第8胸椎棘突之间。

刺激方法：手弯到后背，用示指（食指）和中指用力按压至阳穴，局部可有酸胀感，每次按压1分钟，每日按压3次。按压此穴可有效缓解、防止心绞痛发作。如果同时对膻中穴和至阳穴做按摩，效果会更好。

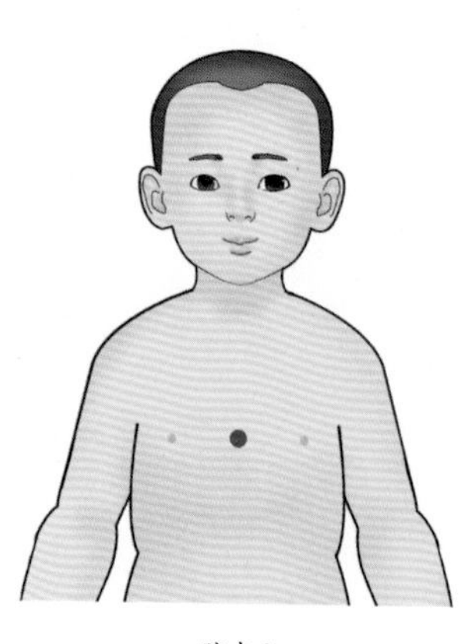
膻中穴

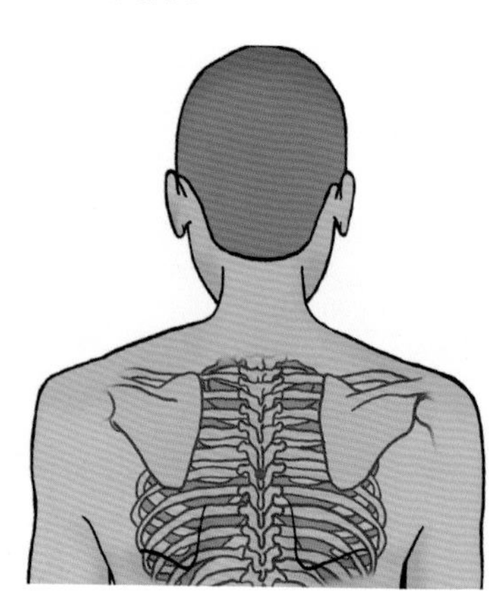
至阳穴

（4）神门穴

找法：位于手腕关节的手掌一侧，腕骨与尺骨相交接的凹陷处。

刺激方法：弯曲大拇指，以大拇指指尖垂直按压此穴，左右手各按压3～5

分钟，要轻压快揉，先左后右。每日早、晚各1次，可有效缓解胸闷、胸痛、心慌、头痛、头晕、失眠等症状。

（5）心俞穴

找法：于背部第5胸椎棘突下旁开1.5寸处。

刺激方法：用大拇指直接点压此穴，以顺时针方向按摩，每分钟80次，每日2～3次。刺激心俞穴，能缓解冠心病、心绞痛，并改善心肌缺血问题。

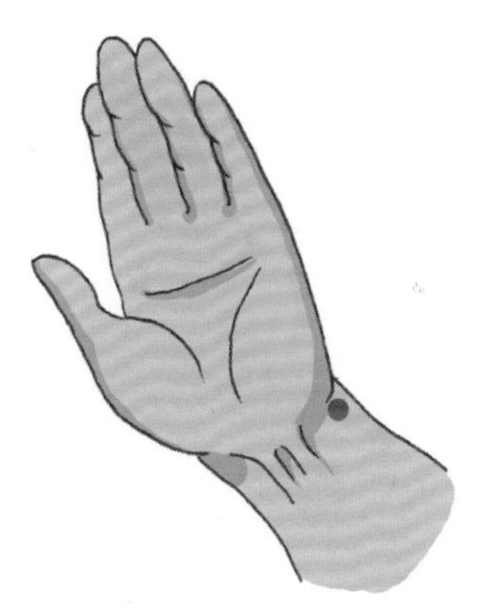

神门穴

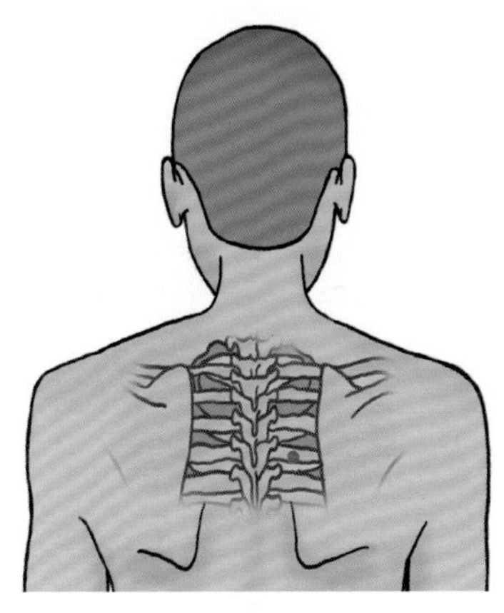

心俞穴

（6）劳宫穴

找法：位于第2、第3掌骨之间，握拳，中指尖下。

刺激方法：可采用按压、揉擦等方法，用大拇指对准劳宫穴，按压2分钟。左右手交叉进行，每穴各操作10分钟，每日2～3次。按摩劳宫穴能起到强壮心脏的作用。

（7）郄门穴

找法：从肘横纹到腕横纹是12寸，从腕横纹开始取5寸的位置是郄门穴。

刺激方法：拇指指尖置于郄门穴上，其余四指置于该穴背面，拇指

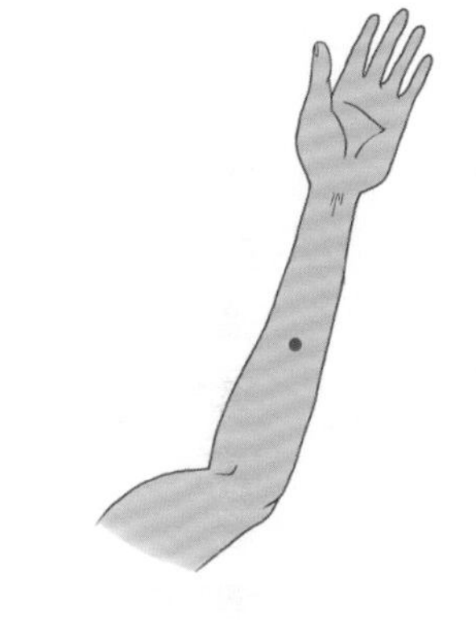

郄门穴

切按郄门，用力由轻渐重，切按20～30秒后放松数秒，反复切按多次，以局部出现胀痛感并向上臂及胸部传导为佳。

（8）素髎穴

找法：位于人体的面部，鼻尖的正中央。

刺激方法：拇指或食指指腹压住素髎穴。施力揉按，按30秒后放松3～5秒，反复按数次，每日2～3次，力度自行掌握。按揉直到局部出现强烈酸胀感为止。此法适用于呼吸浅的抢救治疗。

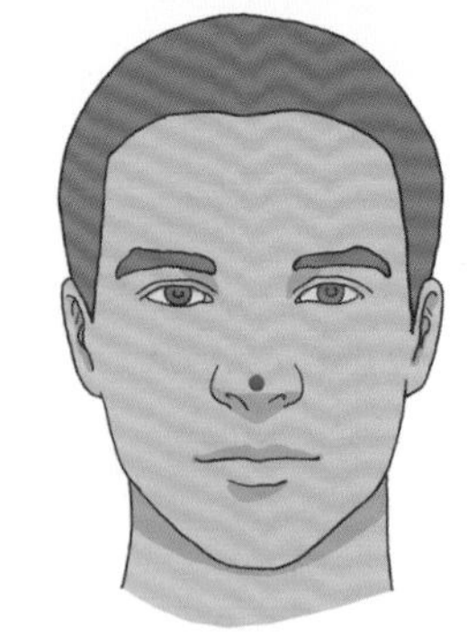

素髎穴

灵枢篇

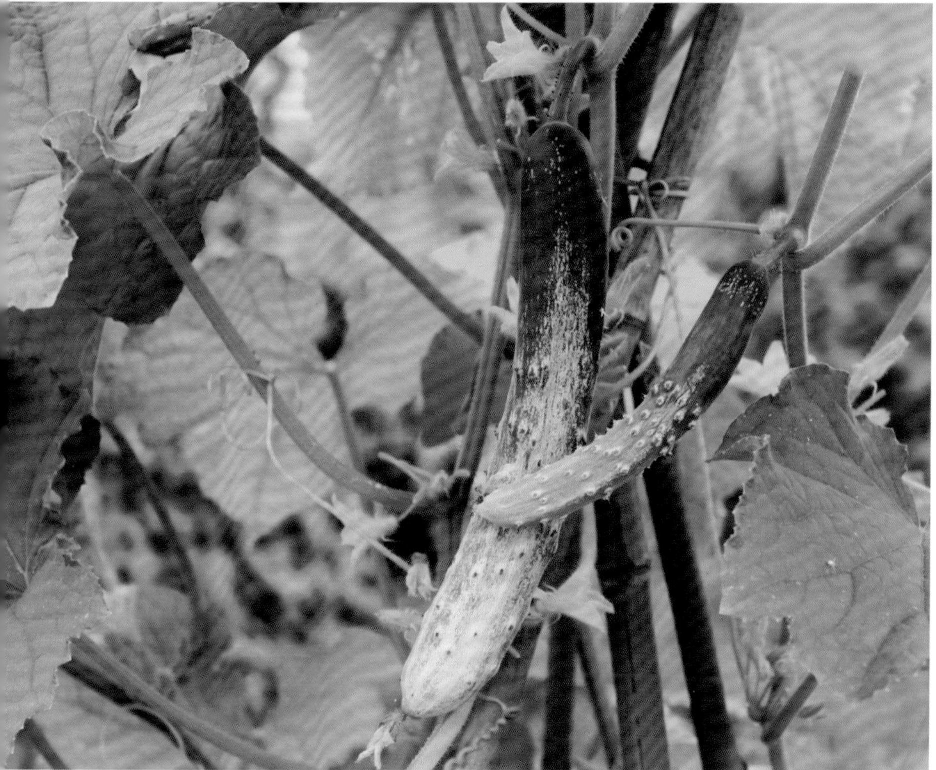

九针十二原

本篇要点

1. 介绍了泻实和补虚的方法。
2. 说明了持针的基本要领。
3. 阐述了九针的名称和形状。

原文译注

原文 虚实之要，九针最妙，补泻之时，以针为之。泻曰，必持内之，放而出之，排阳得针，邪气得泄。按而引针，是谓内温，血不得散，气不得出也。补曰，随之随之，意若妄之，若行若按，如蚊虻止。如留如还，去如弦绝。令左属右，其气故止，外门已闭，中气乃实[①]。必无留血，急取诛之。

译文

调和虚实的主要方法，以正确运用九针之法最为理想，在补虚泻实时，可以用针刺的手法取得功效。所谓泻实的方法，必须很快地持针刺入，并摇大针孔，使邪气得以排出，排开表阳之后徐徐出针，使邪气得以随针外泄。如果出针后按住针孔，这就是人们常说的使邪气郁积于内的错误泻法。内温会造成郁血不得消散，邪气不得外出。所谓补虚的方法，主要是随着经气将去的方向进针，要紧紧抓住患者气血往来的时机，医生的意念可轻松随意，而在行针导气和按穴下针时要非常轻巧，如同蚊子用嘴叮在皮肤上一样，似有似无。在留针时，要像蚊子叮完皮肤后，悄然飞去，而感觉上好像它仍旧停留在那里那样的轻妙；出针时，又要同箭离开了弓弦那样迅疾。当右手出针时，左手应当随即按闭针孔，借以阻止中气外出，这就好像把在外面的门户关闭起来一样，如此，中气自然就充实了。这种疗法，要防止出现瘀血，如果意外出现瘀血，应当尽快采取刺络放血法将它除掉。

原文 持针之道，坚者为宝。正指直刺，无针左右。神在秋毫[②]，属意病者，审视血脉者，刺之无殆。方刺之时，必在悬阳，及与两卫。神属勿去，知病存亡。血脉者，在俞横居[3]，视之独澄，切之独坚。

译文

持针的要领，以坚定有力最为可贵。进针时用右手拇指、示指（食指）、中指三指夹持针具，要直针而下，不能偏左或偏右。要聚精会神，明察秋毫，同时还要凝神注意患者神态的变化，并细心观察患者血脉的虚实，这样进行针刺才不致出现危险的情况。刚开始针刺的时候，必先刺到表阳所主的卫分，然后再刺到脾阴所主的肌肉。细心观察患者的神气及其各脏腑之气是否有散失，就可知道病的存在与否。人体浅表上的血脉，横结分布于经穴之间，看起来清楚分明，而用手去按切时，有病的部位会显得特别坚实。

原文 九针之名，各不同形。一曰镵针，长一寸六分；二曰员针，长一寸六分；三曰鍉针，长三寸半；四曰锋针，长一寸六分；五曰铍针，长四寸，广二分半；六曰员利针，长一寸六分；七曰毫针，长三寸六分；八曰长针，长七寸；九曰大针，长四寸。镵针者，头大末锐，去泻阳气；员针者，针如卵形，揩摩分间，不得伤肌肉，以泻分气；鍉针者，锋如黍粟之锐，主按脉勿陷，以致其气；锋针者，刃三隅以发痼疾；铍针者，末如剑锋，以取大脓；员利针者，大如氂，且员且锐，中身微大，以取暴气；毫针者，尖如蚊虻喙，静以徐往，微以久留之而养，以取痛痹；长针者，锋利身薄，可以取远痹；大针者，尖如梃，其锋微员，以泻机关之水也。九针毕矣。

译文

九针的各种名称，反映着它们各不相同的形状。第一种称镵针，长1寸6分；第二种称员针，长1寸6分；第三种称鍉针，长3寸5分；第四种称锋针，长1寸6分；第五种称铍针，长4寸，宽2分半；第六种称员利针，长1寸6分；第七种称毫针，长3寸6分；第八种称长针，长7寸；第九种称大针，长4寸。镵针，针头大而针尖锐利，适用于浅刺，以泻除皮肤肌表的邪热；员针，针尖椭圆如卵形，可作按摩之用，主治邪在分肉之间的疾患，用时不致损伤肌肉，而得以疏泄分肉之间的气血；鍉针，针尖像黍粟一样圆而微尖，主要是用作按摩经脉而不致刺入皮肤，以流通气血，从而遏止邪气；锋针，针锋锐利，三面有锋棱，适用于热毒痈疡或经络久痹的顽固性疾患；铍针，针尖如剑锋，可用于刺治痈疡，排除脓血；员利针，针尖大如牦尾，圆且锐利，针身略粗，能用于治疗急性病；毫针，针尖纤细如蚊虻之嘴，进针时要静候脉气，徐缓刺入，然后观察脉气的具体情况做较长时间的留针，以扶养真气，同时还适宜于治疗痛痹；长针，针尖锋利而针身细薄，可以治疗经久不愈的痹症；大针，针体如杖，粗而且巨，针尖略圆，可用来泻除停留于关节而致浮肿的积水。九针的名称、形状与主治作用，都尽在这里了。

注释

①中气乃实：则中气自然就充实了。

②神在秋毫：聚精会神，明察秋毫。

③在俞横居：横结分布于经穴之间。

养生智慧

1. 穴位按摩妙治低血压

（1）涌泉穴

找法：当弯曲脚趾时脚掌上最低处并位于第二脚趾的延长线上。

刺激方法：用拇指指尖对该穴位分别进行前后左右的每次3～5个往复式按压，以3～7次为宜。也可以使用灸具，每周2～3次。

（2）足三里穴

找法：沿小腿正面往上碰到隆起的骨头停止，向小指侧移动一指宽的凹陷处。两腿各一。

刺激方法：用拇指指尖慢慢进行垂直按压。每次3～5秒，进行3～7

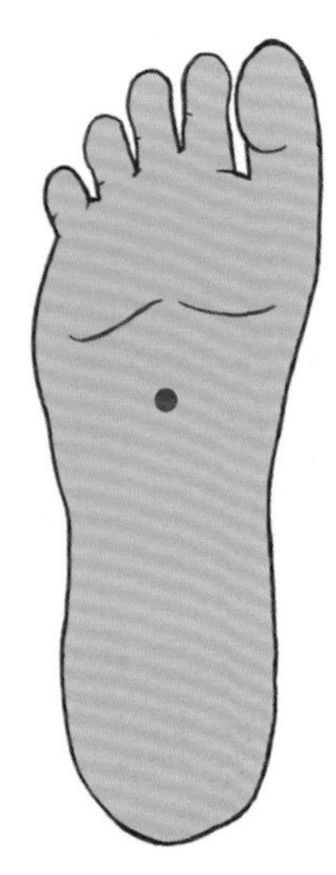

涌泉穴

次。建议使用灸具，每周进行2～3次。

（3）百会穴

找法：位于人体头部，头顶正中心，可以通过两耳角直上连线中点即是。

刺激方法：将两手的中指置于其上，缓缓吐气，每次按顺时针方向和逆时针方向各按摩50圈，强力按压6秒，如此反复5次，每日2～3次，血液循环会变为良好。

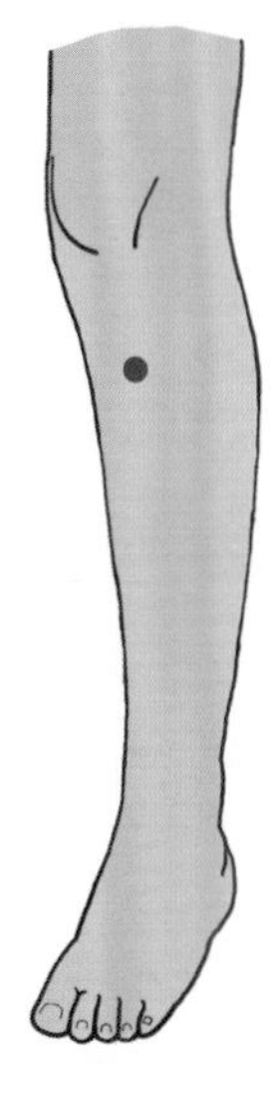

足三里穴

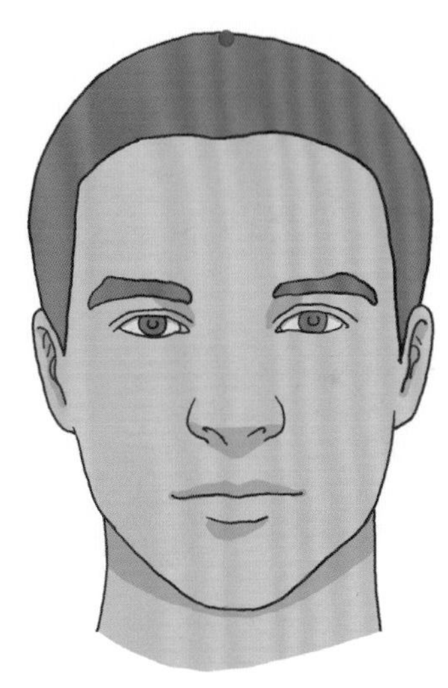

百会穴

（4）神门穴

找法：腕横纹尺侧端，尺侧腕屈肌腱的桡侧凹陷处。

刺激方法：以右手大拇指按左手神门穴5～10次，再用同样的方法以左手按摩右手神门穴5～10次，用力不要过重，以有轻微酸胀感为宜。

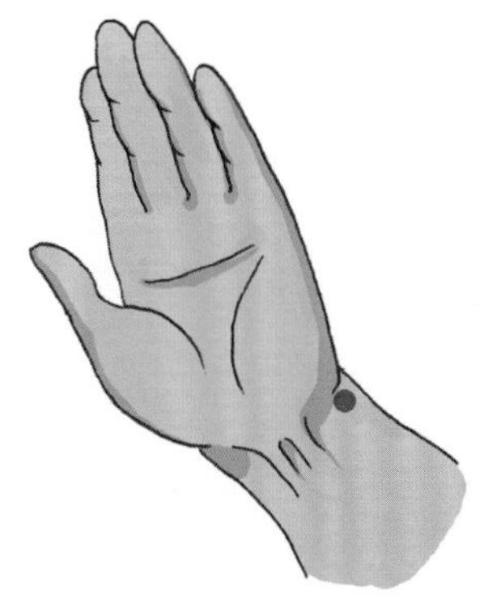

神门穴

（5）中渚穴

找法：在手背部，掌指关节的后方，小指掌关节手腕方向1寸，第4、第5掌骨间凹陷处。

刺激方法：用拇指分别按压双手的中渚穴，各压3～5分钟，每日1～3次。

（6）大陵穴

找法：在腕掌横纹的中点处。左右各一。

刺激方法：用拇指按压双手上的大陵穴，各5分钟，每日3次。

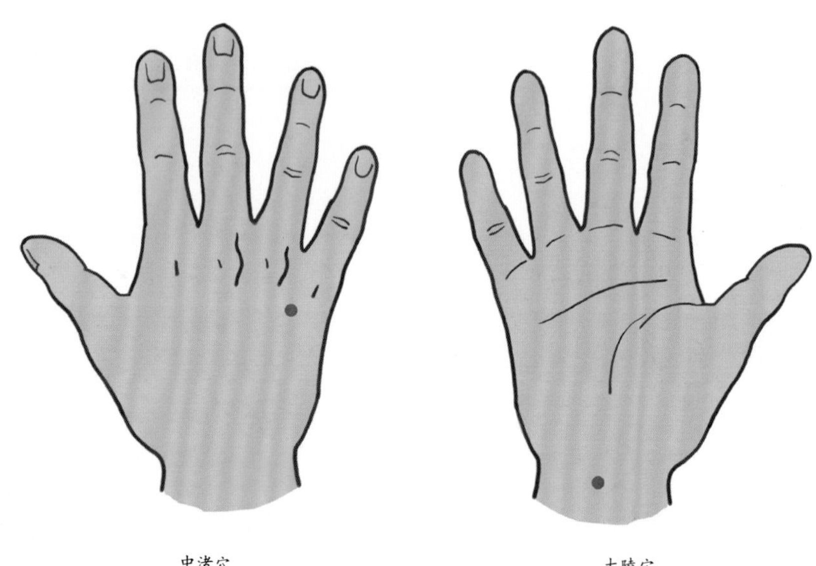

中渚穴　　大陵穴

2.高血压的穴位刺疗法

（1）高血压点

找法：位于脚的大踇趾趾根粗横纹上，其横纹中央即为“高血压点”穴位。

刺激方法：用两手的大拇指强力按压此处6秒。在两脚的穴位各做3次，每日10次。

（2）合谷穴

找法：位于手背第1、第2掌骨间，第2掌骨桡侧的中点处。

刺激方法：指压时，一面缓缓吐气，一面用拇指和示指（食指）上下捏压6秒，如此重复10次。

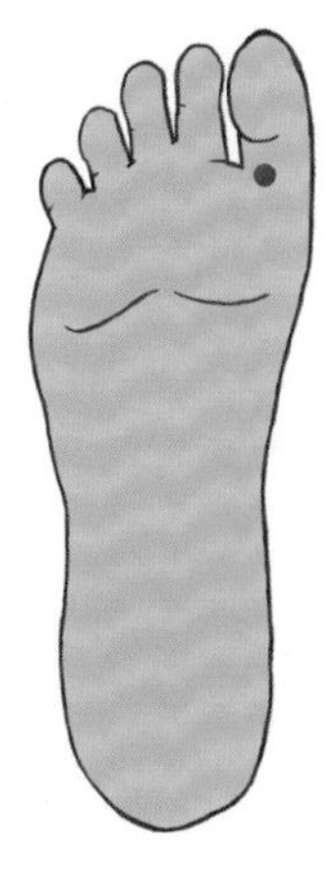

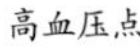
高血压点

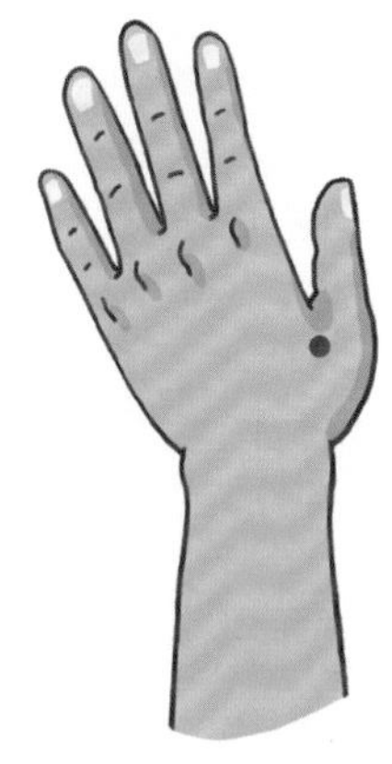
合谷穴

（3）昆仑穴

找法：位于脚踝外侧，在外踝顶点与脚跟相连线的中央点。

刺激方法：用手指按住此穴，坚持1～2分钟（或揉此穴5分钟）。

（4）太冲穴

找法：在脚背上，大脚趾的间隙后方的凹陷处。

刺激方法：以中指端垂直点压太冲穴3次。每次持续约2秒，间隔2秒后再点压1次。

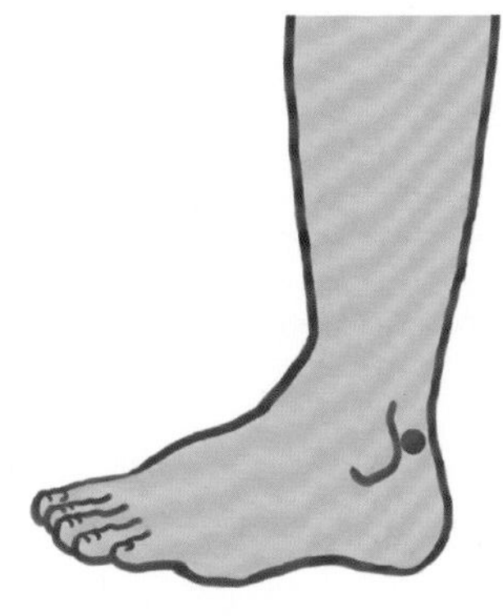
昆仑穴

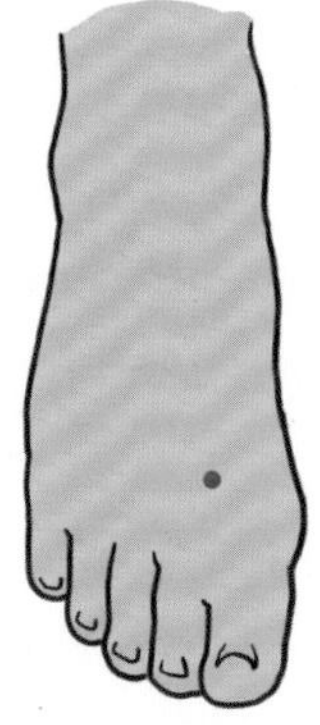
太冲穴

（5）曲池穴

找法：屈肘，肘横纹外侧端与肱骨外上髁连线的中点处。

刺激方法：以拇指端点压曲池5次。

（6）百会穴

找法：位于人体头部，头顶正中心，可以通过两耳角直上连线中点。

刺激方法：以拇指掌侧端压在百会穴上，顺时针旋推10次。

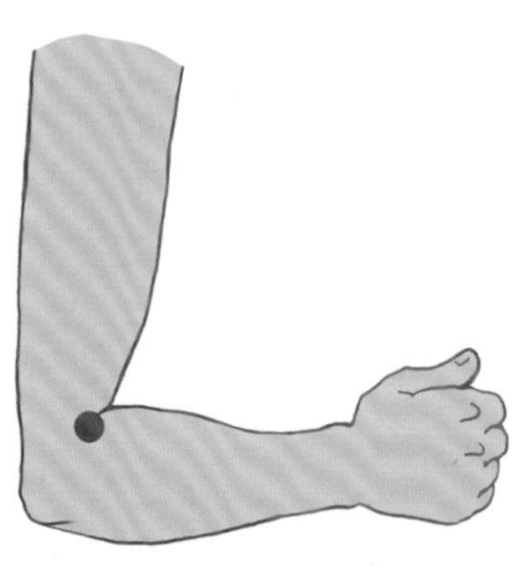

曲池穴

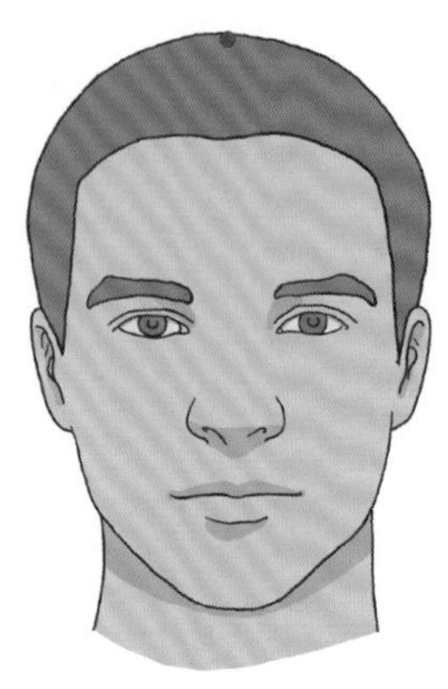

百会穴

（7）风池穴

找法：位于后颈部，后头骨下，两条大筋外缘陷窝中。

刺激方法：以拇指、中指端点压风池穴5次。

（8）桥弓穴

找法：颈部翳风（耳垂后下缘的凹陷）至缺盆（锁骨上窝中央）的连线，即位于人体脖子两侧大筋上。

刺激方法：先推压左侧的桥弓穴，再推压右侧的桥弓穴，两侧交替进行，可推按1～2分钟。每一侧推按20次，交替进行，每日2次。推按时，会感到穴位处有胀硬的感觉。

（9）太溪穴

找法：手指从脚的内踝最高的地方向后，跟腱前的凹陷处就是太溪穴。

刺激方法：用左手拇指按压右踝太溪穴（内踝尖与跟腱的中点），左旋按压15次，右旋按压15次，然后用右手拇指按压左踝太溪穴，手法同前。

（10）三阴交穴

找法：位于小腿内侧，足内踝上缘3指宽，在踝尖正上方胫骨边缘凹陷中间。

刺激方法：用左手拇指按压右三阴交穴，左旋按压20次，右旋按压20次，然后用右手按压左三阴交穴，手法同前。

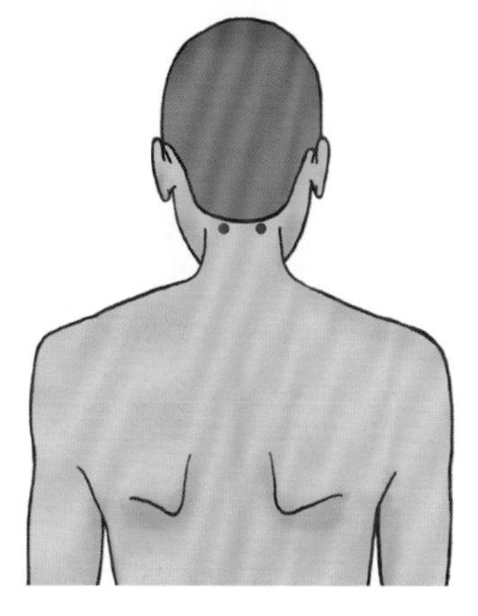

风池穴

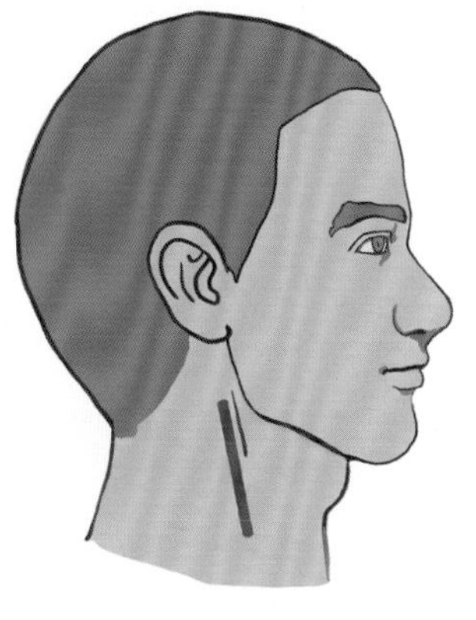

桥弓穴

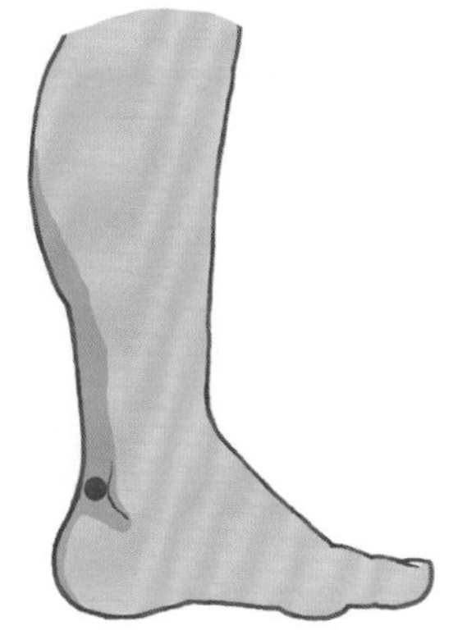

太溪穴

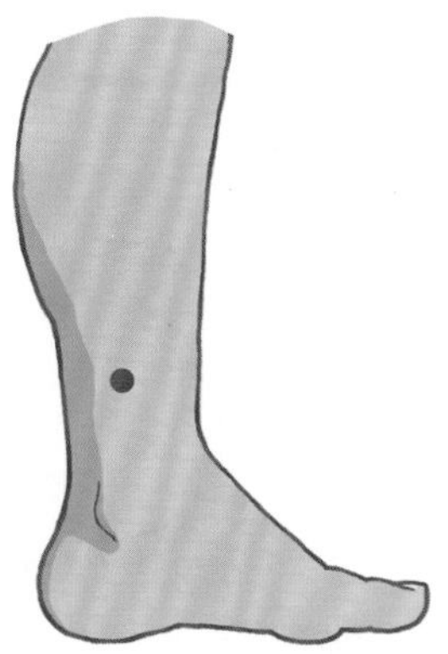

三阴交穴

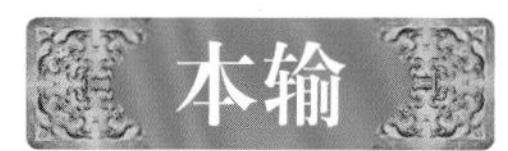

本输

本篇要点

阐述了心脏、肝脏、脾脏和肾脏的脉气出处及部位等。

原文译注

原文 心出于中冲，中冲，手中指之端也，为井木；溜于劳宫，劳宫，掌中中指本节之内间也，为荥；注于大陵，大陵，掌后两骨之间方下者也，为俞；行于间使，间使之道，两筋之间，三寸之中也，有过则至，无过则止，为经；入于曲泽，曲泽，肘内廉下陷者之中也，屈而得之，为合。手少阴也。

译文

心脏的脉气，出自于心包络经的中冲穴，中冲穴位于手中指的尖端，是心包经脉气所出的井穴，五行属木。脉气继而行至劳宫穴，劳宫穴位于掌中央中指本节的后方中间，是心包经脉气初流的荥穴。脉气流经劳宫穴后灌注于大陵穴，大陵穴位于掌后腕关节第一横纹的中央部，桡骨、尺骨之间，桡侧腕屈肌腱的尺侧凹陷中，是心包经脉气由浅入深的腧穴。脉气从大陵穴走出，行至间使穴，间使穴位于掌后

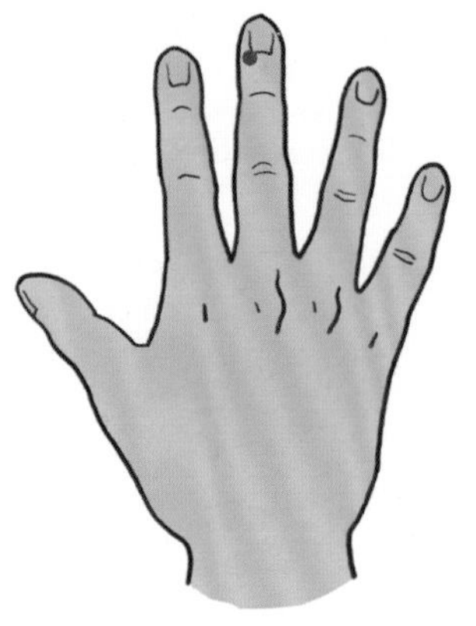

中冲穴

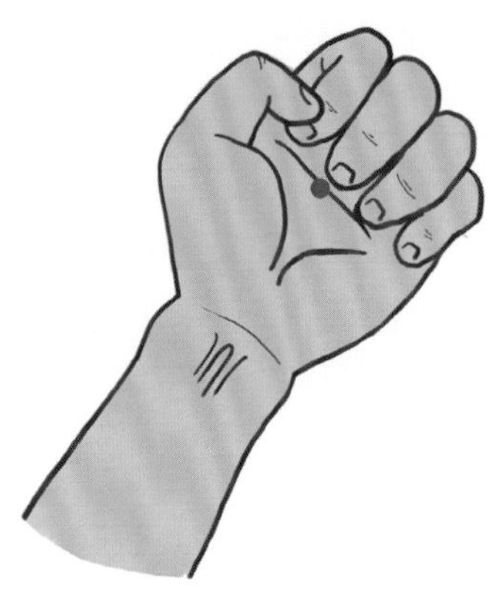

劳宫穴

3寸，两筋之间的凹陷中，当本经有病时，经脉的异常变化就会在此处有所表现，无病时则没有异常表现，它是心包经脉气迅速流过的经穴。脉气经大陵穴后汇入曲泽穴，曲泽穴位于肘横纹处肱二头肌腱内侧，肘窝横纹中央的凹陷中，在屈肘时才能找到它，是心包经脉气汇合的合穴。这就是手少阴心经脉气的流行情况。

原文 肝出于大敦，大敦者，足大趾之端，及三毛[①]之中也，为井木；溜于行间，行间，足大趾间也，为荥；注于太冲，太冲，行间上二寸陷者之中也，为俞；行于中封，中封，内踝之前一寸半，陷者之中，使逆则宛，使和则通，摇足而得之，为经；入于曲泉，曲泉，辅骨之下，大筋之上也，屈膝而得之，为合。足厥阴也。

译文

肝脏的脉气出自于大敦穴，大敦穴位于足大趾外侧距离趾甲根一分的地方，即在大趾背侧的三毛中，是肝经脉气所出的井穴，五行属木。脉气经大敦穴后流于行间穴，行间穴位于足大趾、次趾之间，是肝经脉气初流的荥穴。脉气继续前进，灌注于太冲穴，太冲穴位于行间穴上2寸，第二趾骨连接部位之前的凹陷中，是肝经脉气由浅入深的腧穴。脉气离开太冲穴，行至中封穴，中封穴位于足内踝前1

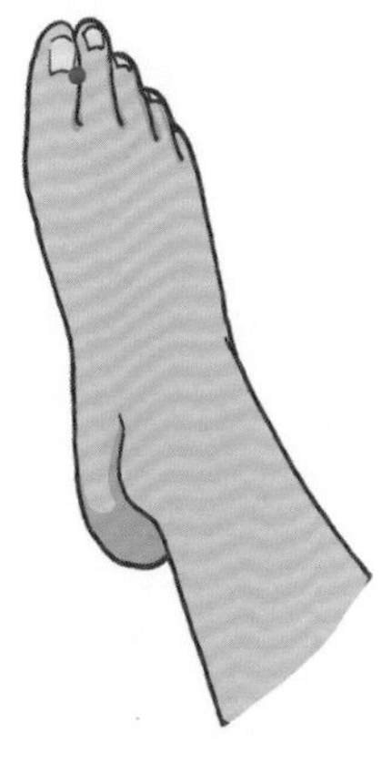

大敦穴

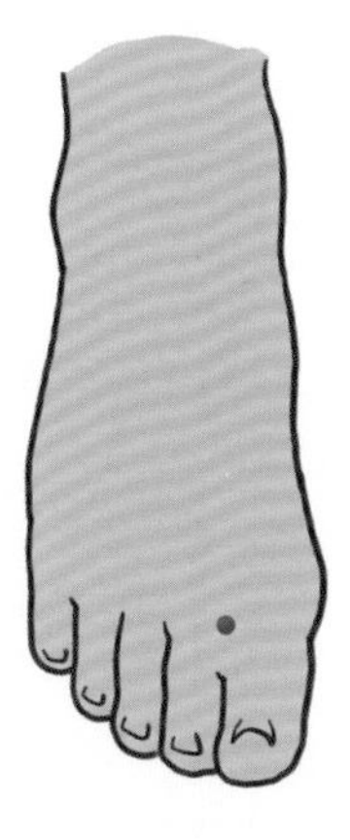

行间穴

寸半处的凹陷中，针刺该穴时若逆其经气，则会使气血郁结，若顺应其经气，则会使气血通畅，该穴在足部摇动后会在穴位处出现凹陷，才能被找到，是肝经脉气迅速流过的经穴；脉气由此汇入曲泉穴，曲泉穴，位于膝内辅骨突起的下方和大筋上方处的凹陷中，屈膝时才能找到，是肝经脉气汇合的合穴。这就是足厥阴肝经脉气的流行情况。

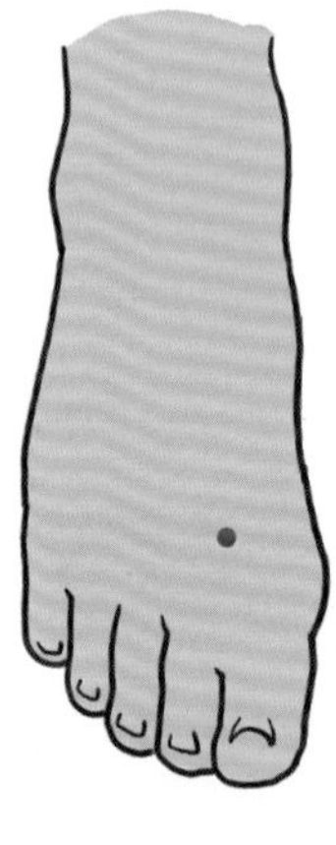

太冲穴

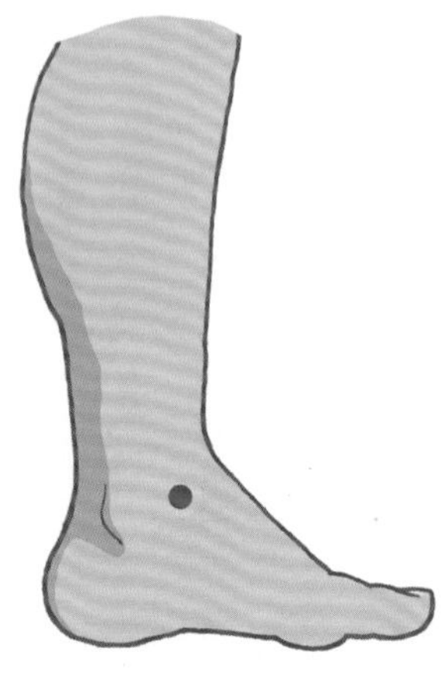

中封穴

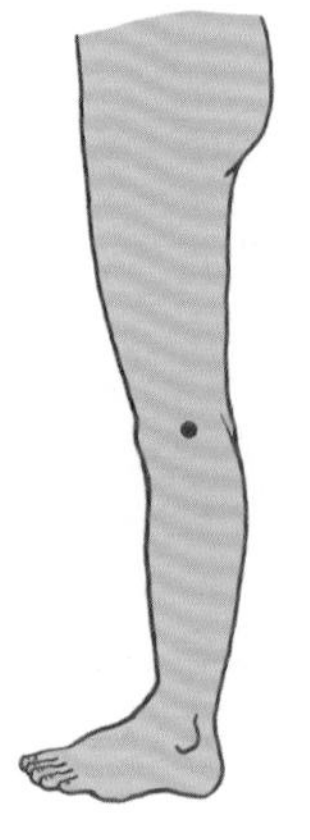

曲泉穴

原文 脾出于隐白，隐白者，足大趾之端内侧也，为井木；溜于大都，大都，本节之后，下陷者之中也，为荥；注于太白，太白，腕骨之下也，为俞；行于商丘，商丘，内踝之下，陷者之中也，为经；入于阴之陵泉，阴之陵泉，辅骨之下，陷者之中也，伸而得之，为合。足太阴也。

译文

脾脏的脉气出自于隐白穴，隐白穴的部位在足大趾的内侧前端，是脾经脉气所出的井穴，五行属木。脉气从隐白穴出走，行至大都穴，大都穴位于足大趾本节后内侧的凹陷中央，是脾经脉气初流的荥穴；脉气由此灌注于太白穴，太白穴位于足内侧核骨下方的凹陷中，是脾经脉气由浅入深的腧穴。脉气经太白穴，后行至商丘穴，商丘穴位于足内踝前下方的凹陷中，是脾经脉气迅速流过的经穴。脉气离开商丘穴，汇入阴陵泉穴，阴陵泉穴位于膝下内侧辅骨突起的后下方凹陷中，在伸展腿脚时可以找到该穴，是脾经脉气汇合的合穴。这就是足太阴脾经脉气的流行情况。

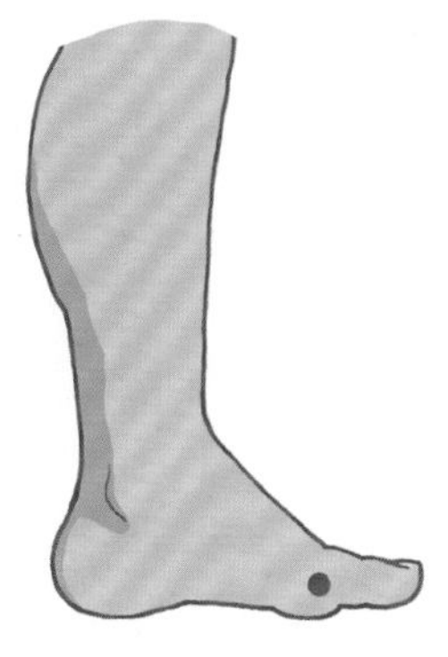

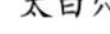
太白穴

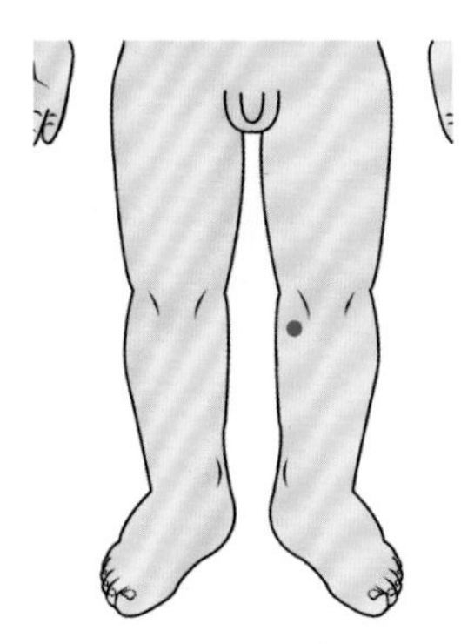

阴陵泉穴

原文 肾出于涌泉，涌泉者足心也，为井木；溜于然谷，然谷，然骨之下者也，为荥；注于太溪，太溪，内踝之后，跟骨之上，陷中者也，为俞；行于复溜，复溜，上内踝二寸，动而不休[2]，为经；入于阴谷，阴谷，辅骨之后，大筋之下，小筋之上也，按之应手，屈膝而得之，为合。足少阴经也。

译文

肾脏的脉气出自于涌泉穴，涌泉穴位于足心的凹陷中，是肾经脉气所出的井穴，五行属木。脉气从涌泉穴离开，行至然谷穴，然谷穴位于足内踝前方大骨下部的凹陷中，是肾经脉气初流的荥穴。脉气离开然谷穴，灌注于太溪穴，太溪穴位于足内踝后方、跟骨上方的凹陷中，是肾经脉气由浅入深的腧穴。脉气继而行复溜穴，复溜穴位于足内踝上2寸处，它跳动不休，是肾经脉气迅速流过的经穴。脉气经过复溜穴后汇入阴谷穴，阴谷穴位于膝内侧辅骨的后方、大筋的下方、小筋的上方，切按时脉动应手，在屈膝时才能找到，是肾经脉气汇合的合穴。这就是足少阴肾经脉气的流行情况。

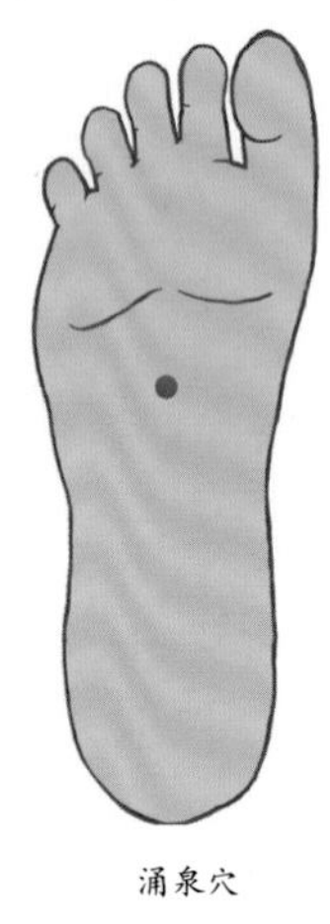

涌泉穴

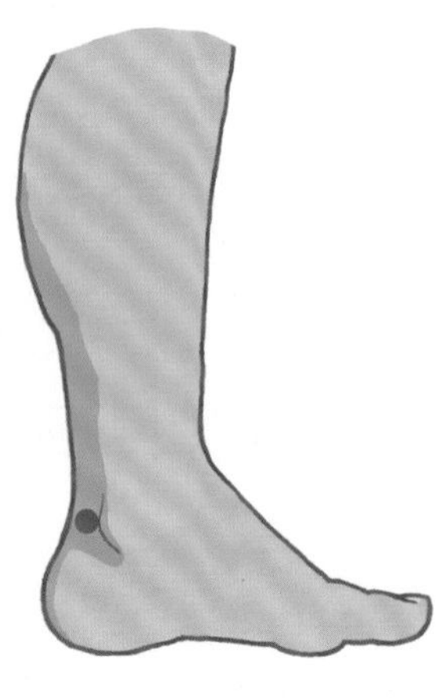

太溪穴

注　释

①三毛：在大脚趾第一节背面，趾甲根之后。

②动而不休：意思是跳动不停，为动脉搏动。

养生智慧

1. 九大穴位，让你找回好睡眠

（1）神门穴

找法：握拳后找到纵向的最外的小指方向的筋，筋的内侧延长线与手腕处最粗的横纹的交叉点为神门穴。两腕各一。

刺激方法：用拇指指尖对穴位进行3～5秒的轻度垂直按压，直至产生睡意为止。如没有效果，可以试按其他穴位。

（2）印堂穴

找法：两眉之间。

刺激方法：用中指进行轻度的垂直按压。每次3～5秒，直至产生睡意为止。因为此处肌肉较薄，所以不可以用力过重。如果无效请按压别的穴位。

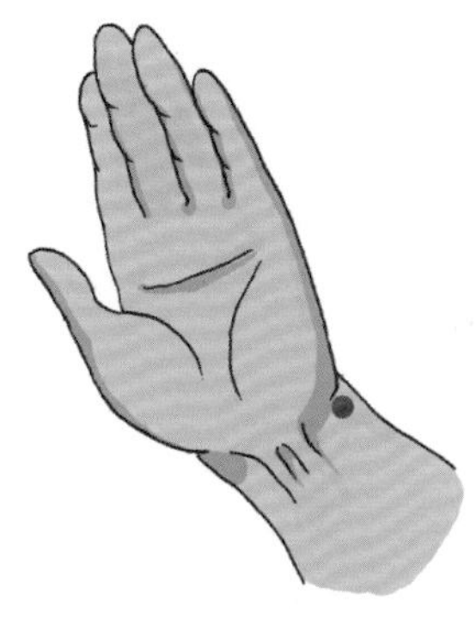

神门穴

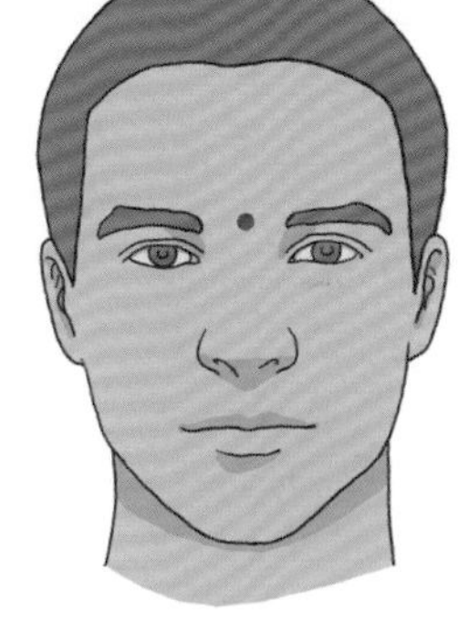

印堂穴

（3）百会穴

找法：双耳连线与鼻和头顶的连线的交点。

刺激方法：用中指指尖在该穴位进行轻度垂直按压，强度以感觉舒适为宜。每次3～5秒，每回进行3～7次。

（4）风池穴

找法：从颈后僧帽筋两侧与头盖骨相交处向耳部移动中出现的凹陷为风池穴。

刺激方法：用中指进行轻度的揉压。每回3～5圈，直至产生睡意为止。如没有效果可以试按其他穴位。

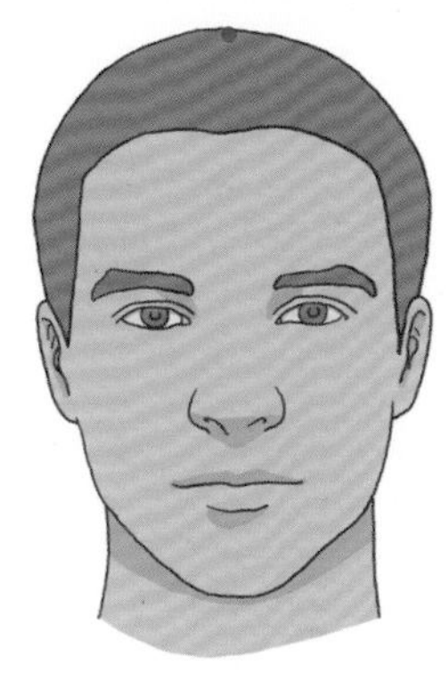

百会穴

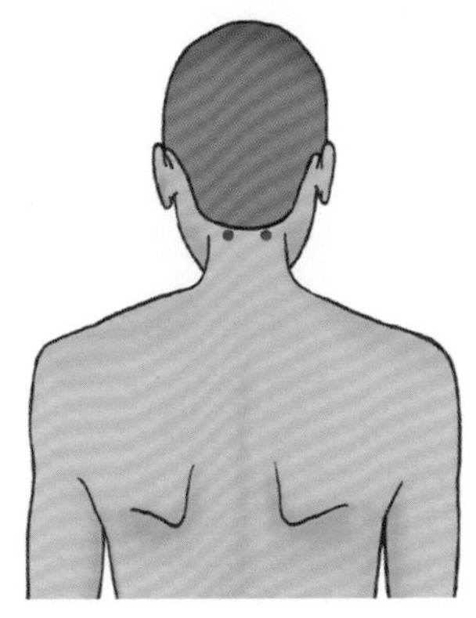

风池穴

（5）涌泉穴

找法：位于足前部凹陷处第2、第3趾趾缝纹头端与足跟连线的前1/3处。

刺激方法：将一条腿放在另一条腿上，同侧手托住脚踝，对侧手用小鱼际部在涌泉穴做上下推擦，直到脚心发热为止，再换另一条腿。每日1～2次。

（6）内关穴

找法：从手腕横纹向后量三横指，两肌腱之间凹陷处。

刺激方法：用左手的拇指尖按压右内关穴上，左手示指（食指）压在同侧外关穴上，按捏10～15分钟，每日2～3次；再用右手按压左侧的穴位，反复操作即可。最好要使酸、麻、胀的感觉下传到中指，上传到肘部，这样才有较好的效果。

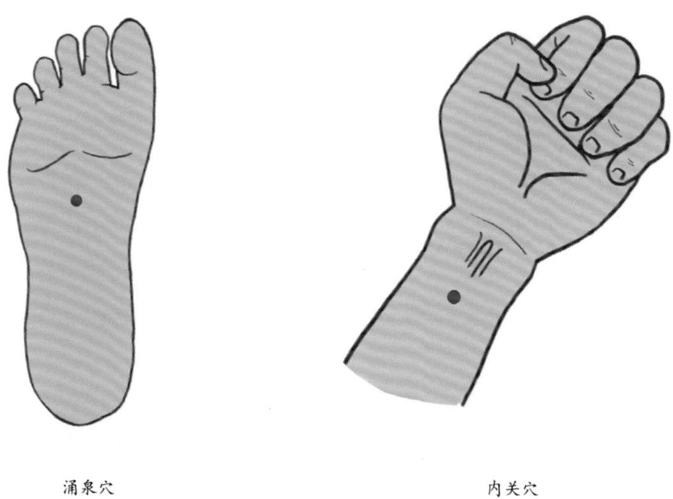

涌泉穴　　内关穴

（7）足三里穴

找法：在膝盖外侧的凹陷处向下四指并在胫骨外侧的交点处就是此穴。

刺激方法：如果按摩右侧足三里，就可以用左手的拇指放在足三里穴上，其他四指握住胫骨，然后以拇指垂直下按，2秒按压1次。按压5分钟，每日2次。

（8）鸠尾穴

找法：位于人体的心窝正下方，最底下肋骨稍下处。

刺激方法：用两个大拇指按压此穴，做圈状按摩，左右各60次。

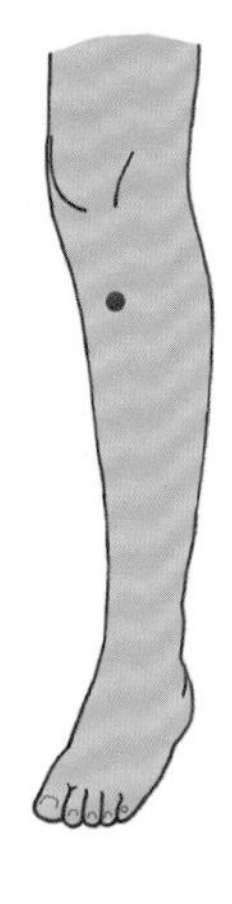
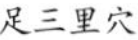

足三里穴

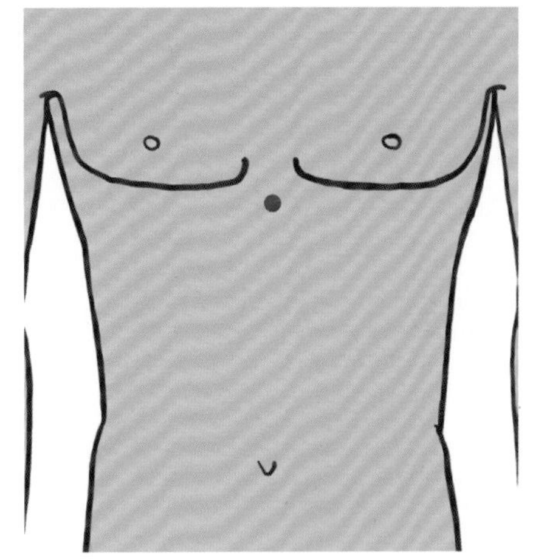

鸠尾穴

（9）大陵穴

找法：手掌侧腕关节第一横纹正中，两筋之间。

刺激方法：点按1～2分钟，直按斜上顶。刺激此穴治疗失眠效果最佳。

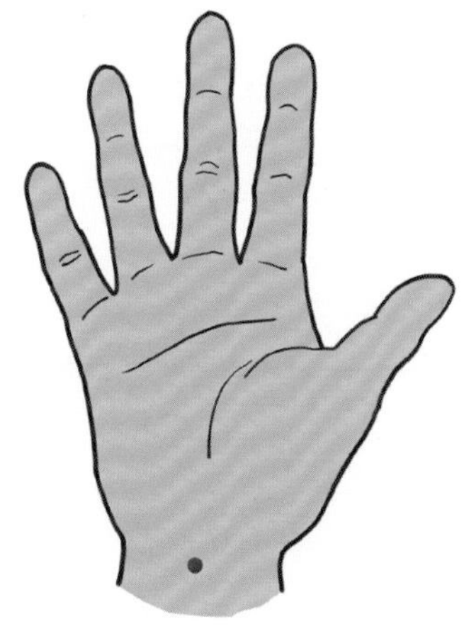

大陵穴

2. 刺激穴位，让你不再为便秘而“愁肠”

（1）便秘点

找法：耳轮内侧上方。

刺激方法：间歇式按压，早、晚左右耳各按压30下。便秘是由于肠胃蠕动缓慢或消化不良引起的，刺激便秘点可以有效增强肠胃蠕动，促进毒素排出。

（2）天枢穴

找法：肚脐向左右各3指处。此处为刺激小肠的穴位。左右各一。

刺激方法：以左手中指点压左侧天枢穴（位于肚脐左侧2寸），至有明显酸胀感即按住不动，坚持1分钟左右就有便感；然后屏气，增加腹内压，即可排便。

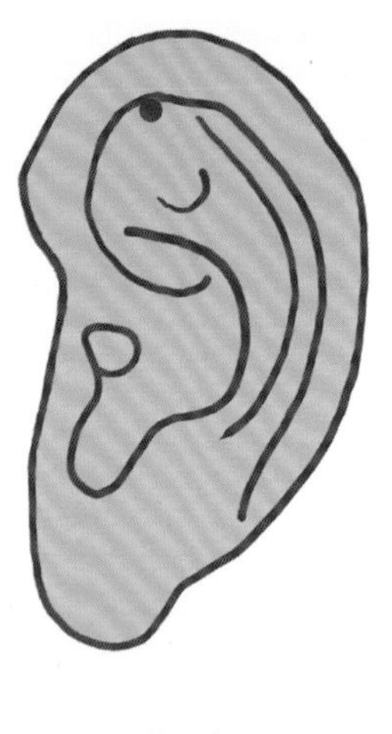

便秘点

天枢穴

（3）手三里穴

找法：曲肘时产生的横纹的一端（曲池）向手腕方向3指处。

刺激方法：以拇指指腹对穴位进行揉压。每次往复1～5回，进行10次。仍然没有便意的时候换另一侧的穴位。

（4）大横穴

找法：肚脐向左右各4.5指处。此处为刺激大肠的穴位。左右各一。

刺激方法：用拇指在左右穴位上同时进行轻度揉压。每次3～5圈，到产生便意为止。慢慢地深呼吸，保持轻松状态。

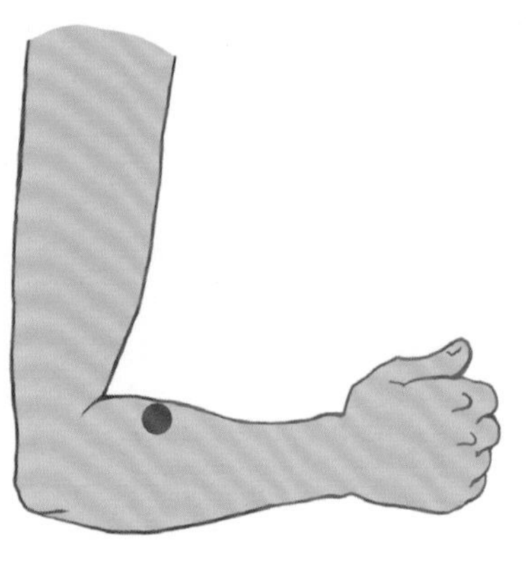

手三里穴

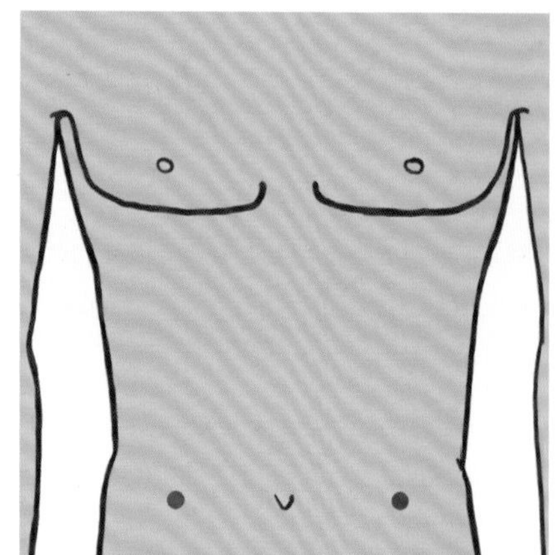

大横穴

（5）府舍穴

找法：肚脐向左右各4.5指处（大横）正下方与骨盆上缘相交处。左右各一。便秘时按压左侧穴位。

刺激方法：将左手中指放在左侧府舍穴处，用3根手指（拇指除外）进行揉压。每次3～5圈。一边慢慢深呼吸，一边进行。

（6）支沟穴

找法：位于手背腕横纹正中上3寸处。

刺激方法：以一侧拇指指腹按住支沟穴，轻轻揉动，以酸胀感为宜。每侧按1分钟，共2分钟。支沟穴是治疗便秘的特效穴位，各型便秘均可使用。

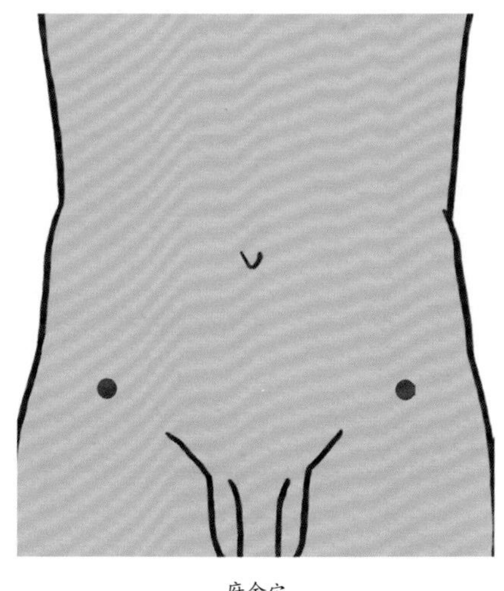

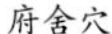

府舍穴

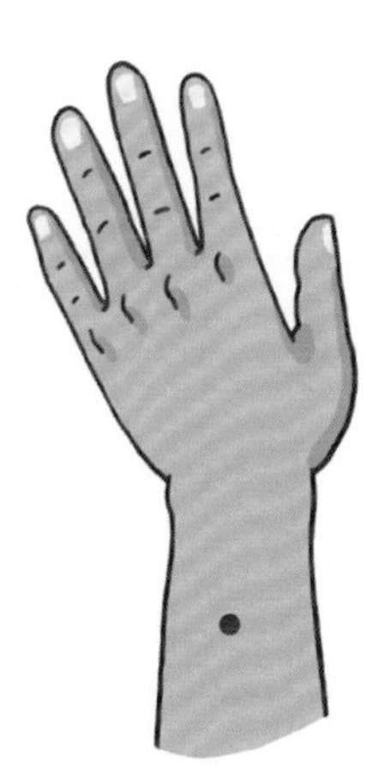

支沟穴

（7）大肠俞穴

找法：位于人体腰部，第4腰椎棘突下，向外约1.5寸（比大拇指略宽）处。

刺激方法：以手指指面向下按压，以自己感觉舒服的力度按压穴位10～20秒，力度由小到大再到小，重复点按。

（8）尺泽穴

找法：位于肘横纹中，肱二头肌腱桡侧凹陷处。

刺激方法：以一侧拇指指腹按住尺泽穴，轻轻揉动，以有酸胀感为宜。每侧1分钟，共2分钟。

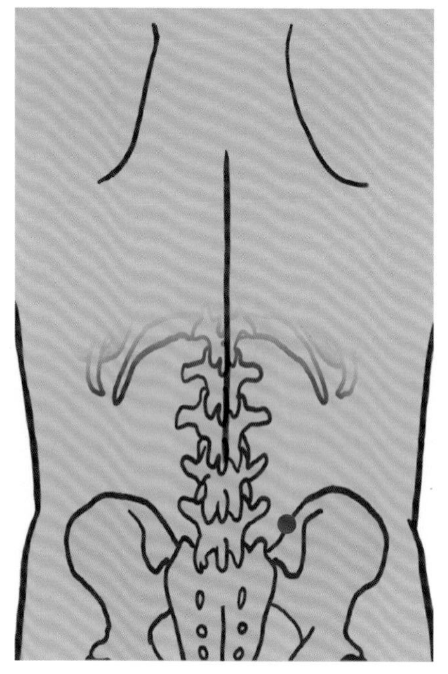

大肠俞穴

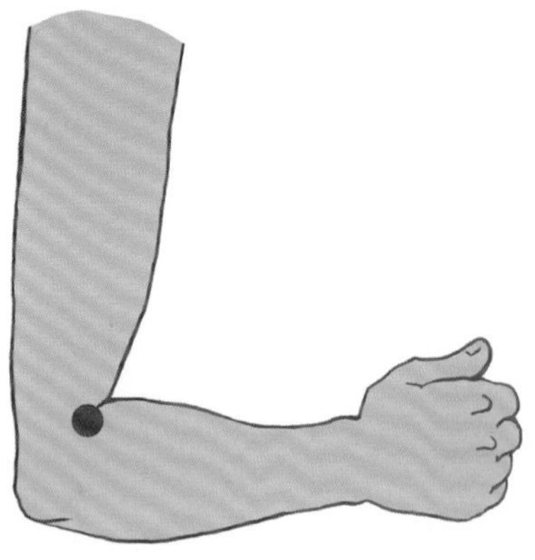

曲池穴

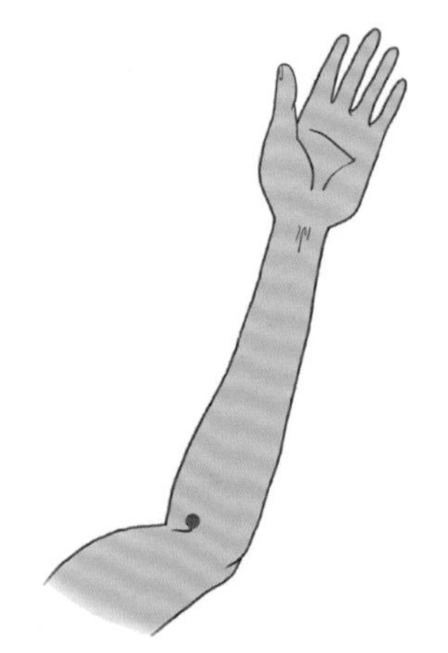

尺泽穴

（9）曲池穴

找法：位于肘横纹外侧端，屈肘，尺泽穴与肱骨外上髁连线中点。

刺激方法：曲池穴操作与尺泽穴相同。此二穴为上肢治便秘要穴，尺泽穴为肺经穴位，曲池穴为大肠经穴位，二者相配能有效促进大便排出，效果显著。

邪气脏腑病形

本篇要点

本篇重点论述邪气伤及六腑时出现的病症以及治疗穴位。

原文译注

原文 黄帝曰：愿闻六腑之病。岐伯答曰：面热者足阳明病，鱼络血者手阳明病，两跗之上脉竖陷者足阳明病，此胃脉也。大肠病者，肠中切痛，而鸣濯濯。冬日重感于寒即泄，当脐而痛，不能久立，与胃同候，取巨虚上廉。胃病者，腹䐜胀，胃脘当心而痛，上肢两胁，膈咽不通，食饮不下，取之三里也。

译文

黄帝说：我希望听一听六腑病变时的治疗情况。

岐伯说：面部发热是足阳明经的病变，而手部鱼际有血斑则为手阳明经的病变，脚背上如果出现凸起或者下陷的表现，也是足阳明经出了问题，这是诊胃脉时的重要之处。大肠有了病变，会感觉到肠中疼痛，并有响声。如果是冬天受了寒邪，就会表现为肝脏部位的疼痛，不能久站，大肠与胃为同属，因此治疗时要取巨虚上廉穴治疗。胃部病变会肚子胀满，胃脘疼痛，上肢两胁间也疼痛，胸膈与食道阻塞不通，不能进食，这时要取足三里穴进行治疗。

原文 小肠病者，小腹痛，腰脊控睾而痛，时窘之后，当耳前热，若寒甚，若独肩上热甚，及手小指次指之间热，若脉陷者，此其候也。手太阳病也，取之巨虚下廉。三焦病者，腹气满，小腹尤坚，不得小便，窘急，溢则水留，即为胀。候在足太阳之外大络，大络在太阳少阳之间，亦见于脉，取委阳。

译文

小肠发生病变时，小肚子疼痛，腰部疼一直牵扯到睾丸部位，令人感觉苦恼；同时耳前部位或热，或者寒冷，只有肩上部位特别热，以及手掌的小指和环指（无名指）之间发热。如果脉象为下陷虚弱之象，就是小肠经的病变，治疗时可以取巨虚下廉穴治疗。三焦发病时，腹内胀气，小腹部发硬，小便不利，非常让人着急；水如果溢于皮肤内就引起水肿，在肚子里则胀满不已。这时应该由足太阳外侧的大络感受到病症，大络就在太阳经与少阳经中间，三焦经发病时，这条脉为红色，应该取委阳穴进行治疗。

原文 膀胱病者，小腹偏肿而痛，以手按之，即欲小便而不得，肩上热，若脉陷，及足小趾外廉及胫踝后皆热，若脉陷，取委中央。胆病者，善太息[①]，口苦，呕宿汁，心下澹澹[②]，恐人将捕之，嗌中吤吤然数唾。在足少阳之本末，亦视其脉之陷下者灸之；其寒热者取阳陵泉。

译文

膀胱发生病变，小腹部位又胀又疼，用手一按，就想要小便，但又尿不出来；肩部发热，如果脉象下陷，同时足小趾外侧、胫骨、踝骨手面都很热，而且脉象同时下陷，就要取委中穴进行治疗。胆脏发生病变，人会经常叹气，嘴里发苦，呕清水，心中老是感觉不安，好像有人要来抓捕他一样，喉间有异物感，经常咳嗽，还有唾沫吐出。这就是足少阳经脉的病变，也可以看一下此脉是不是有阳陷阴起之象，如果是就一定要用灸法，如果患者出现寒热的交替，则要取阳陵泉穴治疗。

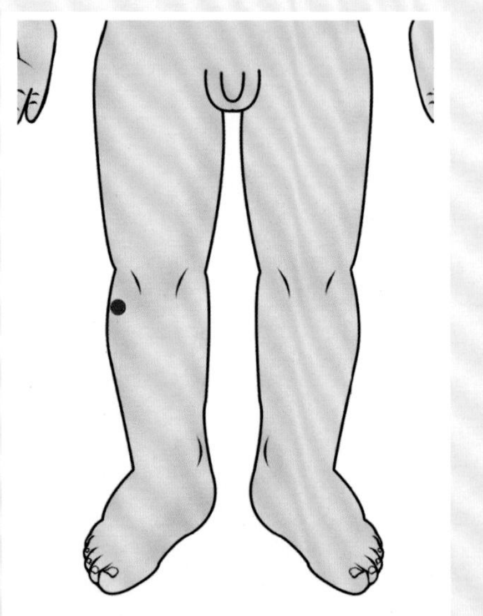

阳陵泉穴

原文 黄帝曰：刺之有道乎？岐伯答曰：刺此者，必中气穴，无中肉节[③]。中气穴，则针游于巷；中肉节，即皮肤痛；补泻反，则病益笃。中筋则筋缓，邪气不出，与其真相搏乱而不去，反还内著。用针不审，以顺为逆也。

译文

黄帝问：用针刺疗法有没有规则？岐伯回答道：用针刺，一定要刺中气穴，不能刺中肉节。中气穴受针，会带针气行走于孔穴内，从而令经脉相通；刺中肉节，皮肤会感觉疼痛；如果应该补的病反而用泻法，就会使病更加严重。如果中筋被误伤，筋部就变得弛缓，让邪气散不出去，反而会引起邪气与真气的搏击，如果邪气返回体内，就要生病了。所以，用针刺法如果不谨慎，很可能造成顺逆不当的问题。

注 释

①太息：长出气，指叹气的意思。

②心下澹澹：澹，为动的意思。心下澹澹，就是心中不安，跳动不已。

③肉节：皮和肉之间与骨节相连的地方。

养生智慧

1. 针灸禁忌，一定要记清

婴儿囟门未闭合时，头部腧穴不应该用针刺；而且为婴儿刺针，不宜留针。

孕妇怀孕的前6个月，腹部下方及腰骶不应该进行刺针；而怀孕6个月以上者，腹部上方、三阴交穴、合谷穴等部位不能进行针刺。

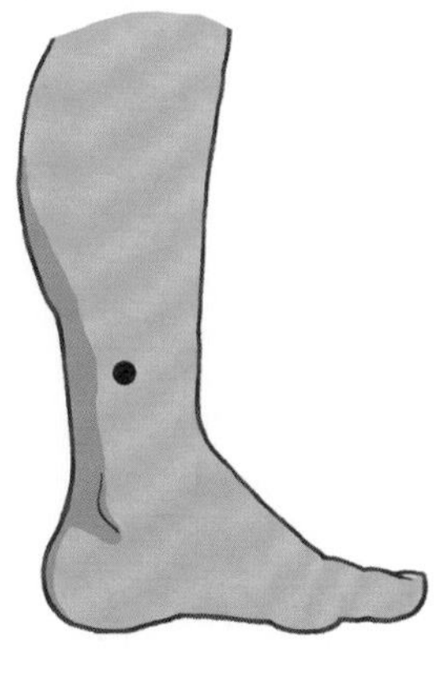

三阴交穴

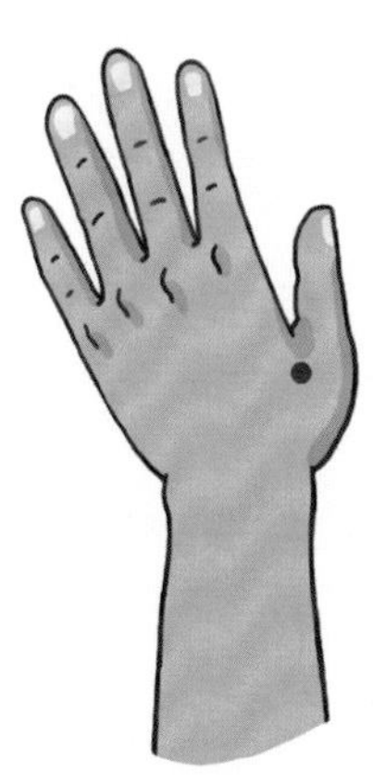

合谷穴

女性在月经期间不适合进行针灸，除非要调理月经的规律。

有皮肤感染、溃疡以及瘢痕的人群，忌对有伤的部位进行刺针；用针消炎则另计。

有自发性出血倾向的人群，或者受伤出血不止的人，都不应该进行刺针。

体虚者在刺针时应该以躺卧为宜，不适合坐或者站立进行。

过度饥饿、疲劳、紧张的人，不应该马上进行刺针，要缓合状态之后再进行针灸。

2. 针灸有误区，学会把握才有用

（1）不是留针时间越长越好

很多人都认为进行针灸时，留针时间越长，对身体、病情越有帮助。其实，事实并不是如此。中医典籍中就说到过，每个穴位的留针时间不应该超过十呼，也就是10个呼吸的过程。在《黄帝内经·灵枢·九针十二原》中说，补的针法可以“静以久留”，但必须要求“持针勿置”，这也就是说如果你用针刺穴位之后就放任不管，停针动不动就超过10分钟甚至半小时，那肯定是不对的。所以，进行针灸应该严格按照刺针的规则进行才好。

（2）刺针深度不应太深

针灸的刺针深度究竟要多深非常关键，针刺太深会使邪气反入。所以针刺时不应该刺得太深，相对来说，一般的穴位，针深应该保持在1寸以内的度。而在中医典籍《针灸甲乙经》中则要求，对穴位进行刺针，只能以几分计算深度，完全没有寸深的说法。所以，在进行针灸时，不要迷信深可驱邪、深更到位的说法，把握合适的深度，才可以起到一定的效果。

（3）酸麻胀感不一定是得气

不少进行针灸的人都会认为，当针刺之处出现酸、麻、胀感的时候，就是身体得气了，因此，可以达到治疗的功效，以及补益身体的说法。只不过，这种说法只能是相对而言，因为有些针法刺入穴位之后，达不到脉象的变化，这时候就算是再麻、再胀也不是得气之说。相反，下针若把持在“如鱼吞钩”的水平，那才是真正得气的说法。《黄帝内经》中就说，气至时脉象必定改变。因此，得不得气要看脉象是不是改变，而不是患者的感受。

根结

本篇要点

介绍了足太阳膀胱经和足太阴脾经所终结的穴位等。

原文译注

原文 太阳根于至阴，结于命门。命门者，目也。阳明根于厉兑，结于颡大。颡大者，钳耳也。少阳根于窍阴，结于窗笼。窗笼者，耳中也。太阳为开[①]，阳明为阖，少阳为枢。故开折，则肉节渎而暴病起矣。故暴病者，取之太阳，视有余不足。渎者，皮肉宛膲而弱也。阖折，则气无所止息而痿疾起矣。故痿疾者，取之阳明，视有余不足。无所止息者，真气稽留，邪气居之也。枢折，即骨繇而不安于地。故骨繇者，取之少阳，视有余不足。骨繇者，节缓而不收也。所谓骨繇者，摇故也。当穷其本也。

译文

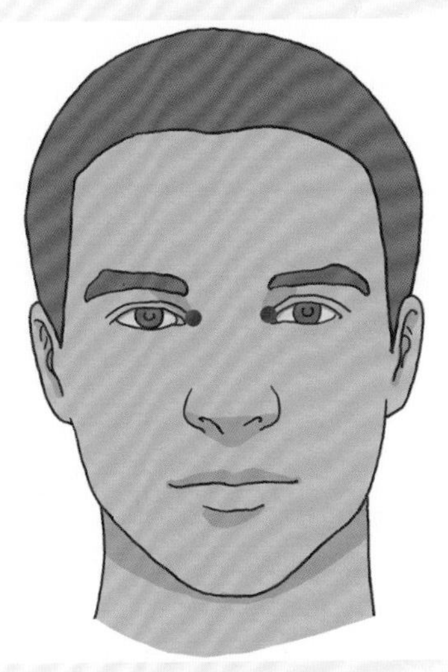

睛明穴

足太阳膀胱经的下端起始于足小趾外侧的至阴穴，其上端终结于面部的命门。所谓命门，是指目内眦的睛明穴。足阳明胃经的下端根部起始于足大趾外侧之次趾前端的厉兑穴，其上端终结于额角处的颡大。所谓颡大，是指钳束于耳上、额角部入发际处的头维穴。足少阳胆经的下端根部起始于足小趾内侧之次趾前端的足窍阴穴，上端终结于耳部的窗笼。所谓窗笼，是指耳孔前面、耳屏之前的听宫穴。太阳经为三阳之表而为开，阳明经为三阳之里而为合，少阳介乎表里之间，主表里转输，如门户之枢纽而为枢。若太阳经主表为开的功能受损，就会使表阳不固、皮肤干枯，外邪易于侵袭人体而出现暴病，对于这类暴发的病症，可以取刺足太阳膀胱经的腧穴，并根据病情的虚实来进行治疗，泻其有余，补其不足。所谓“渎”，是指皮肤肌肉干枯消瘦的萎弱状态。阳明经主里为合的功能受损，正邪二气就会交争得无所止息而引起四肢痿软无力的痿病。对于这类痿病，可以取刺足阳明胃经的腧穴，并根据病情的虚实来治疗，泻其有余，补其不足。所谓“无所止息”，是说真气在经脉留滞不行，病邪盘踞不去而发生痿病。少阳经介乎表里之间而为枢的功能受损，就会发生骨繇病而站立不稳。对于骨繇病，可以取刺足少阳胆经的腧穴，根据病情的虚实来治疗，泻其有余，补其不足。骨繇病患者，骨节弛缓不收。之所以称这种病为“骨繇”，是因为患了这种病就会骨节缓纵而身体动摇不定。以上各种病症进行治疗时，都应彻底弄清经脉循行的终始本末。

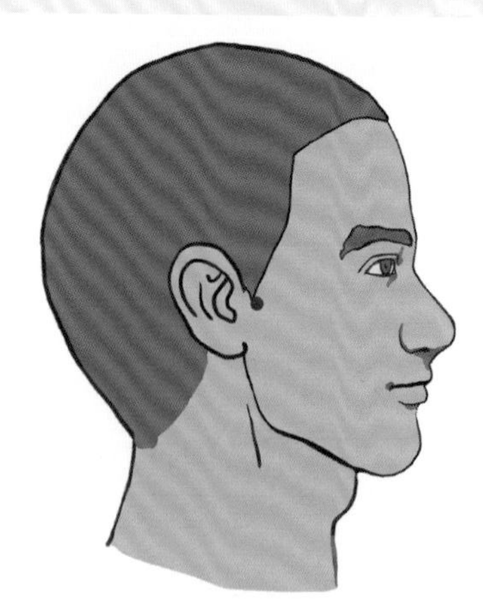

头维穴

原文 太阴根于隐白，结于太仓。少阴根于涌泉，结于廉泉。厥阴根于大敦，结于玉英，络于膻中。太阴为开，厥阴为阖，少阴为枢。故开折，则仓廪无所输，膈洞[②]。膈洞者，取之太阴，视有余不足。故开折者，气不足而生病也。阖折，即气绝而喜悲。悲者取之厥阴，视有余不足。枢折，则脉有所结而不通。不通者，取之少阴，视有余不足；有结者，皆取之不足。

译文

足太阴脾经的下端起于足大趾内侧端的隐白穴，上端终结于上腹部的中脘穴。足少阴肾经的下端起于足心的涌泉穴，上端终结于咽喉

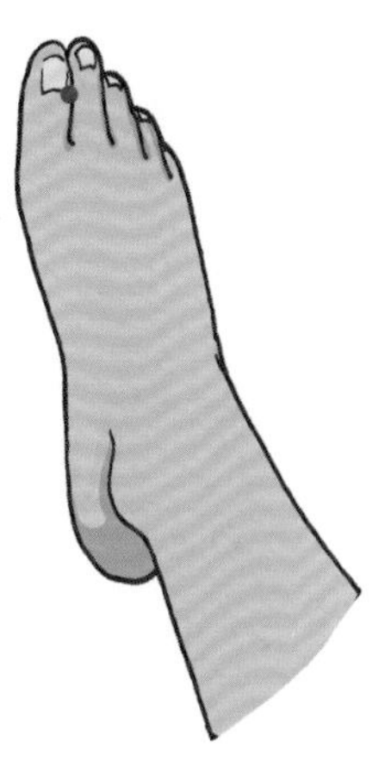

隐白穴

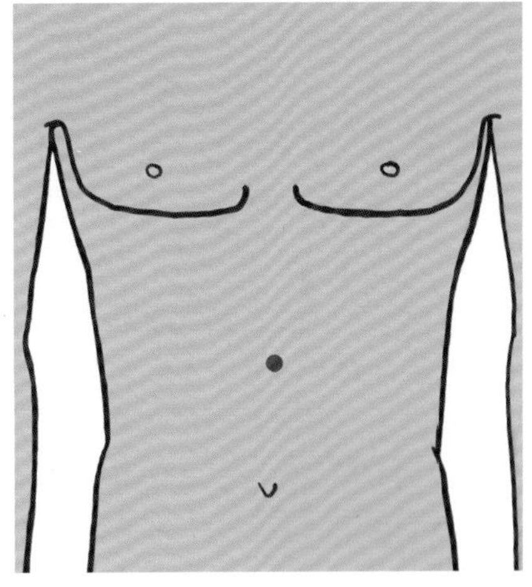

中脘穴

部的廉泉穴。足厥阴肝经的下端起于足大趾外侧端的大敦穴，上端终结于胸部的玉英穴，向下联络于膻中穴。太阴是三阴之表而为开，厥阴是三阴之里而为合，少阴介于表里之间而为枢。由于足太阴主脾，在表为开的功能受损，就会导致脾不能转输水谷精气，而在上出现痞塞不通的膈塞，在下出现直泻无度的洞泄。对于这种膈塞以及洞泄的症候，应当取刺足太阴脾经的腧穴，根据病情的虚实来治疗，泻其

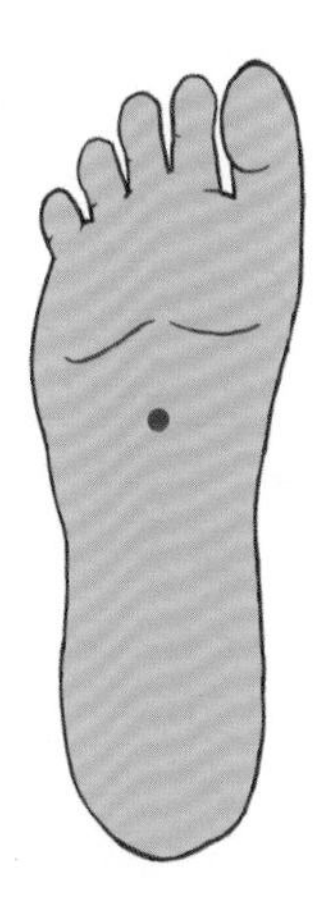

涌泉穴

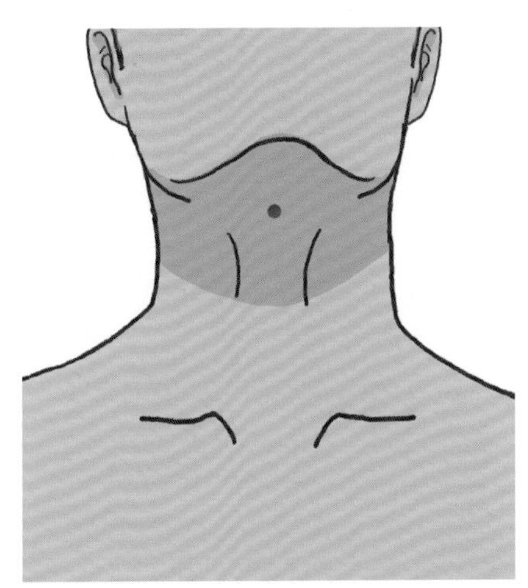

廉泉穴

有余，补其不足。所以说足太阴脾经的功能受到损伤，就会因阴中之阳气不足而发生此类疾病。足厥阴主肝，在里为合的功能受损，就会导致气机不畅，精神抑郁而时常感到悲哀。对于这种病症，应该取刺足厥阴肝经的腧穴，根据病情的虚实来进行治疗，泻其有余，补其不足。足少阴主肾，介于表里之间而为枢的功能受损，就会导致肾经脉气产生郁结以致大小便不通。对于这种二便不通的病症，应该取刺足少阴肾经的腧穴，根据病情的虚实来进行治疗，泻其有余，补其不足；凡是这种有经气郁结不通之症，都属于虚证，应当取刺足少阴肾经的穴位来治疗。

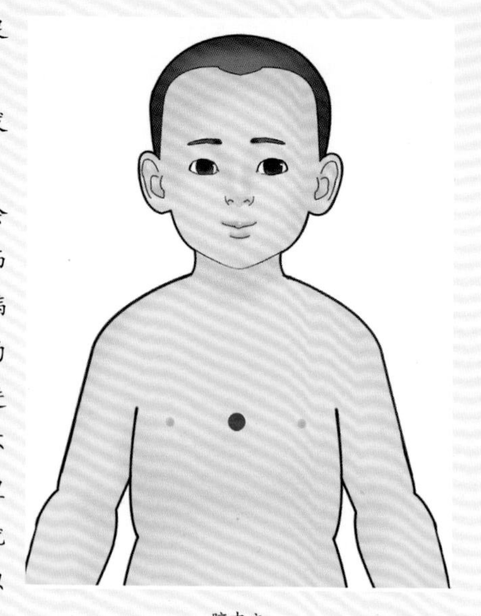

膻中穴

原文 足太阳根于至阴，溜于京骨，注于昆仑，入于天柱、飞扬也。足少阳根于窍阴，溜于丘墟，注于阳辅，入于天容、光明也。足阳明根于厉兑，溜于冲阳，注于下陵，入于人迎、丰隆也。手太阳根于少泽，溜于阳谷，注于少海，入于天窗、支正也。少阳根于关冲，溜于阳池，注于支沟，入于天牖、外关也。手阳明根于商阳，溜于合谷，注于阳溪，入于扶突、偏历也。此所谓十二经者，盛络皆当取之。

译文

足太阳膀胱经的下端起始于足小趾端的至阴穴，流行于足外侧大骨之下的京骨穴，灌注于外踝之后的昆仑穴，向上汇入项后的天柱穴，向下汇入足部的飞扬穴。足少阳胆经的下端起始于足小趾之旁次趾之端的足窍阴穴，流行于外踝之前的丘墟穴，灌注于外踝之上、辅骨之前的阳辅穴，向上汇入颈部的天冲穴，向下汇入足胫部的光明穴。足阳明胃经的下端起始于足大趾旁的次趾之端的厉兑穴，流行于足上的冲阳穴，灌注于冲阳穴之上的解溪穴，向上汇入颈部的人迎穴，向下汇入足胫部的丰隆穴。手太阳小肠经的下端起始于小指之端的少泽穴，流行于锐骨之下的阳谷穴，灌注于肘内大骨外侧的少海穴，向上汇入颈部的天窗穴，向下汇入上肢的支正穴。手少阳三焦经的下端起始于环指（无名指）端的关冲穴，流行于腕上的阳池穴，灌注于腕上两骨之间的支沟穴，向上汇入颈部的天牖穴，向下汇入上肢的外关穴。手阳明大肠经的下端起始于示指（食指）之端的商阳穴，流行于大指歧骨之间的合谷穴，灌注于腕上两筋之间的阳溪穴，向上汇入颈部的扶突穴，向下汇入腕后的偏历穴。这就是所谓手足三阳经左右共12条经脉的根、流、注、入的部位，凡因邪气侵入而经络满盛的病症，都可以取刺这些穴位。

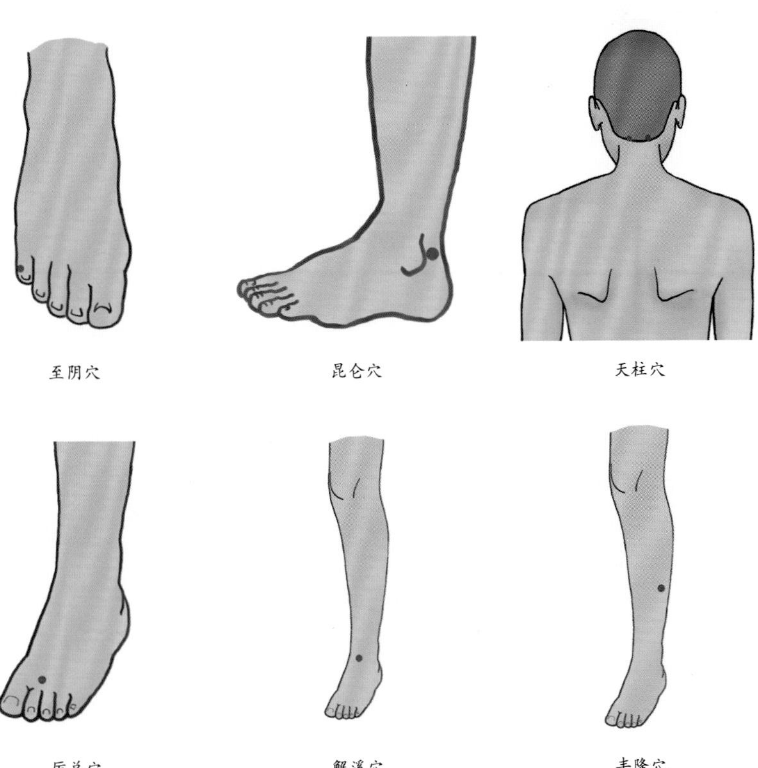

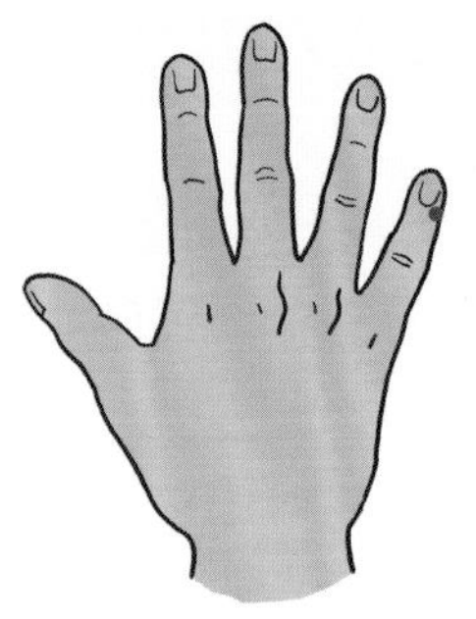

少泽穴

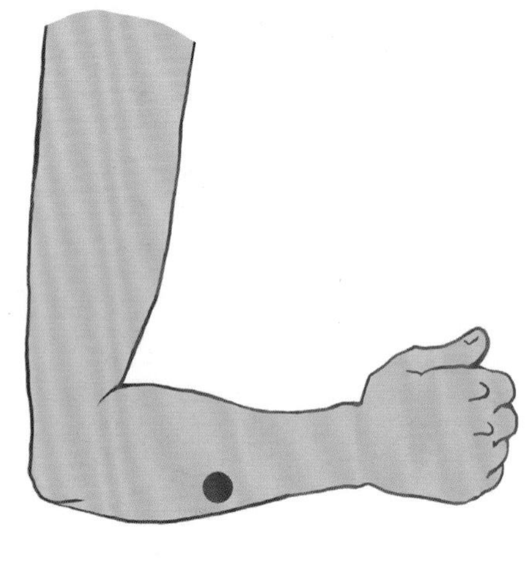

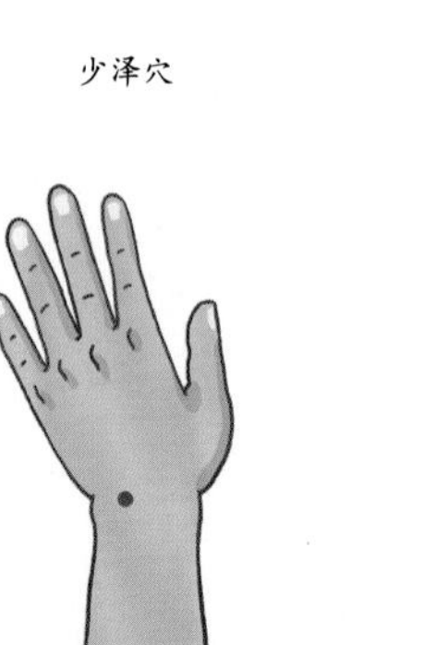

阳池穴

支正穴

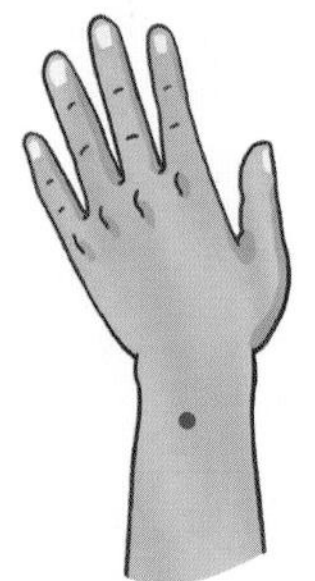

外关穴

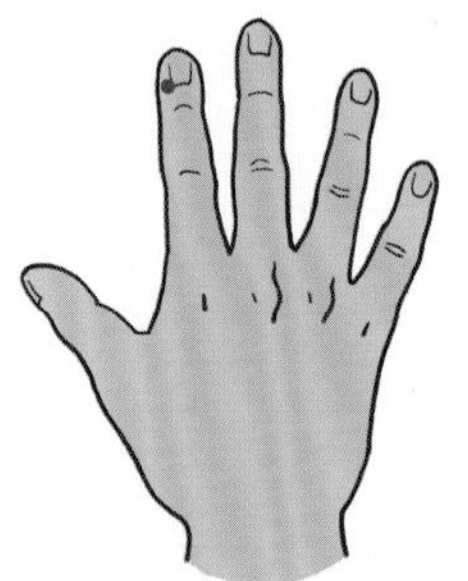

商阳穴

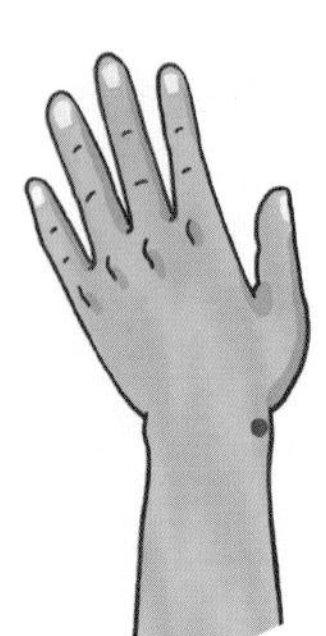

阳溪穴

注 释

①太阳为开：太阳为三阳之表，主表而为开。

②膈洞：膈，膈塞不通；洞，指泻下无度。

养生智慧

1. 肩关节疼痛的穴位疗法

（1）肩井穴

找法：位于人体的肩上，前直乳中，大椎与肩峰端连线的中点。

刺激方法：右手拇指、示指（食指）叉开，用力捏拿左肩井10次，再换左手捏拿右肩井10次。如此左右轮换，捏拿两肩井穴各30次。

（2）曲池穴

找法：位于肘部，寻找穴位时曲肘，横纹尽处，即肱骨外上髁内缘凹陷处。

刺激方法：右手示指（食指）按压左肘曲池穴，反复施压3～5次，每次3～5分钟。每日按摩2次。

（3）外关穴

找法：位于前臂背侧，手脖子横皱纹向上3指宽处。

刺激方法：用拇指揉、点此穴，力量由轻到重，至穴位下有酸胀感为度。每次15秒，反复按压30～60次。

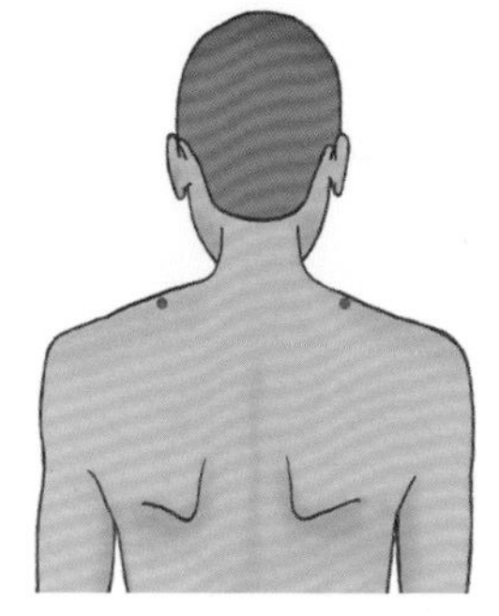
肩井穴

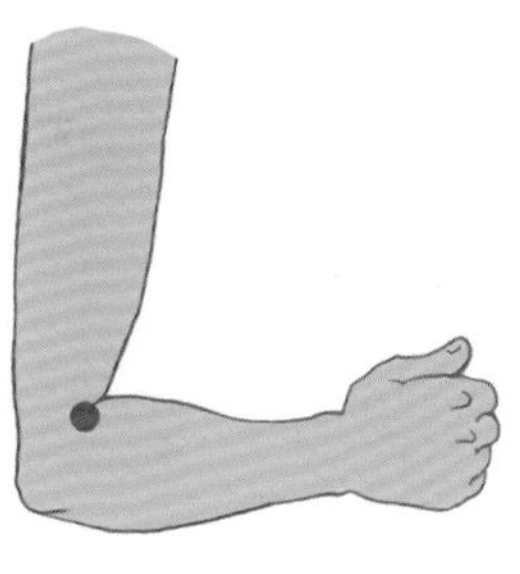
曲池穴

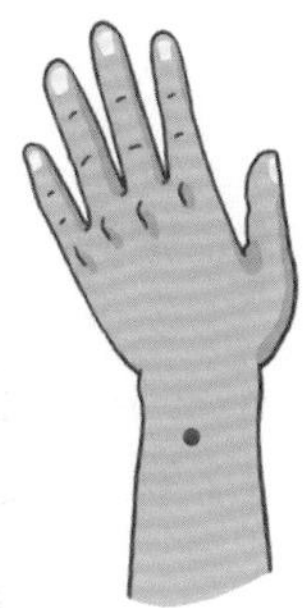
外关穴

2. 肘关节疼痛穴位疗法

（1）手三里穴

找法：位于前臂，手肘弯曲处向前3指幅，在阳溪与曲池连线上，用手按就痛之处。

刺激方法：右肩痛，左手拇指尖按掐右手三里穴。左肩痛，右手拇指尖按掐左手三里穴，感到酸胀为佳，然后顺时针方向点揉1分钟。

（2）合谷穴

找法：位于手背第1、第2掌骨间，第2掌骨桡侧的中点处。

刺激方法：按摩合谷穴时，可用双手拇指以顺时针方向交替按摩。每日2～3次，每次10分钟。

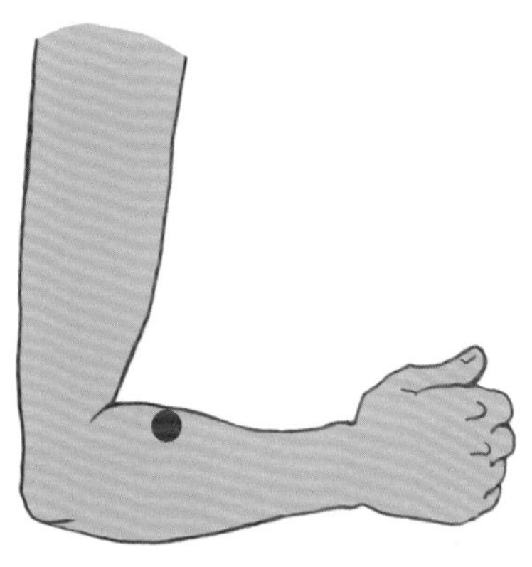

手三里穴

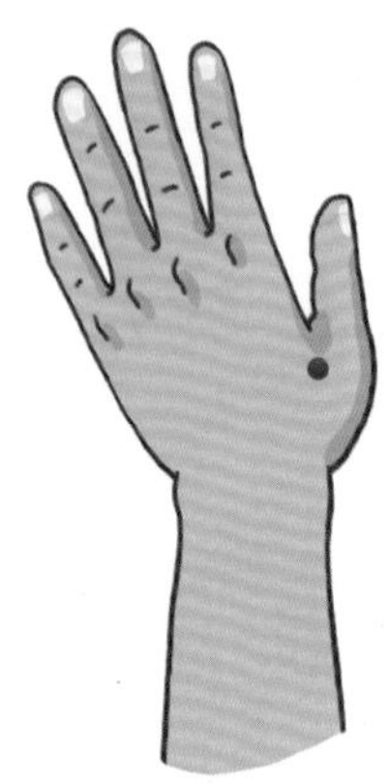

合谷穴

3. 腕关节疼痛的穴位疗法

（1）阳溪穴

找法：位于人体的腕背横纹桡侧，手拇指向上翘时，拇短伸肌腱与拇长伸肌腱之间的凹陷中。

刺激方法：先用右手示指（食指）尖点按左手阳溪穴5分钟，前2分钟点按不动，后3分钟指尖不离位全手转动。之后换左手示指（食指）点按右手阳溪穴同上。

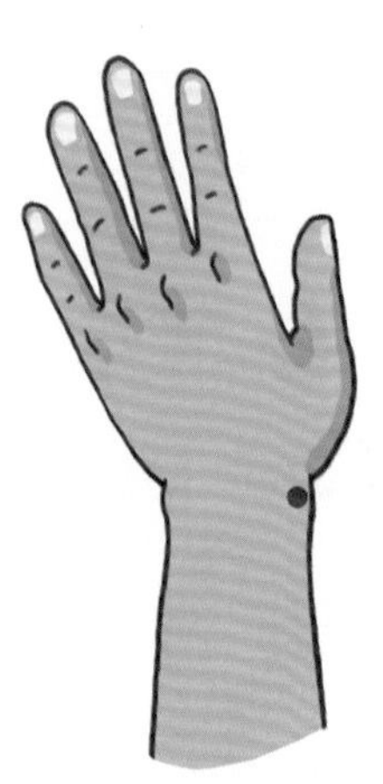

阳溪穴

（2）阳池穴

找法：在腕背横纹中，当指总伸

肌腱的尺侧缘凹陷处。

刺激方法：中指指腹放在阳池穴，用指腹揉，适当用力按压1分钟。每日2次。

（3）腕骨穴

找法：沿小指尺侧向后，靠近腕横纹的凹陷处。

刺激方法：用健康手的拇指掐住患手的腕骨穴，由轻到重反复按揉，每次按摩3～10分钟，每日可反复进行3～5次。

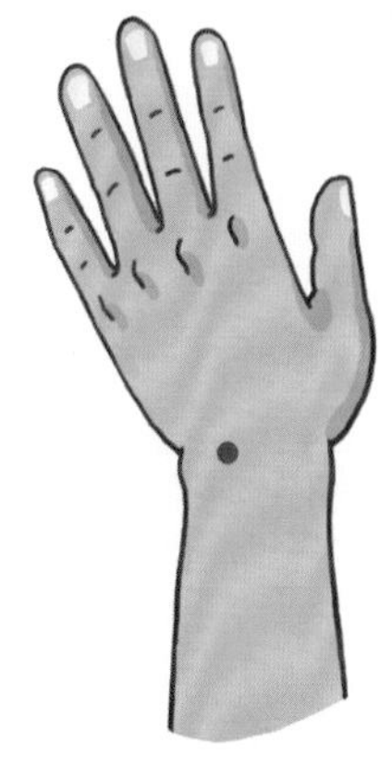

阳池穴

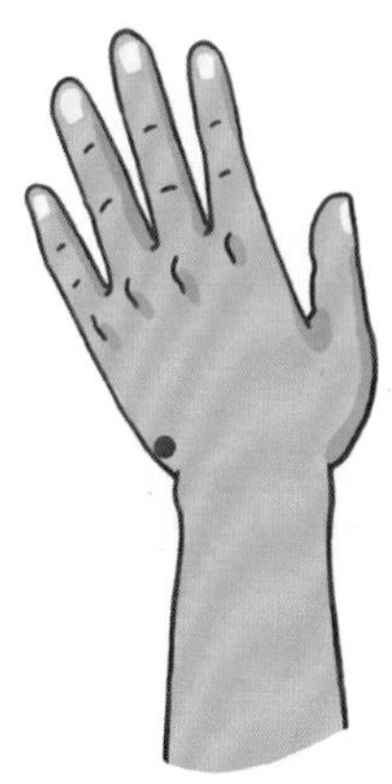

腕骨穴

4. 膝关节疼痛的穴位疗法

（1）梁丘穴

找法：位于膝上2寸，两筋间处。将膝盖伸展，筋肉凸出的凹陷处即是该穴，用力压一下试试，会有一种震动感。

刺激方法：双手拇指置于梁丘穴上，重力按揉3～5分钟，疼痛症状就能缓解。

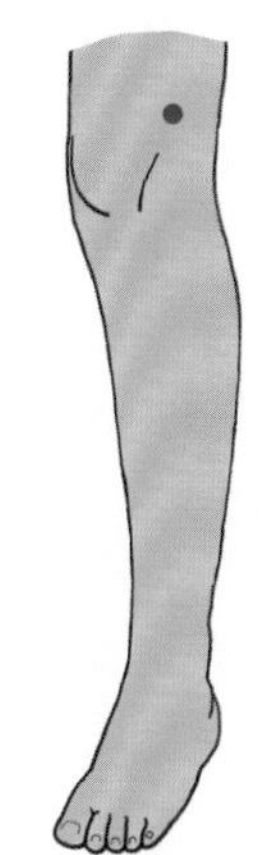

梁丘穴

（2）膝眼穴

找法：屈膝，在髌韧带两侧凹陷处，在内侧的称内膝眼，在外侧的称外膝眼。

刺激方法：指压时用双手中指，一面缓缓吐气一面强压6秒，如此左右各做10次，每日做3回。

（3）足三里穴

找法：位于外膝眼下4横指、胫骨边缘。

刺激方法：拇指指端按放在足三里穴处，做点按活动，一按一松，连做36次。时间为1～3分钟，力度适中。两侧交替进行。

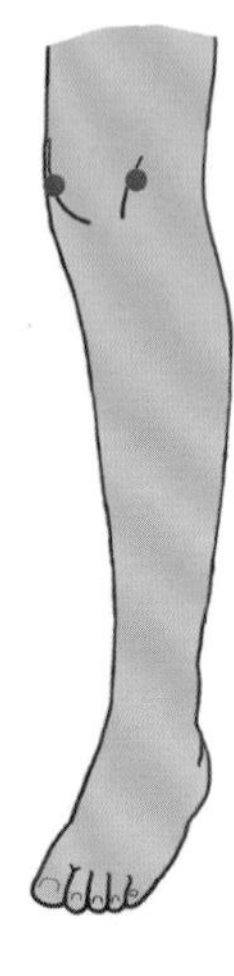

膝眼穴

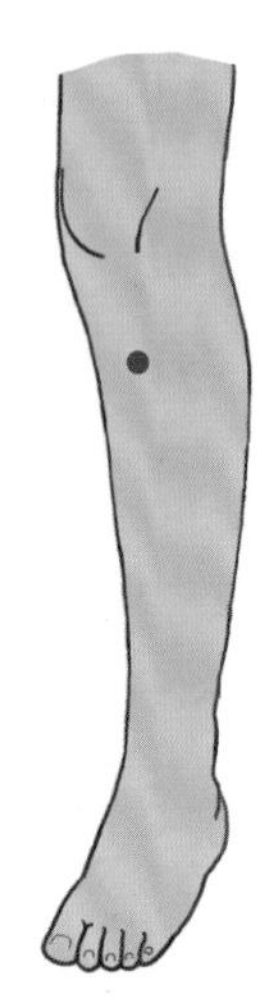

足三里穴

（4）阳陵泉穴

找法：位于人体的膝盖斜下方，小腿外侧之腓骨小头稍前凹陷中。

刺激方法：左手拇指指尖点按左腿上的阳陵泉穴20次，再以右手拇指指尖点按右腿上的阳陵泉穴20次。连续按揉5分钟。

（5）阴陵泉穴

找法：位于人体的小腿内侧，膝下胫骨内侧凹陷处，与阳陵泉相对。

刺激方法：左右腿穴位各按摩60次，每日早、晚各1次。

（6）三阴交穴

找法：位于足内踝上方3寸处。

刺激方法：用大拇指点压、揉按三阴交穴位。反复按压揉3～5分钟。

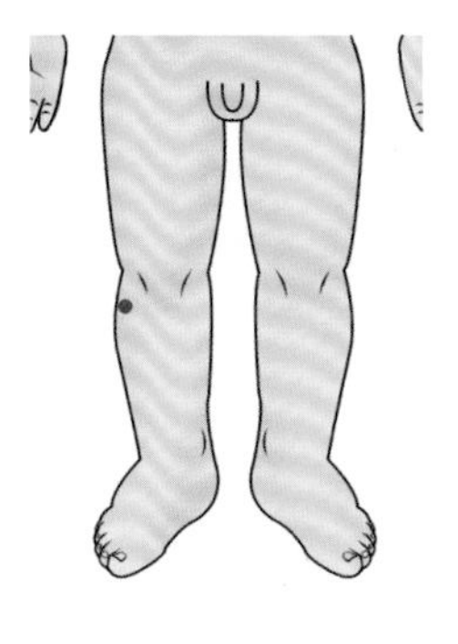
阳陵泉穴

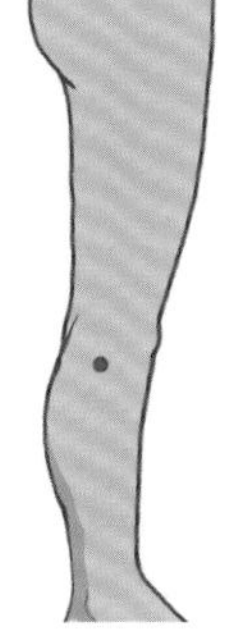
阴陵泉穴

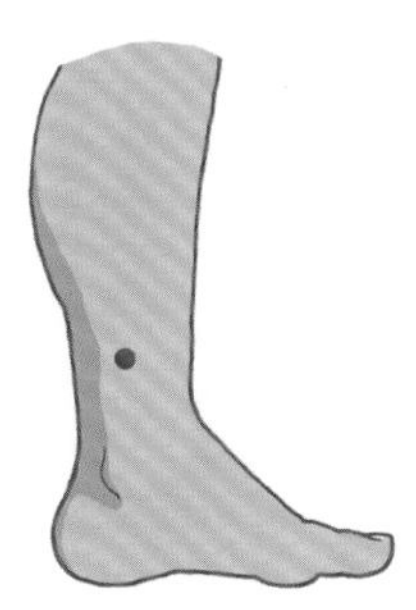
三阴交穴

5. 踝关节疼痛的穴位疗法

（1）解溪穴

找法：位于小腿与足背交界处的横纹中央凹陷处。

刺激方法：用拇指指腹向下按压，一面吐气一面用力，10秒后放手，停5秒，然后继续做10次。

（2）昆仑穴

找法：脚踝外侧的后方，外踝尖与跟腱之间的凹陷处。

刺激方法：先将肌肉放松，一边缓缓吐气一边强压6秒，如此重复10次。

（3）悬钟穴

找法：外踝尖上3寸，在腓骨后缘与腓骨长、短肌腱之间凹陷处取穴。

刺激方法：用大拇指按揉悬钟穴，其余4指把住小腿，每次15分钟，每日3次。

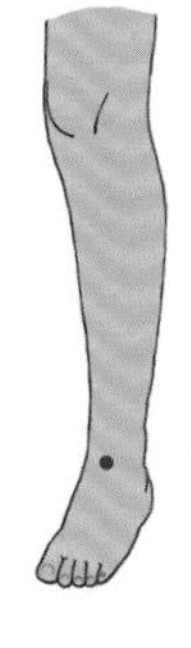
解溪穴

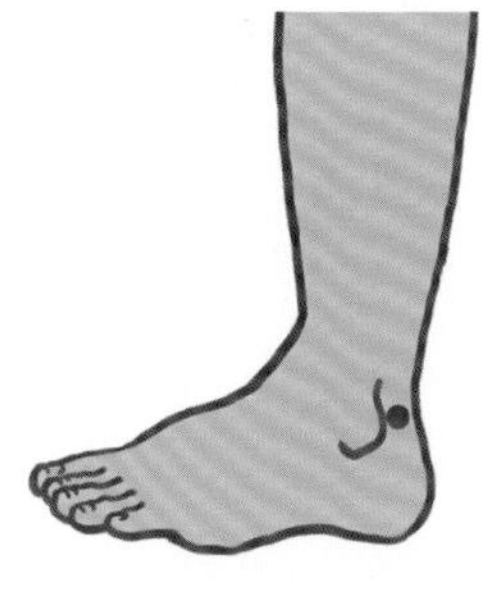
昆仑穴

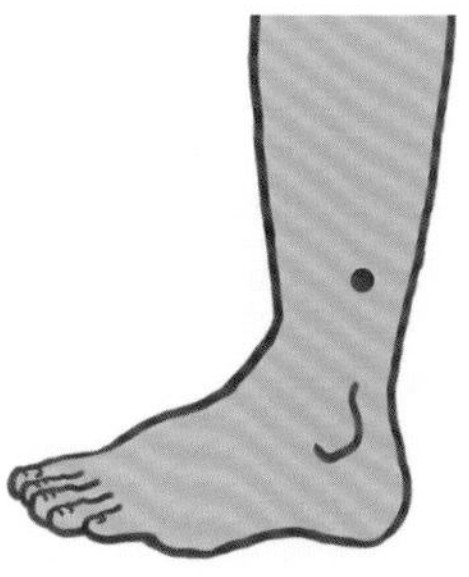
悬钟穴

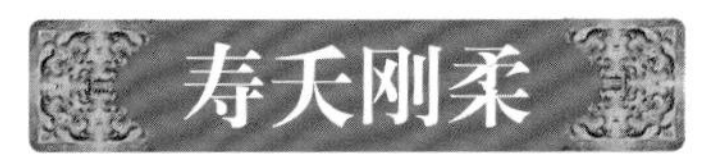

寿夭刚柔

本篇要点

1. 论述了人体素质不同与寿夭的关系。
2. 阐述了刺法中所谓的“三变”。

原文译注

原文 黄帝曰：余闻寿夭①，无以度之。伯高答曰：墙基②卑，高不及其地者，不满三十而死。其有因加疾者，不及二十而死也。

译文

黄帝说：我听说人的寿命长短可以大致估计出来，但究竟能活到多少岁，我还是无法测度。伯高回答说：如果耳郭骨骼塌陷，单薄瘦小，高度还不及耳前的肌肉，这是骨衰肉胜，这样的人不满30岁就会夭亡；倘若再加上因外感内伤等原因而患上其他疾病，那么就连20岁也活不到。

原文 黄帝曰：形气之相胜，以立寿夭奈何？伯高答曰：平人而气胜形者寿；病而形肉脱，气胜形者死；形胜气者危矣。

译文

黄帝问道：形体与元气两者相比有过无不及之时，怎样用它来辨别一个人长寿还是短命？伯高回答说：平常之人，气足神全胜过形体的则长寿；得了病的人，如果形体肌肉已消瘦不堪而脱陷，即使气还不衰，但由于形体恢复困难，仍是会死亡的；倘若形肉没有脱减，而元气已经衰竭，气衰神衰，其病情也同样很危险，不会长寿。

原文 黄帝曰：余闻刺有三变，何谓三变？伯高答曰：有刺营者，有刺卫者，有刺寒痹之留经者。黄帝曰：刺三变者奈何？伯高答曰：刺营者出血，刺卫者出气，刺寒痹者内热。

译文

黄帝问道：我听说刺法中有3种变化，什么叫作“三变”呢？伯高回答说：所谓三变，就是根据不同的病症而设立的3种不同的针刺方法。其中有刺病在营分的，有刺病在卫分的，还有刺寒痹留滞在经络之中的。黄帝问道：针刺这3种病的方法是怎样的呢?伯高回答说：刺病在营分的，是用点刺放血的方法；刺病在卫分的，是用摇大针孔的方法，以疏泄卫气；刺寒邪留滞经络而形成痹症的，是用火针或温针，留针温经散寒，使热气入内温煦经脉并驱散寒邪。

注 释

①寿夭：寿，指长寿；夭，指夭折。寿夭在此指长寿和短命。

②墙基：这里指耳朵旁边的骨骼。

养生智慧

1. 健脑之法宝——核桃仁黑芝麻炒虾饼

【原料】虾仁500克，核桃仁150克，鸡蛋100克，黑芝麻50克，盐、料酒、胡椒面、玉米粉各适量，植物油少许。

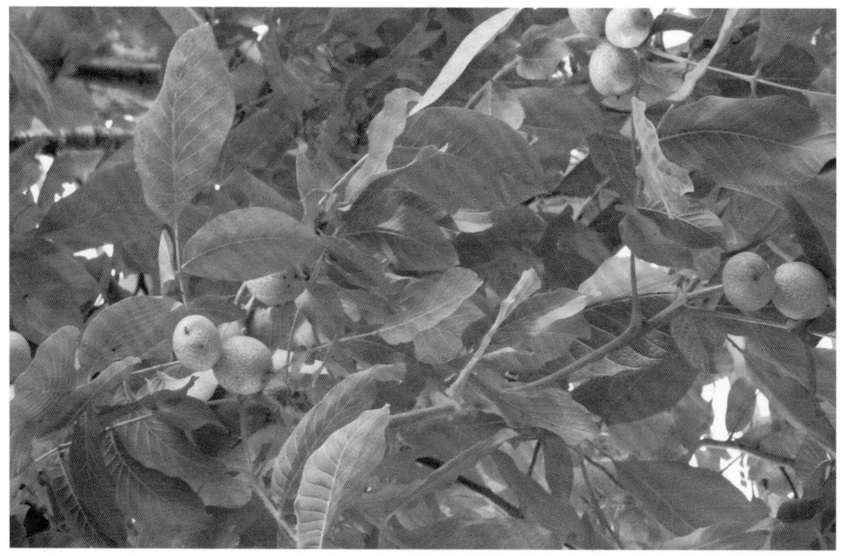

核桃仁

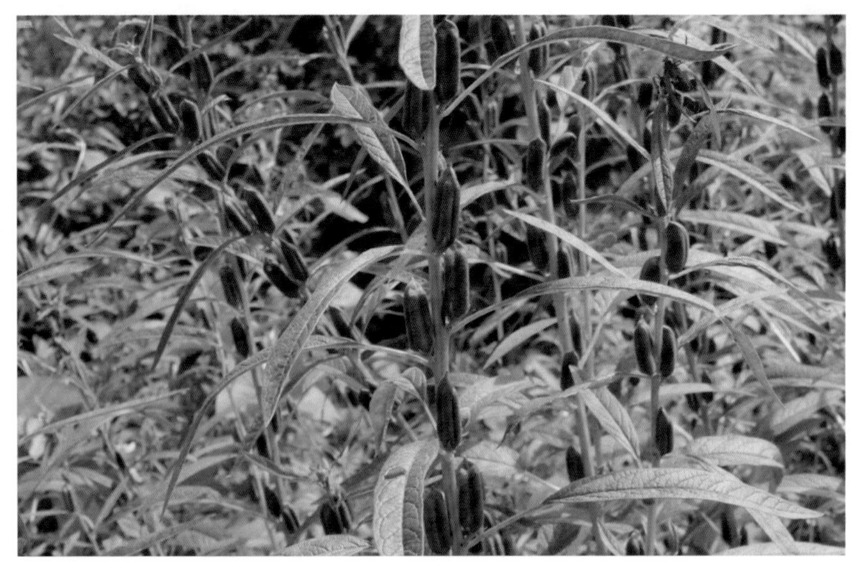

黑芝麻

【制法】把洗净的虾仁用刀背剁成泥，拌入盐、胡椒面、1个鸡蛋、料酒、少许玉米粉，然后制成20个剂子。把炒熟的核桃仁压碎，熟的黑芝麻擀碎，两者拌匀，鸡蛋打入小盆内。将虾仁剂子用手压平，蘸上玉米粉，再蘸上鸡蛋液，两面蘸匀核桃仁、黑芝麻做成虾饼生坯。锅内放入植物油烧至五成热，放入虾饼生坯，炸至金黄色捞出，油锅烧至八成热时，再炸第二遍，立即捞出即可。

【用法】随餐食用。

【功效】常吃可健脑补肾，治疗健忘，抗衰老。

【适用】记忆力减退。

2. 抗衰老的秘膳——千层黄瓜

【原料】黄瓜3根，罐头橘子6瓣，红樱桃3颗，植物油、花椒、盐、味精、醋各适量。

【制法】首先洗净黄瓜，从中间顺长一剖两半，然后将每半平放在案板上，再从背面用直刀以0.1厘米的刀距切成梳子状，每切10刀改为一段。把黄瓜全部切完，放入小盆内，加入盐、味精和少许醋拌匀。将炒锅置火上，倒入植物油，油热后放入花椒炸黑，捞出不用，把花椒油往黄瓜上一炝，拌匀即可装

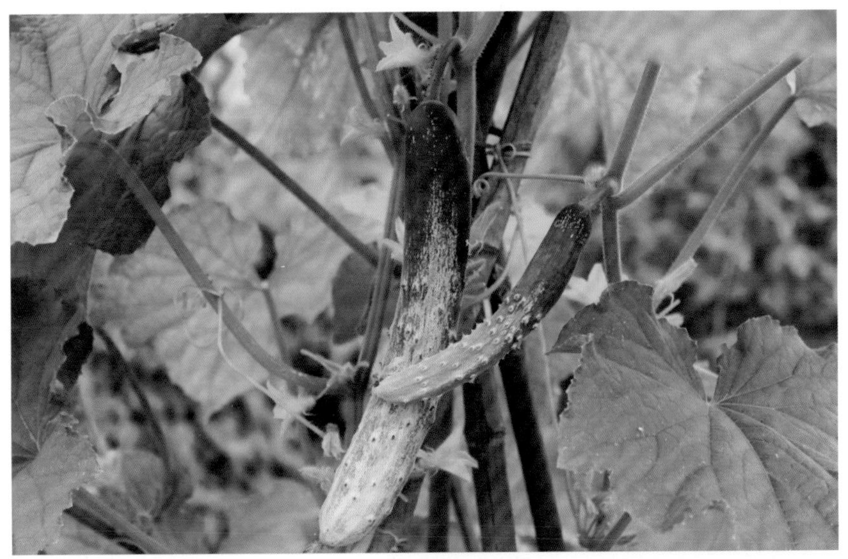

黄瓜

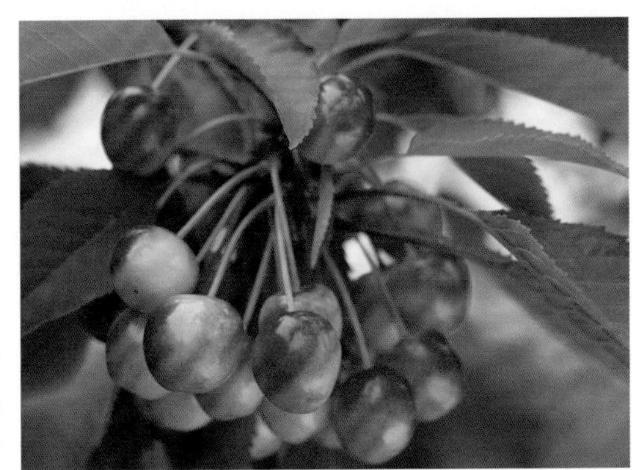

樱桃

盘。取一个平盘，把每段梳子形黄瓜用手捻成扇面形，然后从盘的外围摆起，把每个扇面刀口依次衔接，刀口对齐，整齐地环盘摆完第1层，里边装的可与外圈持平。摆第2层时可往里缩半圈，共摆3层，即隆起成圆馒头形。然后将罐头橘瓣背朝外，每2瓣一组放在盘边。将3颗红樱桃点缀在橘瓣中间即成。

【用法】随餐食用。

【功效】黄瓜中含有较丰富的维生素E，有促进细胞分裂、延缓细胞衰老的功能；樱桃果肉中铁的含量比同类的苹果、橘子和梨高出20倍，居水果中含铁量之冠。此外，樱桃中还含有大量的维生素等，也是人体补充铁质和维生素的良好来源。

【适用】维生素缺乏等。

3. 让我们走近豆腐（附：豆腐皮、豆腐干、豆腐乳）

【性味】性凉，味甘。

【功效】益气宽中，生津润燥，清热解毒，和脾胃，抗癌。

【适宜病症】适宜身体虚弱、营养不良、气血双亏、年老羸瘦之人食用；适宜高脂血症、高胆固醇、肥胖者及血管硬化者食用；适宜糖尿病患者食用；适宜妇女产后乳汁不足者食用；适宜青少年和儿童食用；适宜痰火咳嗽哮喘（包括急性支气管炎咳喘）者食用；适宜癌症患者食用；豆腐皮最宜老人食用；适宜饮酒之时食用，因为豆腐含有半胱氨酸，能加速酒精在身体中的代谢，减少酒精对肝脏的毒害，起到保护肝脏的作用。

【忌用情况】对嘌呤代谢失常的痛风患者和血尿酸浓度增高的患者，忌食豆腐，因豆腐中含嘌呤较多；平素脾胃虚寒，经常腹泻便溏之人忌食。豆腐忌与菠菜一同食用。服用西药四环素时忌食豆腐，原因是用石膏做的豆腐里含有钙，用盐卤做的豆腐含有镁，四环素遇到钙、镁离子可发生络合作用，生成金属络合物，影响四环素在体内的吸收，降低四环素的抗菌效力。

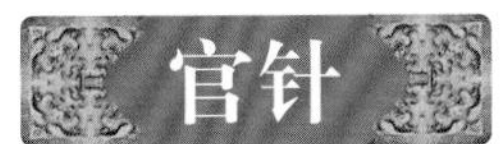

官针

本篇要点

1. 阐述了针刺有九种不同的方法，以适应治疗九种不一样的病情。
2. 说明了针刺方法的另外十二种，以适应治疗十二经之不一样的病症。

原文译注

原文 凡刺有九，以应九变。一曰俞刺，俞刺者，刺诸经荥俞脏俞也。二曰远道刺，远道刺者，病在上，取之下，刺腑俞也。三曰经刺，经刺者，刺大经之结络经分也。四曰络刺，络刺者，刺小络之血脉也。五曰分刺，分刺者，刺分肉之间也。六曰大泻刺，大泻刺者，刺大脓以铍针也。七曰毛刺，毛刺者，刺浮痹皮肤也。八曰巨刺，巨刺者，左取右，右取左。九曰焠刺，焠刺者，刺燔针则取痹也。

译文

针刺有9种不同的方法，以适应于9种不同的病情。第一种刺法称腧刺，腧刺是针刺十二经在四肢部位的荥穴和腧穴以及背部的脏腧穴、腑腧穴。第二种称远道刺，远道刺是病在人体上部的，而取用距离病位较远的下部的腧穴，也就是针刺足三阳经所属的下肢的腧穴。第三种称经刺，经刺是针刺患病经络之经与络间结聚不通的地方。第四种称络刺，络刺是针刺皮下浅部小络脉所属的血脉，使之出血以泻其邪。第五种称分刺，分刺是针刺肌和肉的间隙以治疗肌肉的痹病、痿病或陈旧性损伤病。第六种称大泻刺。大泻刺是用铍针切开排脓，以治疗较大的化脓性的痈疡。第七种称毛刺，毛刺是在皮肤上浅刺用以治疗皮肤表层的痹症。第八种称巨刺，巨刺是身体左侧的病症选取身体右侧的腧穴来进行针刺，身体右侧的病症选取身体左侧的腧穴来进行针刺的交叉针刺法。第九种称焠刺。焠刺是用烧热的针刺入体表来治疗寒痹症。

原文 凡刺有十二节，以应十二经。一曰偶刺，偶刺者，以手直心若背，直痛所，一刺前，一刺后，以治心痹[①]。刺此者，傍针之也。二曰报刺，报刺者，刺痛无常处也。上下行者，直内无拔针，以左手随病所按之，乃出针，复刺之也。三曰恢刺，恢刺者，直刺傍之，举之前后，恢筋急，以治筋痹也。四曰齐刺，齐刺者，直入一，傍入二，以治寒气小深者。或曰三刺，三刺者，治痹气小深者也。五曰扬刺，扬刺者，正内一，傍内四，而浮之，以治寒气之搏大者也。六曰直针刺，直针刺者，引皮乃刺之，以治寒气之浅者也。七曰输刺，输刺者，直入直出，稀发针而深之，以治气盛而热者也。八曰短刺，短刺者，刺骨痹，稍摇而深之，致针骨所，以上下摩骨也。九曰浮刺，浮刺者，傍入而浮之，以治肌急而寒者也。十曰阴刺，阴刺者，左右率刺之，以治寒厥；中寒厥，足踝后少阴也。十一曰傍针刺，傍针刺者，直刺傍刺各一，以治留痹久居者也。十二曰赞刺，赞刺者，直入直出，数发针而浅之[②]，出血，是谓治痈肿也。

译文

针刺方法还有十二种，以适应十二经之不同的病症。第一种称偶刺，偶刺的方法是用手直对着胸前和背后按压寻找痛处之所再进针，一针刺在前胸，一针刺在后背，用以治疗心气闭塞以致心胸疼痛的心痹症。在使用这种刺法时，必须斜刺进针，以防伤及内脏。第二种称报刺，报刺的方法，是用于治疗痛势上下游走不定的病症。针刺时，用右手在痛处直刺进针且不立即出针，再用左手随着疼痛的部位循按，等到按到新的痛处之后再将针拔出，并刺入新按到的疼痛部位。第三种称恢刺，恢刺的方法是直刺在拘急之筋的旁边，然后再或前或后地提插捻转行针，扩大针孔，不断更换针刺的方向，以疏通精气、舒缓筋急，这种刺法适用于治疗筋脉拘挛而致疼痛的筋痹病。第四种称齐刺，齐刺的方法是在病变部位的正中直刺一针，然后在其左右两旁再各刺一针，用以治疗寒气滞留范围较小而部位又较深的痹症。因三针齐下，所以它又称三刺法，主要治疗寒痹之气范围小且部位深的疾病。第五种称扬刺，扬刺的方法是在病变部位的正中刺一针，再在四周刺四针，且都用浅刺针法，用以治疗寒气滞留面积较广而部位较浅的病症。第六种称直针刺，直针刺的方法，是在针刺时先夹持捏起穴位处的皮肤，然后将针沿皮刺入，但不刺入肌肉，用以治疗寒气滞留部位较浅的病症。第七种称输刺，输刺的方法是进针和出针的动作都较快，直刺而入，直针而出，取穴较少且刺入较深，用以治疗气盛而有热的病症，主泻热。第八种称短刺，短刺的方法适用于骨节浮肿、不能活动、局部发冷的骨痹病，要缓缓进针，进针后要轻轻摇动针体，逐渐深入，在接近骨骼时将针上下提插以摩擦骨部。第九种称浮刺，浮刺的方法，是从病所的旁边斜刺进针，浅刺入肌表，用以治疗肌肉挛急且属于寒性的病症。第十种称阴刺，阴刺的方法，是左右两侧穴位同用的针刺法，用以治疗阴寒内盛的寒厥症；患了寒厥症，须取刺足内踝后方之足少阴肾经的太溪穴来进行治疗。第十一种称傍针刺，傍针刺的方法是在病痛部位直刺一针，再在其旁斜向加刺一针，用以治疗压痛部位明显、邪气久居不散的留痹症。第十二种称赞刺，赞刺的方法是直入直出，刺入浅而出针快，连续分散而浅刺出血的方法，以泄散局部的郁血，用以治疗痈肿、丹毒等症。

注释

①以治心痹：用以治疗心气闭塞以致心胸疼痛的心痹症。

②数发针而浅之：刺入浅而出针快。

养生智慧

1. 患了支气管炎，该吃什么？

【宜】清淡并有助于化痰、止咳的食物，可选择黄豆、豆腐、新鲜的蔬菜等；梨、荸荠、莲藕和苹果等，宜多食用；含维生素A丰富的食物，如肝脏、肾脏、蛋黄等，宜多食用；流质和半流质饮食适于发热患儿食用，如米汤、牛奶、菜汁、蒸蛋。

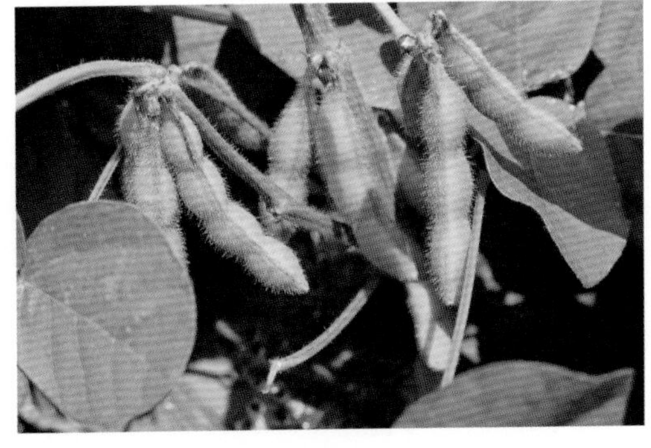

黄豆

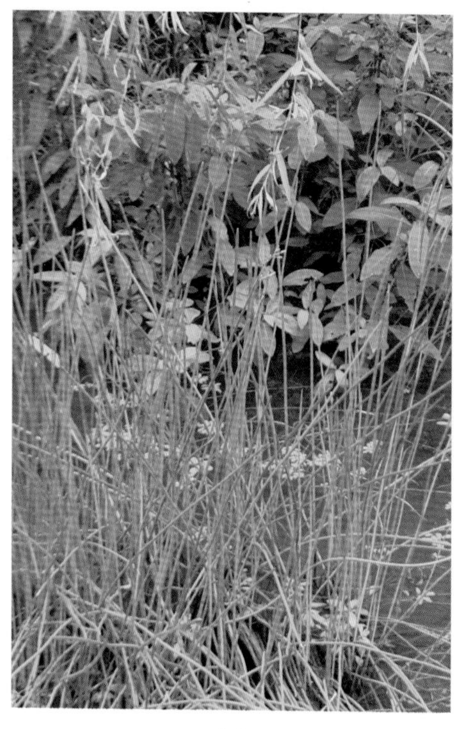

荸荠

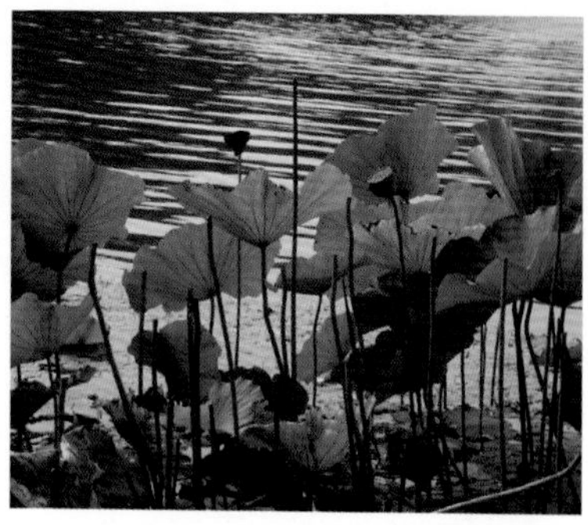

莲

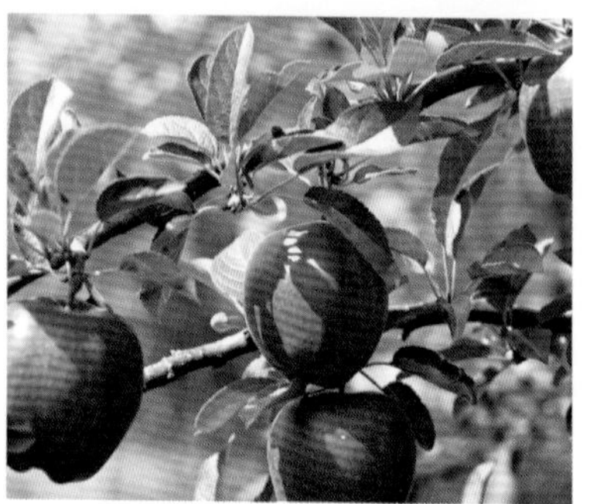

苹果

【忌】忌油煎、油炸及不发酵的面食；因为这些食物不易消化，食用后影响脾胃运作。忌食生冷食物，因其易污染且有刺激性，可引起气管痉挛，黏膜上皮细胞活动减慢、损伤，加重咳嗽，痰不容易排出。辛辣、刺激性食物食用后会刺激气管，损伤黏膜，使局部充血、水肿，引起呛咳，甚至引起黏膜破裂出血，形成咯血，导致支气管扩张加剧，危害甚大，应忌食。

2. 赶跑老人斑和皱纹，就让穴位来帮你

（1）期门穴

找法：乳头正下方和肋骨的下缘的交点。左右各一。

刺激方法：对期门穴进行加温刺激最为有效。也可以用温度较高的手掌捂住左右两穴。每周进行2～3次。

（2）太冲穴

找法：位于大脚趾和第二个脚趾之间接近脚骨处。左右各一。

刺激方法：用拇指指尖对穴位慢慢垂直按压。每次持续3～5秒，强度以感觉舒适为宜，进行3～7次，每周2～3回。

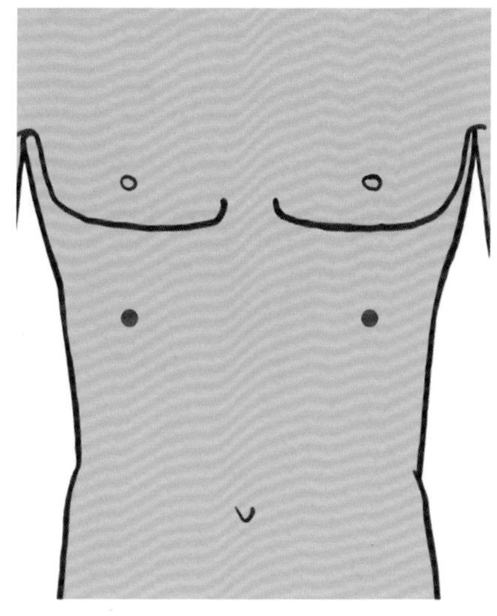

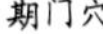

期门穴

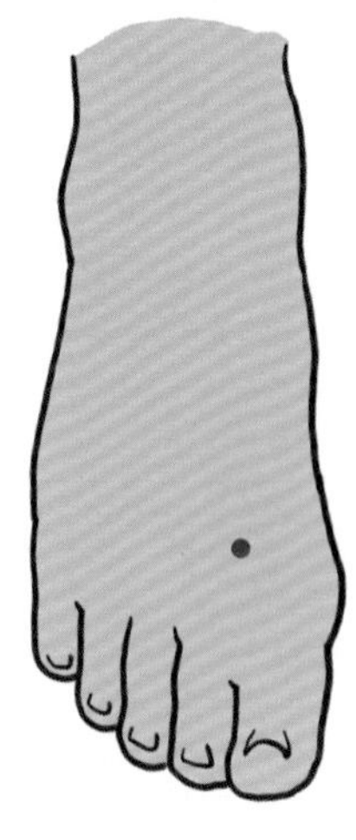

太冲穴

（3）肝俞穴

找法：将脖子向前倾时脊柱最凸出骨向下数第九和第十块骨之间，以此为起点向左右各两指处。

刺激方法：握拳用中手骨头对穴位进行垂直按压3～5秒，进行3～7次。

（4）太阳穴

找法：眼角向耳方向一拇指宽的部位。左右各一。

刺激方法：将两手中指（也可用你觉得比较方便的手指）放于左右两穴位处进行轻度揉压按摩。每次3～5圈，进行3～7次。此处肌肉较少，不要进行强度按压。卸妆后可作为皮肤

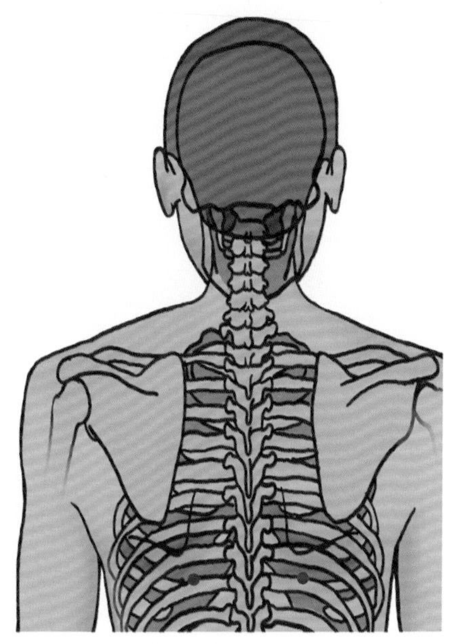

肝俞穴

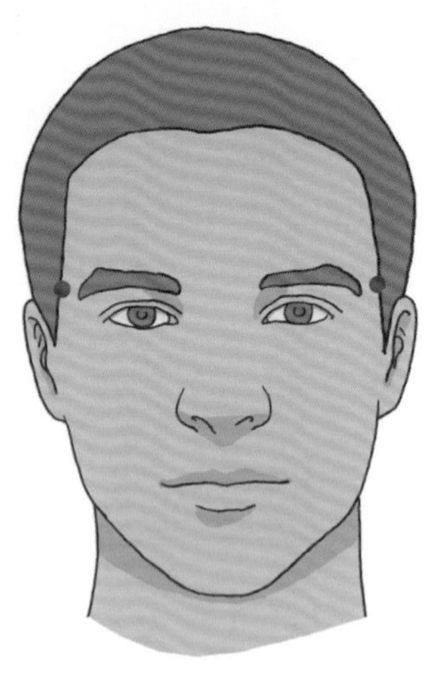
太阳穴

护理的一环进行按摩。

（5）阳白穴

找法：眉毛正中向上一拇指处。左右各一。

刺激方法：将两手中指（也可用你觉得比较方便的手指）放于左右两穴位处进行轻度揉压按摩。每次3～5圈，进行3～7次。此处肌肉较少，不要进行强度按压。皮肤护理的时候，在刺激完太阳穴后刺激此穴位，然后再刺激头上的临泣穴。

（6）头部临泣穴

找法：眉毛正中向上与发际相交处。左右各一。

刺激方法：用两手中指对该穴位进行轻度揉压。每次3～5圈，进行3～7次。在太阳穴和阳白穴同时做皮肤护理时进行较好。一边用中指按摩额头，一边从阳白穴开始向头部的临泣穴移动。从阳白穴开始用中指在额头上按摩并向上移动。

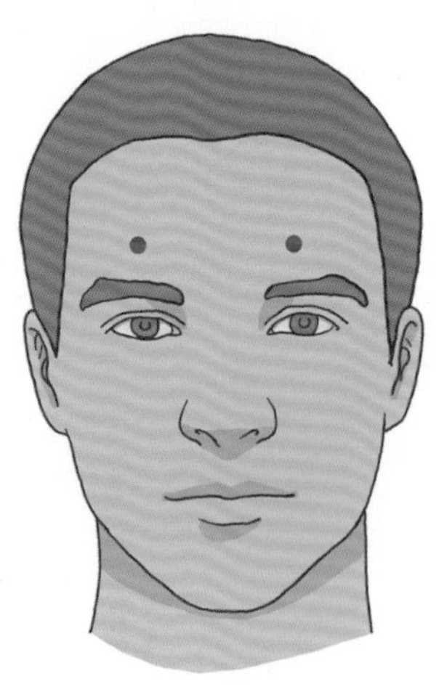
阳白穴

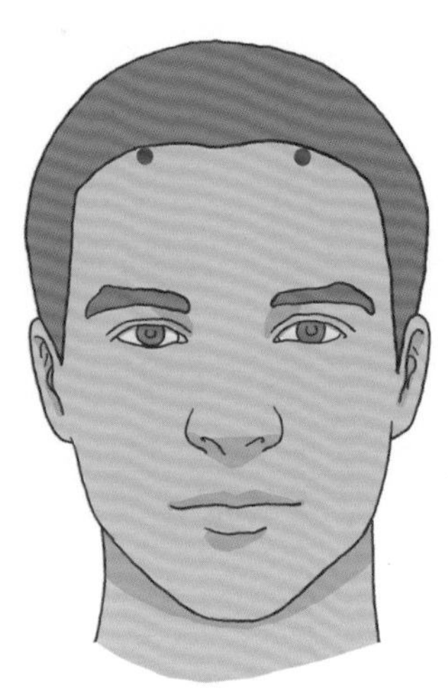
临泣穴

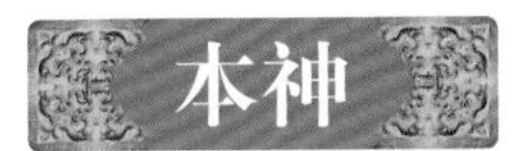

本神

本篇要点

1. 针刺治疗方面首先须掌握人的生命活动情况即“本于神”。
2. 阐述了神、魂、魄、意、志的意义及其与五脏的关系。

原文译注

原文 黄帝问于岐伯曰：凡刺之法，先必本于神。血、脉、营、气、精、神，此五脏之所藏也。至其淫泆离脏[①]则精失、魂魄飞扬、志意恍乱、智虑去身者，何因而然乎？天之罪与？人之过乎？何谓德[②]、气、生、精、神、魂、魄、心、意、志、思、智、虑？请问其故。

译文

黄帝向岐伯问道：凡是使用针刺治病的法则，首先都必须以患者的精神状态及其活动情况为诊断的根本依据。血、脉、营、气、精、神，这些都是由五脏藏守，用以维持生命活动的物质基础和动力。若是过度放纵七情而使神气从五脏离散，就会使五脏的精气散失，魂魄飘荡涣散，意志恍惚迷乱，智慧和思考能力丧失，这是什么原因导致的呢？是上天的惩罚，还是人为的过失呢？还有，什么叫作德、气、生、精、神、魂、魄、心、意、志、思、智、虑？请你讲讲它们聚散变化的缘由。

原文 岐伯答曰：天之在我者德也，地之在我者气也，德流气薄而生者也。故生之来，谓之精；两精相搏，谓之神；随神往来者，谓之魂；并精而出入者，谓之魄；所以任物者，谓之心；心有所忆，谓之意；意之所存，谓之志；因志而存变，谓之思；因思而远慕，谓之虑；因虑而处物，谓之智。故智者之养生也，必顺四时而适寒暑，和喜怒而安居处，节阴阳而调刚柔。如是，则僻邪不至，长生久视。

译文

岐伯回答说：天所赋予我们人类自身的东西就是德，地所赋予我们人类自身的是长养之气，天之德下流和地之长养之气上下交感，就使万物化生而成形。所以，基于阴阳两气相交产生的维持人体生命活动的基本物质，就称精；阴阳两精相互结合而形成的生命活力，就称神；依赖于神而又与之往来活动的精神活动，就称魂；依傍着精气的出入流动而产生的神气功能，就称魄；能够接受外界事物的刺激而又能做出相应反应的主观意识，就称心；心里有所记忆并形成的思维活动，就称意；欲念已经存留并决心贯彻的过程，就称志；为了实现志向而反复考虑如何实施的过程，就称思；因思考而进行的由近及远的推想，就称虑；因深谋远虑而有所抉择形成的正确对待事物的能力，就称智。所以能够正确对待事物的智者的养生方法，必定能够顺应四季气候的寒暑变化，使情绪正常而能良好地适应周围的环境，调和阴阳的偏胜偏衰而使之刚柔相济。这样去做，就能使病邪无从侵袭，从而延年益寿。

原文 是故怵惕思虑者则伤神，神伤则恐惧流淫而不止。因悲哀动中者，竭绝而失生。喜乐者，神惮散而不藏。愁忧者，气闭塞而不行。盛怒者，迷惑而不治。恐惧者，神荡惮而不收。

译文

所以恐惧、惊惕、思考、焦虑太过就会伤损神气，神气受到损伤，人就会时常惊恐不安，并使阴精流泄不止。因悲哀过度而内伤五脏的，就会使人神气衰竭而死亡。喜乐过度的，神气就会消耗涣散而不能藏守于内。愁忧过度的，就会使上焦的气机闭塞而不能正常运行。过度发怒的，就会使神志昏迷惶惑而散乱。恐惧过度的，就会使神气耗散而不能收敛。

注释

①淫泆离脏：淫，过度，这里指过度放纵。离脏，五脏所藏的血气精神耗散。

②德：天地万物的运化规律，如四季更替、万物盛衰的自然变化。

养生智慧

1. 患上心肌炎，吃这三款药膳

（1）龟肉莲子芡实汤

【原料】龟肉500克，莲子、芡实各30克，盐、味精各适量。

【制法】将龟宰杀后去头及内脏，入沸水中烫片刻，取出龟肉，洗净切块。将龟肉、莲子（去皮、心）、芡实同入锅中，加清水、盐各适量，炖至龟肉熟烂，加味精调味即可。

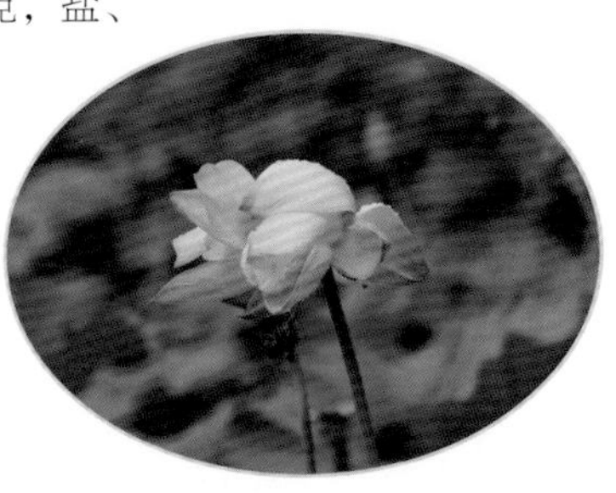

莲子

【用法】佐餐食，每周1剂。

【功效】滋阴健脾，补肝养血，养心益肾。

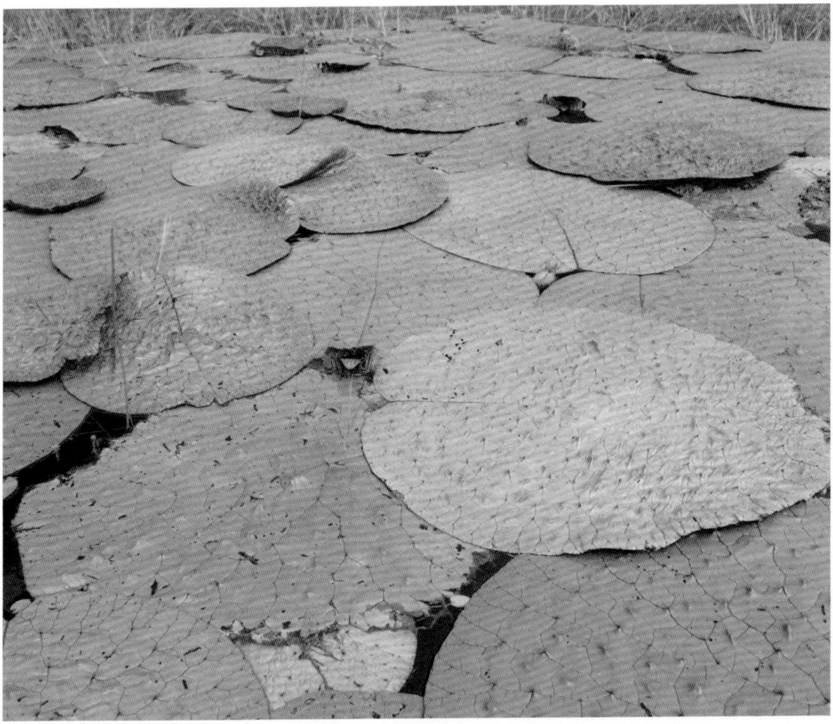

芡实

【适用】心肌炎心脾肾虚者。

（2）黑豆大枣龙眼汤

【原料】黑豆、大枣各50克，龙眼肉20克。

黑豆　大枣　龙眼

【制法】洗净，水煎。

【用法】早、晚分食，食黑豆、大枣、龙眼肉，饮汤，连用5～7日。

【功效】补心滋阴，健脾补肾。

【适用】心肌炎心脾肾虚者。

（3）荔枝山药莲子粥

【原料】干荔枝肉25克，山药、莲子各10克，粳米100克。

【制法】山药洗净、捣烂，莲子去皮、心。以上2物与荔枝肉共入锅，加水适量煎煮，待煮烂后再放入粳米，煮成粥即可。

【用法】早、晚各1碗，连饮数日。

【功效】益气生津，健脾补血，养心益肾。

【适用】心肌炎心脾肾虚者。

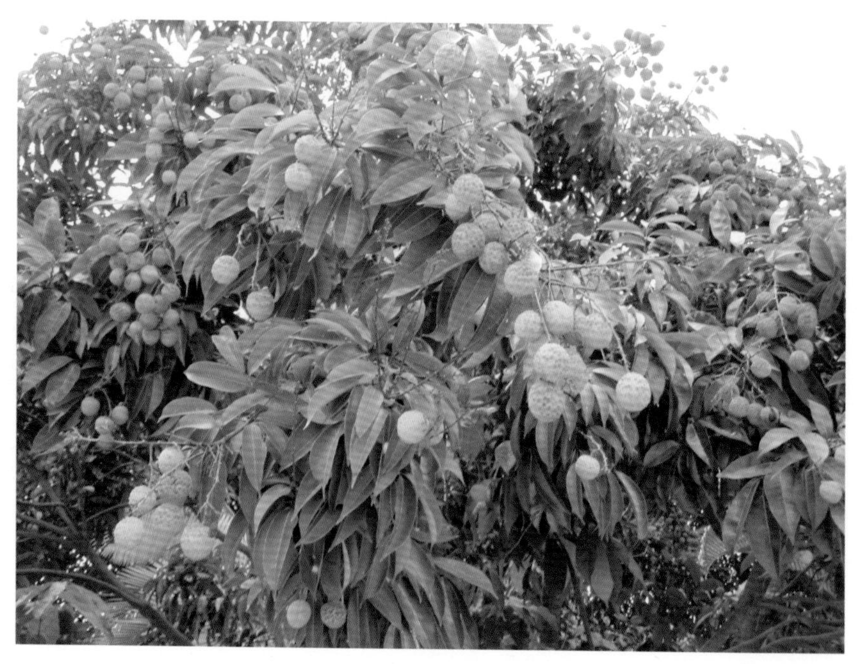

荔枝

2. 养肝三款汤方

（1）红螺竹荪汤

【原料】红螺肉500克，竹荪15克，水烫菠菜50克，葱段、料酒、盐、味精各适量。

【制法】将红螺肉去净杂质，洗净、切片，入沸水锅略氽片刻，捞出；竹荪用清水泡软，反复换水漂洗成白色时捞出，切段备用。锅中注入清水，放入竹荪、料酒、盐、螺片，烧开后放入葱段和水烫菠菜，略煮片刻，加入味精调味即成。

【用法】佐餐食。

【功效】养肝明目，滋肾补中。

【适用】脾肾两虚引起的两目昏暗、视物不清者。

（2）兔肝鸡蛋汤

【原料】新鲜兔肝1具，红皮鸡蛋2个，植物油、盐、香菜等各适量。

【制法】将油烧热，加盐及水适量，烧沸；兔肝洗净，去胆囊，切为数片放在锅内，至肝变色后放香菜；鸡蛋去壳打散，倒入锅内煮熟即可。

【用法】食肉饮汤。

【功效】补阴养血，滋肝明目。

【适用】肝血亏虚引起的夜盲症。

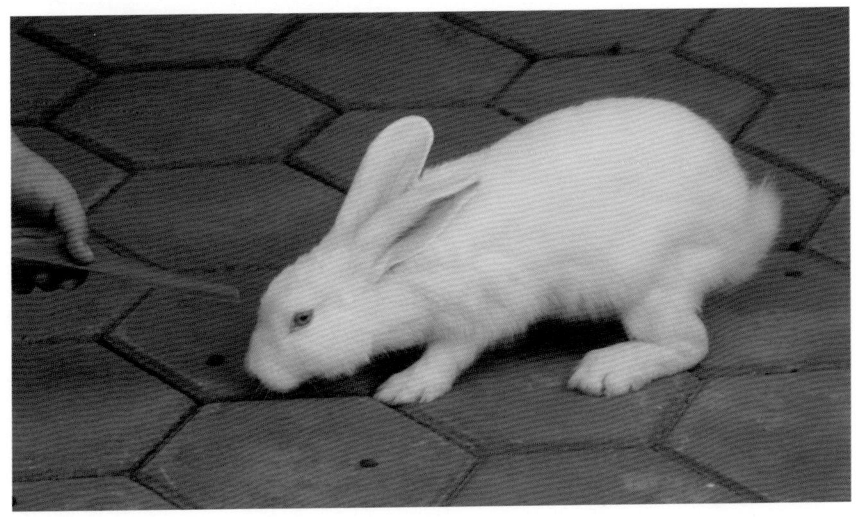

兔

（3）青葙子鱼汤

【原料】鱼肉200克，青葙子15克，豆腐、海带、蔬菜、精盐、味精各适量。

【制法】将青葙子水煎至50毫升；鱼肉切片；蔬菜切好；豆腐切成小块备用。把青葙子汁倒入锅内，加入适量的开水，依次放入海带丝、鱼片和豆腐，煮至鱼肉将熟时，再放入蔬菜及调料，略煮片刻即可。

【用法】食肉饮汤。

【功效】强化肝脏。

【适用】肝肾亏虚引起的视力减退和听力减退。

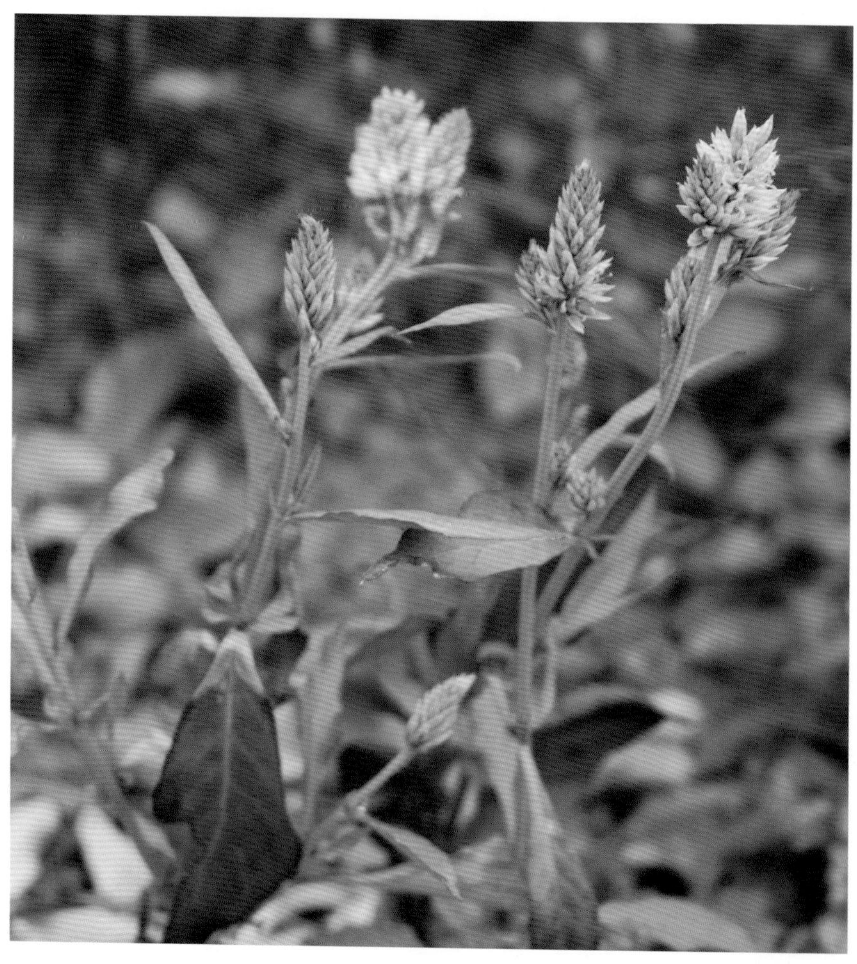

青葙子

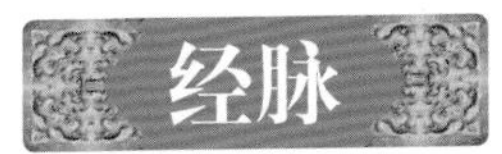

经脉

本篇要点

介绍了经脉具有决生死、处百病、调虚实的重要作用。

原文译注

原文 雷公问于黄帝曰：禁脉之言[①]，凡刺之理，经脉为始，营其所行，制其度量，内次五脏，外别六腑，愿尽闻其道。黄帝曰：人始生，先成精，精成而脑髓生，骨为干，脉为营，筋为刚，肉为墙，皮肤坚而毛发长。谷入于胃，脉道以通，血气乃行。

译文

雷公向黄帝问道：在《禁服》篇中，您曾说过，要掌握针刺治病的原理，首先就应该熟悉经脉系统，探求经脉循行的路线，知道经脉的长短、大小等标准，分辨出经脉在内依次与五脏相属，在外分别与六腑相通的关系。对于这些道理，我希望听您更详细全面地讲解一下。黄帝回答说：人的生命在孕育之初，首先是源自于父母的阴阳之气会合而形成精，阴阳两精媾合而发育成熟之后再生成脑髓，此后逐渐成形的骨骼构成人体的支柱，脉道构成人体营藏气血的处所，筋构成人体彼此维系的网络，肌肉构成保护内在脏腑和筋骨血脉的墙壁，皮肤生成并长得坚韧之后，毛发就会生长出来。人出生以后，五谷入胃，化生精微而营养全身，就会使全身的脉道得以贯通，血气才能在脉道中运行不息，濡养全身。

原文 雷公曰：愿卒闻经脉之始生。黄帝曰：经脉者，所以能决死生，处百病，调虚实，不可不通。肺手太阴之脉，起于中焦，下络大肠，还循[②]胃口，上膈属肺，从肺系横出腋下，下循臑内，行少阴心主之前，下肘中，循臂内上骨下廉，入寸口，上鱼，循鱼际，出大指之端。其支者，从腕后直出次指内廉，出其端。

译文

雷公说：我希望能够全面地了解经脉的起始所在及其在周身循行分布的情况。黄帝说：经脉不但能够运行气血，濡养周身，而且还可以用来决断死生，诊断百病，调和虚实，治疗疾病，所以不能不通晓有关它的知识。肺的经脉手太阴肺经，起始于中焦胃脘部，向下绕行，联络于大肠腑，然后自大肠返回，循行环绕胃的上口，向上穿过横膈膜而联属于肺脏，再从气管横着外行并由腋窝部出于体表，沿着上臂的内侧，在手少阴心经与手厥阴心包络经的前面下行，至肘部内侧，再沿着前臂的内侧桡骨的下缘，入于桡骨小头内侧、动脉搏动处的寸口部位，上至手大指本节后手掌肌肉隆起处的鱼际，再沿鱼际部的边缘循行到达手大拇指内侧之端出来。另有一条支脉，从手腕后方分出，沿着示指（食指）拇侧直行至示指的桡侧前端，与手阳明大肠经相衔接。

原文 是动[③]则病肺胀满，膨胀而喘咳，缺盆中痛，甚则交两手而瞀，此为臂厥。是主肺所生病者，咳，上气，喘渴，烦心，胸满，臑臂内前廉痛厥，掌中热。气盛有余，则肩背痛风寒汗出中风，小便数而欠。气虚则肩背痛寒，少气不足以息，溺色变。为此诸病，盛则泻之，虚则补之，热则疾之，寒则留之，陷下则灸之；不盛不虚，以经取之。盛者，寸口大三倍于人迎；虚者，则寸口反小于人迎也。

译文

手太阴肺经的经气发生异常的变动，就会肺部胀满、气喘、咳嗽，缺盆部疼痛，甚至双手交叉按住胸前便感到眼花目眩、视物不清，这就是臂厥病。手太阴肺经上的腧穴主治肺脏发生的疾病，其症状是咳嗽气逆、喘促、口渴、心中烦乱、胸部满闷、上臂内侧前缘的部位疼痛厥冷、掌心发热。本经经气盛实有余时，就会出现肩背部因风寒而作痛，自汗出而易感风邪，以及小便次数增多而尿量减少等症状。本经经气亏虚不足时，就会出现肩背部疼痛，气短不足，小便颜色异常等症状。治疗上面这些病症时，属于经气亢盛的就要用泻法，属于经气不足的就要用补法，属于热证的就要用速刺法，属于寒证的就要用留针法，属于阳气内衰以致脉道虚陷不起的就要用灸法；既不属于经气亢盛，也不属于经气虚弱，而仅仅只是经气运行失调的，就要用本经所属的腧穴来调治。属于本经经气亢盛的，其寸口脉的脉象要比人迎脉的脉象大三倍；而属于本经经气虚弱的，其寸口脉的脉象反而会比人迎脉的脉象小。

注释

①禁脉之言：脉，《类经》《灵枢集注》均作“服”；《禁服》，古医书篇名。

②还循：去而复返，称为“还”；循，沿着。

③是动：指外邪侵犯本经。

养生智慧

1. 什么样的药膳，让你的头发更秀美

（1）淮山芝麻肉

【原料】猪肉300克，黑芝麻、山药各50克，植物油、豆粉各适量，白糖200克，鸡蛋3个。

【制法】黑芝麻放锅中文火炒熟；山药阴干，磨成粉，将山药粉、豆粉用蛋清调匀放入蛋黄搅成稠糊；猪肉煮熟，切成长、宽、高为1厘米的方丁，与蛋糊拌匀。锅内放植物油，烧至九成热时下猪肉，炸至外焦里嫩即捞出。锅中加水少许，炒白糖，黏满猪肉丁后撒黑芝麻，散开放凉即可。

【用法】每日佐餐100克。

【功效】补肾益精，润肤养发。

【适用】肾精亏虚引起的须发早白。

（2）黄芪白果蒸鸡

【原料】母鸡1只（约100克），黄芪30克，白果6克，葱、姜、胡椒、料酒、味精、食盐各适量。

【制法】将去毛和内脏的鸡洗净后放入沸水锅内汆片刻，取出，用凉水洗净，葱切成段，姜切成片。将黄芪、白果洗净，用温水浸泡半小时后塞入鸡腹中，然后将鸡放入盆中，加清水适量，放入葱段、姜片、胡椒、料酒，加盖盖严，上笼，用武火蒸至鸡肉熟烂（蒸约2小时），出笼后拣出黄芪、葱段、姜片，调入味精、食盐即成。

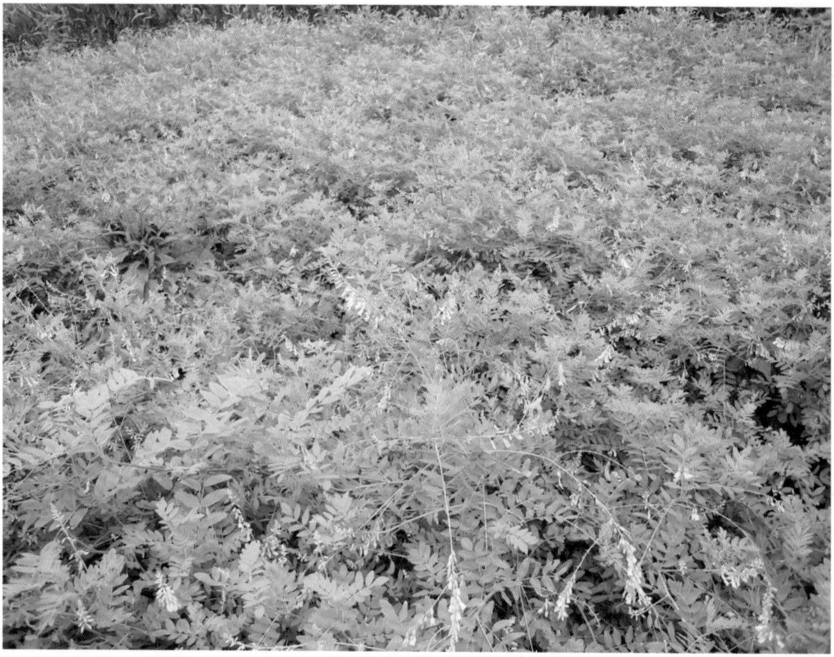

黄芪

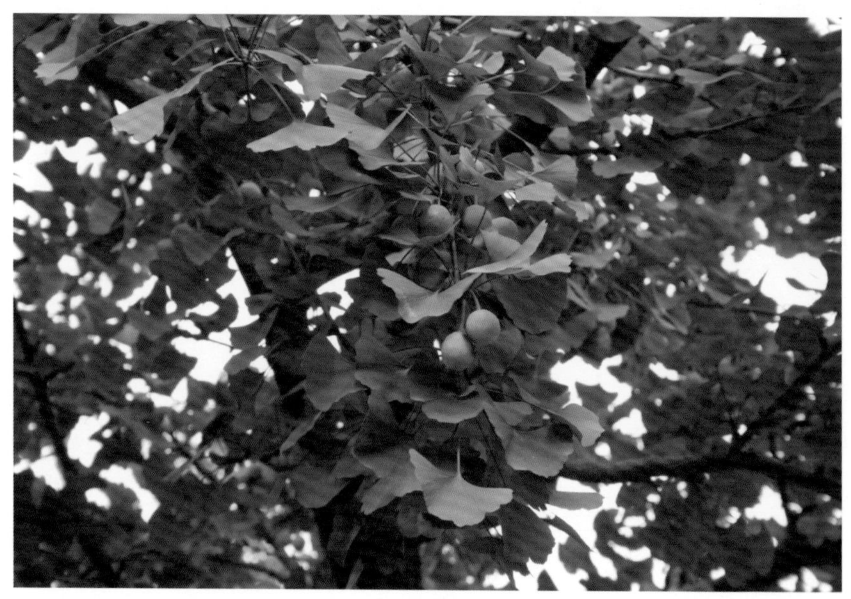

白果

【用法】佐餐食：食鸡肉、白果，喝汤。

【功效】益气养血，乌发明目。

【适用】气血不足引起的须发早白。

（3）首乌鹌鹑蛋

【原料】何首乌30克，冬青子15克，生地黄、熟地黄各20克，鹌鹑蛋5个。

【制法】将上药加水浸透，加入鹌鹑蛋及水600毫升，共煮至蛋熟后去壳，再放入原汤中沸煮20分钟，去药渣。

【用法】吃蛋饮汤，每日1次。

【功效】滋补肝肾，养血乌发。

【适用】肝肾不足、血虚引起的须发早白。

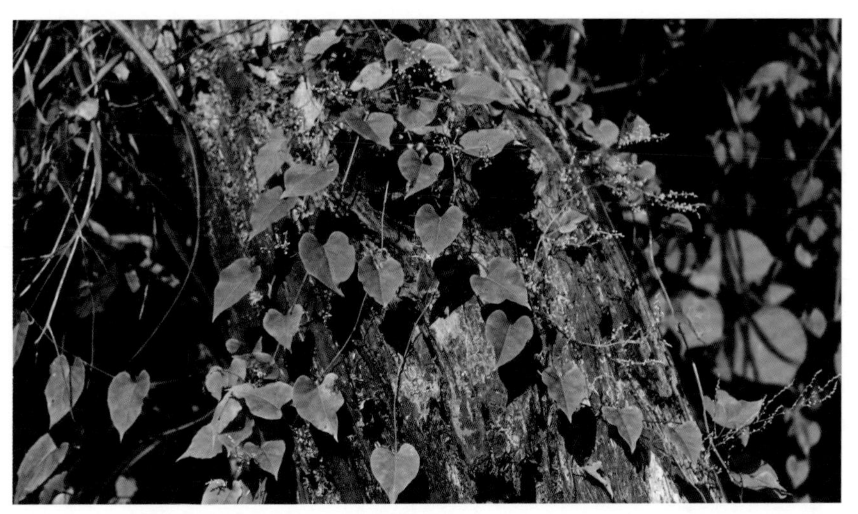

何首乌

2. 什么样的食谱，让你的口腔更健康

（1）绿豆橄榄粥

【原料】橄榄5只，绿豆100克，白糖50克。

【制法】将绿豆、橄榄洗净，同煮粥，加入白糖拌匀即可。

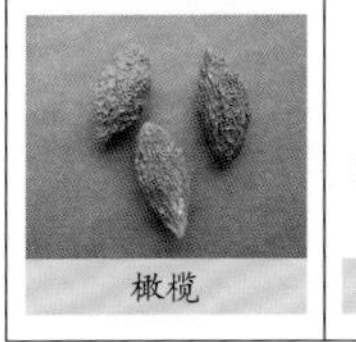

橄榄

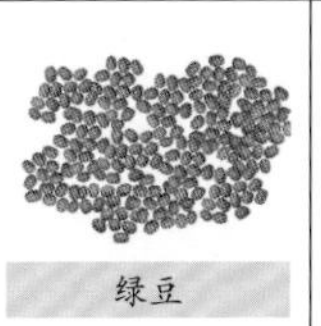

绿豆

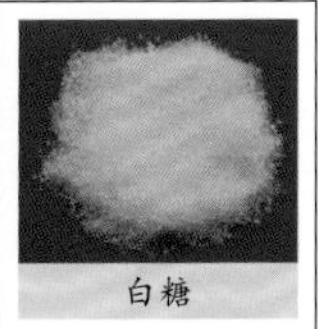

白糖

【用法】食粥，每日1次，可连服数日。

【功效】清热解毒，清胃爽口。

【适用】胃热引起的口疮。

（2）蜂蜜可可糊

【原料】蜂蜜、可可粉各适量。

【制法】取可可粉适量，用蜂蜜调成糊状。

【用法】每次4～5克，入口中慢慢含咽，每日数次，连用3～4日。

【功效】滋阴润燥。

【适用】阴虚火旺型口腔溃疡。

（3）荸荠豆浆

【原料】荸荠150克，豆浆1000毫升，白糖60克。

【制法】荸荠洗净、去皮，压取汁与豆浆混合，加入白糖，煮数沸即成。

【用法】每日1剂，分2次服，连服数日。

【功效】清热解毒，生津润燥。

【适用】口舌生疮。

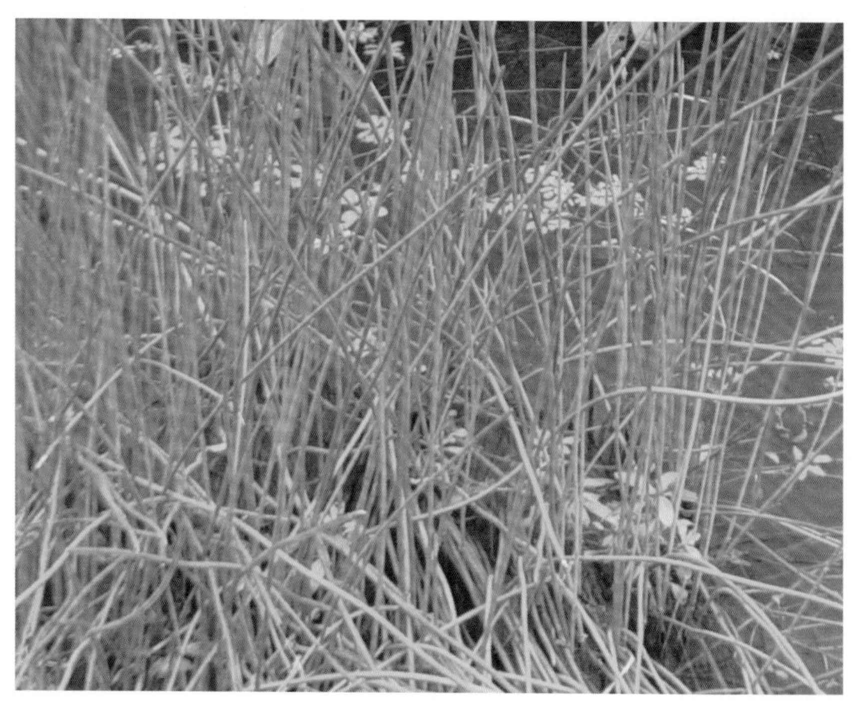

荸荠

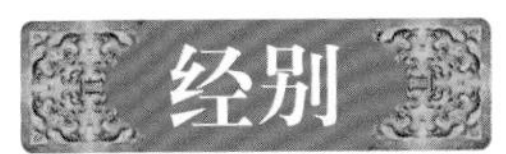

经别

本篇要点

本篇主要讲述十二经脉的循行路线，以及与脏腑、生理、病理之间的联系。

原文译注

原文 黄帝问于岐伯曰：余闻人之合于天道也，内有五脏，以应五音、五色、五时、五味、五位也；外有六腑，以应六律。六律建阴阳诸经而合之十二月、十二辰、十二节、十二经水[①]、十二时、十二经脉者，此五脏六腑之所以应天道。夫十二经脉者，人之所以生，病之所以成，人之所以治，病之所以起，学之所始，工之所止也。粗之所易，上之所难也。请问其离合，出入奈何？

译文

黄帝问岐伯：我听说人体是与天地相合的，内有五脏，分别与五音、五色、五时、五味、五方相应；外有六腑，以应六律。六律有阴阳，与人体阴阳诸经相应，分别合于十二月、十二辰、十二节、十二经水、十二时、十二经脉。这就是人体五脏六腑与天地自然的应合之道。十二经脉，与人体得以所生、病之所起、人体健康得到治疗、病得以痊愈都相关，初学医的人都要从这里开始学起，哪怕已经学有所成的医生也要依靠经脉来诊断。那些庸医认为经脉非常简单，高明的医生却认为很难。请问，十二经脉在人体出入的道路是怎样的呢？

原文 岐伯稽首再拜曰：明乎哉问也！此粗之所过，上之所息也，请卒言之。足太阳之正，别入于腘中，其一道下尻五寸，别入于肛，属于膀胱，散之肾，循膂[②]，当心入散；直者，从膂上出于项，复属于太阳，此为一经也。足少阴之正至腘中，别走太阳而合，上至肾，当十四椎出属带脉；直者，系舌本，复出于项，合于太阳，此为一合。成以诸阴之别，皆为正也。

译文

岐伯鞠躬之后又拜一次才说：问的实在太高明了！关于经脉离合出入的道理，一般的庸医总会忽略，只有真正高明的医生才会留意，那就让我仔细地来说一下吧。

足太阳膀胱经的正经，别行膝部的腘窝中，其中有一条向下至尻骨下方五寸的地方，别行于肛门部位，属于膀胱本腑；然后再分布到肾脏，沿脊部肌肉向上，由心脏处入内分散，直行，再由脊部肌肉处行至颈部，然后重新回到足太阳膀胱本经，这就是足太阳本经的别行经脉。足少阴的正经则在膝部腘窝中，别行，与足太阳经相会合，然后向上至肾脏，于第十四椎处入属于带脉，直行向上，一直到舌根底部，然后由头颈部而出，与太阳经相合。足太阳与足少阴为阴阳第一合脉，它们并不是经脉的旁通交会，而是真正的出入离合，使之成为阴阳相成的经脉循行之路。

原文 足少阳之正，绕髀入毛际，合于厥阴，别者入季肋之间，循胸里属胆，散之上肝，贯心以上挟咽，出颐颔中，散于面，系目系，合少阳于外眦也。足厥阴之正，别跗上，上至毛际，合于少阳，与别俱行，此为二合也。

译文

足少阳胆经的正经，是向上绕大腿，入于阴毛部位，与足厥阴肝经相会合。另一条别经则入于软肋之间，沿着胸部入属于胆本腑，分布于肝脏，通过心脏，继续上行到咽喉两侧，于腮颌中间而出，散于面部，结束于眼底，与足少阳在外眼角相合。足厥阴肝经的正经，由脚背向上，一直入于阴毛，和足少阳胆经相会，和胆经之正经一起前行，此为足少阳与足厥阳相表里，阴阳相配的第二条经脉之路。

原文 足阳明之正，上至髀，入于腹里属胃，散之脾，上通于心上循咽出于口，上頞𩕄，还系目系，合于阳明也。足太阴之正，上至髀，合于阳明，与别俱行，上结于咽，贯舌中，此为三合也。足太阴之正，上至髀，合于阳明，与别俱行，上结于咽，贯舌中，此为三合也。

译文

足阳明胃经的正经，向上行至髀部，直接入腹，属于胃本腑，然后分布于脾脏，上通心脏，沿着咽部在口中出来，继续上行鼻部，绕过眼睛，与足阳明胃经相合。足太阴的正经也上行到髀部，与胃经、足阳明别经相合，一起上行，至咽部，贯穿至舌根部位。这是足阳明与足太阴相表里，阴阳相配的第三条经脉路线。

原文 手太阳之正，指地，别于肩解，入腋走心，系小肠也。手少阴之正，别入于渊腋两筋之间，属于心，上走喉咙，出于面，合目内眦，此为四合也。

译文

手太阳小肠经的正经是从上向下走的，别经出于肩部，然后在腋下入于心脏，直接系于小肠腑。手少阴心经的正经，于腋下渊腋穴的两筋之间别行，属于心脏，向上至喉部，由面部而出，和手太阳经的支脉在内眼角相会合，这是手太阳与手少阴为表里，阴阳相配的第四条经脉。

原文 手少阳之正，指天，别于巅，入缺盆，下走三焦，散于胸中也。手心主之正，别入渊腋三寸，入胸中，别属三焦，出循喉咙，出耳后，合少阳完骨之下，此为五合也。

手阳明之正，从手循膺乳，别于肩髃，入柱骨下走大肠，属于肺，上循喉咙，出缺盆，合于阳明也。手太阴之正，别入渊腋少阴之前，入走肺，散之太阳，上出缺盆，循喉咙，复合阳明，此六合也。

译文

手少阳三焦经之正经，由上而下，从头顶部位开始向下，入于缺盆穴，下行到三焦本腑，分布于胸部。手厥阴心包经的正经，于渊腋穴下3寸的地方别行，直接入于胸部，别经于三焦，由喉咙而出，到耳朵后方，与手少阳三焦会合在完骨下方。这是手少阳与手厥阴相表里，阴阳相配的第五条经脉。

手阳明大肠经之正经，沿手向上行走一直到胸部乳房之侧，然后别行肩髃穴，入柱骨穴，向下到大肠本腑，属于肺脏；然后再向上沿着喉咙入于缺盆穴，和手阳明经相合。手太阴肺经的正经，于渊腋穴别行至手少阴的前方，进入肺脏，分布于大肠，从缺盆穴而出，沿着喉咙行走，再与手阳明大肠经相合。这是手阳明与手太阴相表里，阴阳相配的第六条经脉。

注 释

①十二经水：古时候将地理版图划分为清、渭、海、湖、汝、渑、淮、漯、江、河、济、漳十二条河流。中医学将其比喻为人体十二经脉；认为气血运行，犹水之在地。

②膂：人体的一个部位，特指脊柱两旁的肌肉。

养生智慧

1. 脾经——女性健康的守护神

脾脏是统血、升清、运化之重要脏器，对于人体的健康非常重要。而女性以血为养，失去气血的营养，人不仅会身体不支，更会容颜失色。所以，呵护脾经，护理脾脏对于女性尤为特殊，它如同女性健康的守护神，没有运行通畅的脾经，就不会有女性光鲜亮丽的容貌。不过，想要时时保证脾经畅通并不复杂，只要几个小动作就能做到。

自然站立，双脚分开，保持与肩部同宽；放慢呼吸，慢慢用意念将气息引领至丹田。

微微弯曲双腿，呈稍向下蹲的姿势，双手缓缓悬于胸前，上下交错，两掌心相对，不要合拢，呈双手抱球的姿势，但两手间的距离要尽量远一些。手的发力方式为下方的手向上托，上方的手向下压。然后，慢慢由肩部到手部轻轻移动转圈，犹如在团一个大球一样。

向一个方向转动10圈，然后交换上下手，改下手在上，上手在下，再向相反的方向移动转圈，同样转动10圈。如此反复变化转圈，坚持15分钟，每日1次就可以通畅脾经，提升脾脏功能。

2. 胆经——引领身体健康的先行者

《黄帝内经》中已经说过：凡十一脏者，胆为先也。所以，胆是让人气血上升、心情舒畅、吸收良好的重要前提。如果胆经不通，很快肝经、肺经、心经等经脉就会出现不通以及不适等问题。这就是人体的健康关系链，想要保持身体内部健康自然，必须打通胆经，促使身体气、血、营养的有的放矢。畅通胆经的方法极为简单，只要每日对其进行敲打就可以，具体方法如下：

自然站立，单脚提起踩在椅面上，保持膝部与小腿呈90° 的样子，然后同侧手掌握成空拳，沿着臀部外侧起点敲打。一般来说，从臀部起点到膝盖处可分成4步，所以落拳时就以这4步为敲打点即可。

敲打的力度不要过大，以自己可以承受为主，4步为一次，一条腿总共敲打50次，然后再改敲另一条腿。如此每日进行，坚持一段时间就能感受到胆囊分泌功能良好，从而气血充盈，身体顺畅。

3. 食疗养生最轻松，教你打好保“胃”战

（1）莲子糯米粥

【原料】糯米100克，莲子、百合各20克，白糖适量。

【制法】将莲子与百合清洗干净，莲子去心，百合掰成小瓣，然后放进清水中浸泡；糯米洗净后放进锅中，加适量清水武火烧开，再改文火煮10分钟，将莲子和百合放进去，直到粥变得黏稠，莲子、百合酥软，取白糖调和就好了。

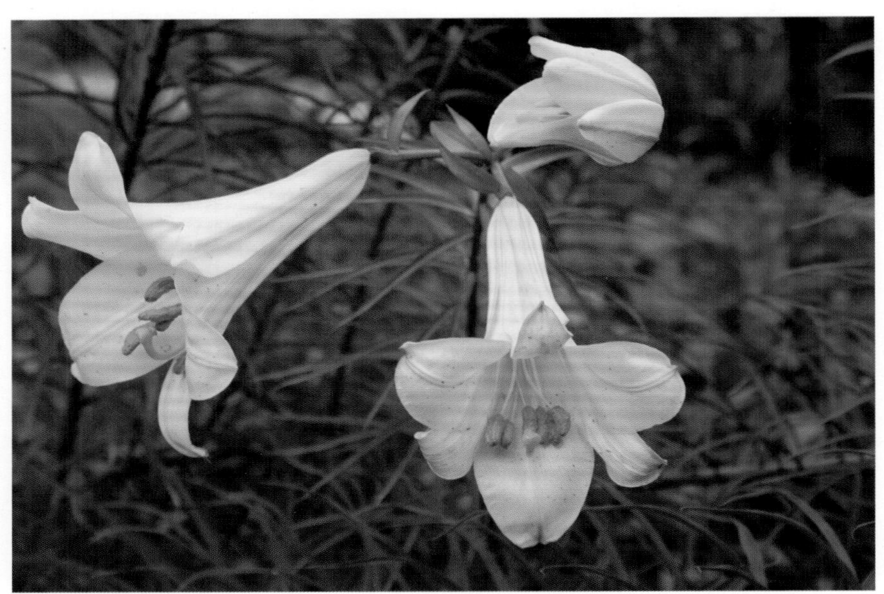

百合

【用法】正餐食用，每日1次，也可隔日1次。

【功效】调理胃经，清火开胃。

【适用】胃火体热、脾胃不合者。

（2）桂花芋头汤

【原料】芋奶200克，红糖50克，糖桂花适量。

【制法】将芋奶洗净、去皮，切成小块，放入锅内加清水武火煮开，然后文火慢慢炖煮，直到芋奶变得酥软；取红糖放进去，一边煮一边轻轻搅动，待红糖完全化开，将糖桂花浇于汤内调匀即可。

【用法】可作为甜品，经常食用。

【功效】清肠养胃，补益体虚。

【适用】肠胃寒凉、食欲不强者。

（3）蜜汁山药

【原料】山药、地瓜各100克，糖桂花适量。

【制法】山药、地瓜分别去皮，然后切成1厘米宽、3厘米长的小条，摆放在容器内，可淋少量的清水，但不能太多，保持山药、地瓜湿润就行；盖上盖子，放入微波炉，武火加热15分钟，待山药、地瓜变得绵软之后取出，移到盘中，浇上糖桂花食用。

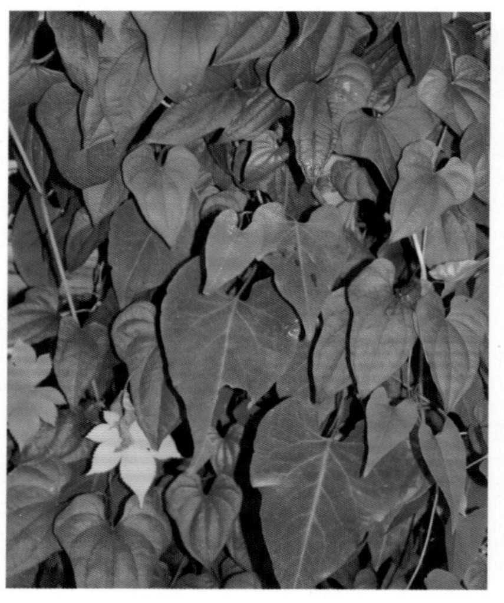

山药

【用法】当成甜品，少量食用。

【功效】健脾养胃，补虚安神。

【适用】身体虚弱、消化功能不好者。

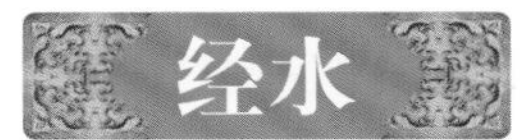

经水

本篇要点

1．运用古代版图上清、渭等十二条河流的大小、深浅、广狭、长短来比喻人体中十二经脉不一样的气血运行情况。

2．阐述了十二经和十二水的配合情况。

原文译注

原文 黄帝问于岐伯曰：经脉十二者，外合于十二经水[①]，而内属于五脏六腑。夫十二经水者，其有大小、深浅、广狭、远近各不同；五脏六腑之高下、大小、受谷之多少亦不等，相应奈何？夫经水者，受水而行之；五脏者，合神气魂魄而藏之；六腑者，受谷而行之，受气而扬之；经脉者，受血而营之。合而以治，奈何？刺之深浅，灸之壮数，可得闻乎？

译文 黄帝向岐伯问道：人体的十二经脉，在外与自然界的十二条河流相对应，在内则分别连属五脏六腑。自然界的十二条河流，其面积的大小、水位的深浅、河床的广狭、流程的远近等都各不相同；人体的五脏六腑，其位置的高低、形态的大小、受纳水谷精微之气的多少也各不相等，那么，这两者的对应关系是怎样的？自然界的河流受纳地面之水而通行各处；人体的五脏集合精神气血魂魄而加以闭藏；人体的六腑受纳饮食水谷而传化糟粕，吸收精微之气而布扬全身；十二经脉受纳血液而将其运行到全身以濡养筋骨关节。那么，怎样把以上这些情况结合起来，运用到治疗疾病上呢？还有，在治疗时，如何才能把握住针刺的深度以及施灸的壮数呢？你能解释给我听一下吗？

原文 岐伯答曰：善哉问也！天至高，不可度[②]；地至广，不可量，此之谓也。且夫人生于天地之间，六合之内，此天之高、地之广也，非人力之所能度量而至也。若夫八尺之士[③]，皮肉在此，外可度量切循而得之，其死可解剖而视之。

其脏之坚脆，腑之大小，谷之多少，脉之长短，血之清浊，气之多少，十二经之多血少气，与其少血多气，与其皆多血气，与其皆少血气，皆有大数。其治以针艾，各调其经气，固其常有合乎。

译文

岐伯回答说：这个问题提得真是好啊！天有多高，是难以测量出来的；地有多大，也是难以丈量出来的，这确实是难以回答的问题。人生于天地之间，活在四方上下的六合之内，对于高不可攀的天和广阔无垠的地，是不能以人力去测量得到的。但是对于人之有形的八尺躯体而言，它的皮肉都表露在外面，其深浅广狭等外在的数据都可以通过用一定的尺度去测量，或是用手指去切摸而得出，还可以通过死后解剖其尸体来详细观察其内部脏腑的情况。由此，人体五脏的坚脆程度，六腑的形态大小，每一脏腑的受纳谷气多少，每条经脉的长短，血液的清浊程度，每一脏腑含有精气的多少，以及十二经脉中某一经是多血少气还是少血多气，是血气皆多还是血气皆少等，都是有一定标准的。此外，在运用针刺艾灸治疗疾病和调理人体经脉气血的虚实时，通常能够与那些标准相符合。

注释

①十二经水：是指古代版图上十二条较大的河流。十二水，在此主要是以其川流不息的样子来比喻经脉受血而周流于人体的状态，因此称为经水。

②度：测量。

③八尺之士：人之八尺有形的躯体。

养生智慧

1. 头痛了，怎样按穴位止痛

（1）至阴穴

找法：足部的小趾趾甲下缘外侧角向斜外侧0.1寸处。两足各一。

刺激方法：隔着袜子用拇指指尖对穴位进行垂直按压。每次3～5秒，重复3～7次。也可以用牙签头按压，但动作要适度，以免刺伤。

（2）陷谷穴

找法：足部第二脚趾与第三脚趾之间向下一拇指处，第二与第三脚趾骨之间。两足各一。

刺激方法：用拇指指尖按压穴位，同时上下移动。每次移动3～5回，反复3～7次。

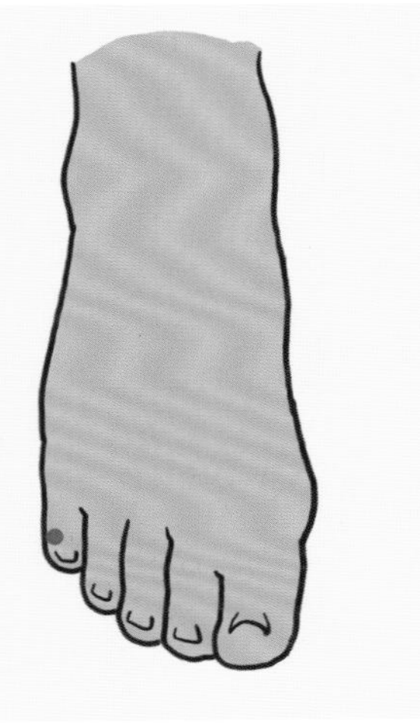

至阴穴

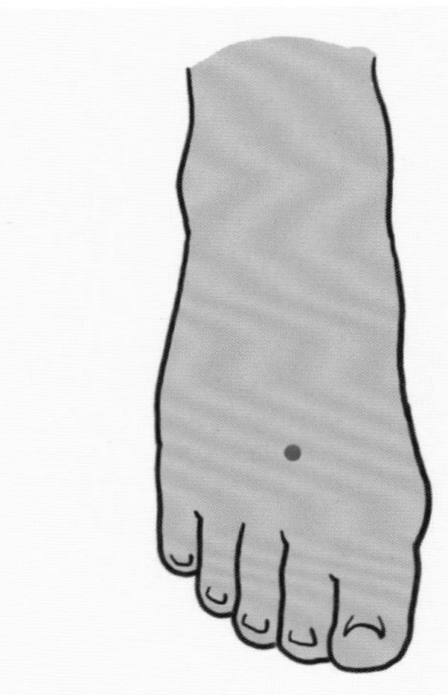

陷谷穴

（3）合谷穴

找法：位于拇指和示指（食指）之间。当两手指的第一关节的横纹重合时，弯曲的拇指指尖所处部位为合谷穴。两手各一。

刺激方法：用拇指指腹对穴位进行垂直按压3～5秒。重复3～7次。不要过于用力，以感觉舒适为宜。

（4）外关穴

找法：手腕最大横纹的中央向肘部三指宽处。两腕各一。

刺激方法：用拇指指腹对穴位进行垂直按压。每次3～5秒，重复3～7次。

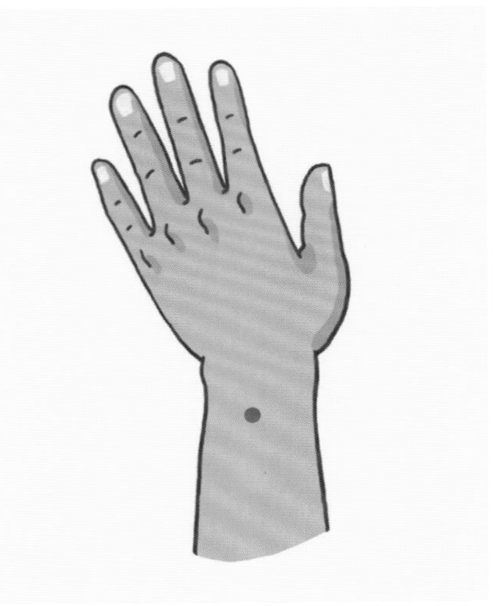

外关穴

（5）太阳穴

找法：从眉毛和外眼角的中间，向后约一横指的地方。

刺激方法：以大拇指指腹，由内而外按揉穴道，并推之向外，约10秒，休息5秒，左右各5分钟。每日早、晚各1次。

（6）百会穴

找法：位于头顶正中直线与耳尖（耳朵向前对）连线的交点处。

刺激方法：以大拇指掌关节按揉穴道10秒，休息5秒，共按5分钟。每日早、晚各1次。

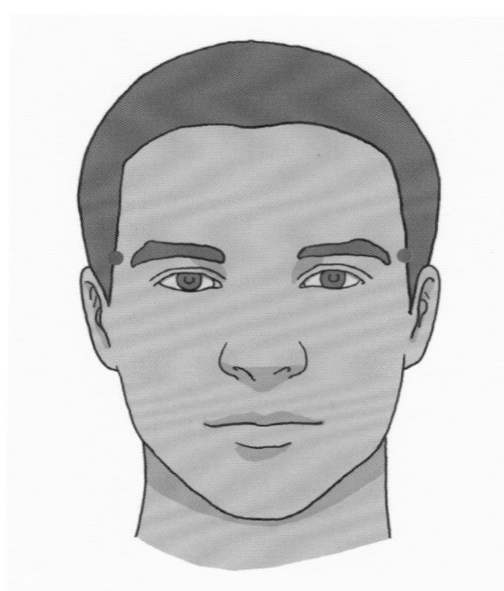

太阳穴

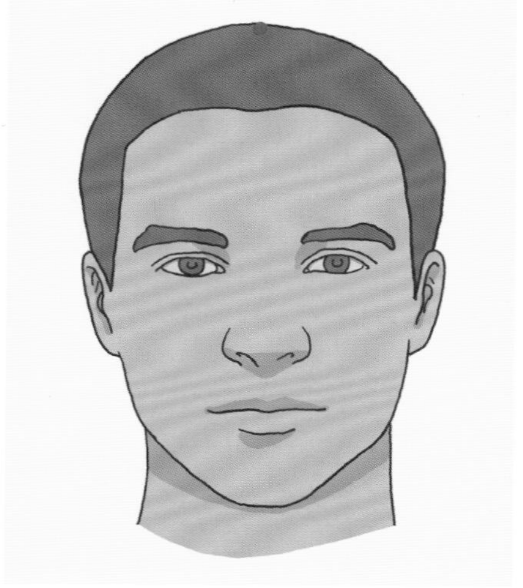

百会穴

（7）太衡穴

找法：位于足背上，足大踇趾与次趾，趾缝后2寸处。

刺激方法：正坐，右脚置放于左膝上，以左手中指指腹按压穴道上，由下往上按揉10秒，休息5秒。左脚同上。左、右足各5分钟，每日早、晚各1次。

（8）印堂穴

找法：位于前额部，两眉头间连线与前正中线之交点处。

刺激方法：将两手示指（食指）屈曲，拇指按在太阳穴上，以示指内侧屈曲面，由正中印堂穴（两眉之间）沿眉毛两侧分抹，双目自然闭合。手法以轻中有重为宜，每次做30遍以上，每日2次，有减轻头痛之功效。

（9）肓俞穴

找法：肚脐旁开五分。

刺激方法：拇、中指按后，斜向上顶，左治右，右治左。缓解头痛。

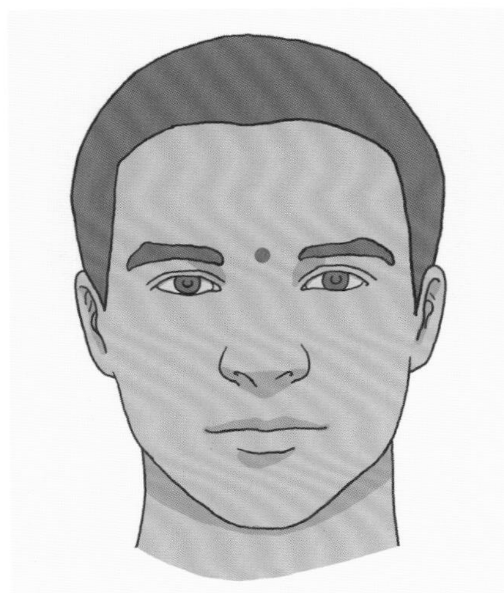

印堂穴

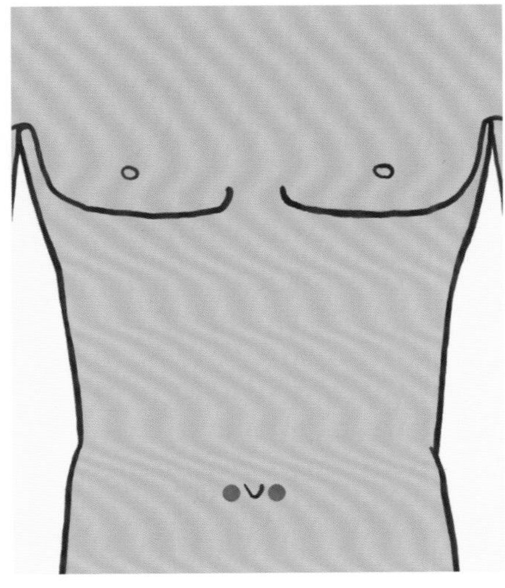

肓俞穴

（10）列缺穴

找法：两手虎口交叉，示指（食指）尖所指筋骨凹陷处。

刺激方法：直按斜向上顶。可治疗头顶痛。

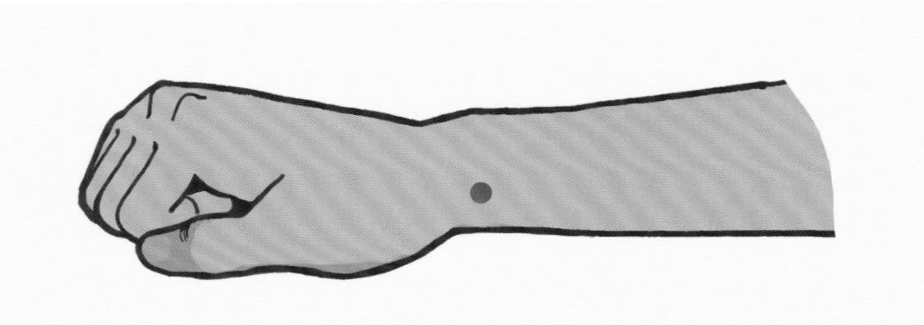

列缺穴

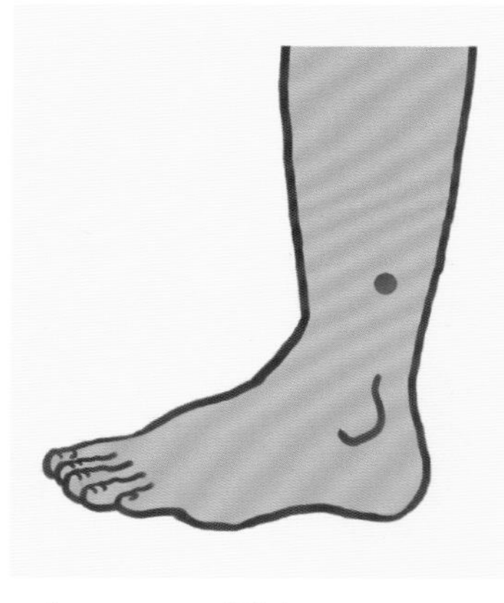
悬钟穴

（11）悬钟穴

找法：足外踝尖直上3寸，腓骨后缘。

刺激方法：按揉3～6分钟，左治右，右治左。偏头痛按摩此穴。

2. 按按“合谷”和“孔最”，青春痘跑光光

（1）合谷穴

找法：位于拇指和示指（食指）之间。当两手指的第一关节的横纹重合时弯曲的拇指指尖所处部位为合谷穴。两手各一。

刺激方法：用拇指指腹对穴位进行垂直按压3～5秒。重复3～7次。不要过于用力。以感觉舒适为宜。

（2）孔最穴

找法：将臂弯曲在肘部横纹处纵向筋外侧（拇指一侧）找到凹陷部位，其向手四指宽处为孔最穴。

刺激方法：用拇指指腹对穴位分别进行前后和左右的往复式按压。每次往复3～5回，进行3～7次。

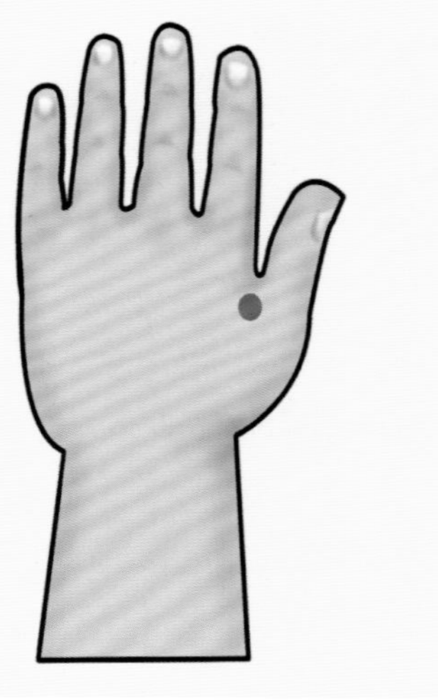
合谷穴

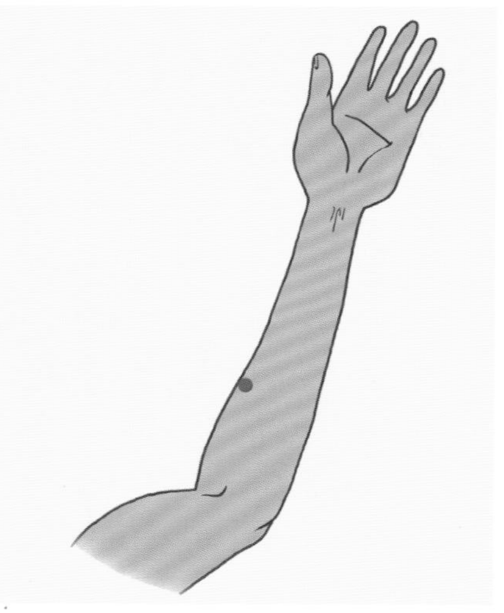
孔最穴

经筋

本篇要点

1. 说明了足太阳经经筋的循行、所主疾病及治疗方法。
2. 阐述了足少阳经经筋的循行路线、所主疾病及治疗方法。

原文译注

原文 足太阳之筋，起于足小趾，上结于踝，邪上结于膝，其下循足外侧，结于踵，上循跟，结于腘。其别者，结于腨①外，上腘中内廉，与腘中并上结于臀，上挟脊上项。其支者，别入结于舌本。其直者，结于枕骨，上头，下颜，结于鼻。其支者，为目上网，下结于頄；其支者，从腋后外廉，结于肩髃。其支者，入腋下，上出缺盆，上结于完骨。其支者，出缺盆，邪上出于頄。其病小趾支跟肿痛，腘挛，脊反折，项筋急，肩不举，腋支缺盆中纽痛，不可左右摇。治在燔针②劫刺③，以知④为数，以痛为俞⑤，名曰仲春痹也。

译文

足太阳膀胱经的经筋，起始于足小趾爪甲的外侧，向上连结于足外踝，再斜向上结聚于膝关节处，然后向下沿着足的外踝，在足跟部结聚，再沿着足跟向上行，在膝腘部结聚。该经筋的别支，从外踝向上行于小腿肚的外侧，向上到达腘窝中部的内侧，与前入腘窝的经筋并行向上，结聚于臀部，再沿着脊柱两侧上行至颈项部。由颈部分出的一支，别出此经筋，进入舌，并在舌体结聚。另一条由颈部分出的经筋直行向上结聚于枕骨，再向上到达头顶，又沿着颜面下行，结聚于鼻。下行经筋中分出一支，像网络一样行于眼的上眼睑，再向下结聚于颧骨。还有一条分支由挟脊上行的经筋别出，从腋窝后外侧上行结聚于肩髃部。另一条分支从腋窝的后外廉进入腋下，向上行至缺盆处，再向上在耳后的完骨处结聚。另一条分支从缺盆分出，斜向上进入颧骨部分，与从颜面部下行结于颧骨的支筋相合。太阳经的经筋发病，主要表现为从足小趾牵引到足跟肿痛，膝腘窝部拘挛，脊柱反张，颈部筋脉拘挛疼痛，肩不能抬举，腋部缺盆纠结作痛，不能左右摇摆。治疗时应采用火针疾进疾出的劫刺法，以病愈为限度，以疼痛的部位为针刺的腧穴，这种病称仲春痹。

原文 足少阳之筋，起于小趾次趾，上结外踝，上循胫外廉，结于膝外廉。其支者，别起外辅骨，上走髀[6]，前者结于伏兔之上，后者结于尻。其直者，上乘眇季肋，上走腋前廉，系于膺乳，结于缺盆。直者，上出腋，贯缺盆，出太阳之前，循耳后，上额角，交巅上，下走颔，上结于頄。支者，结于目眦为外维。其病小指次指支转筋，引膝外转筋，膝不可屈伸，腘筋急，前引髀，后引尻，即上乘眇季肋痛，上引缺盆、膺乳，颈维筋急。从左之右，右目不开，上过右角，并跷脉而行，左络于右，故伤左角，右足不用，命曰维筋相交。治在燔针劫刺，以知为数，以痛为俞，名曰孟春痹也。

译文

足少阳胆经的经筋，起于足第四趾趾端，沿足背上行连结于外踝，再沿着胫骨外侧向上结聚在膝部的外缘。足少阳经筋的一条分支，从外辅骨处分出，向上行至大腿部，在此又分为两支，前面的一支结聚在伏兔部之上，后面的一支结聚在尾骶部。其直行的一支，向上行至胁下空软处季肋部位，再向上行于腋部的前缘，横过胸旁，连结乳部，向上结聚于缺盆之中。它的另一直行支线，出腋部，穿过缺盆，然后行于足太阳经筋的前面，再沿耳后绕至上额角，交会于头顶，再从头顶侧面向下走至颌部，又转向上结聚于颧部。还有一支支筋，从颧部发出，结聚在外眼角构成目外侧网状经筋。足少阳经的经筋发病时，症见足第四趾经筋出现牵引性拘急抽搐，进而掣引到膝部外侧也出现拘急抽搐，膝部不能屈伸，膝腘窝部位筋脉拘急，向前牵引髀部疼痛，向后牵引尻部疼痛，向上则牵引胁下空软处季肋部作痛，向上牵引缺盆、胸侧乳部，引起颈部左右交互的经筋发生拘急。若是拘急从左侧向右侧发展，则右眼不能张开，因为经筋上过右额角与跷脉并行，而阴阳跷脉在这里互相交叉，左右经筋也是互相交叉的，左侧的筋结聚到右侧，以致左额角筋伤引起右足不能活动，这种情况就称“维筋相交”。治疗这一病症应当用火针疾刺疾出的劫刺法，针刺的次数以病愈为度，以疼痛部位为针刺的腧穴，这种病就称孟春痹。

注 释

①腨：小腿肚。

②燔针：即火针，指烧红的针。

③劫刺：是一种针刺的手法，即快速地进针和出针的刺法。

④知：通“至”，指达到治疗的效果，即病愈。

⑤以痛为俞：也就是说，在痛处取穴，即取天应穴、阿是穴。

⑥髀：指大腿或者大腿外侧。

养生智慧

如果皮肤“干渴”了，该刺激哪两个穴位？

（1）列缺穴

找法：手腕脉门向肘部2指处。两手各一。

刺激方法：用拇指指腹进行轻度的前后往复式按压。每次往复3～5回，进行3～7次。

（2）血海穴

找法：膝盖上缘往上3指处。两腿各一。

刺激方法：用拇指指尖在该穴位进行垂直按压。每次3～5秒。强度以感觉舒适为宜。重复3～7次。

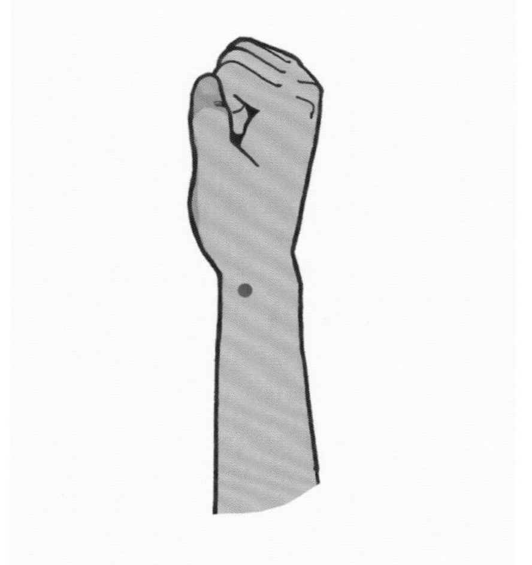

列缺穴

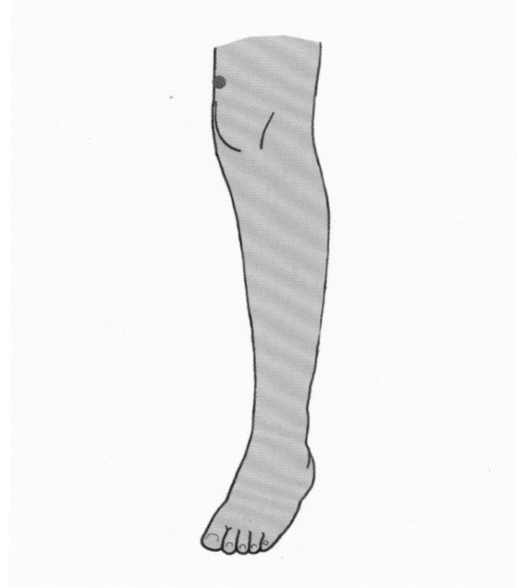

血海穴

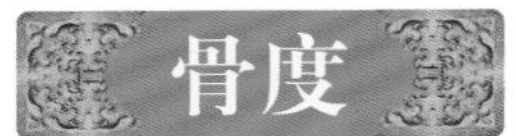

骨度

养生智慧

1. 阐述了人体各部分骨骼的长短尺寸。
2. 说明经脉的长度是以骨度为依据的。
3. 说明了外形的大小关系到人体内在的脏器。

原文译注

原文 黄帝问于伯高曰：《脉度》言经脉之长短，何以立之？伯高曰：先度其骨节之大小、广狭、长短，而脉度[1]定矣。

译文 黄帝向伯高问道：《脉度》篇中所说的人身经脉的长短，是依照什么标准确定的呢？伯高回答说：先量出人体各骨节的大小、宽窄、长短，然后用这个标准来确定经脉的长度。

原文 黄帝曰：愿闻众人之度。人长七尺五寸者，其骨节之大小长短各几何？伯高曰：头之大骨围二尺六寸，胸围四尺五寸，腰围四尺二寸。发所覆者，颅至项尺二寸，发以下至颐长一尺。君子终折。

译文 黄帝问道：我想了解一般成年人骨节的尺度。如果人的身高为7尺5寸，那么他全身骨节的大小、长短是多少呢？伯高回答说：头颅大骨横围一周的长度是2尺6寸，平胸横围一周的长度是4尺5寸，平腰横围一周的长度是4尺2寸。头发覆盖的部分称为颅，从前发际到后发际，整个头颅的长度是1尺2寸，从前发际至腮下部的长度是1尺。相貌端正的人，面部的上中下三部分等长。

原文 结喉以下至缺盆中，长四寸。缺盆以下至髑骬，长九寸，过则肺大，不满则肺小。髑骬以下至天枢，长八寸，过则胃大，不及则胃小。天枢以下至横骨，长六寸半，过则回肠广长，不满则狭短。横骨长六寸半，横骨上廉以下至内辅之上廉，长一尺八寸。内辅之上廉以下至下廉，长三寸半。内辅下廉，下至内踝，长一尺三寸。内踝以下至地，长三寸。膝腘以下至跗属，长一尺六寸。跗属以下至地，长三寸。故骨围大则太过，小则不及。

译文 从结喉往下至缺盆中心的长度是4寸。从缺盆往下到胸骨剑突处的长度是9寸，如果超过9寸，则肺脏偏大，不足9寸则肺脏偏小。从胸骨剑突处至与脐相平部位的长度是8寸，超过8寸则胃偏大，不足8寸则胃偏小。从与脐相平的部位至耻骨的长度是6寸半，超过6寸半则大肠粗而长，不足6寸半则大肠细而短。耻骨的长度是6寸半，从耻骨上缘往下到膝内辅骨上缘的长度是1尺8寸，从膝内辅骨上缘至下缘的长度是3寸半。从膝内辅骨下缘到足内踝的长度是1尺3寸。从足内踝骨直到足底的长度是3寸。从膝部的腘窝往下直到足面的长度是1尺6寸。从足面往下直到足底的长度是3寸。所以骨围偏大的人身高会超过7尺5寸的正常标准，骨围偏小的人身高会达不到7尺5寸的正常标准。

原文 角以下至柱骨，长一尺。行腋中不见者，长四寸。腋以下至季肋，长一尺二寸。季肋以下至髀枢，长六寸。髀枢以下至膝中，长一尺九寸。膝以下至外踝，长一尺六寸。外踝以下至京骨，长三寸。京骨以下至地，长一寸。

译文 从头侧耳上的高角往下至第一颈椎棘突的长度是1尺。肩骨从柱骨之侧到腋中尽处的长度是4寸。从腋部往下至季肋的长度是1尺2寸。从季肋往下至髋关节的长度是6寸。从髋关节往下至膝中的长度是1尺9寸。从膝盖往下至外踝骨的长度是1尺6寸。从外踝骨往下至京骨突起处的长度是3寸。从京骨的突起处往下至足底的长度是1寸。

原文 耳后当完骨者，广九寸。耳前当耳门者，广一尺三寸。两颧之间，相去七寸。两乳之间，广九寸半。两髀之间，广六寸半。足长一尺二寸，广四寸半。肩至肘，长一尺七寸。肘至腕，长一尺二寸半。腕至中指本节，长四寸。本节至其末，长四寸半。

译文

耳后两高骨之间的宽度是9寸。耳前的两听门之间的宽度是1尺3寸。两颧之间距离是7寸。两乳之间的宽度是9寸半。两髀骨到趾骨两端的宽度是6寸半。脚的长度是1尺2寸，宽度是4寸半。从肩关节至肘关节的长度是1尺7寸。从肘关节至腕关节的长度是1尺2寸半。从腕关节至中指指掌关节的长度是4寸。从中指掌指关节根部至手指尖的长度是4寸半。

原文 项发以下至背骨，长二寸半。膂骨以下至尾骶，二十一节，长三尺，上节长一寸四分分之一，奇分在下，故上七节至于膂骨[②]，九寸八分分之七。此众人骨之度也，所以立经脉之长短也。是故视其经脉之在于身也，其见浮而坚，其见明而大者，多血；细而沉者，多气也。

译文

从项部后发际至第一椎骨的长度是2寸半。从第一椎骨往下到尾骶骨第21节的长度是3尺。上7椎每节的长度是1寸4分1厘，其余的不尽之数都在以下诸节平均计算，所以上部7节从第一椎骨直至膂骨的长度共9寸8分7厘，这就是一般成年人的骨节尺度情况，可以用这个标准来确定人体经脉的长度。在观察人体经脉的时候，如果呈现于体表浮浅坚实或明显粗大的，是多血的经脉；细而深伏的，是多气的经脉。

注 释

①度：指大小、长短、宽窄。这里指骨度。即用骨骼作为标尺来衡量人体经脉的长短。

②膂骨：指脊椎骨。

养生智慧

1. 小儿肺炎要吃什么，不要吃什么

【宜】因高热呼吸加快，失去水分较多，应注意营养素和水分的补充，可给予牛奶、米汤、菜汁、水果汁等流质饮食。退热后宜进食烂面条、蒸蛋、馄饨、粥及面包等半流质饮食。恢复期应注意加强营养，宜食用牛奶、鸡蛋、猪瘦肉等优质蛋白质丰富的食物，以及新鲜蔬菜、水果，如菜泥或碎菜末、苹果、橘子等。

【忌】蛋白质会造成身体负担，水分流失，故宜限制。肺炎患儿多食糖后，会使病情加重，故应限制食用。辛辣食物因其刺激性大，故肺炎患者应忌。肺炎患儿消化功能多欠佳，若食油腻厚味，则更影响消化功能，使得抗病力降低，故应限制食用。若喝牛奶，应将上层油膜除去，乳母也应进食少油腻的食物。生冷食物如西瓜、冰淇淋、冰糕、香蕉等，若过多食用，易损伤体内阳气而无力抗邪，使病情难愈，故应限制食用。肺炎患儿多有发热，应忌喝浓茶；酸性食物，如乌梅、橘子等，应忌食用。

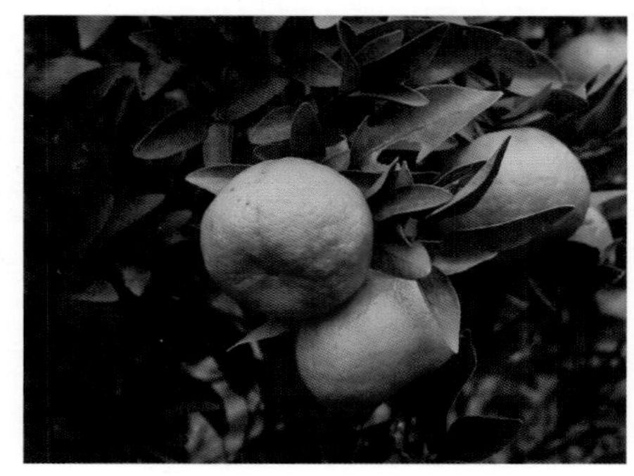
橘子

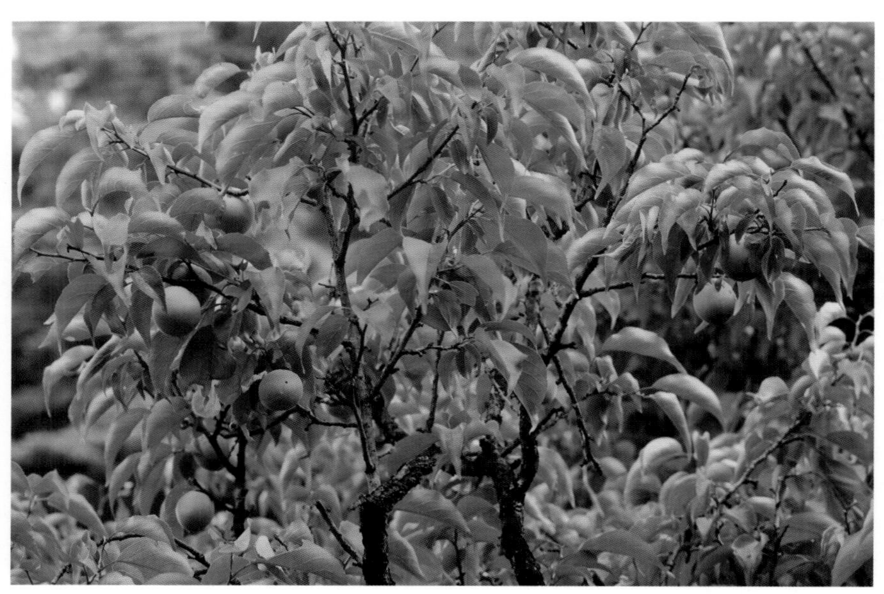
乌梅

2. 多毛，要常按列缺穴

列缺穴

找法：手腕脉门向肘部两指处。两手各一。

刺激方法：用拇指指腹进行轻度的前后往复式按压。每次往复3～5回，进行3～7次。

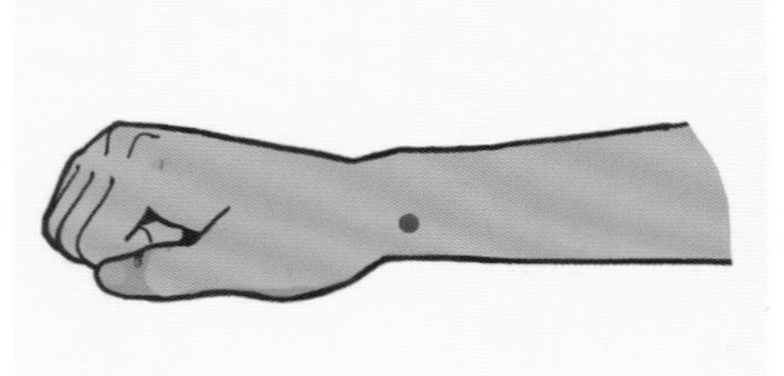

列缺穴

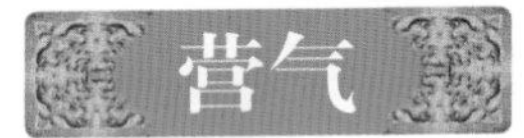

营气

本篇要点

1. 说明了营气的来源和生成。
2. 阐述了十四经脉的循行方向、次序和交接部位等。

原文译注

原文 黄帝曰：营气之道，内谷为宝。谷入于胃，乃传之肺，流溢于中，布散于外。精专者，行于经隧，常营无已，终而复始，是谓天地之纪。

译文

黄帝说：营气能在人体发挥重要的作用，人们受纳饮食水谷是其关键。食物进入胃中，经过脾胃运化之后，其中的水谷精微之气上输到肺，通过肺的宣布发散作用流动并充溢在体内，营养脏腑，同时布散于外而滋养形体。水谷精微中精纯的精华物质行于人体经脉之中，流动不息，人体摄入的水谷滋养周身的过程就这样周而复始地循环，像天地日月的自然规律一样。

原文 故气从太阴出，注手阳明，上行注足阳明，下行至跗上，注大趾间，与太阴合。上行抵髀，从脾注心中。循手少阴，出腋下臂，注小指，合手太阳。上行乘腋，出䪼内，注目内眦，上巅下项，合足太阳。循脊下尻，下行注小趾之端，循足心，注足少阴。上行注肾，从肾注心外，散于胸中。循心主脉，出腋下臂，出两筋之间，入掌中，出中指之端，还注小指次指之端，合手少阳。上行注膻中，散于三焦，从三焦注胆，出胁注足少阳。下行至跗上，复从跗注大趾间，合足厥阴。上行至肝，从肝上注肺，上循喉咙，入颃颡之窍，究于畜门[1]。其支别者，上额循巅，下项中，循脊入骶，是督脉也。络阴器，上过毛中，入脐中，上循腹里，入缺盆，下注肺中，复出太阴。此营气之所行也，逆顺之常也。

译文

营气的运行，起始于手太阴肺经，流注到手阳明大肠经，再上行到面部，在面部进入足阳明胃经，下行到达足背，行至足大趾间后，与足太阴脾经相合。再沿足太阴脾经向上行，到达大腿部，从脾经的支脉注入心中。沿着手少阴心经出于腋下，往下沿着前臂内侧后缘，注入手小指尖，合于手太阳小肠经。然后沿着手太阳小肠经上行，越过腋窝，向上出于目下颧骨内侧，流注到内眼角，由此上行至头顶，再向下行至颈项部，与足太阳膀胱经相合。然后沿着脊柱向下经过臀部，向下一直到达足小趾尖，沿着足心注入足少阴肾经。并沿着足少阴肾经上行注入肾脏，经过肾脏转注入心包络中，并向外散布于胸中。再沿着手厥阴心包经的主脉从腋下出，循前臂下行，从小臂内侧的两条大筋之间注入掌中，直出于手中指的指端和环指（无名指）的指端，并在此合于手少阳三焦经。由此上行注入两乳正中的膻中穴，并散布于上中下三焦，从三焦又注入胆，出于胁部，注入足少阳胆经。然后向下行至足背上，又从足背注入足大趾间，与足厥阴肝经相合。再循着足厥阴肝经上行至肝，从肝再上行注入肺中，再向上沿着喉咙后面进入鼻的内窍，深入终止于鼻孔内通脑之处。而其循行的支脉，由鼻窍向上沿着额部上行至头顶，向下沿颈项部下行，循脊柱两侧进入腰骶部，这是督脉的循行路线。继而环绕外生殖器，再向前向上经过阴阜部的毛际之中，上行进入脐中，再向上沿着腹内上行进入缺盆之中，再向下注入肺中，再次进入手太阴肺经循环周流。这就是营气的循行路线，是手足两经逆顺而行的常规。

注　释

①畜门：颃颡为内鼻孔；畜门为外鼻孔。

养生智慧

1. 健脑益智，还是得从食物开始

（1）山药杞子炖猪脑

【原料】猪脑1个，山药30克，枸杞子10克。

【制法】将猪脑去血筋，洗净，加山药、枸杞子以及水，炖熟。

【用法】食肉喝汤。

【功效】补脾益肾，健脑益智。

【适用】脾肾两虚之健忘。

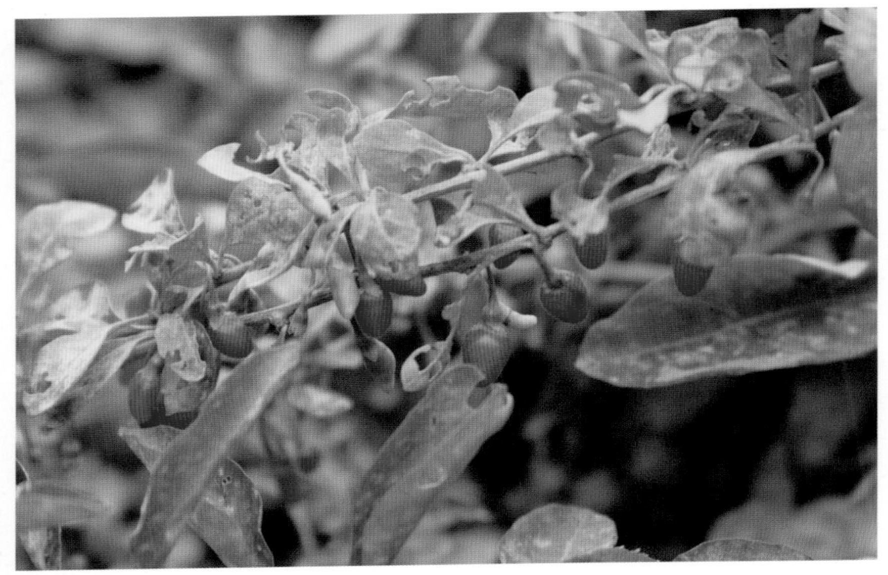

宁夏枸杞

（2）糖醋黄花鱼

【原料】大黄花鱼1条（约1500克），葱花、蒜茸、盐、胡椒粉、糖、醋、麻油、油、淀粉各适量。

【制法】在黄花鱼身上刻斜“井”字形，用盐涂匀鱼身内外，拍干淀粉在鱼上。锅置猛火上，放入足量油，用中火将鱼浸炸至身硬捞起，待油再滚，将鱼翻炸，捞起上盘，锅里留余油少许，放各作料，用湿淀粉打芡，淋在鱼上即成。

【用法】佐餐食，每日1次。

【功效】补肾健脑。

【适用】肾虚引起的记忆力减退。

生姜

2. 两大药膳，专门防治感冒

（1）豆豉青椒炒鳝片

【原料】青椒120克，黄鳝250克，生姜4片，豆豉、淀粉各少量。

【制法】将青椒洗净，切开去核，切片；生姜洗净，切片；豆豉洗净，切片，用调味料腌制。再起油锅，下豆豉爆香，再下青椒炒至八成熟，取起，下油爆香生姜，下鳝片炒熟，再放入青椒略炒，调味，打芡即可。

【用法】随量食用。

【功效】发散风寒，温中和胃。

【适用】感冒。

（2）葱白生姜汤

【原料】葱白（连根）、淡豆豉各15克，生姜10克，生甘草9克，萝卜100克，盐、大蒜、酱油、胡椒粉、味精、植物油各适量。

【制法】将葱白、生姜、生甘草分别洗净，切碎；萝卜去皮、切片。锅内放油，将上物放锅中，加酱油、盐、淡豆豉、大蒜、胡椒粉煸炒后，加入适量水煮汤，至熟后调味精服食。

【用法】食萝卜饮汤。

【功效】辛温解表，发散风寒。

【适用】风寒感冒。

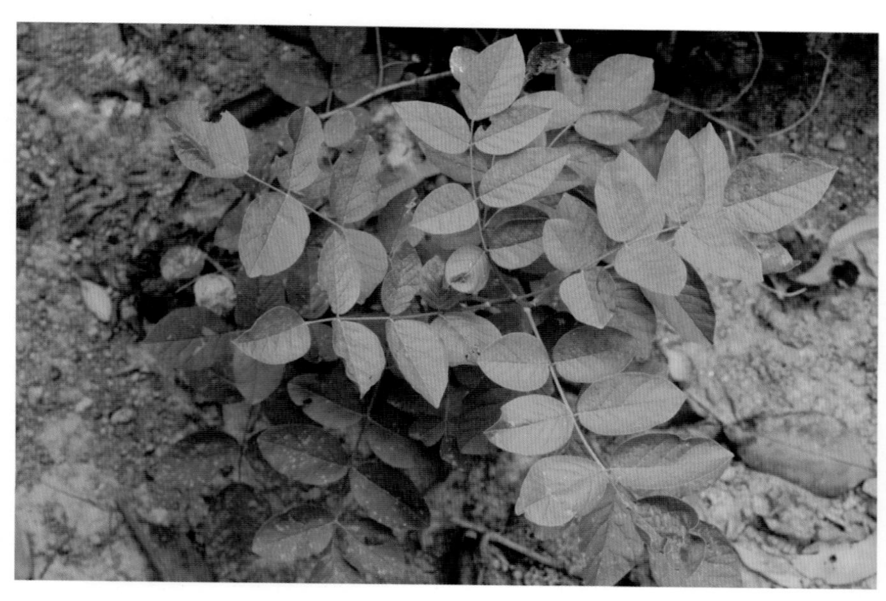

甘草

脉度

本篇要点

1. 介绍了人体经脉的长度。

2. 阐述了五脏的精气盛衰与七窍的关系，及五脏六腑的病变导致的各种症状。

原文译注

原文 黄帝曰：愿闻脉度。岐伯答曰：手之六阳，从手至头，长五尺，五六三丈。手之六阴，从手至胸中，三尺五寸，三六一丈八尺，五六三尺，合二丈一尺。足之六阳，从足上至头，八尺，六八四丈八尺。足之六阴，从足至胸中，六尺五寸，六六三丈六尺，五六三尺，合三丈九尺。跷脉从足至目，七尺五寸，二七一丈四尺，二五一尺，合一丈五尺。督脉、任脉，各四尺五寸，二四八尺，二五一尺，合九尺。凡都合一十六丈二尺，此气之大经隧也。经脉为里，支而横者为络，络之别者为孙。盛而血者疾诛之①，盛者泻之，虚者饮药以补之。

译文 黄帝说：我想听你讲讲人体经脉的长度。岐伯回答说：手的6条阳经，从手至头，每条经脉长为5尺，6条经一共是3丈长。手的6条阴经，从手至胸中，每条是3尺5寸长，三六1丈8尺，五六3尺，6条一共是2丈1尺长。足的6条阳经，从足向上至头是八尺，6条经共为4丈8尺长。足的6条阴经，从足至胸中，每条6尺5寸长，六六合3丈6尺，五六合3尺，6条共3丈9尺长。跷脉每一条从足至目的长度为7尺5寸，左右2条，二七合1丈4尺，二五合1尺，共为1丈5尺长。督脉、任脉各长4尺5寸，二四合8尺，二五合1尺，2条共长9尺。所有这些经脉合起来一共是16丈8尺长，这就是人体营气通行的主要通道。经脉的循行多深而在里，由经脉发出的分支并在经脉之间横行联络的称络脉，别出络脉的细小脉络称孙络。络脉中气盛而且血多的，应该立即用放血等方法快速地除去邪气，邪气盛者用泻的方法治疗，虚者服用药物来调补。

原文 五脏常内阅[②]于上七窍也。故肺气通于鼻，肺和[③]则鼻能知臭香矣；心气通于舌，心和则舌能知五味矣；肝气通于目，肝和则目能辨五色矣；脾气通于口，脾和则口能知五谷矣；肾气通于耳，肾和则耳能闻五音矣。五脏不和，则七窍不通；六腑不合，则留为痈。故邪在腑，则阳脉不和；阳脉不和，则气留之；气留之，则阳气盛矣。阳气太盛，则阴不利；阴脉不利，则血留之；血留之，则阴气盛矣。阴气太盛，则阳气不能荣也，故曰关。阳气太盛，则阴气弗能荣也，故曰格。阴阳俱盛，不得相荣，故曰关格。关格者，不得尽期而死也。

译文

五脏精气的盛衰，常常可以从人体头面七窍反映出来。肺气上通鼻窍，肺气调和，鼻子才能闻到香臭等各种气味；心气上通舌窍，心气调和，舌头才能辨别出各种滋味；肝气上通眼窍，肝气调和，眼睛才能辨别各种颜色；脾气上通于口，脾气调和，口才能辨别食物的各种味道；肾气上通耳窍，肾气调和，双耳才能听见各种声音。五脏的功能失于调和，与其对应的七窍就不能正常地发挥功能；六腑的功能失于调顺，那邪气就会滞留结聚而发生痈疽。因此，若是邪气留在六腑之中，那么属阳的经脉就不能和顺；阳脉不和顺，阳气就会留滞；阳气留滞，阳气就会相对偏盛。阳气太盛，就会导致阴脉不通利；阴脉不通利，就会导致血流停滞；血流停滞，阴气就会过盛。如阴气过盛，就会影响阳气不能营运入内，这就称“关”。如阳气太盛，就会影响阴气不能外出与阳气相交，这就称“格”。阴阳二气皆过盛，不能阴阳调和、互相荣养，就称“关格”。出现关格，预示着患者不能尽其天年而早亡。

注　释

①疾诛之：疾，快、迅速；诛，消灭、去除。疾诛之，是指用放血等方法祛除邪气。

②阅：检察、查检之意。在文中指反映、察觉到。

③和：这里指通和、和利。也就是指脏器的功能正常。

养生智慧

1. 一茶一汤，让你告别肥胖

（1）山楂荷叶茶

【原料】山楂15克，荷叶12克。

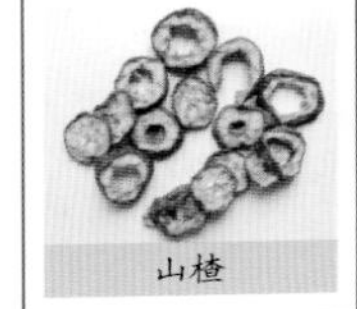
山楂

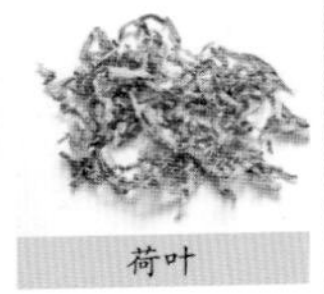
荷叶

【制法】切细，水煎或沸水冲泡。

【用法】取浓汁，代茶饮。

【功效】消脂化津，降压减肥。

【适用】高血压。

（2）轻身散（汤）

【原料】黄芪500克，人参5克，茯苓5克，山药10克，云母粉5克，生姜汁适量。

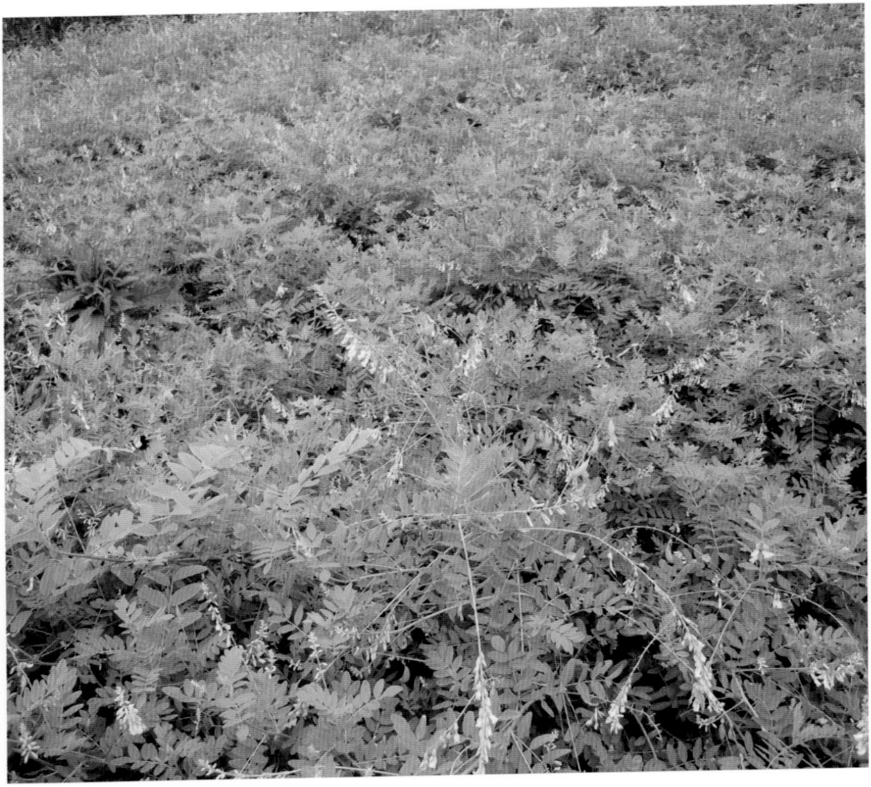

黄芪

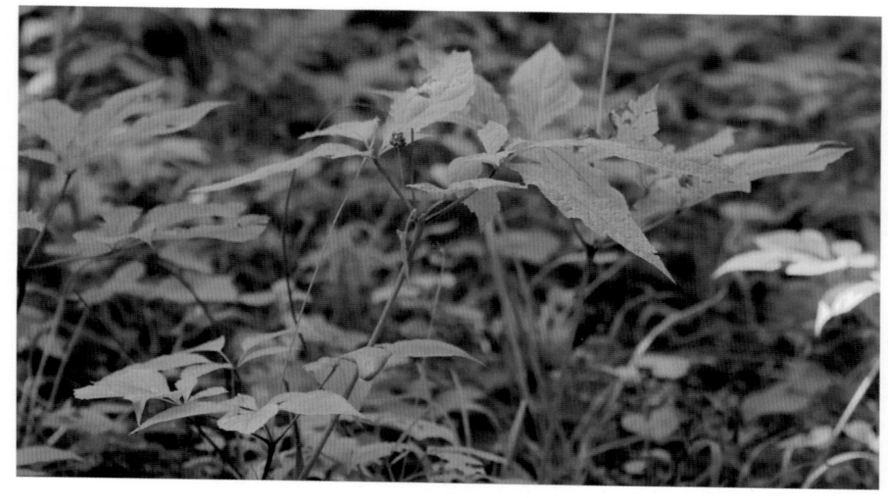

人参

【制法】将黄芪切碎，用姜汁煮沸，然后将黄芪焙干，与其他药物共同研为细末，制成散剂。

【用法】温开水送服；每次3～5克，每日早、中、晚各1次。亦可减少黄芪用量，直接水煎作汤剂，每日2次。

【功效】益气健脾，消痰减肥。

【适用】气虚所致神疲气短、身体肥胖、动则气喘、容易出汗、下肢浮肿等。

2. 找对了穴位，水桶腰变水蛇腰

（1）肾俞穴

找法：背部正对肚脐后方，腰椎两侧1寸半（约示指与中指并拢的宽度）。

刺激方法：用手掌上下来回按摩50～60次，每次10～15分钟。两侧同时或交替进行。可美化腰部曲线。

（2）京门穴

找法：位于第12肋骨顶端。

刺激方法：先用大拇指点京门穴5分钟。京门穴左右腹侧各有一个，如果点穴时腹中发出较大声音，那表示压痛点已经产生效果了。点此穴时以垂直的力量往下压。左右各5～10分钟。

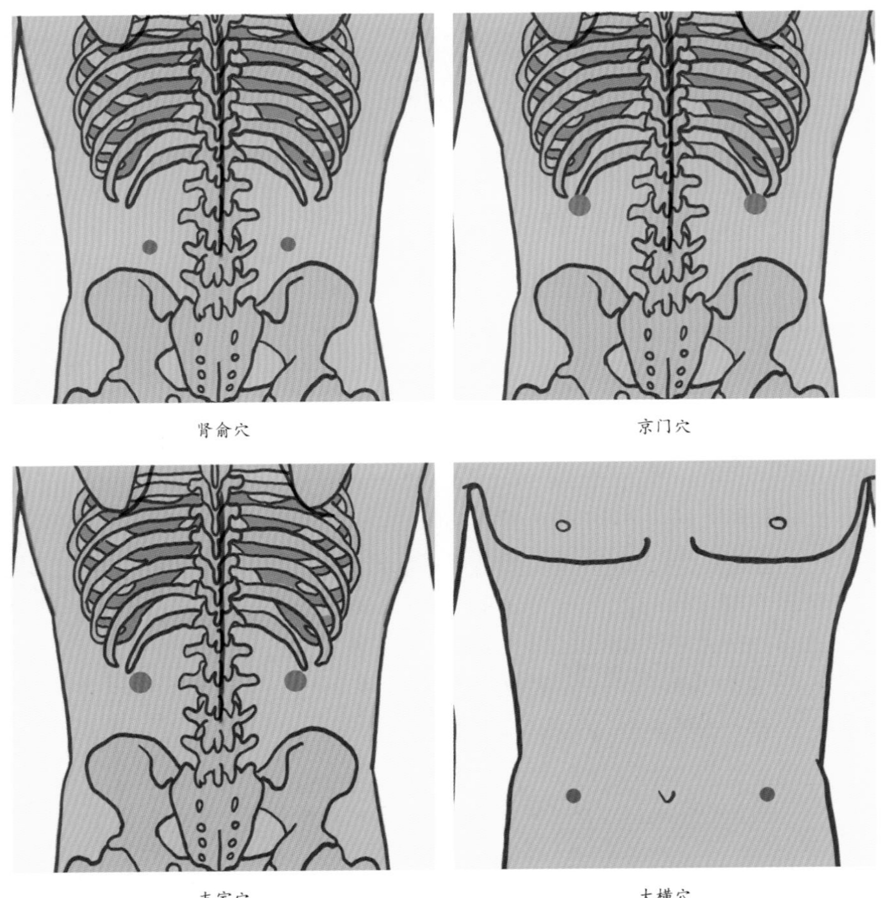

肾俞穴　　京门穴

志室穴　　大横穴

（3）志室穴

找法：位于第2腰椎突起向下5厘米处。

刺激方法：拇指大力指压志室穴，反复指按10次。这有助于腰部的肌肉更结实和收紧。

（4）大横穴

找法：肚脐旁开4寸处。

刺激方法：将自己两掌平放于中腹，两中指正对于脐中，稍加用力后顺时针方向揉动，令腹内有热感为佳。每次2～3分钟，每日2次。按摩此穴可通便，排除肠道内的油脂，减轻体重，消除腰腹部赘肉，降低血脂。

营卫生会（一）

本篇要点

1. 说明了营卫的来源和营卫循行的征路。
2. 介绍了营卫运行的周次是昼夜各25度，合为50度。

原文译注

原文 黄帝问于岐伯曰：人焉受气？阴阳焉会？何气为营？何气为卫？营安从生？卫于焉会？老壮不同气，阴阳异位，愿闻其会。岐伯答曰：人受气于谷，谷入于胃，以传与肺，五脏六腑，皆以受气。其清①者为营，浊者为卫，营在脉中，卫在脉外，营周不休，五十度而复大会。阴阳相贯，如环无端。卫气行于阴二十五度，行于阳二十五度，分为昼夜。故气至阳而起，至阴而止。故曰：日中而阳陇为重阳，夜半而阴陇为重阴。故太阴主内，太阳主外。各行二十五度，分为昼夜。夜半为阴陇，夜半后而为阴衰，平旦阴尽而阳受气矣。日中而阳陇，日西而阳衰，日入阳尽而阴受气矣。夜半而大会，万民皆卧，命曰合阴。平旦阴尽而阳受气，如是无已，与天地同纪②。

译文

黄帝向岐伯问道：人是从什么地方得到的精气？阴阳之气是在哪里交会？什么气为营气？什么气为卫气？气是从哪里生成的？卫气又是在哪里与营气交会的？老人和壮年人气的盛衰不相同，白昼和夜晚气行的位置各异，我想听你讲讲它们是如何会合的。岐伯回答说：人身的精气是由水谷产生的，水谷进入胃中，化为水谷精气，水谷精气传至肺，再借肺气的输布功能传送周身，五脏六腑从而都能禀受到水谷精气。水谷精气中清轻而富于营养作用者为营气，其中重浊而剽悍者为卫气，营气循行在经脉之中，卫气行于经脉之外，营卫二气周流全身而不休止，一昼夜运行人体五十个周次，然后会合一次。由此，沿着阴经阳经交替循环运转，有如圆环一样没有尽头。卫气循行于阴经二十五个周次，循行于阳经也是二十五个周次，以此分出了昼夜。所以卫气行于阳经时，人便醒来开始活动；卫气行于阴经时，人体就进入睡眠状态了。因此说，中午的时候，阳经的卫气最盛，故称为重阳；晚上夜半时，阴经的卫气最盛而称为重阴。营气行于脉中，起于手太阴肺经又终于手太阴肺经，因此说太阴主持营气的运行；卫气行于脉外，始于足太阳膀胱经又止于足太阳膀胱经，所以说太阳主持卫气的运行。营气、卫气分别行于阴、行于阳各二十五个周次，而划分为白昼和夜晚。夜半是阴气最盛的时间，夜半过后则阴气渐衰，待到黎明时阴气已衰尽，而阳经开始受气了。中午是阳气最盛的时间，太阳西斜时阳气渐衰，到黄昏之时阳气已衰尽而阴经开始受气了。夜半时，营气和卫气皆在阴分运行，正是二者相互会合的时候，人在这时都已经入睡了，因此称为合阴。到黎明的时候阴气衰尽而阳经开始受气且渐盛，如此循环往复，没有中止，同天地日月的运转规律相一致。

注　释

①清：指水谷精气中轻清且富于营养作用的一部分。

②与天地同纪：指营卫两气日夜运行不停止，如同天地日月运转一样是有规律的。

养生智慧

1. 止吐，药就在厨房

（1）香砂裙边

【原料】砂仁3克，水发裙边200克，净猪肉100克，冬菇、油菜、水发兰片、火腿各10克，葱末、姜末、料酒、花椒水各适量，鸡蛋清半个，酱油5毫升，味精、白糖各2克，香油少许，猪油75毫升，湿淀粉30克，高汤150毫升，盐适量。

【制法】砂仁研细末，猪肉、火腿、兰片、裙边切片，油菜切段，冬菇切两半。肉片加蛋清、湿淀粉拌匀，放入猪油锅内，滑好备用。锅内放油，葱、姜、酱油炝锅，放入油菜、冬菇、兰片、火腿煸炒片刻，加高汤、白糖、料酒、花椒水、味精，再放砂仁、裙边、肉片，汤开后用湿淀粉勾芡，淋上香油调盐即可。

【用法】佐餐食用。

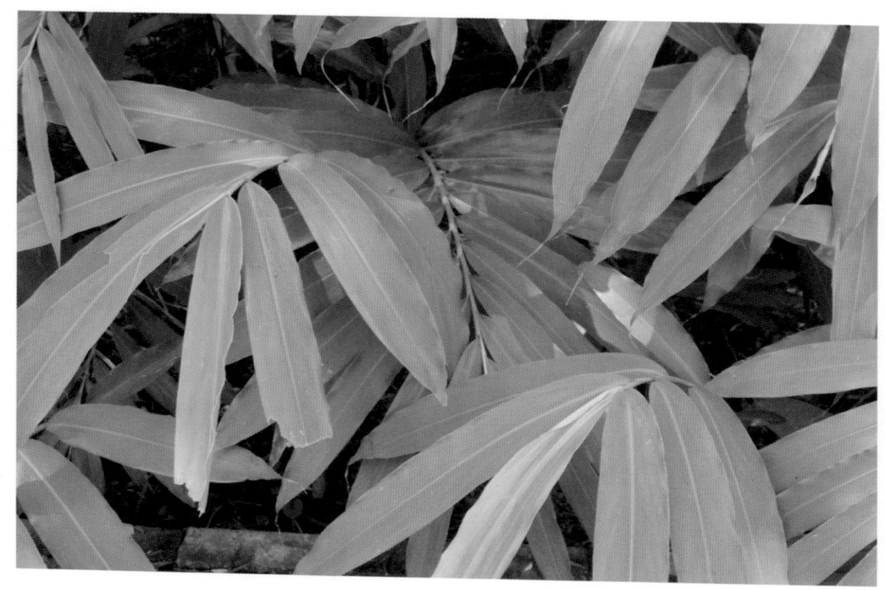

砂仁

【功效】行气化湿，温胃止呕。

【适用】因胃寒而引起的恶心、呕吐。

（2）白胡椒姜汤

【原料】白胡椒4克，紫苏子5克，生姜15克。

【制法】水煎15～20分钟。

【用法】每日1剂，分2～3次服。

【功效】温胃散寒，和中止呕。

【适用】胃寒引起的呕吐。

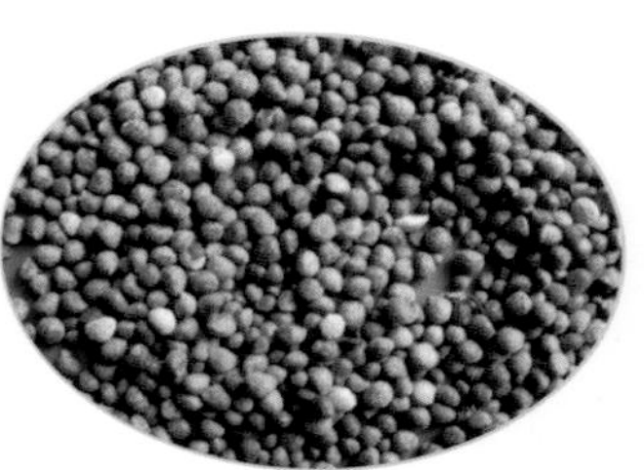

紫苏子

2. 止痛，两大良方是关键

（1）鱼肚瘦肉炖冰糖

【原料】鱼肚30克，猪瘦肉60克，冰糖15克。

【制法】将鱼肚、瘦肉切碎，放蒸锅内，入冰糖及适量清水，隔水炖熟。

【用法】分次食用，可常服。

【功效】滋阴养胃。

【适用】胃和十二指肠溃疡胃阴虚者。

（2）生姜炖猪肚

【原料】生姜250克，猪肚1个。

【制法】将生姜洗净、切碎，放入洗净的猪肚中，加水，文火煲熟。

【用法】2日吃1个，连吃3～4个。

【功效】健脾和胃，温中散寒。

【适用】脾胃虚寒与十二指肠溃疡患者。

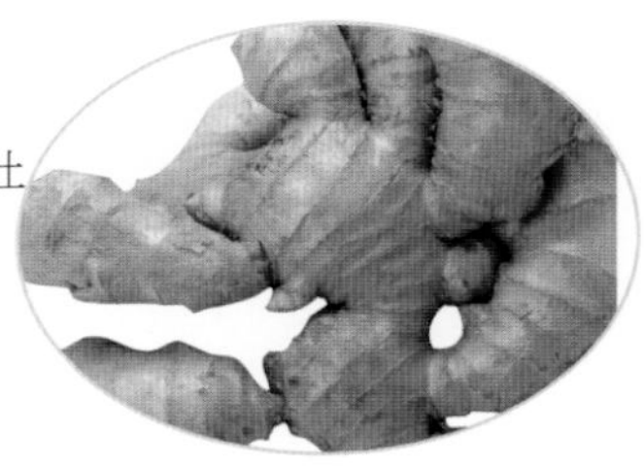

生姜

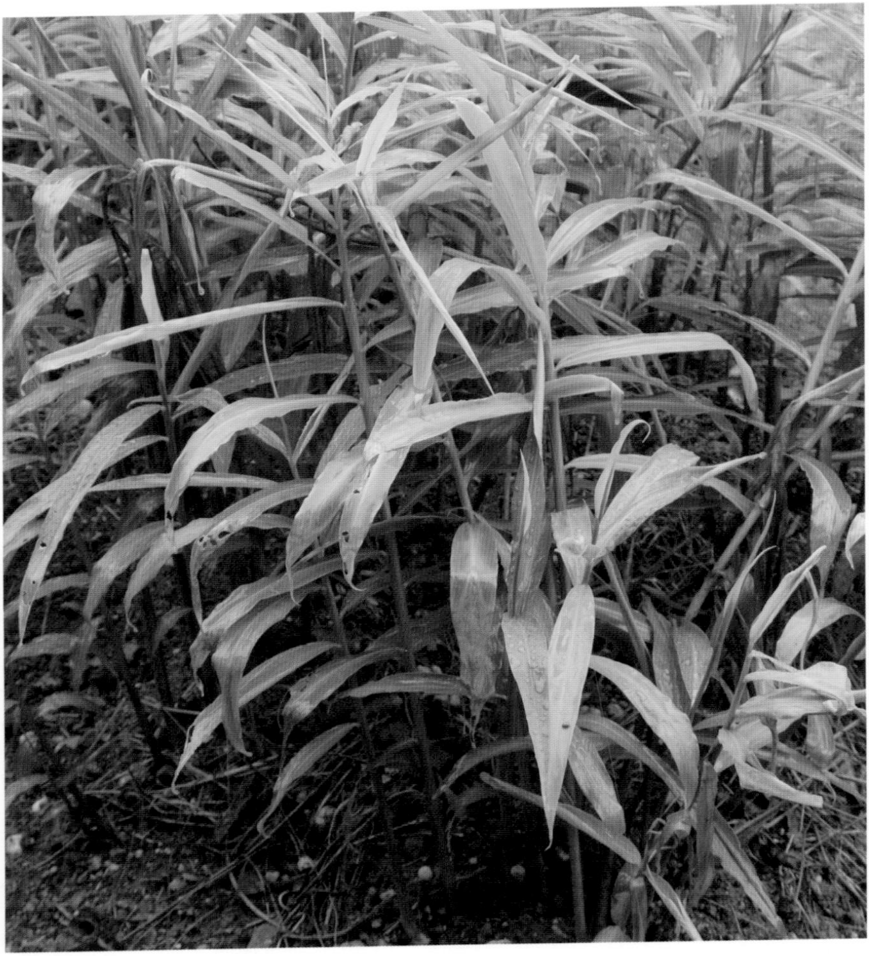

生姜

营卫生会（二）

本篇要点

本节主要讨论三焦的部位以及作用。

原文译注

原文 黄帝曰：愿闻三焦之所出。岐伯答曰：上焦出于胃上口，并咽以下，贯膈而布胸中，走腋，循太阴之分而行，还至阳明，上至舌，下足阳明，常与营俱行于阳二十五度，行于阴亦二十五度，一周也。故五十度而复大会于手太阴矣。

译文

黄帝说：我愿意听一听三焦发气运行原理。岐伯回答说：人体上焦之气由胃的上方而出，并随食道上行，贯通膈膜，分布在胸部，于腋下横走，沿着手太阴肺经下行，最后返回到手阳明大肠经，再上行到舌部，下注于足阳明胃经；通常与人体营气并行于阳25周，阴也是25周，此为一圈。所以它会循行50周之后重新回到手太阴经。

原文 黄帝曰：人有热饮食下胃，其气未定①，汗则出，或出于面，或出于背，或出于身半，其不循卫气之道，何也？岐伯曰：此外伤于风。内开腠理②，毛蒸理泄，卫气走之，固不得循其道。此气慓悍滑疾，见开而出，故不得循其道，故命曰漏泄。

译文

黄帝说：有的人身体发热，吃下的食物刚刚入胃，精微之气还没有幻化形成，汗就出来了，有的出在脸上，有的出在背部，也有的出在半身，并不是沿着卫气运行的道路而出的，这是为什么呢？岐伯说：这是因为受风邪之伤。此时人体皮毛汗孔打开，为风热邪气所蒸以致开泄，从而卫气出走，此时它当然就不能循着原来的道路运行了。这种卫气慓悍滑疾，看到有开泄的地方就会出走，所以不会按正常通道行走，因此命名为漏泄。

原文 黄帝曰：愿闻中焦之所出。岐伯答曰：中焦亦并胃中，出上焦之后，此所受气者，泌糟粕，蒸津液，化其精微，上注于肺脉，乃化而为血，以奉生身，莫贵于此，故独得行于经隧，命曰营气。

译文

黄帝说：那么中焦的出气运行又是怎样的呢，我愿意听一听。岐伯说：中焦也是与胃合并在一起的，从上焦出来之后，中焦在此接受水谷之气，经过消化、去除糟粕，运化体液，向上运送精微，然后上注于肺脉；最后生化为气血，以供给身体，再没什么比这更宝贵的了，所以中焦能独立运行于经脉，被命名为营气。

原文 黄帝曰：夫血之与气，异名同类，何谓也？岐伯答曰：营卫者，精气也。血者神气也。故血之与气，异名同类焉。故夺血者无汗，夺汗者无血。故人生有两死，而无两生。

译文

黄帝说：人体血与气，虽然不同名但是属同类，这是为什么呢？岐伯回答道：营卫之气为水谷精微、精气的变化，血为人体之神气，所以血与气虽然不同名，但属于同一类。因此，血不足者，没有汗出，而伤气的，却不可以失血。因而人有一死，但不会死而重生。

原文 黄帝曰：愿闻下焦之所出。岐伯答曰：下焦者，别回肠，注于膀胱，而渗入焉。故水谷者，常并居于胃中，成糟粕而俱下于大肠，而成下焦，渗而俱下，济泌别汁③，循下焦而渗入膀胱焉。

译文

黄帝说：我愿意听一听下焦出气运行的情况。岐伯回答说：下焦位于胃的下口，将胃内的糟粕之物传给大肠，再将人体水液传于膀胱，逐渐渗泄而出。所以水谷物质多会存在胃内，待到消化之后将残渣排进大肠，而归于下焦，同时水液也下行，将水渍挤出留下清液，这些污浊水渍就通过下焦进入膀胱。

注　释

①其气未定：精微之气还没幻化形成。

②腠理：同为皮毛的意思。

③济泌别汁：将水液过滤，分成清浊。

养生智慧

1. 三焦经上治病的小穴位

（1）关冲穴

【取穴】在手环指尺侧，距指甲0.1寸的地方，取穴时可将手放在桌面，取环指（无名指）指甲下方肉皮边缘部位即可。

【主治病症】晕车、心慌、急性咽喉炎、喉咙痛等。

【手法】左手平放于桌面，手背朝上，用右手大拇指指甲顶端掐按左手环指（无名指）的指甲角下方皮肉，或者用牙签进行点按，掐下之后停留10秒左右，然后抬起，过2秒再次掐下，反复进行10次即可。

（2）外关穴

【取穴】位于腕横纹上方2寸处，取穴时可伸出手掌，手背朝上，在腕部横纹向上2寸处，寻找尺骨与桡骨的中间缝隙，即为外关穴。

【主治病症】腰痛、肋骨痛、头痛、落枕、偏头痛、手颤、肘部疼痛等。

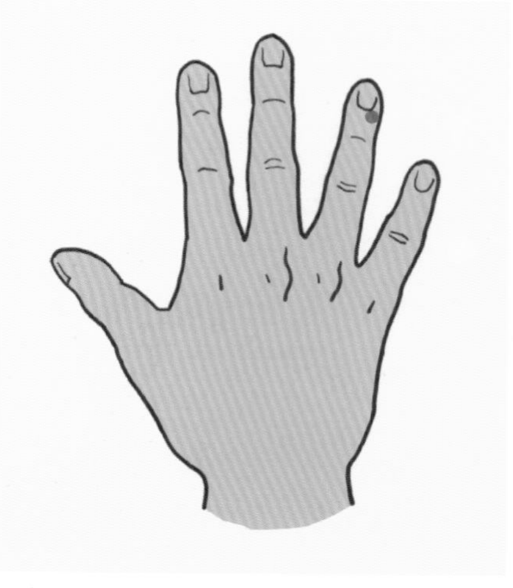

关冲穴

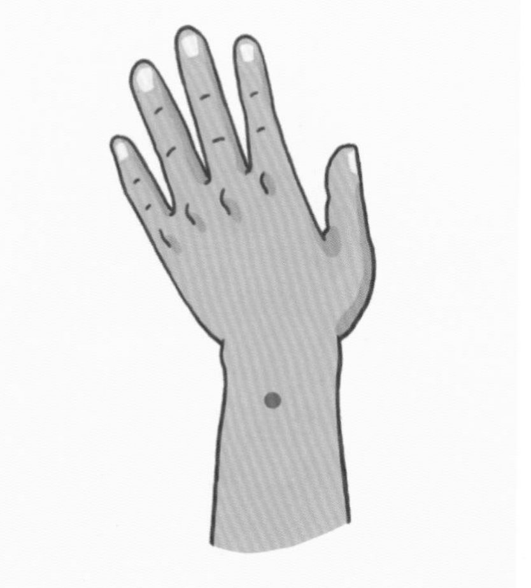

外关穴

【手法】将一只手掌搭在桌沿，小臂悬空，然后用另一只手的拇指、示指（食指）对捏小臂外关穴位，以拇指按于穴位上，用力轻缓，慢慢加劲，持续揉动5分钟。

（3）液门穴

【取穴】位于手掌环指、小指连接缝间后方的赤白肉处，取穴时手背朝上，分开环指与小指，两指连接的蹼缘后方突起处即是。

【主治病症】头痛、耳鸣、目赤、耳聋、嗓子痛、发热等。

【手法】伸开手掌五指，平放在桌面上，用另一手的示指或者拇指，按住液门穴，打圈揉动，慢慢加力，感觉到有酸痛感时，持续3分钟即可。

（4）中渚穴

【取穴】位于液门穴上方，寻找时直接由环指、小指相连处向上，越过液门穴一横指的骨缝部位便是中渚穴了。

【主治病症】头痛、目赤、手臂红肿、咽喉肿痛、膝盖痛、脊椎痛、肩周炎等。

【手法】将手放于桌面，手背朝上，用拇指顶端掐按穴位，掐下去之后停留数秒，感觉到痛时再放开，然后用手指来回搓动穴位，一直到感觉发麻就可以了。

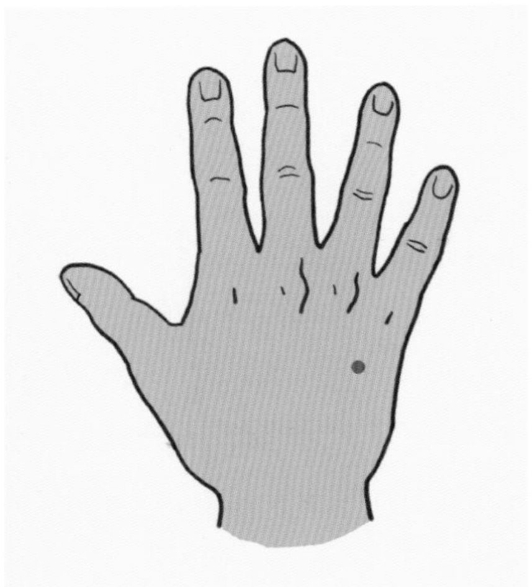

液门穴

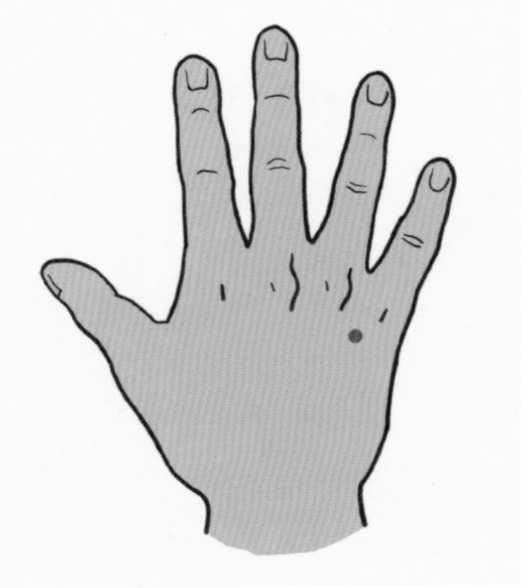

中渚穴

（5）天牖穴

【取穴】位于耳后斜下方1寸处，取穴时可以将头朝一侧扭动，此时脖子处会有一条突起的大筋出现，在这条大筋的内边缘就是天牖穴了。

【主治病症】落枕、肩颈疼痛、眼痛面肿、头晕、耳聋等。

【手法】自己端坐于椅子上，也可躺在床上，但要枕一个稍高的枕头，以突出穴位，左右手的大拇指指端顶于左右天牖穴上，轻轻用力下掐，掐下之后稍停一会儿，抬起手指打圈揉动，揉10秒再次掐下，反复进行20～30次即可。

（6）瘛脉穴

【取穴】位于角孙穴与翳风穴中间，沿耳轮连线1/3的交点处，取穴时可以端坐，在耳后发际与外耳道口持平的地方按下，即为瘛脉穴。

【主治病症】呕吐、泄泻、小儿惊恐、头部供血不足等。

【手法】以两手拇指各按左右瘛脉穴，轻轻揉动，揉至穴位发热时，合并四指，轻轻拍打两侧穴位，各拍打20下就可以了。

2. 打通三焦经，调理内分泌

三焦经不通不但会让人内分泌失调，而且还会引起各种上火、头痛等症状。因此，打通三焦经是有利于身体、有利于内分泌的大事，特别是女性，一定要调好三焦经，才能使身体、面色保持姣好状态。打通三焦经的手法并不难，可按以下步骤进行：

第一，坐在床上，或者站在地上，用右手敲打自己左手一侧的身体，通常从肩部开始，沿着肩部至胳膊向下，一直到手腕部。

第二，敲打时用力。要稍有力度，以自己身体可以接受就行，敲打完之后，再以拇指与4指对捏，从肩至手腕进行捏揉。

第三，捏到手腕时，于腕横纹部的阳池穴，进行3分钟的揉按，此为三焦经原穴，功能强大，可把人体气血引至三焦经源头。

第四，左侧敲完之后，再用左手敲、捏右侧，步骤与左侧相同，每日晚上临睡前进行一次，就可很好地调节三焦经，帮助打通经络。但要记住，如果遇到有特别痛的点，一定要将痛点敲打、揉按开来才行。

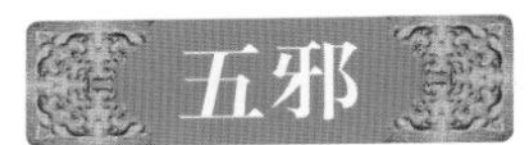

五邪

本篇要点

本篇主要讲述五脏被病邪所伤会引起什么病，又该如何进行针刺。

原文译注

原文 邪在肺则皮肤痛，寒热，上气喘，汗出，欬动肩背。取之膺中外腧[①]，背三节五脏之傍，以手疾按之，快然，乃刺之。取之缺盆中以越之。

译文 病邪侵犯肺脏时会感觉皮肤疼痛，而且有寒热之症发生，气喘、出汗，一咳嗽就会牵扯肩背部的疼痛。在治疗时应该取胸部中府穴、云门穴，以及背后第三脊椎骨旁的肺俞穴；先用手快速揉按，让患者缓解、舒服一些，然后取针刺穴。另外，也可刺缺盆穴进行治疗。

原文 邪在肝，则两胁中痛，寒中，恶血在内行善掣节，时脚肿。取之行间，以引胁下，补三里以温胃中，取血脉以散恶血；取耳间青脉，以去其掣。

译文 病邪侵犯肝脏时，会有两胁疼痛发生，中焦有寒气，产生瘀血，小腿关节部位筋骨痉挛，脚部肿胀。治疗的时候要取行间穴，以引领病邪之气下行，再补三里穴温和中焦，用针刺瘀血的经络，使流血散开；于耳朵间的青脉处下针，消除小腿关节的抽筋现象。

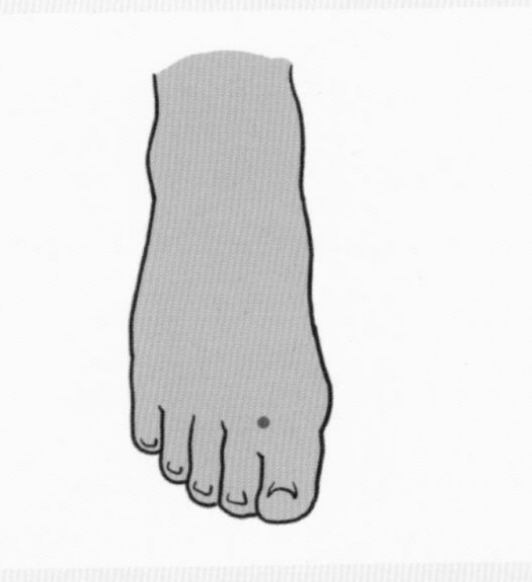
行间穴

原文 邪在脾胃，则病肌肉痛，阳气有余，阴气不足，则热中善饥；阳气不足，阴气有余，则寒中肠鸣、腹痛；阴阳俱有余，若俱不足，则有寒有热，皆调于三里。

译文

病邪侵犯肝脏时，会有肌肉疼痛的感觉，若是患者的阳气太盛，阴气又不足，就会产生内热之症，从而会感到饥饿。若是患者阳气不足，阴气太盛，就会形成内寒，腹中会有肠鸣，还伴着腹痛等问题。若是阴、阳都过盛，或者都不足，患者则会出现内热、内寒的不同症状，这时都要通过足三里穴进行治疗。

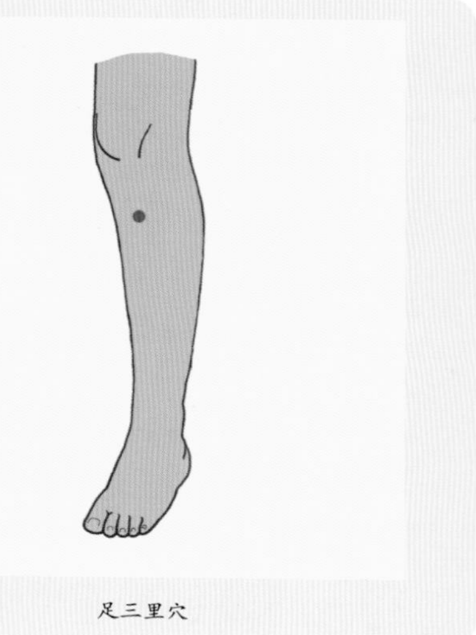

足三里穴

原文 邪在肾，则病骨痛，阴痹。阴痹者，按之而不得，腹胀，腰痛，大便难，肩背颈项痛，时眩。取之涌泉、昆仑。视有血者，尽取之。

译文

病邪侵犯肾脏时，患者会感觉到骨头疼、阴痹。阴痹之症，就是找不到疼痛的地方，但有腹胀、腰痛、大便困难以及肩、背、颈部的疼痛，还会经常发生昏眩。这时，一定要取涌泉穴、昆仑穴进行治疗，如果看到有瘀血的现象，则要针刺放血才行。

原文 邪在心，则病心痛，喜悲时眩仆；视有余不足[②]而调之其输也。

译文

病邪侵犯心脏时，就会产生心痛的症状，同时出现悲喜不定，甚至眩晕跌倒等问题。治疗的时候要先看病邪是实证还是虚证，然后再取心经的腧穴进行治疗。

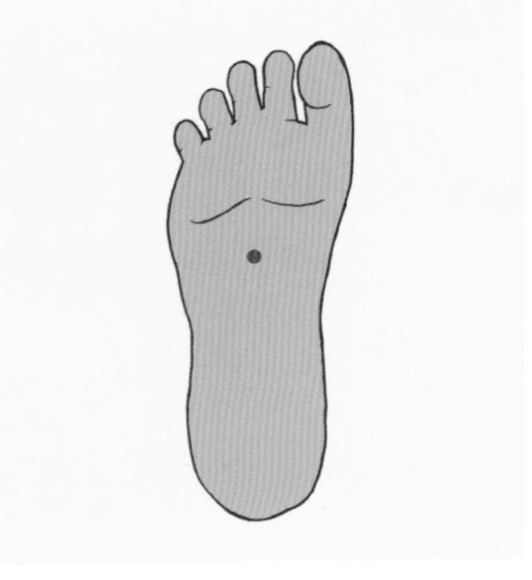
涌泉穴

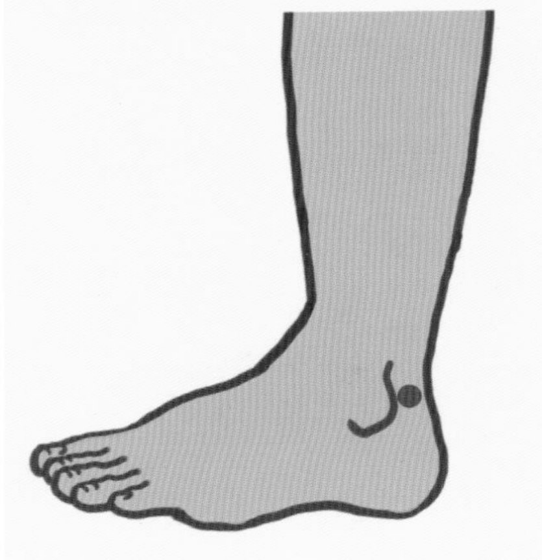
昆仑穴

注 释

①膺中外腧：胸部内外的俞穴，可以理解为中府穴和云门穴。

②有余不足：就是身体阳气多与少的意思。

养生智慧

1. 五脏俞穴最养生

（1）心俞穴

【位置】位于第5胸椎棘突下，左右旁开1.5寸处。取穴时可以端坐也可以俯卧，由按摩者在第5胸椎棘突下方向左右各移动2横指的宽度即是。

【功效】宽胸理气，调理气血，宁心安神，帮助心室散发热气。

【手法】用手指的两个大拇指各按住脊椎两侧的心俞穴，顺时针缓缓揉动，如果感觉不方便，则可以按完一侧再按另一侧，每侧坚持3分钟以上。力气不要过大，以被按者有酸胀感为宜。

（2）肺俞穴

【位置】位于第三胸椎棘突下方，左右旁开1.5寸处。取穴时，端坐于床上，由按摩者顺脊柱为中线，至第三胸椎棘突下，向左右移动2横指，即为左右肺俞穴。

【功效】增强呼吸功能，增加肺活量，令肺脏通气量、耗氧量增加，从而减低呼吸道的阻力。

【手法】按摩时被按者俯于床上，按摩人用2个大拇指顶在肺俞穴上，轻轻揉动，边揉边进行力度上的增加，直到被按者感觉到酸、胀、麻、热即可。揉完之后，以掌根部分放在穴位上，反复摩动3分钟就好了。

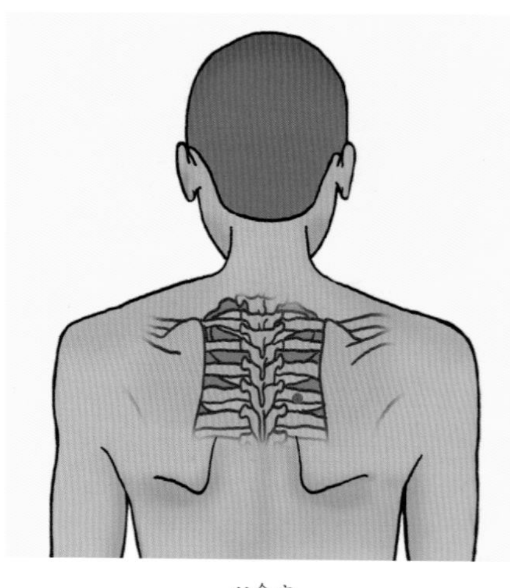

心俞穴

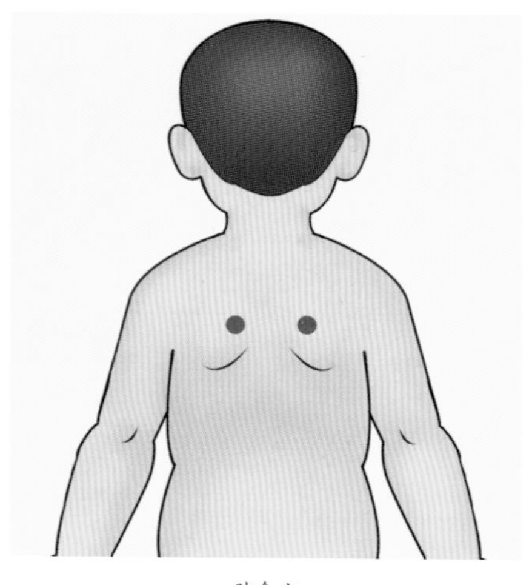

肺俞穴

（3）肝俞穴

【位置】位于背部第九胸椎凸骨下，左右旁开1.5寸。取穴时可俯卧于床面，然后于第九胸椎棘突下方，向左右移动2横指的宽度。

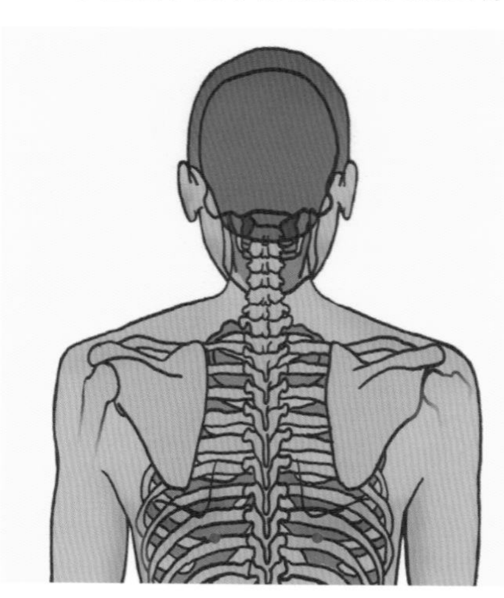

肝俞穴

【功效】行气止痛，疏肝理气，明目养肝，降火退热。

【手法】按摩时，被按人应该俯卧于床上，然后按摩者用2个拇指分别按在左右肝俞穴上，以打圈的方式进行摩动，力度可由轻到重，慢慢增加，持续100～200次即可。

（4）肾俞穴

【位置】位于第二腰椎棘突下，向左右旁开1.5寸处。取穴时可以直立身体，然后分别用左右手放在左右腰侧，4指朝后，在与肚脐持平的腰部后方，距离脊椎两指宽的地方便是。

【功效】温阳补肾，改善肾功能，同时能帮助肾脏增加血流量。

【手法】按摩时，将两只手对搓（直到掌心发热），然后直接用掌心贴在腰部两侧，位置应该与肚脐持平；4指并拢朝后，于中指处便是肾俞穴；此时以中指用力，反复揉动；手指发酸后，直接来回搓动手掌，刺激肾俞穴即可。

（5）脾俞穴

【位置】位于背部第十一胸椎棘突下，左右旁开1.5寸。取穴时可采用俯卧的体位，以脊椎为中线，于第十一胸椎棘突下左右旁开2横指。

【功效】益气温阳，利湿升清，健脾和胃，增强气血流通。

【手法】按摩脾俞穴的最好时间是早上7～9时，这时按摩者以2个拇指，或者是一只手的示指（食指）与中指自然分开，分别点于左右2个脾俞穴上，进行缓缓揉动，力度以被按者可以接受为宜。持续揉动200次即可。脾有寒的患者，则可以对脾俞穴进行艾灸，隔日1次，连灸10次为1个疗程，能有效缓解问题。

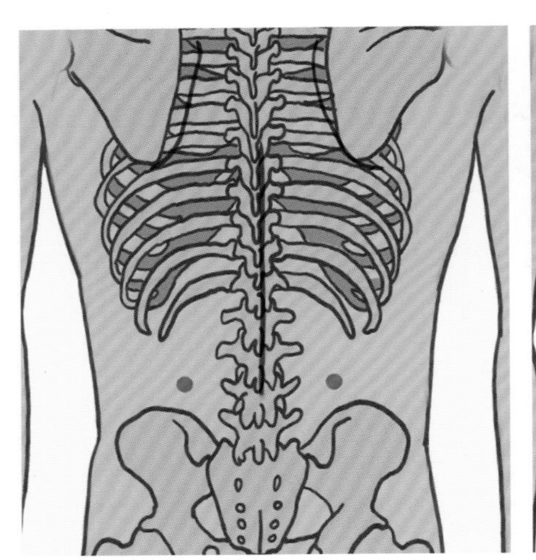

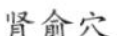
肾俞穴

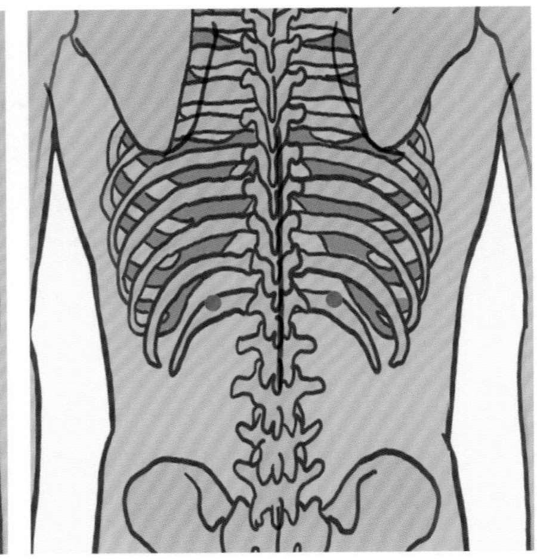

脾俞穴

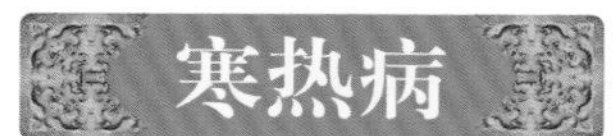

寒热病

本篇要点

阐述了皮寒热、肌寒热、骨寒热以及骨痹、厥痹等病的具体症状和治疗方法。

原文译注

原文 皮寒热者，不可附席，毛发焦，鼻槁腊，不得汗。取三阳之络，以补手太阴。肌寒热者，肌痛，毛发焦而唇槁腊[①]，不得汗。取三阳于下，以去其血者，补足太阴，以出其汗。

译文 外邪侵犯皮肤而患寒热病，表现为皮肤疼痛甚至不能着席，毛发干枯焦黄，鼻中干燥，汗不能出。治疗时应取刺足太阳膀胱经的络穴飞扬穴以去表热，然后取刺手太阴肺经的穴位以补肺气。外邪侵犯肌肉而患寒热病，表现为肌肉疼痛、毛发干枯焦燥、口唇干裂、无汗。治疗时应取刺足太阳膀胱经的络穴飞扬穴以除其瘀血，再用补法针刺足太阴肾经的穴位，达到出汗的效果。

原文 骨寒热者，病无所安[②]，汗注不休。齿未槁，取其少阴于阴股之络；齿已槁，死不治。骨厥亦然。骨痹，举节不用而痛，汗注烦心。取三阴之经，补之。

译文 外邪侵犯骨骼而患寒热病，表现为骨节疼痛而无安适之处，汗出不止。如果牙齿尚未枯槁，说明阴气尚存，治疗可取足少阴肾经的络穴大钟穴；若是牙齿已经枯槁了，就是预后不良的死症。骨厥病也是这样来诊断的。患骨痹病，全身肢体关节活动不自如，而且关节疼痛，汗出如注，心烦意乱。治疗应用补法取刺三阴经。

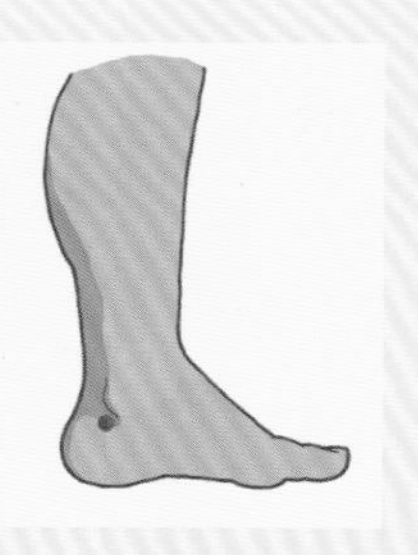

大钟穴

注　释

①槁腊：腊，干燥的意思。槁腊意为非常干燥。

②病无所安：表现骨节疼痛而无安适之处。

养生智慧

1. 骨折快速痊愈的汤方

（1）羊排萝卜海带汤

【原料】羊排、白萝卜各250克，海带50克，姜、黄酒、味精、盐各适量。

【制法】白萝卜洗净，切块；海带洗净，切段。羊排洗净，剁块，加水适量，烧沸，去浮沫，加姜、黄酒，改文火炖1～2小时，放入海带、白萝卜再煮30分钟，加盐、味精即可。

【用法】佐餐食，每日1～2次。

【功效】补肾健骨。

【适用】骨折后期、恢复较慢患者。

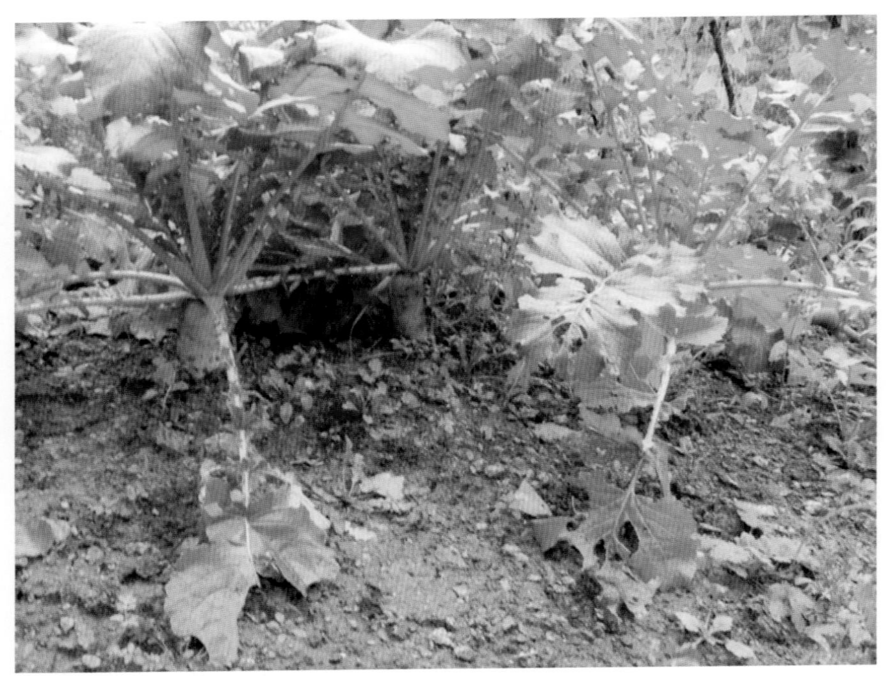

白萝卜

（2）羊骨大枣糯米粥

【原料】羊胫骨1～2根，大枣30枚，糯米100克，白糖适量。

【制法】羊胫骨洗净、捣碎，加水煮汤。弃骨取汤，入糯米、大枣熬粥，粥成，加白糖调味。

【用法】每日分2次热食。

【功效】补肾气，强筋骨。

【适用】骨折恢复中期患者。

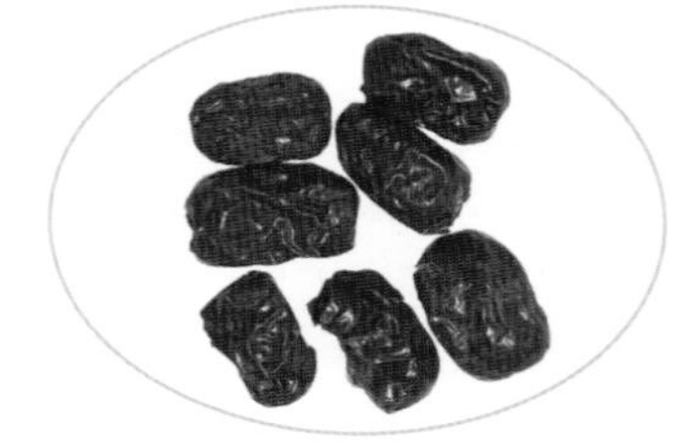

大枣

2. 延年益寿的两大食谱

（1）玉竹油豆腐肉

【原料】玉竹20克，猪肉200克，油豆腐150克，葱、姜、黄酒、淀粉、酱油、盐、白糖、香油、味精各适量。

【制法】将猪肉剁成肉泥，放入黄酒、葱末、姜末、酱油、淀粉、盐、白糖、味精，搅拌成肉馅，按同一方向搅拌（如按顺时针或逆时针）。把油豆腐一侧撕开，撕出一个小口，嵌入肉馅，再合在一起，码放在盘中。玉竹洗净，用水煮20分钟，取汁备用。取玉竹汁适量，洒在盘中的油豆腐上，盘放到蒸笼上蒸40分钟。出锅时调入少量盐、香油即成。

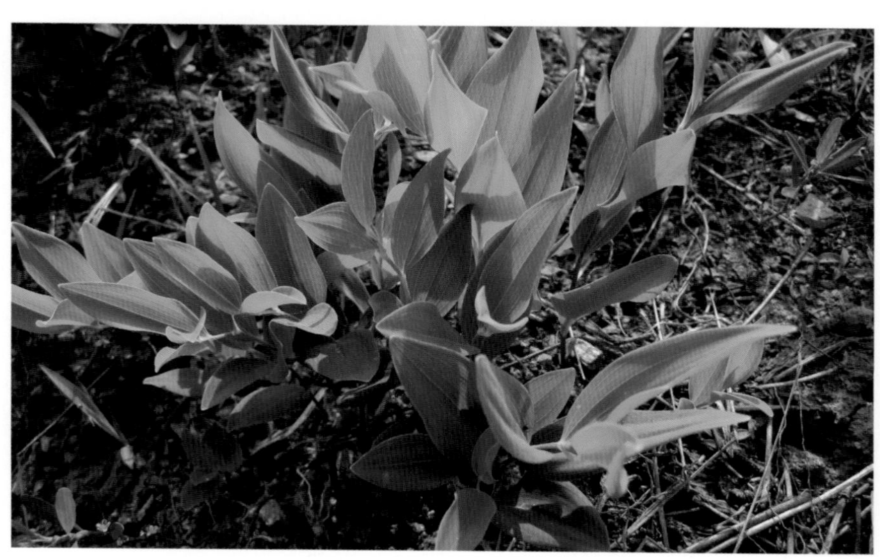

玉竹

【用法】佐餐食。

【功效】补益肺气，强身健体，延年益寿。

【适用】肺气较虚者。

（2）黄精煨肘

【原料】黄精、党参各9克，大枣5枚，猪肘750克，生姜、大葱各适量。

【制法】黄精切薄片，党参切短节，同用纱布袋装上，扎口；大枣择色红、圆润无虫蛀者，待用。猪肘刮洗干净，镊尽残毛，入沸水锅内焯去血水，捞出洗净；生姜、大葱洗净拍破，待用。将黄精、党参、大枣和猪肘、大葱、生姜同时放入沙锅中，注入适量的清水，置武火上烧沸，撇尽浮沫，改文火继续煨至汁浓肘烂，去除药包，猪肘、汤、大枣同时装入碗内即成。

【用法】佐餐食。

【功效】补脾益胃，滋阴养血，抗衰延寿。

【适用】脾胃偏虚者。

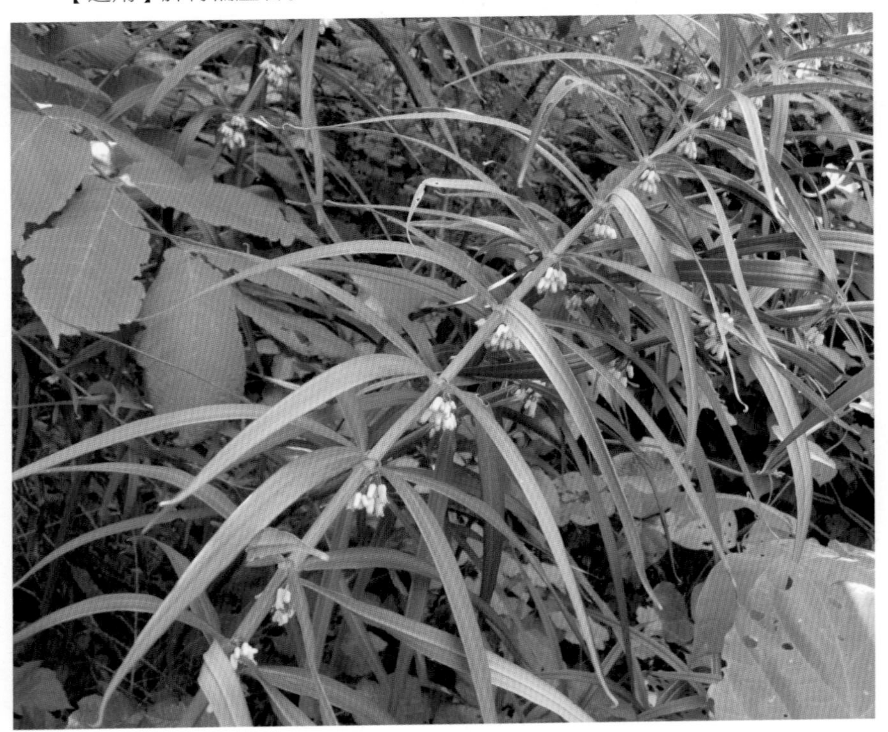

黄精

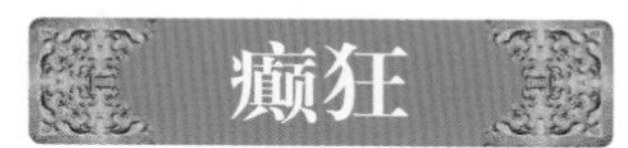

癫狂

本篇要点

阐述了癫病的分类、病症特点、治疗方法及判断死症的根据等，对于现代癫痫的中医药治疗具有一定的指导意义。

原文译注

原文 目眦外决于面者，为锐眦；在内近鼻者，为内眦；上为外眦，下为内眦。

译文

眼角向外开裂于面颊一侧的，称目锐眦；在内侧靠近鼻侧的，称目内眦；上眼睑属于目外眦，下眼睑属于目内眦。

原文 癫疾始生，先不乐，头重痛，视举目赤，甚作极已而烦心。候之于颜。取手太阳、阳明、太阴，血变而止。

译文

癫病发作时，患者先是出现精神抑郁、闷闷不乐，感到头部沉重疼痛，双目上视发呆，眼睛发红，严重时人就会心中烦乱。诊断的时候，可以通过观察天庭部位的色泽来预知其发作。治疗时应取手太阳经、手阳明经和手太阴经的穴位，针刺泻其恶血，待其血色由紫暗色变为正常以后止针。

原文 癫疾始作，而引口啼呼喘悸者，候之手阳明、太阳。左强者，攻其右；右强者，攻其左，血变为止。癫疾始作，先反僵，因而脊痛，候之足太阳、阳明、太阴、手太阳，血变而止。

译文

癫病开始发作时，患者先出现口角牵引而㖞斜、啼哭、呼叫、气喘心悸等症状，应取手阳明大肠经和手太阳小肠经的穴位治疗，并观察病情的变化。采用缪刺法，左侧痉挛，就在右侧经脉的穴位上施针；右侧痉挛，就在左侧经脉的穴位上施针，针刺出血，直到血色变正常之后才能止针。癫病开始发作的时候，患者出现角弓反张、脊柱疼痛的症状，治疗时选取足太阳膀胱经、足阳明胃经、足太阴脾经、手太阳小肠经的穴位，针刺放血，待血色变得正常之后才能止针。

原文 治癫疾者，常与之居，察其所当取之处。病至，视之有过者泻之，置其血于瓠[①]壶之中，至其发时，血独动矣。不动，灸穷骨二十壮。穷骨者，骶骨也。

译文

治疗癫病时，医生应该常与患者居住在一起，观察其症状特点，判断病邪之所在，决定应当取何经穴治疗。癫病发作时，观察到他有病的经脉就用泻法针刺放血，并取其血置于一个葫芦里，下一次这个患者将要发病的时候，这个葫芦中的血就会动起来，如果血不动，可以灸穷骨穴20壮。穷骨，就是尾骶骨。

养生智慧

1. 食欲不振，如何找穴位刺激?

（1）中脘穴

找法：位于胸中央的胸骨的下端和肚脐连线的地正中间。或者从肚脐向上4指处。

刺激方法：先用中指按住穴位，再用环指（无名指）、示指（食指）、中指一起对穴位进行轻度揉压。每次3～5圈，进行3～7次。用灸具每周进行2～3次。

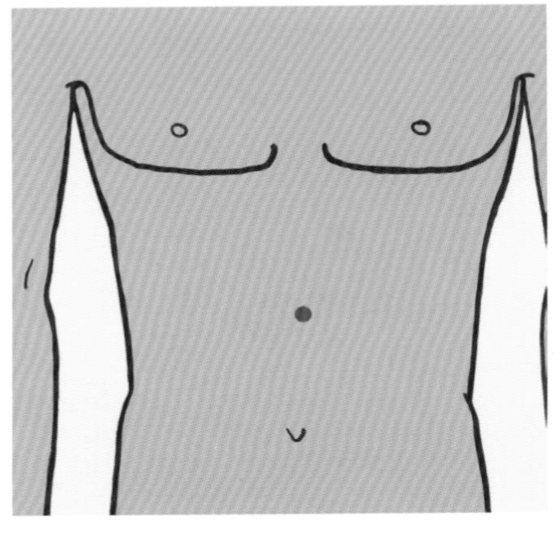

中脘穴

（2）足三里穴

找法：沿小腿正面往上碰到隆起

的骨头停止，向小指侧移动一指宽的凹陷处。两腿各一。

刺激方法：用拇指指尖慢慢进行垂直按压。每次3～5秒，重复3～7回。也可用灸具，直至症状缓解为止。

2. 晕车晕船，怎么靠穴位治疗?

（1）内关穴

找法：手腕处最粗的横纹的中央开始向肘部3指处；两根筋的中间的凹陷处。按摩这里能起到安定精神等效果。

刺激方法：用拇指指尖在该穴位进行轻度垂直按压。每次3～5秒，每回进行3～7次，至症状消除。不可进行强力按压。

（2）止吐穴

找法：手背后最粗的横纹的中点（正好是中指的延长线）向手指方向约1/2拇指宽处。两手各一。

刺激方法：用拇指指腹对穴位用力进行揉压，每次揉压3圈，至症状缓和为止。

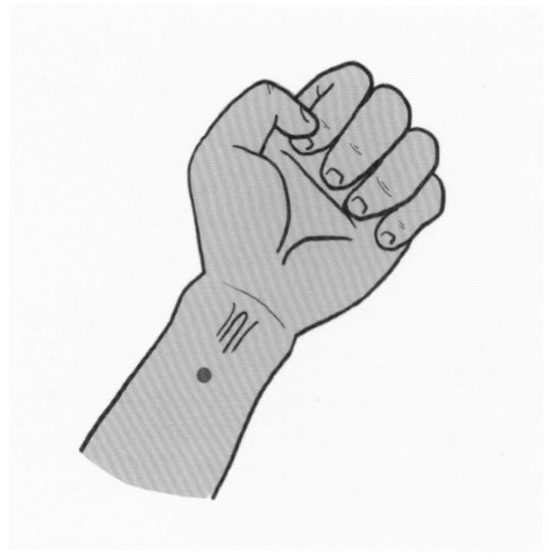

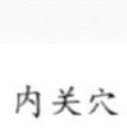

内关穴

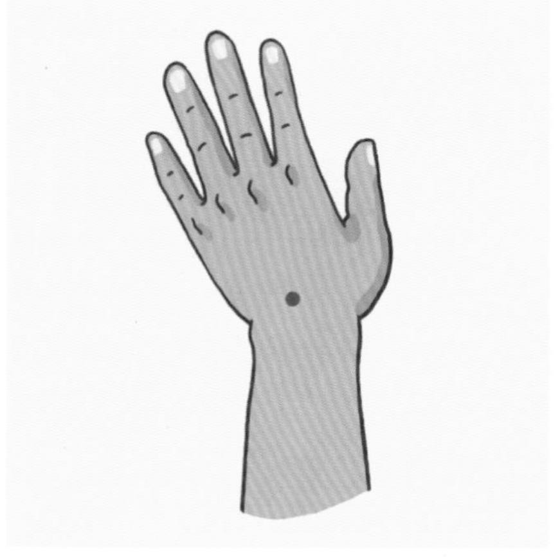

止吐穴

（3）筑宾穴

找法：腿内侧，膝盖下1/3处。

刺激方法：右手按住膝盖，左手拇指按住穴位。吸气并数一、二，渐渐用力，数三时强按穴位，吸气并数四、五、六，身体放松。分别按摩之，时间为2分钟。必须正确利用右脚的筑宾穴。

（4）第二厉兑穴

找法：脚的第2趾趾根外侧0.6寸处。

刺激方法：只用拇指和示指，一边吐气一边按揉约6秒，如此重复10次，连续20日不间断，就可根治晕车晕船症。

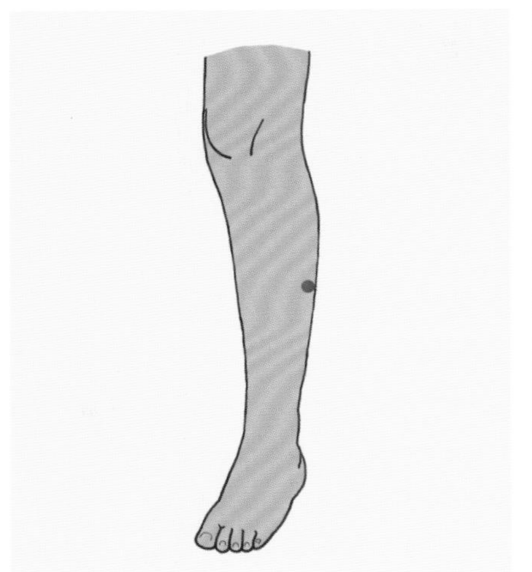

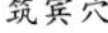

筑宾穴

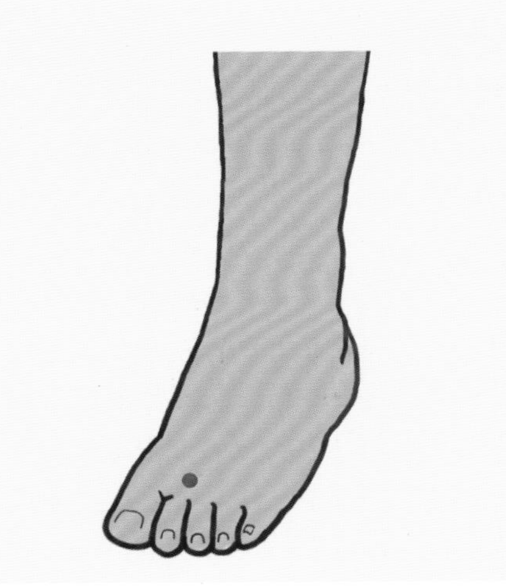

第二厉兑穴

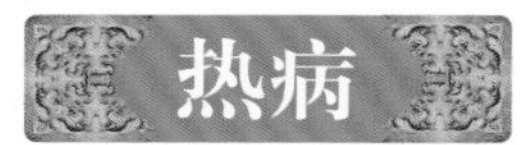

热病

本篇要点

本节主要讲述了发生热病与脏腑的关系，以及不同热症的不同后果。

原文译注

原文 热病先肤痛，窒鼻充面，取之皮，以第一针，五十九，苛轸鼻[1]，索皮于肺，不得索之火，火者心也。热病先身涩倚而热，烦悗，干唇口溢，取之皮，以第一针，五十九；肤胀口干，寒汗出，索脉于心，不得索之水，水者，肾也。

译文

得了热病先感觉到皮肤疼痛，而且鼻子不通气、脸发热，治疗时应该用九针中的第一针镵针，选取能治疗热病的五十九个穴位中的一个进行针刺；如果患者鼻子上起疹，应该取肺俞穴，而不能取心俞穴，因为心俞穴属火，心火会克肺金。热病者如果先感觉到皮肤炽热，身体没劲，心烦，而且口唇干燥，则要取其血脉进行治疗，用九针中的第一号镵针，取治疗热病的五十九个穴位中的一个进行针刺；如果患者皮肤发胀而且口干、出冷汗，要针刺于心俞穴的血脉，不能取肾俞穴，因为肾属水，肾水会克心火。

原文 热病溢干多饮，善惊，卧不起，取之肤肉，以第六针，五十九，目眦青，索肉于脾，不得索之木，木者，肝也。热病面青，脑痛，手足躁，取之筋间，以第四针于四逆；筋躄目浸，索筋于肝，不得索之金，金者，肺也。

译文

热病者如果嗓子干，喝水多，容易受惊吓，又卧床不起，治疗时就要取皮下肌肉，用九针中的第六针员利针，在治疗热病的五十九个穴位中进行选穴针刺。如果患者眼角发青，要刺脾俞穴处的肌肉，不能取肝俞穴；因为肝属木，木克脾土。热病者如果脸色发青，手脚炽热，治疗的时候就要取筋间治疗，用九针中的第四针锋针逆向针刺。患者如果有眼睛模糊、看不清的问题，就要针刺肝俞穴的筋间部位，但不能刺肺俞穴，因为肺属金，金克肝木。

原文 热病数惊，瘈瘲而狂，取之脉，以第四针，急泻有余者，癫疾毛发去，索血于心，不得索之水，水者，肾也。热病身重骨痛，耳聋而好暝，取之骨，以第四针，五十九，刺骨；病不食，啮齿耳青，索骨于肾，不得索之土，土者，脾也。

译文

热病者总是受惊害怕、手脚痉挛、情绪狂躁，治疗时要取血脉，以九针中的第四针锋针进行紧急泻热。如果患者有癫狂之症，脱头发，则要取心俞穴的血脉进行针刺，而不能刺肾俞穴，因为肾属水，水会克心火。热病者身体发沉，骨节疼痛，耳聋且贪睡，就要取骨缝治疗，用九针中的第四针锋针，在治疗热病的59个穴位中选一穴刺针。如果患者吃不进东西，牙齿紧咬，耳朵发青，就要刺肾俞穴的骨间，但不能刺脾俞穴，因为脾属土，土会克肾水。

原文 热病不知所痛，耳聋，不能自收，口干，阳热甚，阴颇有寒者，热在髓，死不可治。热病头痛，颞颥②，脉痛，善衄，厥热病也，取之以第三针，视有余不足，寒热痔。热病，体重，肠中热，取之以第四针，于其俞，及下诸趾间，索气于胃胳（络）得气也。

译文

热病者不知道自己哪里疼，耳朵也听不见声音，四肢不利，口干，外热严重，内有寒盛，这是热邪深入骨髓，患者就没有办法治好了。如果患者头痛，眼睛的脉络有抽搐感，还容易流鼻血，此为厥热之病，取九针中的第三针鍉针，观察患者症状的虚实，进行不同针法的治疗。如果患者身体沉重，肠内发热，则要取九针中的第四针锋针，在其脾俞穴和手指、脚趾之间针刺；也可以从胃经的络穴进行刺针，以帮患者得气。

原文 热病挟脐急痛，胸胁满，取之涌泉与阴陵泉，取以第四针，针嗌里[③]。热病，而汗且出，及脉顺可汗者，取之鱼际、太渊、大都、太白。泻之则热去，补之则汗出太甚，取内踝上横脉以止之。

译文

热病者如果肚脐两边突然疼痛，胸胁部又胀满，治疗时就要取涌泉穴和阴陵泉穴，用九针中的第四针锋针，刺咽喉处的廉泉穴位。如果患者有汗将出，脉象也已经顺畅可出汗的时候，就取鱼际穴、太渊穴、大都穴、太白穴进行治疗，为其用泻法，热就退去了，如果用补法会使汗出得太多，此时可以刺脚踝横纹上方的三阴交穴来止汗。

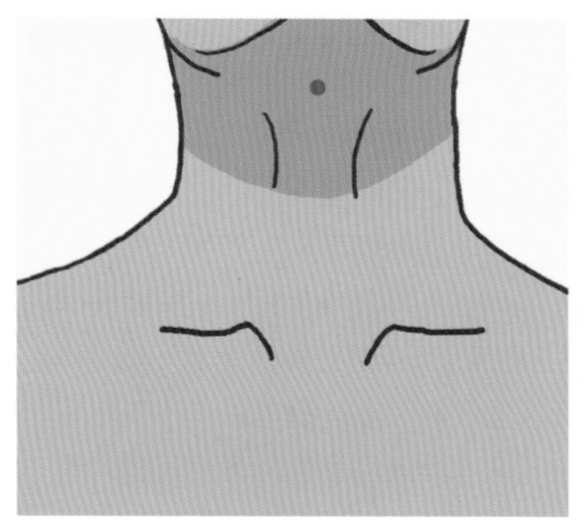

廉泉穴

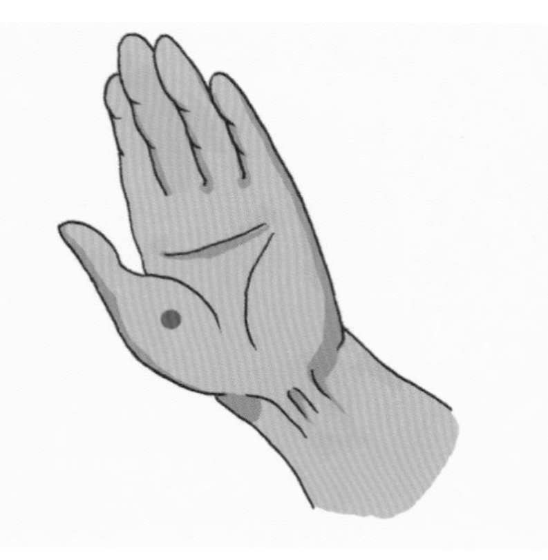

鱼际穴

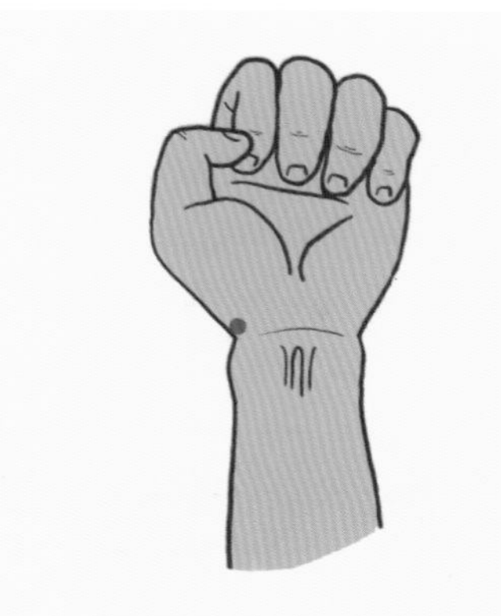

太渊穴

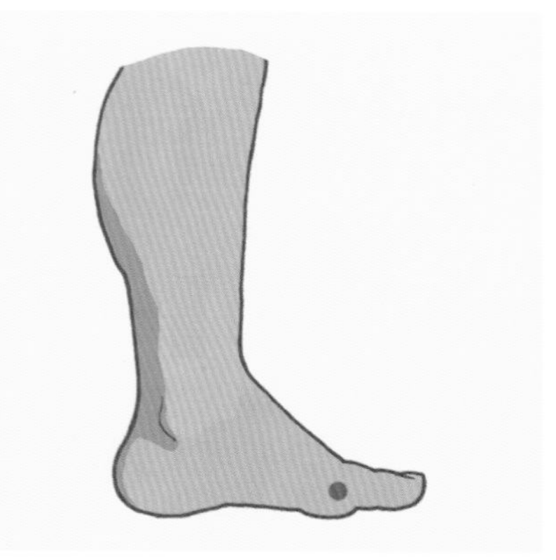

太白穴

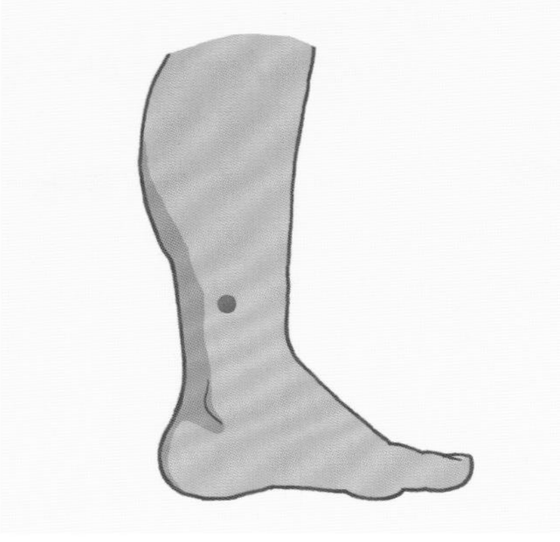
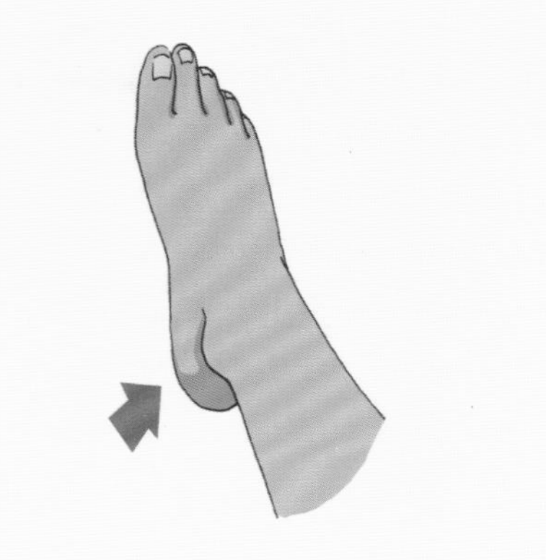

三阴交穴

原文 热病，已得汗而脉尚盛躁盛，此阴脉之极也，死；其得汗而脉静者生。去病，脉尚盛躁而不得汗者，此阳脉之极也，脉盛躁，得汗静者，生。

译文

热病者已经出了汗，但脉象依旧躁盛，这是阴脉非常虚弱的症状，患者会死去。如果患者出汗，而脉像平和，就会治愈，从而活下来。去除热病，脉象躁盛不得出汗，是阳脉太虚弱所致，患者会死去，但如果脉象躁盛，出了汗之后脉象变得平和，患者则会好起来。

注释

①苛轸鼻：轸，与“疹”同音，意思为鼻子上生有很小的疹子。

②颞颥：在眉棱骨后方，又称颞骨。

③嗌里：指廉泉穴。

养生智慧

1. 感冒发热，可试试穴位按摩

（1）外关穴

【取穴】位于手腕横纹的中间点，取穴时将手背朝上，手指向上翘，腕部出现细密的横纹线，于横纹线的中间点按下去，有一个下陷的点，便是外关穴了。

【手法】以拇指指腹按外关穴，然后力度慢慢加重，向下压，压到有酸胀感时，便顺时针转动手指，转50圈之后，再逆时针转30圈；如此多反复几次，就可起到良好的效果。同时，在按外关穴时，不妨连合曲池穴和合谷穴一起来按。合谷穴就是我们常说的虎口，即大指与食指连接处的上方，肌肉突起处；而曲池穴则在肘部，弯曲小臂时，肘内侧的肱骨外上方有一个下陷点，就是曲池穴。3个穴位聚合使用，能快速降体温。

【功效】疏风解表，清泻阳热。

（2）大椎穴

【取穴】位于颈部后方第7颈椎棘突下方的下陷点，取穴时可直接低头，用手摸脖颈处最突出的骨头，下方便是。

【手法】按摩大椎穴可以用示指（食指）和中指的指腹反复由上向下推动，如果有第二个人帮忙，则可以用掌根由大椎穴一直推到尾椎骨部位，反复推100～200下，可有效降低体温，达到退热的效果。

【功效】解表退热，益气壮阳。

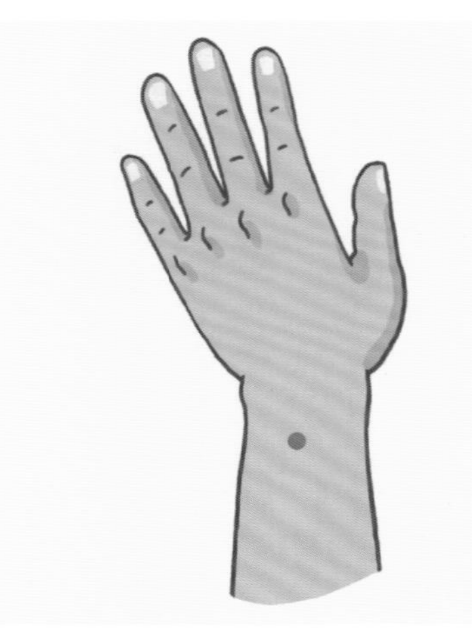

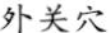

外关穴

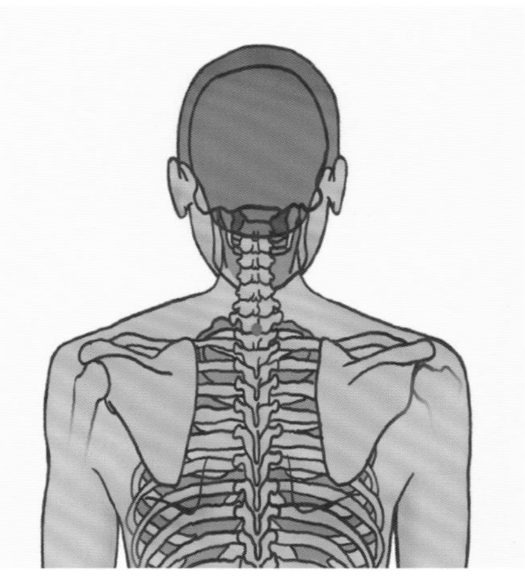

大椎穴

2. 中药退热有良方

（1）四豆饮

【原料】黑豆、绿豆、眉豆各1.5克，黄豆2克。

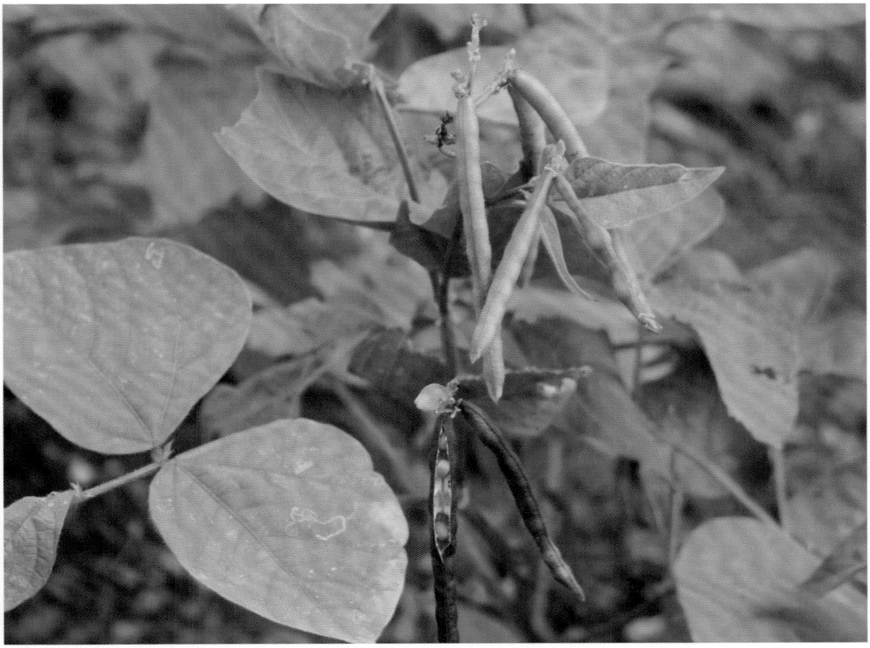

绿豆

【制法】将4种豆子分别洗净，然后放进沙锅，多加点儿清水武火煮开，文火慢熬，直到豆子都煮开花，将豆子滤出，喝汤即可。

【用法】每日煮1剂，可分次服下（但不可隔夜）。

（2）三味合剂

【原料】陈皮、蚕沙、竹茹各10克。

【制法】陈皮用水洗净，放进清水中泡一会儿，然后连水带陈皮一起倒入沙锅中，再放入蚕沙和竹茹，武火煮开，文火煎10分钟，然后去渣取汁饮。

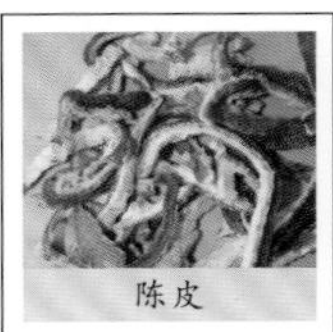

陈皮

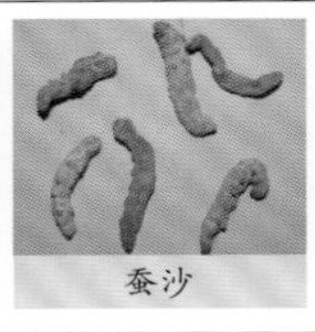

蚕沙

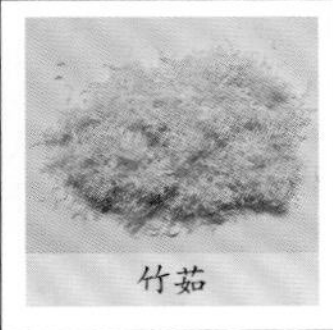

竹茹

【用法】每日1剂，顿服。儿童可分成2份，隔4小时喝1次。

（3）四味药贴

【原料】桃仁、苦杏仁、酸枣仁、栀子各10克。

桃仁

苦杏仁

酸枣仁

栀子

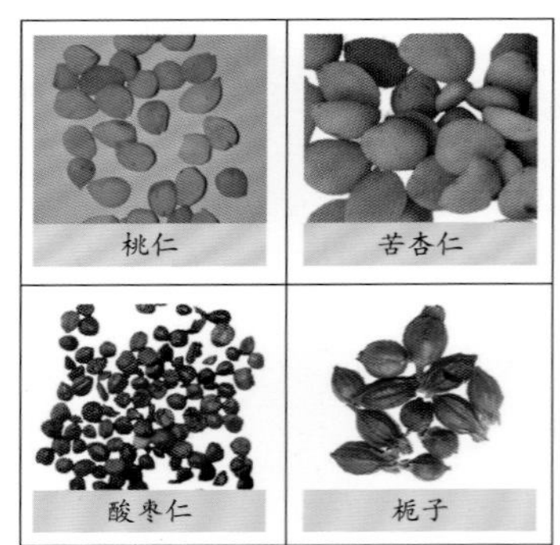

【制法】将上药放进打磨机中打成粉，然后用鸭蛋清调合，不要太稀薄；取一块干净的纱布，将调好的药剂分成几份包起来，取一份贴在患者的脚心，然后用一块毛巾包上。此为孩子的用量，如果是大人可以相应加大药量。

【用法】隔1～2小时换1次（贴的时候要分清男性贴左脚心，女性贴右脚心）。

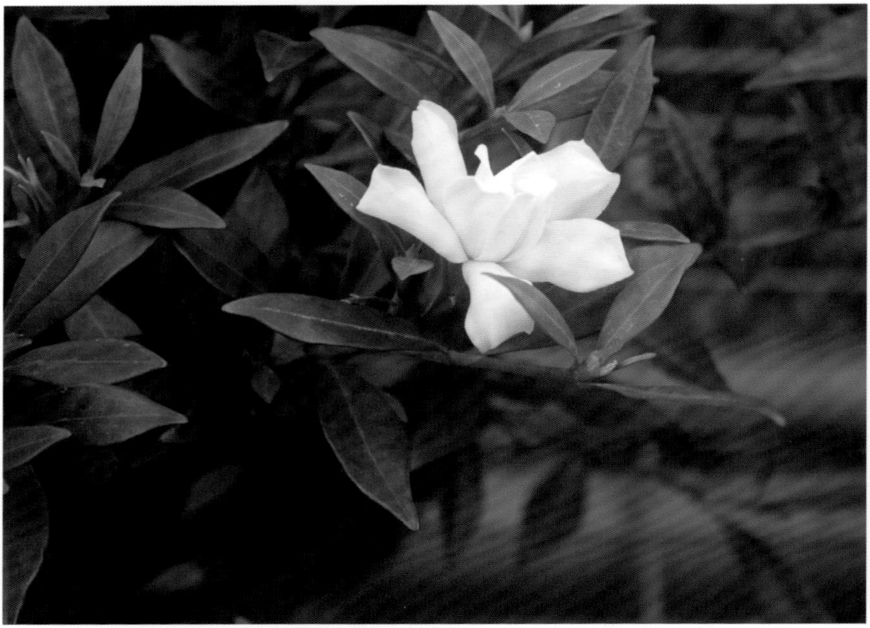

栀子

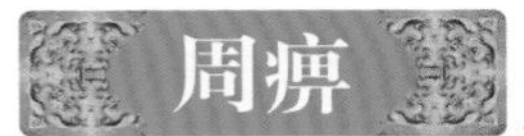

周痹

本篇要点

1. 指出众痹与周痹的差别，说明了针刺的原则、方法。
2. 阐述了针刺痹症的具体做法。

原文译注

原文 黄帝曰：愿闻众痹。岐伯对曰：此各在其处，更发更止，更居更起，以右应左，以左应右，非能周也。更发更休也。黄帝曰：善。刺之奈何？岐伯对曰：刺此者，痛虽已止，必刺其处，勿令复起。

译文

黄帝说：我想听你说一说众痹这个病。岐伯回答说：众痹，病邪分布在人体的各处，时发时止，此伏彼起，左侧会影响到右侧，右侧也会影响到左侧，但不能遍及全身，其疼痛容易发作，也容易停止。黄帝说：讲得好。怎样针刺治疗呢？岐伯回答说：这种病，当疼痛已停止时，仍应针刺疼痛发作的那个部位，不要让它再发。

原文 帝曰：善。愿闻周痹何如？岐伯对曰：周痹者，在于血脉之中，随脉以上，随脉以下，不能左右，各当其所。黄帝曰：刺之奈何？岐伯对曰：痛从上下者，先刺其下以过之，后刺其上以脱之。痛从下上者，先刺其上以过之，后刺其下以脱之。

译文

黄帝说：好极了。我希望再听你说说周痹是怎么回事？岐伯回答说：周痹，就是邪气在血脉之中，随着血脉或上或下，不能左右流动，邪气流窜到哪里，哪里就发生疼痛的病症。黄帝说：用什么方法来针治呢？岐伯回答说：疼痛从上部发展到下部的，先刺其下部，以阻遏病邪的进一步发展，后刺其上部以解除痛源。疼痛从下部发展到上部的，先刺其上部，以阻遏病邪的进展，后刺其下部以解除痛源。

原文 黄帝曰：善。此痛安生？何因而有名？岐伯对曰：风寒湿气，客于外分肉之间，迫切而为沫，沫得寒则聚，聚则排分肉而分裂也。分裂则痛，痛则神归之，神[①]归之则热，热则痛解。痛解则厥，厥则他痹发，发则如是。

译文

黄帝说：好的。那么这种疼痛是怎样产生的呢？又为什么将这种疼痛称作周痹呢？岐伯回答道：风、寒、湿三气侵入肌肉皮肤之间，将分肉间的津液压迫为涎沫，受寒后凝聚不散，进一步就会排挤分肉使之分裂。肉裂就会疼痛，使精神集中在痛的部位，精神集中的地方就会发热，发热则寒散而疼痛缓解。疼痛缓解后，邪气就会继续流窜，在其他的部位聚集，于是疼痛也就随之转移到这一部位了，因此疼痛就会这样此起彼落。

注　释

①神：这里指人的注意力，精神。

养生智慧

1. 咽喉痛，萝卜和无花果能帮忙

（1）红白萝卜蜜膏

【原料】红萝卜、白萝卜各200克，蜂蜜400克。

【制法】将红萝卜、白萝卜洗净，切成小块，用纱布挤汁液，放入锅内煎熬至稠，加入蜂蜜，文火继续熬至浓稠即成。

【用法】每次1汤匙，每日2次，用温开水冲化后饮用。

【功效】润肺利咽，止咳化痰。

【适用】咽喉不利、咳嗽有痰者。

（2）无花果糖水

【原料】无花果30克，冰糖适量。

【制法】将无花果、冰糖共放煲中，加适量水以文火煲20分钟即可。

【用法】每日1次，连服3～5日。

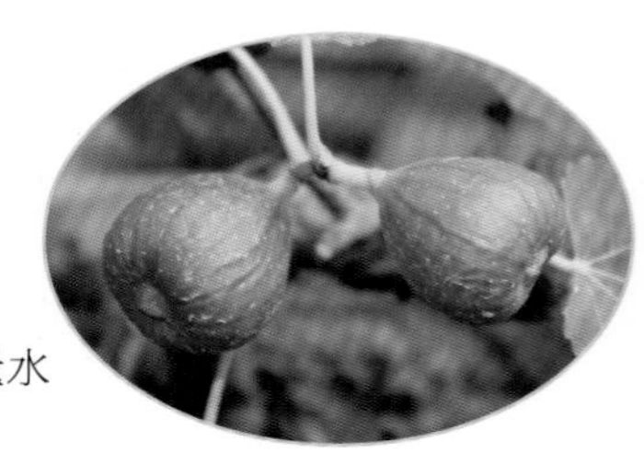

无花果

【功效】清热解毒，润肺利咽。

【适用】热邪犯肺引起的咽喉疼痛。

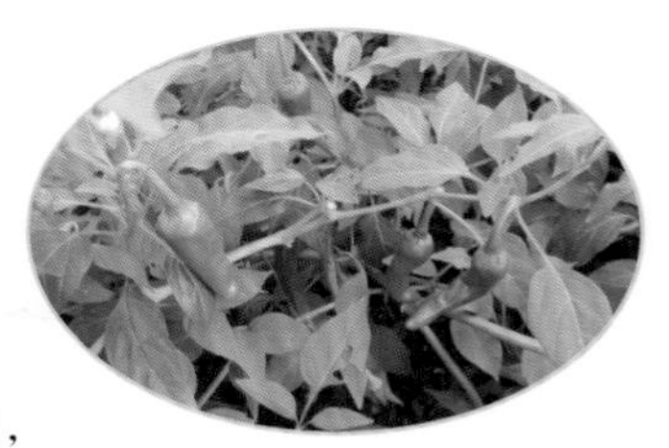
尖头辣椒

2. 胃痛了，如何用粥疗？

（1）辣椒粥

【原料】尖头辣椒1克，猪油、籼米各100克，鲜羊肉50克，盐、味精各少许，葱姜末、胡椒粉各1克。

【制法】辣椒、羊肉分别切成碎粒；籼米淘净下锅，加水在火上烧开，再加入辣椒、羊肉、盐、猪油、葱姜末熬成粥，入味精、胡椒粉即可。

【用法】食粥，每日1次。

【功效】温中散寒，开胃消食。

【适用】胃寒疼痛、胃弱消化不良等。

（2）香菇粥

【原料】水发香菇、籼米各100克，熟牛肉50克，葱、姜末6克，猪油15克，盐5克，味精、胡椒粉各适量。

【制法】籼米洗净入锅，加水、牛肉丁、香菇丝，置火上熬粥，粥熟后入猪油、葱姜末、盐、味精、胡椒粉调匀。

【用法】每日分2次服食，可常用。

【功效】益胃健脾。

【适用】慢性胃炎、胃痛。

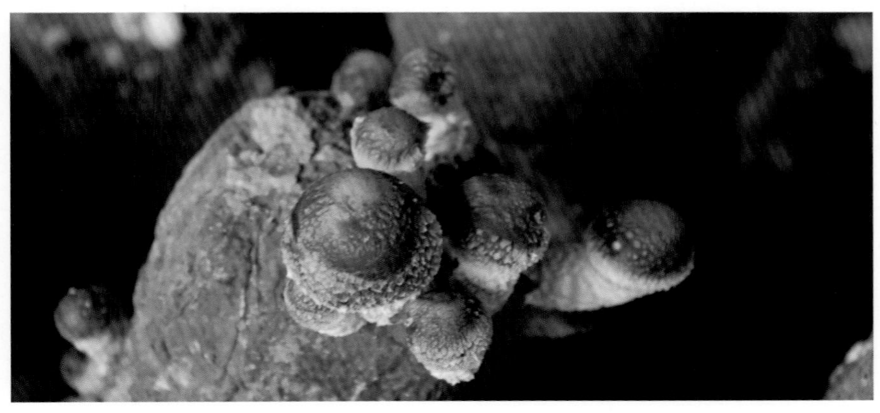
香菇

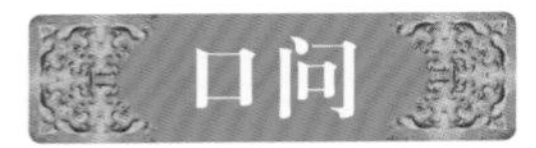

口问

本篇要点

论述了欠、哕、唏三病的产生机制和治疗方法。

原文译注

原文 黄帝曰：人之欠[①]者，何气使然？岐伯答曰：卫气昼日行于阳，夜半则行于阴。阴者主夜，夜者卧[②]。阳者主上，阴者主下。故阴气积于下，阳气未尽，阳引而上，阴引而下，阴阳相引，故数欠。阳气尽，阴气盛，则目瞑；阴气尽而阳气盛，则寤矣。泻足少阴，补足太阳。

译文

黄帝问道：人打哈欠，是什么气造成的？岐伯回答说：卫气白天行于人身的阳分，夜间行于人身的阴分。阴气主夜主静，入夜则多睡眠。阳气主升发而向上，阴气主沉降而向下。因此入夜之前，阴气沉积于下，阳气开始入于阴分，但还没有进入的时候，阳气引阴气向上，阴气引阳气向下，阴阳相引，于是不停地打哈欠。入夜之后，阳气已尽入阴分，所以人能够安静地睡眠；到黎明时阴气将尽，而阳气渐盛，人就醒了。对于这样的病，应该泻足少阴经以抑其阴气，补足太阳经以助其阳气。

原文 黄帝曰：人之哕[③]者，何气使然？岐伯曰：谷入于胃，胃气上注于肺。今有故寒气与新谷气，俱还入于胃，新故相乱，真邪相攻，气并相逆，复出于胃，故为哕。补手太阴，泻足少阴。

译文

黄帝问道：人患呃逆症，是什么原因所致？岐伯回答说：正常情况下，食物水谷入胃，经过了胃的腐熟、脾的运化，将精微上注到肺。现在患者原已感受寒邪，又新进饮食，寒邪与食物滞留于胃中，新进的饮食与原有的寒邪两相扰乱，邪正相争，邪气与胃气搏结而同时上逆，再从胃中出，所以发生呃逆。治疗时，应补手太阴肺经，泻足少阴肾经。

原文 黄帝曰：人之唏[4]者，何气使然？岐伯曰：此阴气盛而阳气虚，阴气疾而阳气徐，阴气盛而阳气绝，故为唏。补足太阳，泻足少阴。

译文

黄帝问：人有经常发生唏嘘抽泣的，这是什么原因所致？岐伯回答说：人是由于阴气盛而阳气虚，阴气运行快速，阳气运行缓慢，甚至阴气过盛，阳气衰微，所以造成哀叹。治疗时，应补足太阳膀胱经并泻足少阴肾经。

注释

①欠：俗称“呵欠”。

②夜者卧：据《甲乙经》《太素》当为“夜者主卧”。

③哕：即呃逆证。

④唏：同“欷”，人在悲泣时的抽泣声。

养生智慧

1. 落枕不要急，让五大穴位来帮你

（1）落枕穴

找法：用手指沿着中指和示指（食指）的交叉处向手腕方向移动，遇骨则止。则此处为落枕穴。按摩时应按压与疼痛处相反方向的穴位。

刺激方法：用拇指垂直按压该穴位3～5秒，强度以感觉舒适为宜。在按压同时要缓慢转动颈部。直至症状缓解为止。

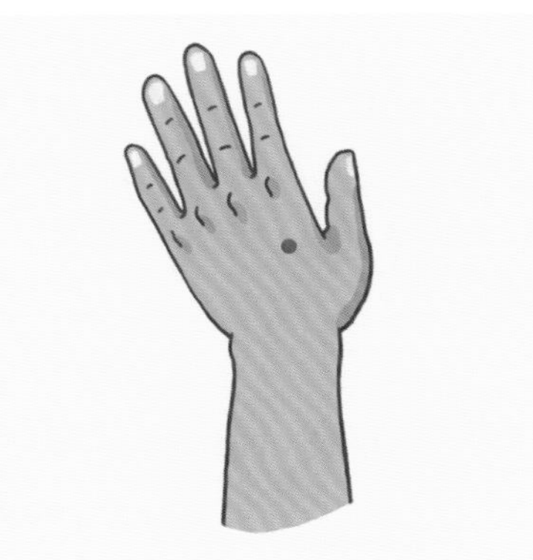

落枕穴

（2）承山穴

找法：用手指从阿基里斯腱的上

方开始向上移动，手指自然停止处为承山穴。

刺激方法：用拇指指尖对穴位进行每次3～5秒的垂直按压，直至症状缓解为止。强度以感觉舒适为宜。按摩时应按压与疼痛处相反方向的穴位。

（3）内关穴

找法：位于前臂掌侧，从近手腕之横纹的中央，往上约3指宽处。

刺激方法：将右手示指、中指、环指（无名指）、小指放在内关穴位的背侧，拇指用力掐住内关穴位，使患者感到上肢和颈肩部有酸、沉、困之感。一般按掐3分钟，落枕不适症状就会消失或缓解。

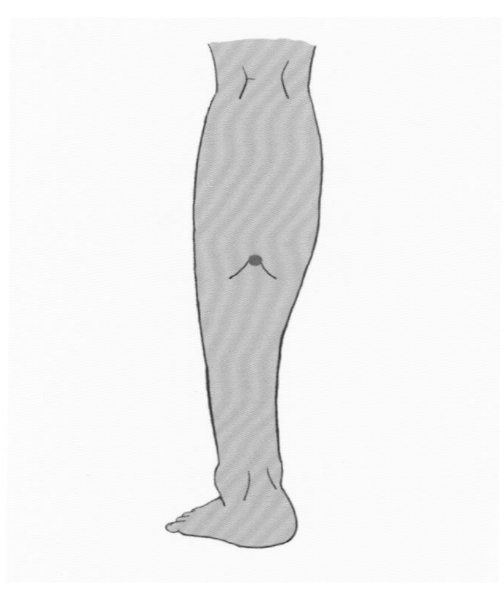

承山穴

内关穴

（4）天柱穴

找法：在后颈窝往下0.6寸处，脖子两侧直向筋肉的外缘上，一压会有强痛。

刺激方法：用中指点按，一面吐气一面用力压6秒，按压到稍微感到疼痛程度，连续3回。每日3次。可有效缓解疼痛。

（5）大杼穴

找法：脖子往前倾，从枕部往脖子后侧摸，颈项底部有大块凸骨（第7颈椎骨）。从它的下一个凸骨（第1胸椎骨）和下两个凸骨（第2胸椎骨）之间起，再往左右2指宽处，就是大杼穴。

刺激方法：并拢示指（食指）、中指和环指（无名指），按压大杼穴，每次10分钟，每日做2～3次，按压时，力度适中偏大，以局部酸胀、发红为度。可以促进气血的畅通，缓解疼痛。

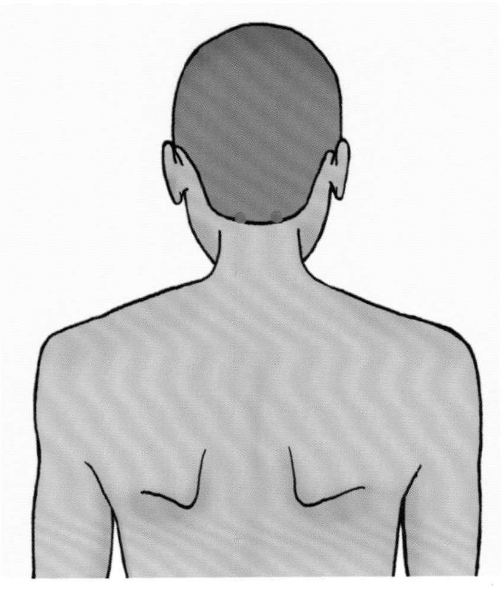
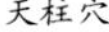
天柱穴

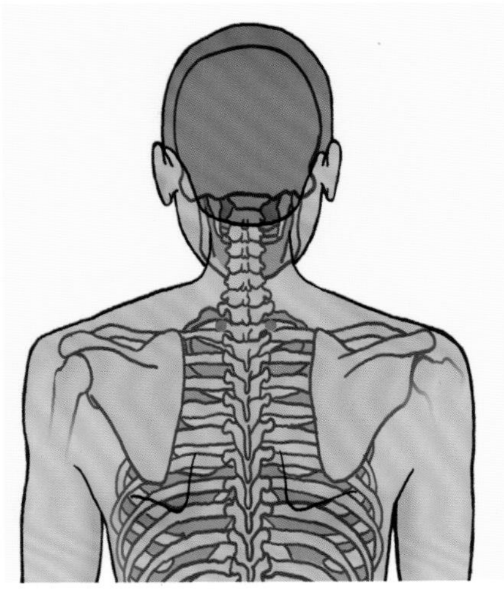
大杼穴

2. 牙痛的几大穴位疗法

（1）齿痛穴

找法：用手指沿着中指和环指的交叉处向手腕方向移动，遇骨则止，则此处为齿痛穴。按摩时应按压与疼痛处相反方向的穴位。

刺激方法：用拇指垂直按压该穴位3～5秒，其强度以感觉舒适为宜。直至症状缓解为止。

（2）三间穴

找法：用手指沿着中指和环指的交叉处向手腕方向移动，发现的凹陷处则为三间穴。按摩时应按压与疼痛处相反方向的穴位。

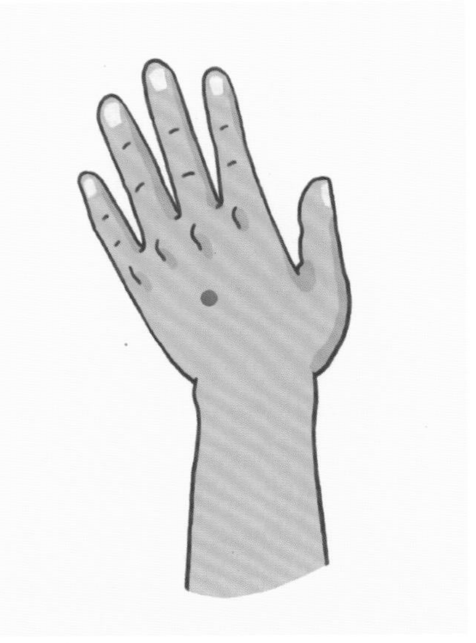
齿痛穴

刺激方法：用拇指垂直按压该穴位3～5秒，其强度以感觉舒适为宜。直至症状缓解为止。

（3）合谷穴

找法：将拇指和示指张成45°时，骨头延长角的交点即是此穴。

刺激方法：用大拇指使劲地压下，会有强烈的压痛感，如此反复地指压，连续掐按1分钟，牙疼痛即可慢慢消失。按摩具有疏风解表、活络镇痛的功效。

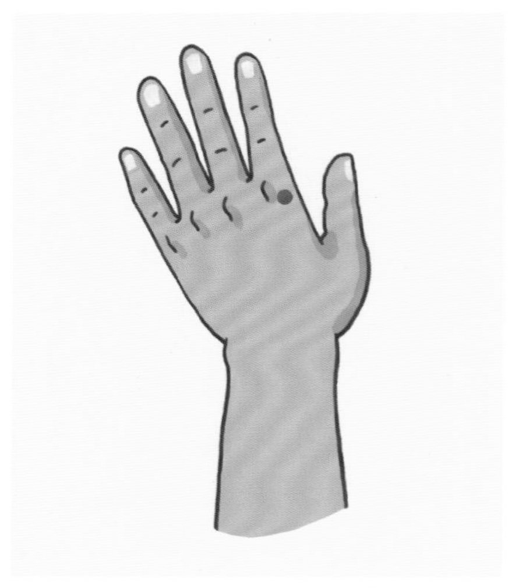

三间穴

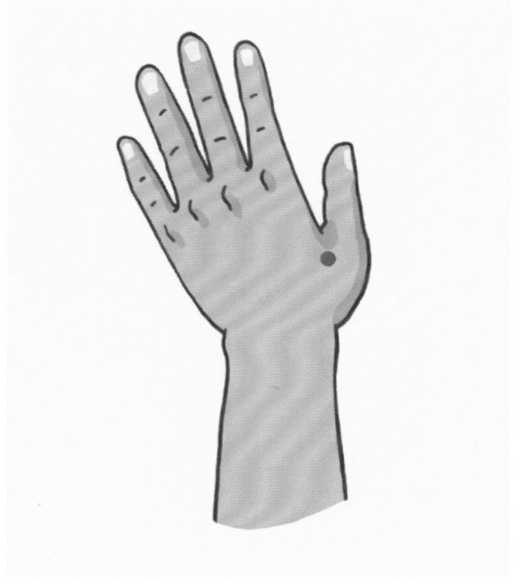

合谷穴

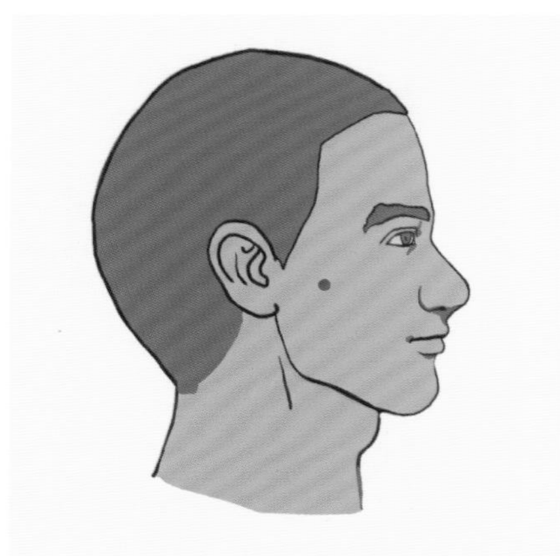

下关穴

（4）下关穴

找法：位于耳屏前一横指的凹陷处。

刺激方法：适当用力按揉1分钟左右。主治牙痛。

（5）颊车穴

找法：位于面颊部，下颌角前上方约1横指（中指），咀嚼时咬肌隆起，按之凹陷处。

刺激方法：由轻到重地按压1分钟左右。指压此穴，对于速止下齿牙痛非常有效。

（6）阳溪穴

找法：翘起拇指，拇指根与背腕之间有一凹陷，凹陷处即为此穴。此穴名为阳溪，是指阳气像溪水般周流不止，所以此穴最善通经活络。左右各一。

刺激方法：闭目，适当用力按揉1分钟。然后照此方法用右手按揉左侧的阳溪穴。按摩此穴具有清热止痛的功效。

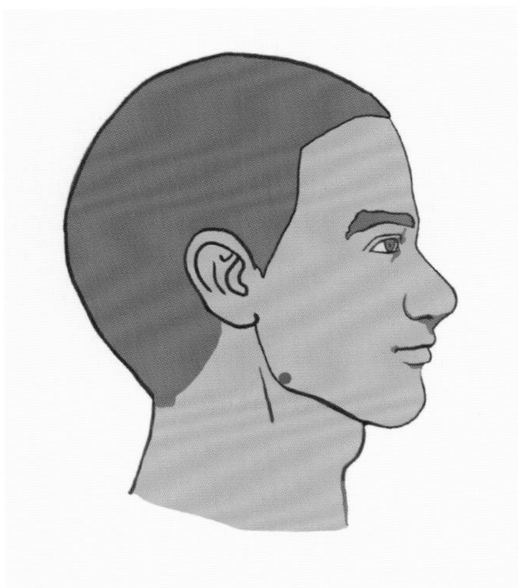

颊车穴

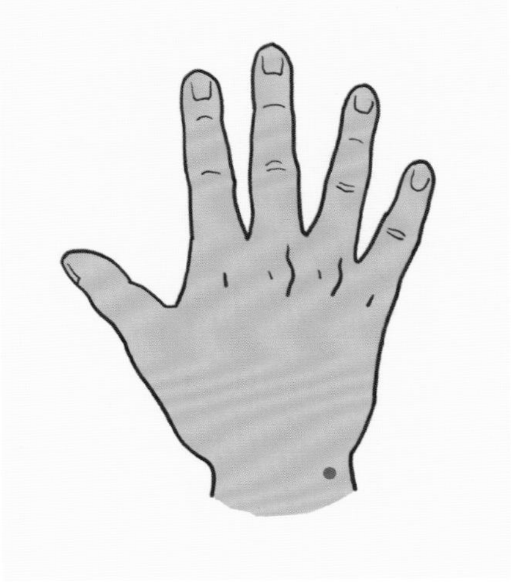

阳溪穴

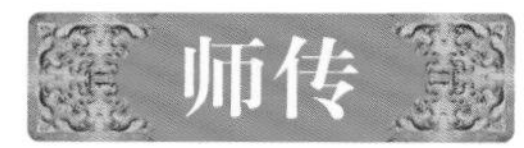

师传

本篇要点

阐述了根据人的躯体及面部的外在特征对五脏六腑功能状态进行诊查的方法。

原文译注

原文 黄帝曰：本脏以身形肢节䐃肉，候五脏六腑之大小焉。今夫王公大人、临朝即位之君而问焉，谁可扪循之，而后答乎？岐伯曰：身形肢节者，脏腑之盖也，非面部之阅[①]也。

译文

黄帝问道：《本脏》篇认为，根据人的形体、四肢、关节、肌肉等情况，可以测知五脏六腑的形态大小。但对于在位的统治者以及地位显贵的王公大人，他们想知道自己的身体状况，而医生又不能随便检查，该怎么回答他们呢？岐伯回答说：人的身形肢节，覆盖在五脏六腑的外部，观察它们也能了解内脏情况，但它不像观察面色那样简单。

原文 黄帝曰：五脏之气，阅于面者，余已知之矣，以肢节知而阅之，奈何？岐伯曰：五脏六腑者，肺为之盖[②]，巨肩陷咽，候见其外。黄帝曰：善。

译文

黄帝问道：五脏精气的情况，可以由人的面部观察得知，我已经懂得了这些道理。但从肢节察知内脏的情况，该怎样观察呢？岐伯回答说：五脏六腑中，肺所处的部位最高，如伞盖一样，根据肩的上下动态和咽喉的高突或凹陷情况，就能测知肺脏是怎样的。黄帝说：很好。

原文 岐伯曰：五脏六腑，心为之主，缺盆为之道[③]，𩩲骨有余，以候𩨗骬。黄帝曰：善。岐伯曰：肝者，主为将，使之候外，欲知坚固，视目小大。黄帝曰：善。岐伯曰：脾者，主为卫，使之迎粮，视唇舌好恶，以知吉凶。黄帝曰：善。岐伯曰：肾者，主为外，使之远听，视耳好恶，以知其性。黄帝曰：善。愿闻六腑之候。岐伯曰：六腑者，胃为之海，广骸、大颈、张胸，五谷乃容。鼻隧以长，以候大肠。唇厚，人中长，以候小肠。目下果大，其胆乃横。鼻孔在外，膀胱漏泄。鼻柱中央起，三焦乃约，此所以候六腑者也。上下三等，脏安且良矣。

译文

岐伯说：五脏六腑，心是主宰，以缺盆作为血脉的通道，观察两肩端骨距离的远近，再结合胸骨剑突的长短等，就可测知缺盆骨的部位，从而了解心脏的大小脆坚等情况。肝在五脏中像位将军，开窍于目，要从外面测知肝是否坚固，就应观察眼睛的大小。脾脏捍卫全身，接受水谷的精微，并输送到身体各部，所以了解唇舌味口的好坏就可知道脾病的吉凶。肾脏主水液，表现在外就是人的听觉，观察耳的听力的强弱可以测知肾脏的虚实。黄帝说：对。我还想听你再讲一下测六腑虚实的方法。岐伯说：六腑之中，胃为水谷之海，是容纳水饮食物的器官，凡颊部肌肉丰满，颈部粗壮，胸部开阔的，说明胃容纳水谷的量很大。如鼻道深长，就可测知大肠的状况。如口唇厚而人中沟长，就可测小肠虚实的情况。下眼睑宽大的可知其胆气刚强。鼻孔掀露于外的，可知其膀胱不能够正常地存储尿液而致小便漏泄。鼻柱中央高起的，则三焦固密功能正常。这就是用来测候六腑的一般方法。总之，人面部的上、中、下三部相等，则内脏功能正常而安定。

注释

①阅：观察。

②盖：最高。

③道：通道。

养生智慧

1. 减轻体重有“菜”招

（1）清炒竹笋

【原料】鲜竹笋（或鲜笋罐头内的竹笋片）250克，植物油、盐、鸡汤（或清水）各适量。

【制法】将竹笋切丝，然后将植物油置锅内烧热，下笋丝爆炒，加盐少量，淋入适量鸡汤或清水焖烧3～5分钟，撒上味精炒匀即成。

【用法】佐餐食。

【功效】利消化，除积滞。

【适用】肥胖症。

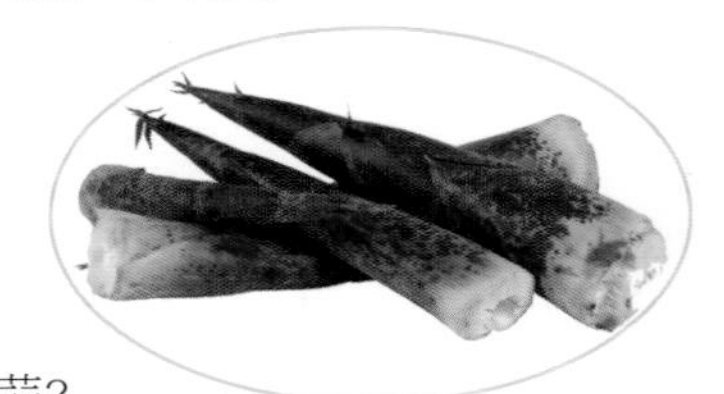
竹笋

（2）麻油拌豆芽

【原料】新鲜绿豆芽250克，麻油适量，大蒜2瓣，盐、酱油、醋均适量。

【制法】将大蒜洗净、切碎，再将豆芽洗净。待锅中水煮沸，放入适量盐调味，把豆芽倒进锅中，焯2分钟后取出装盘，调入蒜末、酱油、醋、麻油，拌匀即可。

【用法】佐餐食。

【功效】降脂减肥。

【适用】肥胖症。

（3）素烧冬瓜

【原料】冬瓜250克，葱花5克，植物油、盐、味精各适量。

【制法】将冬瓜洗净切块，放入热油锅中煸炒至稍软时加入盐，倒入适量水，加盖，烧至酥烂后放味精、撒葱花即可。

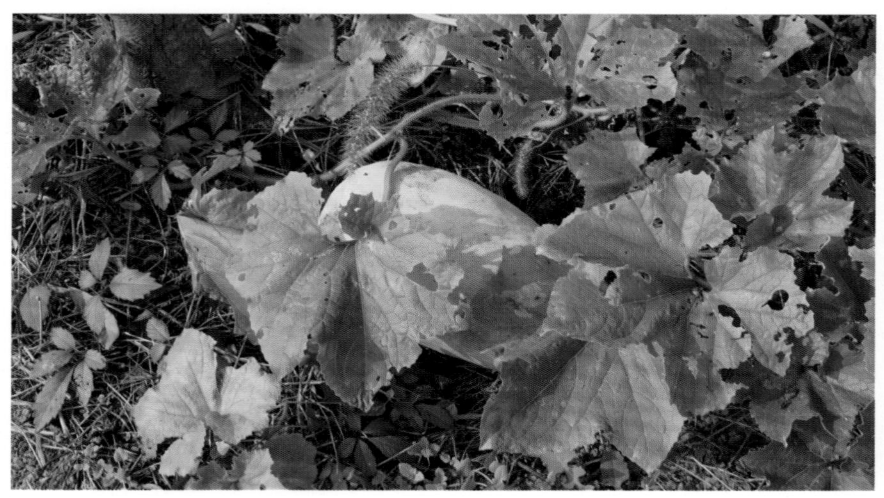
冬瓜

【用法】代替部分主食服用。

【功效】清热解毒，利水减肥。

【适用】湿盛型肥胖症。

2. 有下面几款汤，消除甲状腺肿

（1）昆布海带煲黄豆汤

【原料】昆布、海带各30克，黄豆150克，盐适量。

【制法】昆布、海带洗净，与黄豆同煮汤，加盐调味。

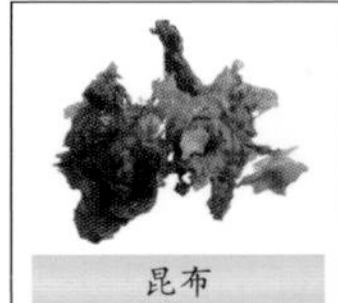
昆布

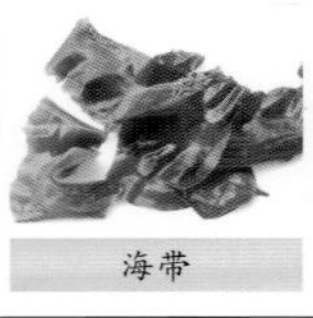
海带

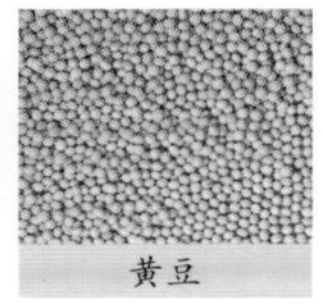
黄豆

【用法】每日1剂，分2次服，可常服。

【功效】养阴清火，化痰软坚。

【适用】火郁型单纯性甲状腺肿患者。

（2）蚝豉海带汤

【原料】蚝豉100克，海带25克，发菜15克。

【制法】将蚝豉、海带、发菜洗净，放入锅内加水煮汤。

【用法】每日1剂，分2次服，可连服数日。

【功效】清热化痰，软坚消肿。

【适用】青春期甲状腺肿。

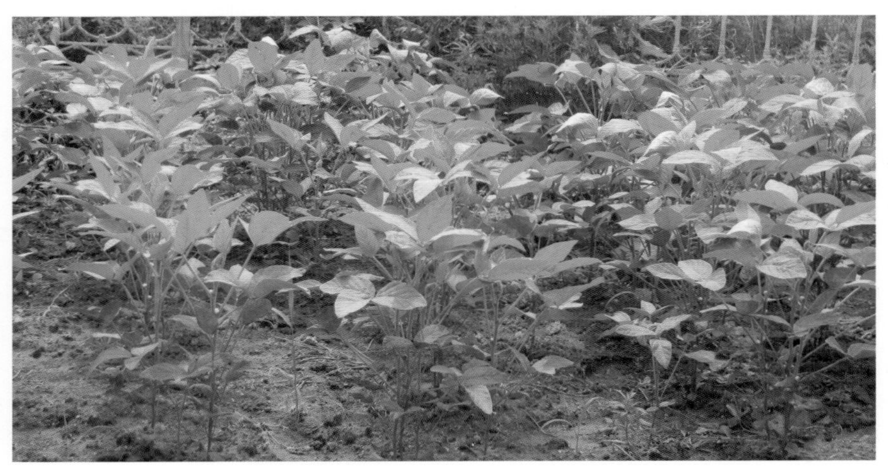
黄豆

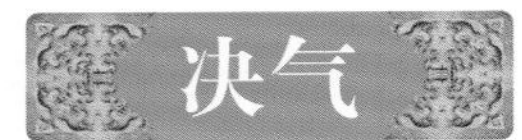

决气

本篇要点

1. 阐述了精、气、津、液、血、脉六气的生成及功能特点，并以此作为六气的基本概念。

2. 分别论述了六气耗损而致的证候特点。

3. 指出六气虽然各有所主之部，但是都以水谷、胃为本。

原文译注

原文 黄帝曰：余闻人有精、气、津、液、血、脉，余意以为一气耳，今乃辨为六名，余不知其所以然。岐伯曰：两神相搏，合而成形，常先身生，是谓精。何谓气？岐伯曰：上焦开发，宣五谷味，熏肤，充身泽毛，若雾露之溉，是谓气。何谓津？岐伯曰：腠理发泄，汗出溱[①]溱，是谓津。何谓液？岐伯曰：谷入气满，淖泽[②]注于骨，骨属屈伸，泄泽，补益脑髓，皮肤润泽，是谓液。何谓血？岐伯曰：中焦受气，取汁变化而赤，是谓血。何谓脉？岐伯曰：壅遏[③]营气，令无所避，是谓脉。

译文

黄帝问道：我听说人身有精、气、津、液、血、脉，而我本来认为这是“一气”，现在分为6种不同的名称，我不知道是什么道理？岐伯回答说：男女交合之后，可以产生新的生命体，在新的形体产生之前的物质称“精”。黄帝问道：什么称“气”？岐伯回答说：五谷所化生的精微物质，从上焦散布，熏蒸于皮肤，充养周身，滋润毛发，好像雾露一样溉养万物，这就称“气”。黄帝问道：什么称“津”？岐伯回答说：肌腠疏泄，像汗液一样溱溱地流出来的，称“津”。黄帝问道：什么称“液”？岐伯回答说：水谷精气充满周身，外溢部分注于骨，使关节屈伸滑利，渗出的部分能补益脑髓，散布到皮肤，使皮肤润泽，这称“液”。黄帝问道：什么称“血”？岐伯回答说：食物经中焦吸收的精气，取其精微部分再经气化而变化成的液体，这称“血”。黄帝问道：什么称“脉”？岐伯回答说：像隧道一样约束着营气的运行，使之不能向外流溢，这称“脉”。

原文 黄帝曰：六气者，有余不足，气之多少，脑髓之虚实，血脉之清浊，何以知之？岐伯曰：精脱者，耳聋；气脱者，目不明；津脱者，腠理开，汗大泄；液脱者，骨属屈伸不利，色夭[4]，脑髓消，胫痠，耳数鸣；血脱者，色白，夭然不泽，其脉空虚，此其候也。

译文

黄帝问道：上述精、气、津、液、血、脉六气的有余和不足各有什么表现？如何才能了解气的多少、脑髓的虚实、血脉的清浊呢？岐伯回答说：精的大量耗损，会使人耳聋；气的大量耗损，则使人视觉不明；津的大量耗损，则腠理开泄，使人大量汗出；液的大量耗损，则使人关节屈伸不利，面色憔悴，脑髓消减，小腿酸软，常常耳鸣；血的大量耗损，则面色苍白而不润泽，最后脉象也空虚无神，这就是六气不足的主要证候。

原文 黄帝曰：六气者，贵贱何如？岐伯曰：六气者，各有部主[5]也，其贵贱善恶，可为常主，然五谷与胃为大海也。

译文

黄帝问道：上述六气，在人体有没有主要与次要的区分呢？岐伯回答说：六气分别统领于各自的脏器，它们在人体中的重要性及功能的正常与否，都取决于其所归属的脏器的情况，但其来源都是由五谷精微化生，而这些精微物质又化生于胃，因此胃是六气化生的源泉。

注释

①溱：音“真”，这里形容汗出很多的样子。

②淖泽：淖，音“闹”，泥沼，这里引申为满溢的意思。泽，即润泽之意。

③壅遏：指约束营血，使之行于一定的路径。

④色夭：指皮肤面色枯槁无华。

⑤各有部主：即六气各有所主之部，如肾主精、脾主津液、肺主气、心主脉等。

养生智慧

1. 要想益气和胃，就喝以下几款粥

（1）甘松粥

【原料】甘松6克，粳米50～100克。

【制法】水煎甘松，去渣，取汁；再将粳米煮成粥，待粥将成时加入甘松汁，稍煮一二沸即可。

【用法】每日1剂，随意食用。

【功效】行气止痛，健脾和胃。

【适用】脾胃不和，气滞中焦之脘腹胀痛、食欲不振、恶心呕吐，急性胃肠功能紊乱、急性胃肠痉挛性疼痛等。

（2）四汁粥

【原料】益母草汁、生地黄汁、藕汁各120毫升，生姜汁30毫升，蜂蜜20毫升，白粱米50克。

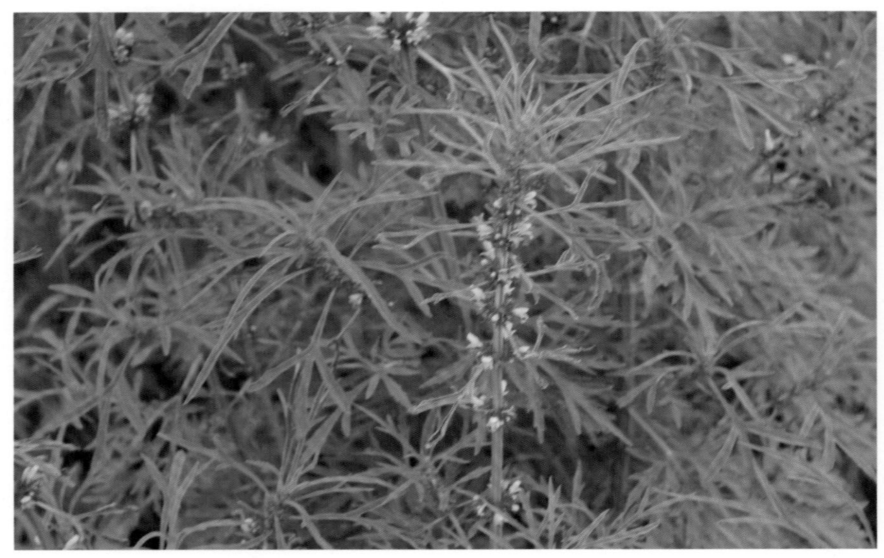

益母草

【制法】先把洗净的白粱米放入沙罐，加水煮至粥熟，加入诸汁，再煮二三沸，加入蜂蜜调味即可。

【用法】每次饮服120毫升，每日3次。

【功效】清热凉血，养阴生津，化瘀通经。

【适用】热入血分，伤阴耗津、血壅经滞之烦热口渴、咽干唇燥、干呕食少、小便短黄、大便燥结，或妇女月经先期量多色紫红，或崩漏不止、痛经，发热性疾病、妇女月经病、功能失调性子宫出血、更年期综合征等。

2. 强身健体粥谱

（1）牛肾粥

【原料】牛肾（去脂膜、筋，切）1对，阳起石（布裹）120克，粳米50克，葱花、盐、味精各适量。

【制法】首先把阳起石放入沙锅中，加入1000毫升水煮取400毫升，去渣留汁，再放入粳米及牛肾等煮成粥，加盐、味精、葱花调味即可。

【用法】2日1剂，分次空腹食。

【功效】补肾助阳，起痿兴阳。

【适用】肾阳亏虚，精关失固之腰膝酸冷、四肢不温、精神委靡、面容憔悴、阳痿早泄、性欲低下等。

（2）六神粥

【原料】薏苡仁15克，山药、小米、莲子各30克，茯苓、芡实各10克，糯

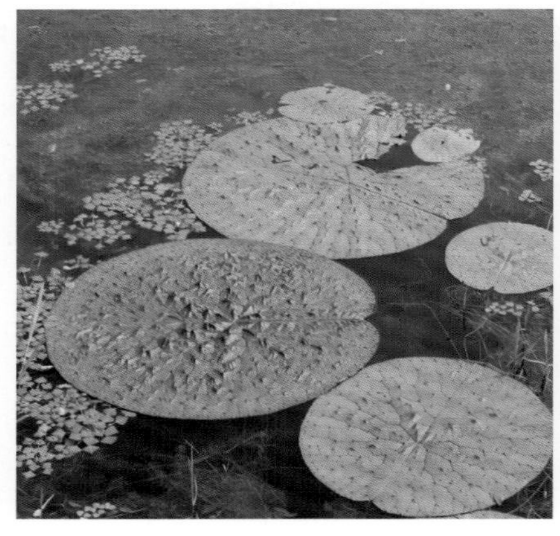

芡实

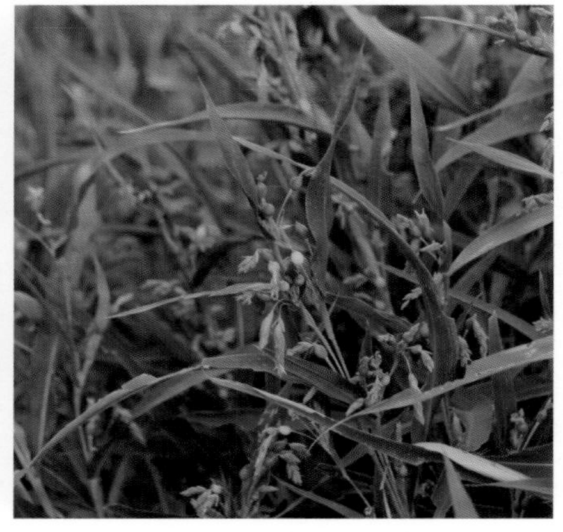

薏苡仁

米50克。

【制法】分别把焙干的茯苓和山药研末，然后混合；其余诸味共入锅中，加入适量的水煮至粥熟，再放入茯苓和山药粉搅拌均匀，稍煮即成。

【用法】每日1剂，分次空腹服。

【功效】健脾益气，和胃化湿，涩肠止泻。

【适用】脾虚失运，湿阻中焦所致的食欲不振、脘腹痞满、神疲倦怠、四肢困重、短气无力、肠鸣腹泻，或妇女白带清稀量多，或小儿遗溺等。

（3）柿钱粥

【原料】柿钱、党参各10克，丁香5克，冰糖30克，大米50克。

【制法】把焙干的柿钱、丁香和党参加冰糖共研成细粉，过100目筛备用；把淘洗的大米放入沙锅内，加水煮成稀薄粥。待粥将成时调入1/4细粉，搅匀后再煮3～5分钟即可。

【用法】每日1剂，分2～3次温食。

【功效】益气健脾，养胃和中，降气止呃。

【适用】脾胃失和，气逆于上之呃逆频频、嗳气不止，顽固性膈肌痉挛等。

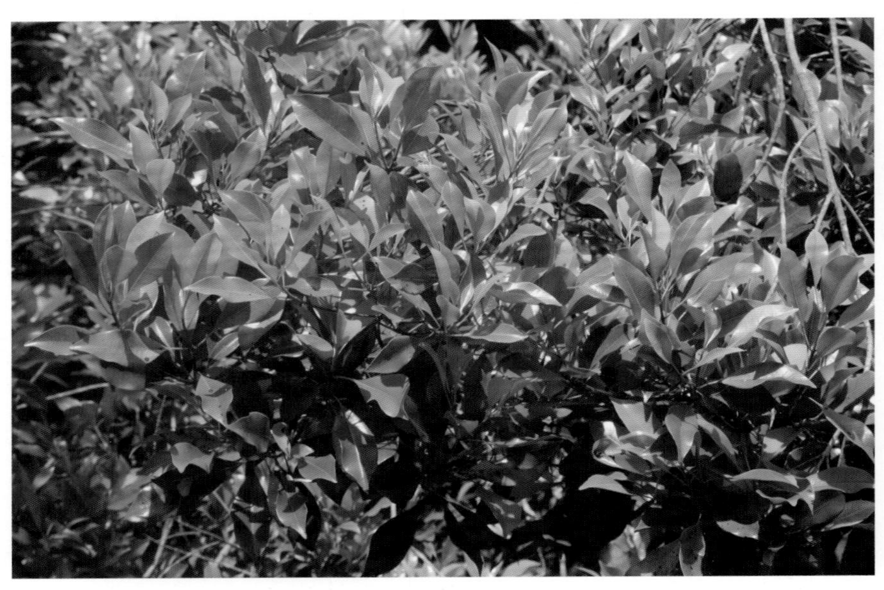

丁香

平人绝谷

本篇要点

对肠胃的长度与容量等进行了深入的说明，并且还分析了平人绝谷七日而死的缘故。

原文译注

原文 黄帝曰：愿闻人之不食，七日而死，何也？伯高曰：臣请言其故。胃大一尺五寸，径五寸，长二尺六寸，横屈受水谷三斗五升。其中之谷，常留二斗，水一斗五升而满。上焦泄气，出其精微，慓悍滑疾，下焦下溉诸肠。

译文

黄帝问道：正常的人7日不饮食就会死亡，我想知道这是什么原因？伯高回答说：请允许我讲讲其中的道理。胃的周长是1尺5寸，直径1寸，长2尺6寸，其形弯曲，横于上腹，能受纳水谷3斗5升，其中经常容纳2斗谷物，1斗5升水液就满了。上焦具有输布精气的功能，能将中焦化生的精微物质布散全身，其运行快速滑利，其余的向下焦传入大肠。

原文 小肠大二寸半，径八分分之少半，长三丈二尺，受谷二斗四升，水六升三合合之大半。回肠大四寸，径一寸寸之少半，长二丈一尺，受谷一斗，水七升半。广肠大八寸，径二寸寸之大半，长二尺八寸，受谷九升三合八分合之一。肠胃之长，凡五丈八尺四寸，受水谷九斗二升一合合之大半，此肠胃所受水谷之数也。

译文

小肠的周长是2寸半，直径8分又1/3分，长3丈2尺，能容纳谷物2斗4升，水6升3合又2/3合。回肠的周长是4寸，直径1寸又1/3寸，长2丈1尺，能容纳谷物1斗，水7升半。直肠的周长是8寸，直径2分又2/3寸，长2尺8寸，能容纳食物9升3合又1/8合。肠胃的总长度，共计5丈8尺4寸，能容纳水谷9斗2升1合又2/3合，这就是肠胃能够受纳水与谷物的总数。

原文 平人则不然，胃满则肠虚，肠满则胃虚。更虚更满，故气得上下，五脏安定，血脉和利，精神乃居。故神者，水谷之精气也。故肠胃之中，当留谷二斗，水一斗五升。故平人日再后①，后二升半，一日中五升，七日五七三斗五升，而留水谷尽矣。故平人不食饮七日而死者，水谷精气津液皆尽故也。

译文

可是人在日常生活中并不如此，因为当胃中纳满水谷时，肠内是空虚的，等到水谷注满肠中，则胃内又空虚了。这样，肠胃总是处于充满和空虚交替的状态，所以气机才能上下畅行，五脏功能正常，血脉调和通畅，精神才能旺盛。因此，神就是水谷精微之气所化。在人的肠胃中，一般存留2斗食物和1斗5升的水。健康人每日大便2次，每次排泄约2升半，一日就排出5升，7日共排出3斗5升，这样原来存留在肠胃的水谷完全排尽。因此说，健康人如果7日不饮不食就会死亡，是由于水谷精气津液都已竭尽的缘故。

注释

①日再后：是“一日两次大便”的意思。

养生智慧

1.小腿抽筋了，怎么刺激穴位？

（1）承筋穴

找法：小腿肚正中央肌肉鼓起处。两腿各一。

刺激方法：用灸具（一个）和电暖宝对穴位加温（直至灸具和电暖宝冷却为止）。

此外，用搓热的手掌对穴位上下揉擦1～2分钟。每周1～2次。

（2）支正穴

找法：将肘部放在桌子上，肘部的前端到小指侧突出骨的连线的中点为支正穴。两臂各一。

刺激方法：用拇指指尖对该穴位进行3～5秒的垂直按压，重复5～7回。抽筋后按摩与疼痛部位相反方向的支正穴。预防则两侧的支正穴都要按摩。

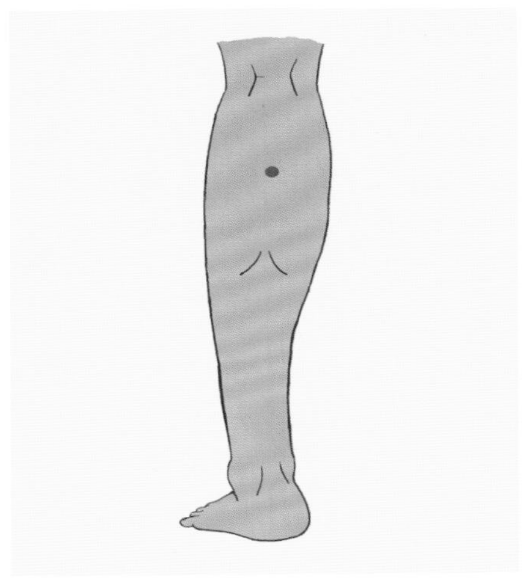

承筋穴

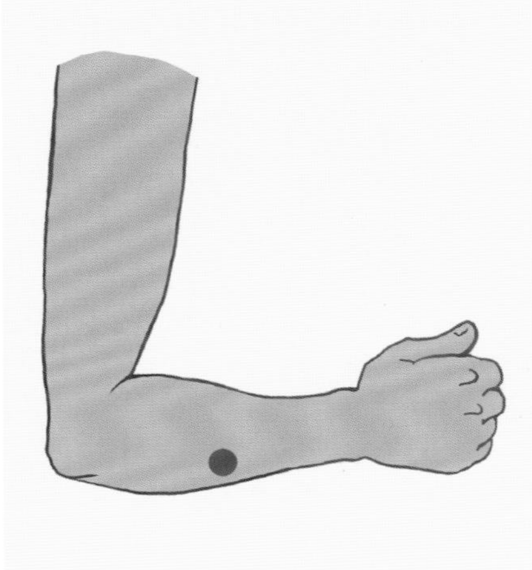

支正穴

（3）腓肠肌头神经根

找法：在膝关节内侧的窝两边（或膝窝下边），有一个地方是腓肠肌头的附着点，通往腓肠肌的神经根干就在这里面。

刺激方法：小腿抽筋时，用大拇指摸索窝两边硬而突起的肌肉的主根，然后用强力对此处按压，异常兴奋的神经就会镇静下来，抽筋停止，剧痛消失。

（4）承山穴

找法：小腿后面正中，委中穴与昆仑穴之间，当伸直小腿或足跟上提时，腓肠肌肌腹下出现的尖角凹陷处即是。

刺激方法：用4指并拢的方式握住小腿肚，配合拇指反复抓握，直至小腿真正有所好转为止。

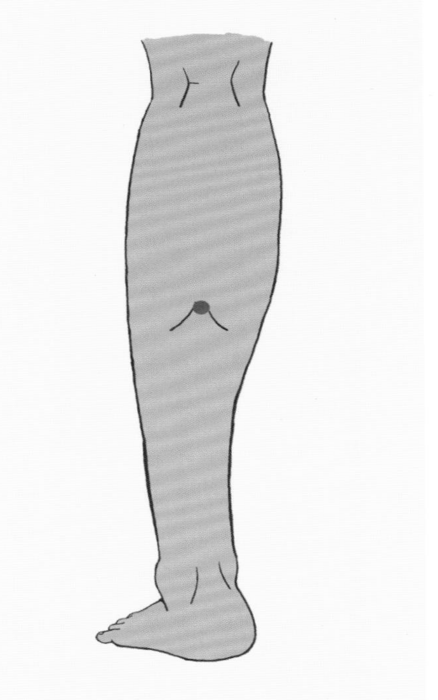

承山穴

2. 简简单单的穴位刺激法，就能治好耳鸣

（1）翳风穴

找法：耳垂根部的正后方，耳后面骨和下颌相交处的凹陷部位。只可刺激耳鸣一侧的翳风穴。

刺激方法：用中指指尖对穴位进行垂直按压，每次3～5秒，直至症状缓解为止。按压强度以感觉舒适为宜。

（2）听会穴

找法：在耳骨凸出部位的下方。左右各一。只可刺激耳鸣一侧的听会穴。

刺激方法：用拇指指尖对穴位进行每次3～5秒的垂直按压，直至症状缓和为止。强度以感觉舒适为宜。

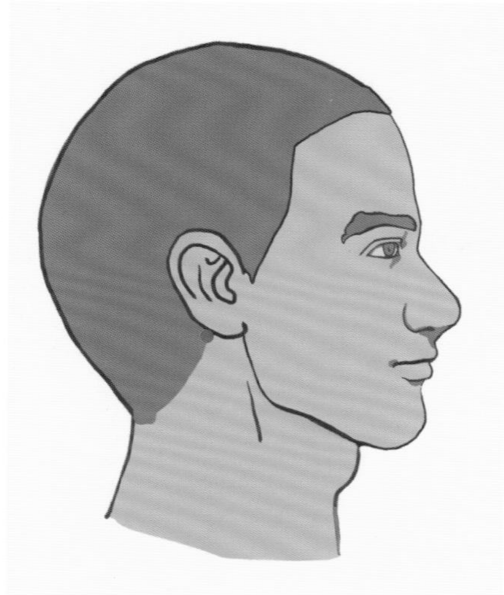

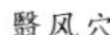

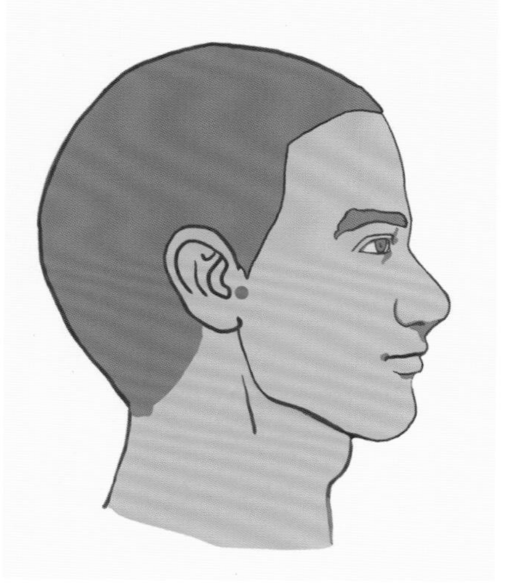

翳风穴　　听会穴

（3）听宫穴

找法：位于头部侧面耳屏前部，耳珠平行缺口凹陷中，耳门穴的稍下方即是。

刺激方法：两手各4指同时用力先向前揉转50下，再向后揉转50下。可增强耳蜗周围听觉神经功能，促进耳周血液循环，防治耳动脉硬化。

（4）耳门穴

找法：位于面部，当耳屏上切迹的前方，下颌骨髁状突后缘，张口有凹陷处。

刺激方法：用手指一压就会感到轻微的痛感。稍用力压10次。

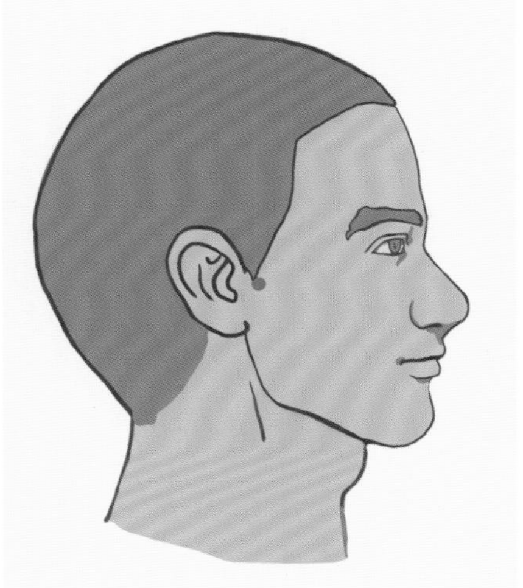

听宫穴

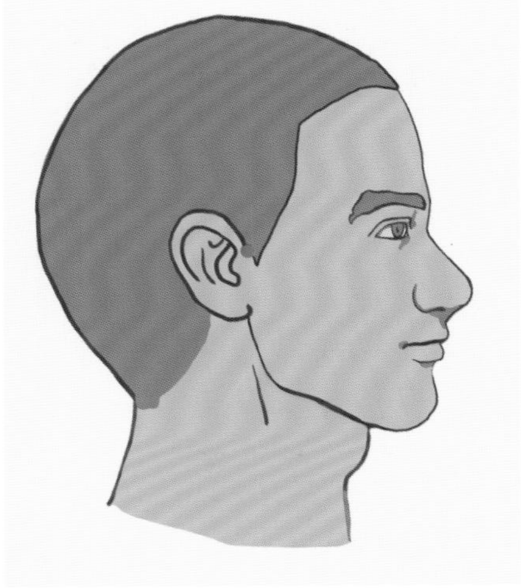

耳门穴

淫邪发梦

本篇要点

1. 阐述了邪气趁人体脏腑的虚弱而侵入脏腑，使魂魄不安而成梦的机制。

2. 罗列了因各脏腑的盛衰和邪气的不同而出现不同的梦境，提示释梦诊断疾病的方法。

原文译注

原文 黄帝曰：有余不足，有形乎？岐伯曰：阴气盛，则梦涉大水而恐惧；阳气盛，则梦武火而燔焫；阴阳俱盛，则梦相杀。上盛则梦飞，下盛则梦堕；甚饥则梦取，甚饱则梦予。肝气盛，则梦怒；肺气盛，则梦恐惧、哭泣、飞扬；心气盛，则梦善笑恐畏；脾气盛，则梦歌、身体重不举；肾气盛，则梦腰脊两解不属。凡此十二盛者，至而泻之，立已。

译文 黄帝问道：人体阴气和阳气的过盛、不足，其表现如何？岐伯回答说：如阴气亢盛，就会梦见趟渡大水而害怕；如阳气亢盛，就会梦见武火而感到灼热；如阴阳二气俱亢盛，就会梦见相互格斗残杀。人体上部邪气亢盛，就会梦见自己飞腾向上；人体下部邪气亢盛，就会梦见自己向下坠落。过度饥饿时，会梦见索取食物；过饱时，会梦见给予他人食物。肝气亢盛的人，会梦见发怒；肺气亢盛的人，会梦见恐惧、哭泣和飞扬腾越；心气亢盛的人，会梦见喜笑或恐怖畏惧；脾气亢盛的人，会梦见歌唱、欢乐或身体沉重不能举动；肾气亢盛的人，会梦见腰和脊背分离而不相连属。这12种因气盛引起的病，治疗时可分别根据梦境察知邪的所在而用针刺泻之，很快就能痊愈。

原文 厥气客于心，则梦见丘山烟火；客于肺，则梦飞扬，见金铁之奇物；客于肝，则梦山林树木；客于脾，则梦见丘陵大泽，坏屋风雨；客于肾，则梦临渊，没居水中；客于膀胱，则梦游行；客于胃，则梦饮食；客于大肠，则梦田野；客于小肠，则梦聚邑冲衢；客于胆，则梦斗讼自刳[①]；客于阴器，则梦接内；客于项，则梦斩首；客于胫，则梦行走而不能前，及居深地窌苑中；客于股肱，则梦礼节拜起；客于胞脜[②]，则梦溲便。凡此十五不足者，至而补之，立已也。

译文

如邪气侵犯到心脏，就会梦见山丘烟火弥漫；如邪气侵犯到肺脏，就会梦见飞扬腾越，或见到金铁制成的奇怪之物；如邪气侵犯到肝脏，就会梦见山林树木；如邪气侵犯到脾脏，就会梦见丘陵大泽或被风雨损坏的房屋；如邪气侵犯到肾脏，就会梦见自己身临深渊，或浸没在水中；如邪气侵犯到膀胱，就会梦见自己到处游荡；如邪气侵犯到胃脏，就会梦见饮食；如邪气侵犯到大肠，就会梦见广阔的田野；如邪气侵犯到小肠，就会梦见许多人聚集在广场或要塞；如邪气侵犯到胆腑，就会梦见与人争斗、诉讼或剖腹自杀；如邪气侵犯到生殖器，就会梦见性交；如邪气侵犯到项部，就会梦见自己被斩首；如邪气侵犯到足胫，就会梦见自己行而不前，或被困于地下深处的窖园中；如邪气侵犯到大腿和肘臂，就会梦见行跪拜的礼节；如邪气侵犯到尿道和直肠，就会梦见解小便和大便。根据上述15种气虚导致的梦境，治疗时可分别察知气虚的所在而运用针刺补法，很快就能痊愈。

注释

①自刭：自杀或自残。

②脜：直肠。

养生智慧

1. 十分抢眼的3种酒疗法

（1）白果酒

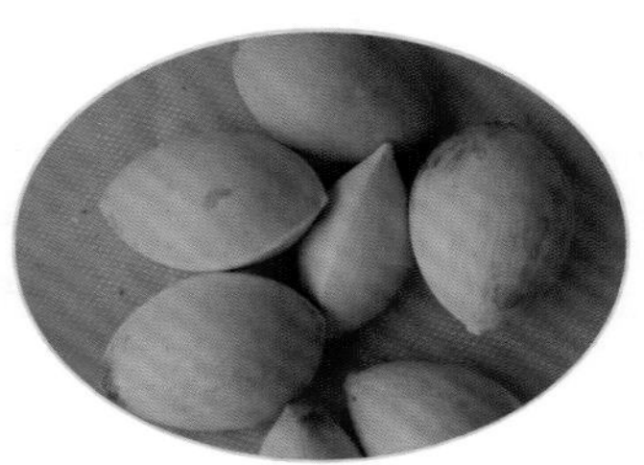
白果

【原料】白果3粒，米酒适量。

【制法】同煮至白果熟透。

【用法】每日服食1次，连食5日。

【功效】健脾开胃。

【适用】梦遗。

（2）地龙韭菜酒

【原料】地龙10条，韭菜30克，黄酒30毫升。

【制法】将地龙剖开洗净，和韭菜一起捣烂，冲入烧开的黄酒，并加适量的开水搅拌，过滤取汁。

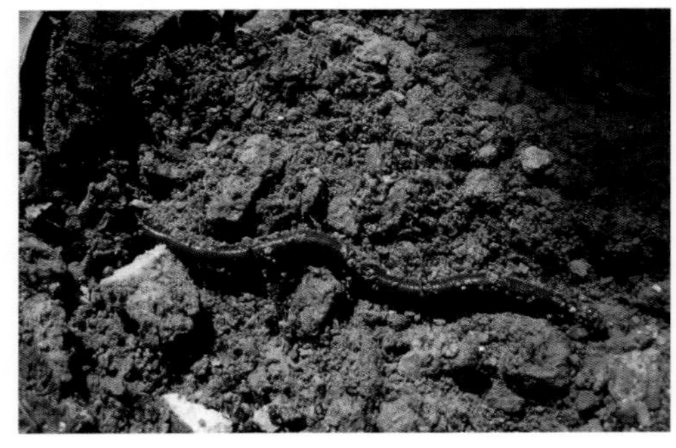
地龙

【用法】每日1次，连服3～5日。

【功效】通络，清热。

【适用】早泄。

（3）巴戟天酒

【原料】巴戟天200克，当归、黄芪、熟地黄、鹿角、益母草各60克，白酒2000毫升。

【制法】将上药加工捣碎，装入纱布袋，放入酒坛，倒入白酒，密封坛口，浸泡7日后即成。

【用法】每日2次，每次饮服20毫升。

【功效】温肾，调经。

【适用】肾元虚寒所致不孕症。

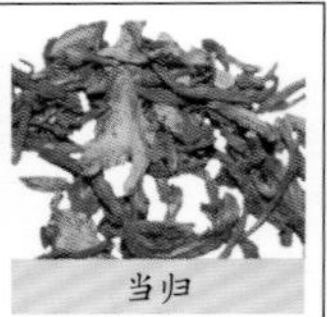
巴戟天　当归

2. 这三碗粥，呵护你的日常健康

（1）干姜粥

【原料】干姜3～6克，大米100克。

【制法】将干姜研成末（或煮汁去渣），再将洗净的粳米与姜末（或姜汁）同入开水锅内熬粥，粥熟即可。

【用法】每日早、晚服食。孕妇慎用。

【功效】温中回阳，温肺化饮。

【适用】脘腹冷痛、呕吐泄泻，或咳嗽气喘、形寒背冷、痰多清稀等。

（2）菊花蜂蜜粥

【原料】鲜菊花50克，大米100克，蜂蜜30毫升。

【制法】菊花用纱布包扎成袋，与大米同入锅中煮粥，待粥熟后拣去菊花袋，调入蜂蜜即成。

【用法】温热服食。

【功效】清热祛风，益气补中，清热润燥。

【适用】风热感冒，症见发热怕风、咽干疼痛。

（3）大蒜粥

【原料】大蒜30克，粳米50克。

【制法】将大蒜去皮，放入沸水中煮10分钟后捞出，再把粳米放入蒜水中煮成稀粥，最后放入蒜即可。

【用法】可供早、晚餐食。

【功效】暖脾胃，行气滞，解毒止痢。

【适用】饮食积滞、脘腹冷痛、水肿胀满、泄泻痢疾；阴虚火旺、口舌生疮及慢性胃炎、十二指肠溃疡患者不宜服食。

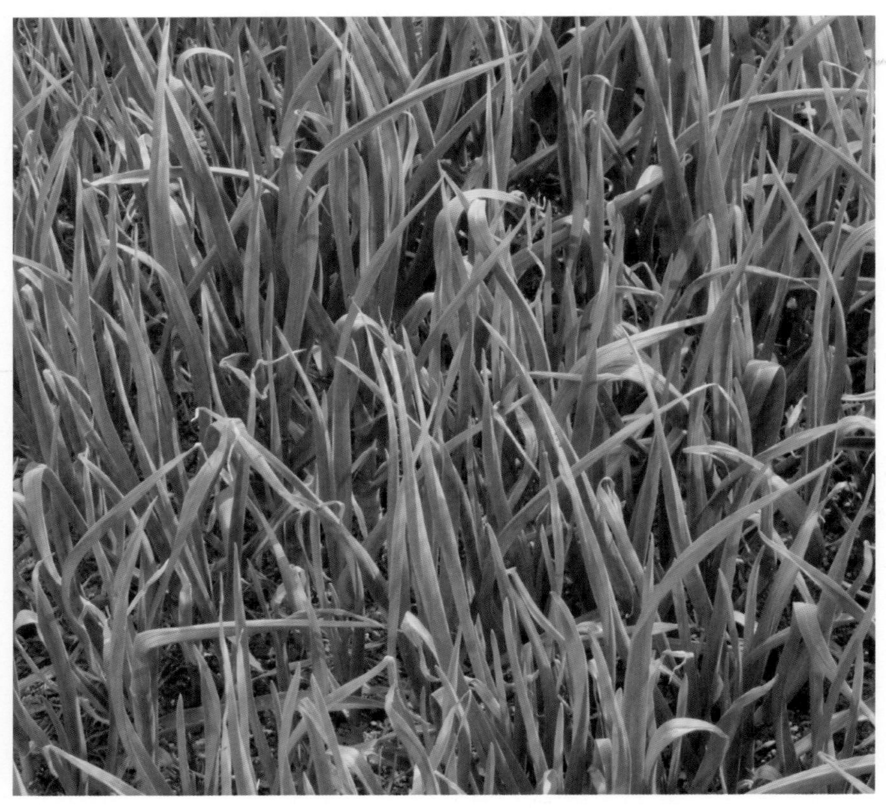

大蒜

顺气一日分为四时

本篇要点

阐述了疾病有时在一日中的轻重变化无旦慧、昼安、夕加、夜甚情况的缘故。

原文译注

原文 黄帝曰：夫百病之所始生者，必起于燥温寒暑风雨，阴阳喜怒①，饮食居处。气合而有形，得脏而有名②，余知其然也。夫百病者，多以旦慧、昼安、夕加、夜甚，何也？岐伯曰：四时之气使然。

译文

黄帝说：各种疾病在发生时，都由于燥湿寒暑风雨等外邪侵犯，或者由于房事过度、喜怒不节等情志刺激，以及饮食和生活起居失常所致。邪气侵犯之后，与正气相搏就会出现各种病态，邪气入脏都有一定的病名，这些情况我已经知道了。许多患者多在早晨病情减轻而神志清爽，白昼较安静，傍晚病势渐渐增重，夜间病势最甚，这是什么道理呢？岐伯回答说：这是因为四时变化使人体阳气出现盛衰所造成的。

原文 黄帝曰：愿闻四时之气。岐伯曰：春生，夏长，秋收，冬藏，是气之常也，人亦应之。以一日分为四时，朝则为春，日中为夏，日入为秋，夜半为冬。朝则人气始生，病气衰，故旦慧；日中人气长，长则胜邪，故安；夕则人气始衰，邪气始生，故加；夜半人气入脏，邪气独居于身，故甚也。

译文

黄帝说：我想听你讲讲关于四季之气的问题。岐伯说：春天阳气生发，夏天阳气隆盛，秋天阳气收敛，冬天阳气闭藏，这是一年中四季之气变化的一般规律，人体的阳气变化也与此相应。把一日按照四季划分，早晨就像春天，中午就像夏天，傍晚就像秋天，半夜就像冬天。人体早晨阳气生发，邪气衰退，所以早晨病情轻而患者感到神志清爽；中午人的阳气逐渐隆盛，正气能胜邪气，所以患者较安静；傍晚人的阳气开始收敛，邪气就会逐渐嚣张，所以病情加重；半夜人的阳气闭藏于内，形体只有亢盛的邪气，所以疾病就最重。

原文 黄帝曰：有时有反者[3]，何也？岐伯曰：是不应四时之气，脏独主其病者，是必以脏气之所不胜时者甚，以其所胜时者起也。黄帝曰：治之奈何？岐伯曰：顺天之时，而病可与期。顺者为工，逆者为粗。

译文

黄帝问道：疾病在一日中的轻重变化，有时没有旦慧、昼安、夕加、夜甚的情况，这是为什么呢？岐伯回答说：这是疾病变化不和四时之气相应，而由内脏单独对疾病产生决定性的影响，这样的疾病，必定在受病内脏被时日所克的时候就加重，受病内脏能克制时日的时候病就轻减。黄帝问道：怎样进行治疗呢？岐伯回答说：治疗时，根据时日与受病脏气的五行关系施以补泻，使病脏不被时日克伐太过，疾病就可以预期治愈。能这样做，就是高明的医生；相反，就是水平低下的医生。

注释

①喜怒：泛指七情过度。

②气合而有形，得脏而有名：气，指邪气；形，指脉症之病形；名，指病症。

③时有反者：指病情的轻重变化与前面所说的旦慧、昼安、夕加、夜甚不相符。

养生智慧

1. 对症治疗腹泻好汤方

（1）三参二白汤

【原料】党参、苦参、白蒺藜、仙鹤草各15克，木香、延胡索、槟榔、丹参、白鲜皮各10克，地肤子、地榆各12克。

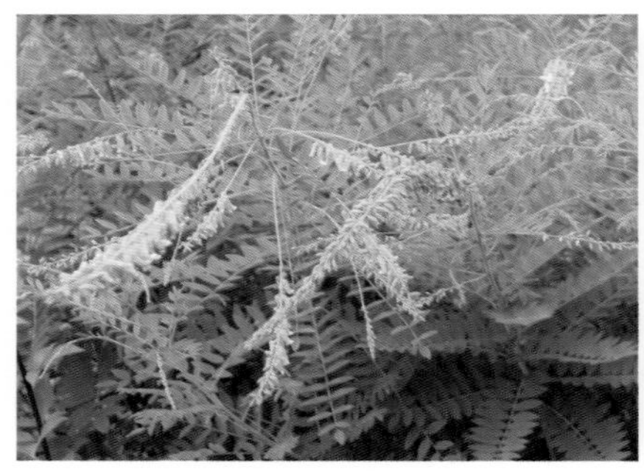

苦参

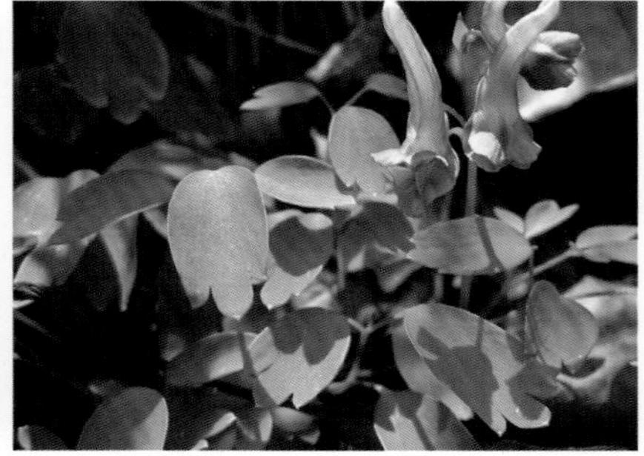

延胡索

【制法】水煎取汁。

【用法】每日1剂，分2次服。

【功效】益气健脾，祛风除湿。

【适用】慢性非特异性结肠炎脾虚气滞湿阻者，症见形瘦神倦、腹胀腹泻、食欲不振、肢体困重、腹痛绵绵、肠鸣漉漉、舌淡苔白厚等。

（2）大茯苓丸（汤）

【原料】茯苓、桂枝、茯神、大枣各60克，白术、远志、菖蒲各40克，人参、细辛、炙甘草各30克，干姜25克。

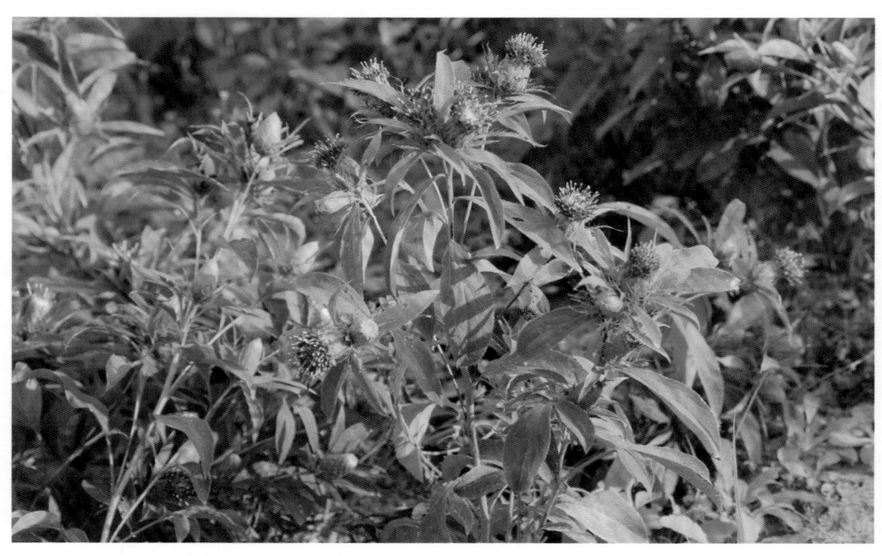

白术

【制法】共研细末，炼蜜为丸；或者作为汤剂，水煎。

【用法】丸剂，每次10～12克，每日早、晚各1次，用温酒或温开水送服；汤剂，每日2次，用量酌减。

【功效】温补脾胃，强心益志。

【适用】脾胃虚寒、心神不安所致形寒气怯、脘腹冷痛、食欲不振、腹泻便溏、便质清冷、食生冷之物不消化、呕吐清涎、心悸怔忡、头痛健忘等。

（3）灵仙汤（丸）

【原料】白术、茯苓、黄精、黑芝麻、天冬、桃仁各30克。

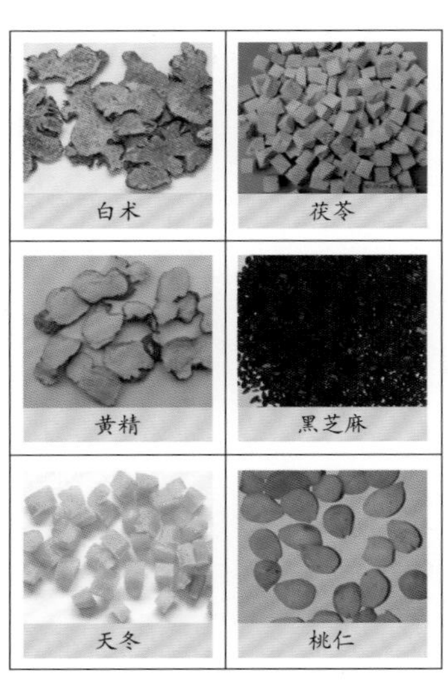

【制法】共研细末，炼蜜为丸；或者作为汤剂，水煎。

【用法】丸剂，每次10克，每日早、晚各1次，用温开水送服；汤剂，每日2次，用量酌减。

【功效】益气血，健脾胃，补肝肾。

【适用】脾胃气虚、肝肾阴血亏损所致形体消瘦、面色不华、头晕眼花、视物模糊、腰膝酸软、耳鸣失聪、须发早白、食欲不振、腹泻便溏，中老年脾胃虚弱、肝肾精血不足等症。

2. 有种痛苦叫“腹泻”，你按揉穴位了吗?

（1）神阙穴

找法：肚脐。

刺激方法：神阙穴用指压法和灸具都不适合，要用电暖宝温灸。将电暖宝隔着内衣贴在穴位上面持续10～12小时。如果是预防腹泻的话，每周1～2回。如果是治疗腹泻的话，每日1次。

（2）腹泻特定穴

找法：脚踝外侧最高处正下方与脚心白色皮肤交接处。两足各一。

刺激方法：用拇指指尖对穴位进行每次3～5秒的垂直按压。进行若干次，

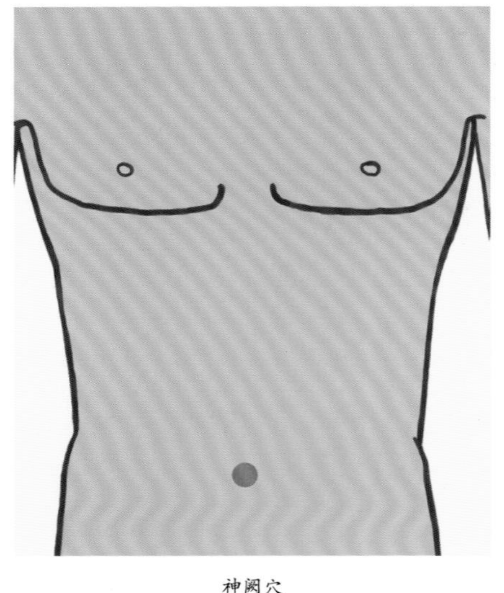

神阙穴

腹泻特定穴

直至症状改善为止。

（3）止泻穴

找法：脐下2寸半处。

刺激方法：用拇指直按稍斜上顶。每次10秒，按压50次，可有效止腹泻。

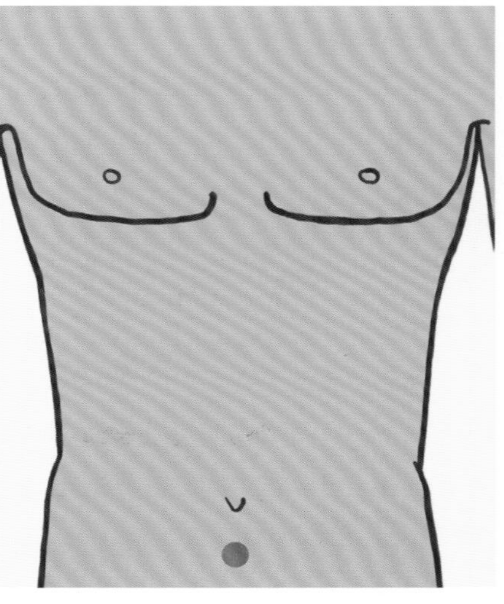

止泻穴

（4）梁丘穴

找法：将膝盖伸展，筋肉凸出的凹陷处即是该穴。用力压一下试试，会有一种震动感。

刺激方法：双手拇指置于梁丘穴上，以重力按揉3～5分钟，腹泻症状就可以缓解。梁丘穴是人体足阳明胃经上的重要穴道之一，具有调整胃肠的功能，尤其能够及时缓解一些突发性疾病，如腹泻等。可以用艾灸在梁丘穴施灸，5分钟后腹泻就会缓解。

（5）水分穴

找法：位于肚脐正上方的一个大拇指宽处，一压此穴，在腹部方向会有疼痛感。

刺激方法：两手的示指（食指）到小指的4指并拢，对齐两手指尖，以指尖按摩腹部，而后以感到舒畅的指压缓慢地加力。每次3分钟，每日2次。可止泻。

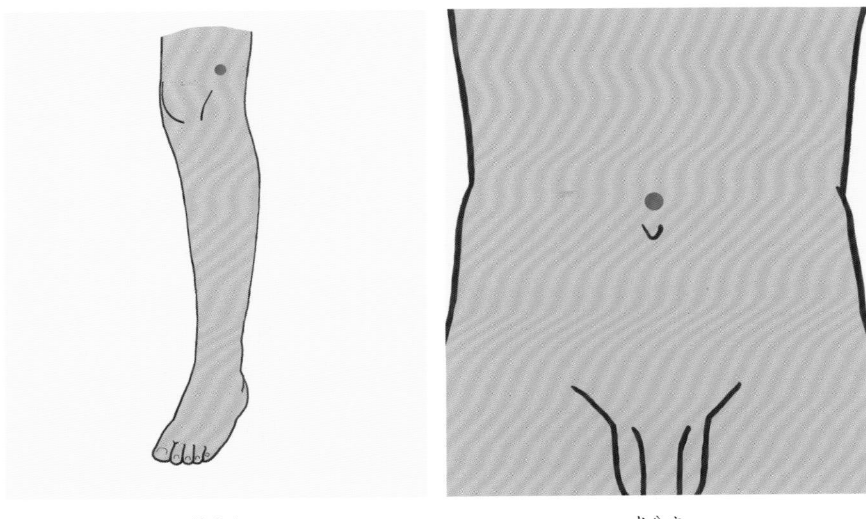

梁丘穴　　水分穴

外揣

本篇要点

1．阐述了使用针刺治病，疗效如以桴击鼓而有声，日月照物而生影，水镜鉴人而现形，也就是“内外相应”的道理。

2．揣测表现于外的声、色，就能够了解人体内脏的病变，以此作为诊断和治疗疾病的依据。

原文译注

原文 黄帝曰：余闻九针九篇，余亲受其调，颇得其意。夫九针者，始于一而终于九，然未得其要道也。夫九针者，小之则无内[①]，大之则无外[②]，深不可为下，高不可为盖，恍惚无穷，流溢无极，余知其合于天道、人事、四时之变也。然余愿杂之毫毛，浑束为一，可乎？岐伯曰：明乎哉问也。非独针道焉，夫治国亦然。

译文

黄帝说：我读过关于九针的九篇文章，并亲自验证了它的规律，也大致领会了其中的道理。九针从第一针开始，到第九针终止，都隐藏了许多深刻的道理，我还没能真正掌握它的要领。可以说是精得不能再精，多得不能再多，深得不能再深，高得不能再高了。它的理论玄妙、庞杂而散漫，与自然、社会和四时变化等都有关联，我想把这复杂如牛毛的论述归纳成一个纲要，不知是否可以？岐伯说：你问得真高明啊！不但针刺的道理如此，就是治理国家，也应如此。

原文 黄帝曰：余愿闻针道，非国事也。岐伯曰：夫治国者，夫惟道焉。非道，何可小大深浅，杂合而为一乎？黄帝曰：愿卒闻之。岐伯曰：日与月焉，水与镜焉，鼓与响焉。夫日月之明，不失其影；水镜之察，不失其形；鼓响之应，不后其声。动摇则应和，尽得其情。

译文

黄帝说：我想听的是针刺的道理，不是谈论国事。岐伯说：治理国家，应该有个总的纲领。如果没有总的纲领，怎么能将大小、深浅各种复杂的事物统一在一起呢？黄帝说：我希望您详尽地讲一下。岐伯说：这可用日和月、水和镜、鼓和响来比喻。日月照耀物体，必定会有物体的影子出现；水和镜可以清楚地反映物体的形态；击鼓时会发出响声，声音和击鼓的动作几乎是同时发生的。凡形影、声响是相应和的，懂得了这些，也就能完全理解针刺的道理了。

原文 黄帝曰：窘[3]乎哉！昭昭之明不可蔽。其不可蔽，不失阴阳也。合而察之，切而验之，见而得之，若清水明镜之不失其形也。五音不彰，五色不明，五脏波荡，若是则内外相袭，若鼓之应桴，响之应声，影之似形。故远者，司外揣内；近者，司内揣外。是谓阴阳[4]之极，天地之盖。请藏之灵兰之室，弗敢使泄也。

译文

黄帝说：这是个深奥难测的问题。日月的光明不可遮蔽，它之所以不可遮蔽，是因为它没有离开阴阳这一天地间的规律。把临床的各种发现综合起来观察，用切诊来查验脉象的变化，用望诊来获知外部的病象，然后用阴阳进行分析归纳，得出结论，就像清水明镜反映物体形象一样的真切。若人的声音沉滞而不响亮，面色晦暗无华，就说明五脏的功能有了异常变动，这就是内外相互影响的道理，就如同以桴击鼓，响声随之而发生，也像影子跟随形体而又与形体相似一样。所以通过观察患者体表的变化，就可测知内脏的变化；检查出内脏的变化，也可以推测显现于外表的证候。这些道理是阴阳理论的精髓，是天地自然的规律。请让我把它珍藏在灵兰之室，不要让它流失。

注释

①小之则无内：形容精妙得不能再精妙了。

②大之则无外：意思是大得不能再大了。

③窘：深奥难测。

④阴阳：这里指自然界的规律。

养生智慧

1. 什么酒可以“赶走”咳嗽?

（1）蜜脂酒

【原料】猪油、茶末各120克，蜂蜜、香油、酒各120毫升。

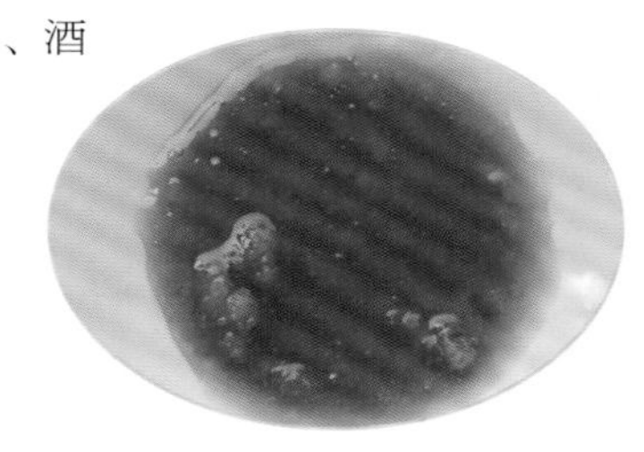
蜂蜜

【制法】同煮成蜜脂酒。

【用法】每日适量，以茶下之。

【功效】止咳平喘。

【适用】寒痰咳嗽。

（2）猪胰酒

【原料】猪胰3具，大枣100枚，酒3000毫升。

【制法】同浸泡，秋冬7日，春夏3日，去渣。

【用法】每次20～30毫升，逐渐加至50毫升。忌盐。

【功效】止咳祛喘。

【适用】久咳上气不瘥。

（3）米腊参酒

【原料】米腊参60克，白酒500毫升。

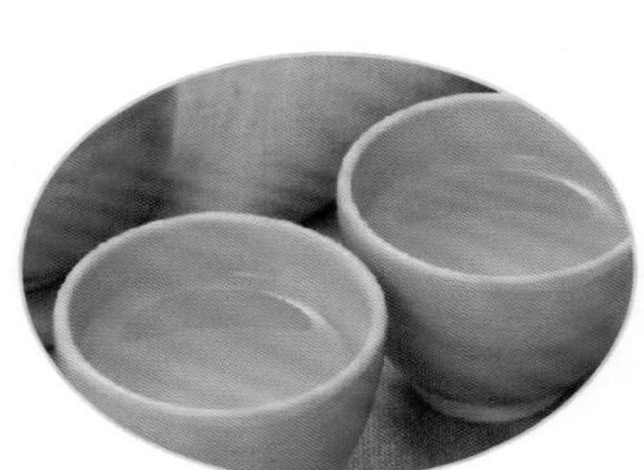
白酒

【制法】共浸泡7日即成。

【用法】每日2次，每次服5～10毫升。

【功效】止咳祛喘。

【适用】咳嗽、哮喘。

（4）李家宰药酒

【原料】桃仁（去皮尖）、苦杏仁（去皮、尖）各500克，芝麻（去皮后炒熟）750克，苍术（去皮）120克，白茯苓、艾叶（揉后去筋）、薄荷、小茴香各9克，好铜钱1枚，荆芥30克，烧酒适量。

【制法】上药同为细末，炼蜜和作一块，将药入烧酒煮2小时，将药煮散，用厚纸裹罐埋土中，7日后取出饮用。

【用法】每次空腹饮1～2小杯。

【功效】止咳祛喘。

【适用】虚寒咳嗽。

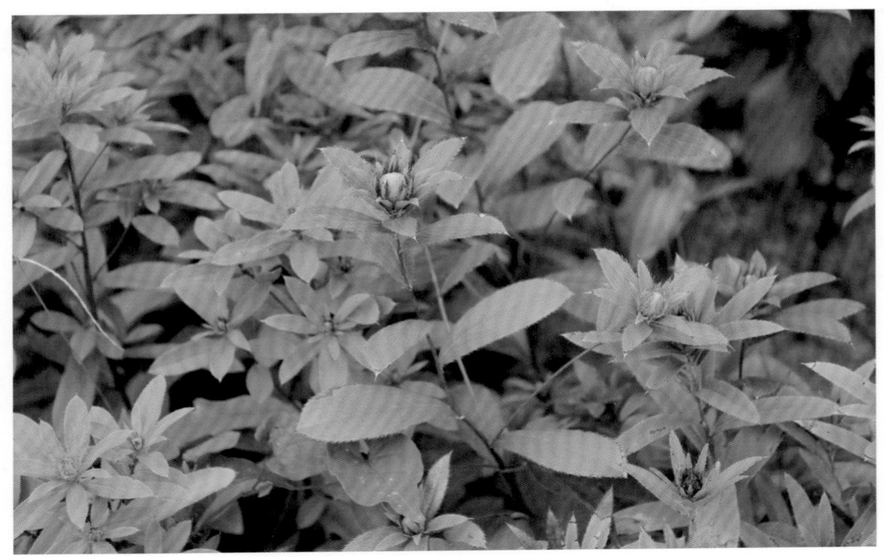

苍术

2. 什么酒能够补肾壮阳?

（1）石燕酒

【原料】石燕270克，醇酒1000毫升。

【制法】将石燕洗净，炒熟，用酒浸泡3日，去渣。

【用法】每晚临睡前饮服60毫升。

【功效】温肾壮阳，添精补髓，益气润肤，暖腰膝，缩小便，御风寒，除瘴气，防瘟疫。

【适用】虚损、阳痿。

（2）海马酒

【原料】海马2只，白酒500毫升。

【制法】将海马浸入白酒内，密封14日后即可。

【用法】每晚临睡前饮服15～20毫升。

【功效】补肾助阳。

【适用】肾之精气久亏，命火衰微引起的阳痿、腰膝酸软等。

（3）万灵至宝仙酒

【原料】淫羊藿150克，当归120克，列当（可以用肉苁蓉代之）、仙茅各

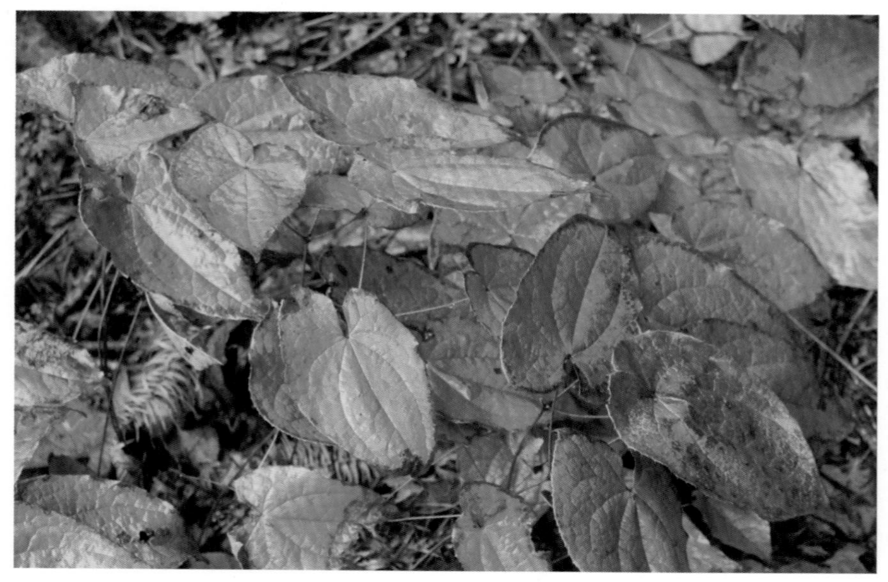

淫羊藿

60克，雄黄、黄柏、知母各30克，白酒3500毫升。

【制法】将上药切碎，与白酒共置瓶内封固，以桑柴文火悬瓶煮6小时，再埋地内3昼夜（去火毒）取出。7日后将药挖出，晒干，研为末，稻米面打为糊丸（梧桐子大）。

【用法】酒药同服，每日早、晚各服药丸30粒，饮服药酒。

【功效】生精血，益肾水，进饮食，助阳补阴，强身健体。

【适用】阳痿、遗精、滑精、白浊、小便淋沥不尽、诸虚百损、五劳七伤、诸风杂证等，还治赤白带下、月经不调、腹冷脐痛、不孕症等。

（4）淫羊藿苁蓉酒

【原料】淫羊藿100克，肉苁蓉50克，白酒（或米酒）1000毫升。

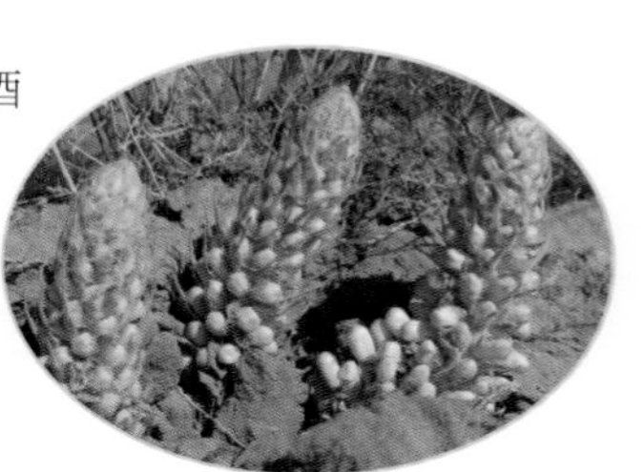

肉苁蓉

【制法】将上药加工捣碎，浸入酒中，封盖，置阴凉处。每日摇晃数下，7日后开封即可。

【用法】每日3次，每次饮服10～15毫升。

【功效】补肾壮阳。

【适用】肾阳虚之阳痿、宫寒不孕、腰膝酸痛等。

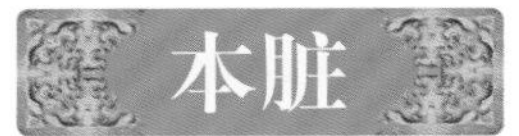

本脏

本篇要点

介绍了五脏、六腑与外在皮肉筋骨等组织器官之间的生理和病理关系。

原文译注

原文 心应脉。皮厚者，脉厚，脉厚者，小肠厚；皮薄者，脉薄，脉薄者，小肠薄。皮缓者，脉缓，脉缓者，小肠大而长；皮薄而脉冲小者，小肠小而短。诸阳经脉皆多纡屈者，小肠结。

译文 心与脉相应，与小肠相合。皮肤厚的人，脉就厚，脉厚的人小肠就厚；皮肤薄的人，脉就薄，脉薄的人小肠就薄。皮肤松弛的人，脉就弛缓，脉弛缓的人小肠就大而长；皮肤薄而脉虚小的人，小肠就小而短。三阳经脉的部位多见弯弯曲曲的血脉的人，小肠就结涩不畅。

原文 脾应肉。肉䐃坚大者，胃厚；肉䐃幺者，胃薄。肉䐃小而幺者，胃不坚；肉䐃不称身者，胃下，胃下者，下管约不利。肉䐃不坚者，胃缓；肉䐃无小里累[①]者，胃急。肉䐃多少里累者，胃结，胃结者，上管约不利也。

译文 脾与肉相应，与胃相合。隆起的肌肉坚实而大的人，胃体就厚；隆起的肌肉瘦小而薄弱的人，胃体就薄。隆起的肌肉瘦小而薄弱的人，胃体就不坚实；隆起的肌肉与身体不相称的人，胃就下垂，胃下垂，则胃下口约束不利。隆起的肌肉不坚实的人则胃弛缓；隆起的肌肉周围没有小颗粒累累相连的人，胃体就紧敛。隆起的肌肉周围有颗粒累累相连的，胃便郁结滞涩，胃干结滞涩则胃上口不能正常约束。

原文 肝应爪。爪厚色黄者，胆厚；爪薄色红者，胆薄。爪坚色青者，胆急；爪濡色赤者，胆缓。爪直色白无约者，胆直；爪恶色黑多纹者，胆结也。

译文

肝与爪相应，与胆相合。爪甲厚实色黄的人，胆厚；爪甲薄弱色红的人，胆薄。爪甲坚硬色青的人，胆紧敛；爪甲濡软色赤的人，胆弛缓。爪甲正常色白无纹理的人，胆气舒畅；爪甲异常色黑多纹理的人，胆气郁结不畅。

原文 肾应骨。密理厚皮者，三焦膀胱厚；粗理薄皮者，三焦膀胱薄。疏腠理者，三焦膀胱缓；皮急而无毫毛者，三焦膀胱急。毫毛美而粗者，三焦膀胱直；稀毫毛者，三焦膀胱结也。

译文

肾与骨相应，与膀胱、三焦相合。皮肤纹理致密厚实的人，三焦与膀胱都厚实；皮肤纹理粗疏薄弱的人，三焦与膀胱都薄弱。皮肤纹理疏松的人，三焦与膀胱弛缓；皮肤紧张而无毫毛的人，三焦与膀胱都紧敛。毫毛美泽而粗的人，三焦与膀胱之气疏畅；毫毛稀疏的人，三焦与膀胱之气都郁结不畅。

注释

①小里累：小颗粒累累无数。

养生智慧

下面这三样宝贝，你是否常吃呢？

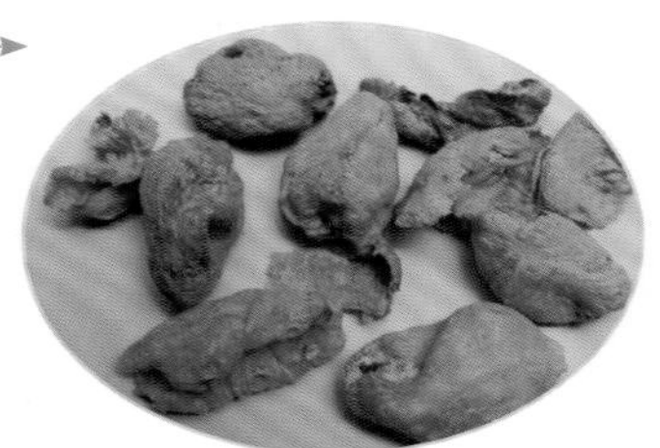
鱼鳔

1. 补肾滋养的法宝——鱼鳔

【别名】鱼胶、鱼肚、白鳔、缍胶。

【性味】性平，味甘。

【功效】补肾益精，滋养筋脉。

【适宜病症】适宜肾虚之滑精遗精、带下者食用；适宜产后血晕者食用；适宜食管癌、胃癌患者食用；适宜脑震荡后遗症者食用；适宜肾亏腰膝酸痛者食用；适宜痔疮患者食用。

【忌用情况】鱼鳔味厚滋腻，胃呆痰多、舌苔厚腻者忌食；感冒未愈者忌食。

2. 益气壮骨的骆驼肉

【性味】性温，味甘。

【功效】益气血，壮筋骨。

【适用】适宜气血不足、营养不良者食用；适宜筋骨软弱无力者食用。

【忌用】诸无所忌。

3. 健脾强壮的山药

【别名】淮山药、薯蓣。

【性味】性平，味甘。

【功效】健脾胃，补肺气，益肾精，滋养强壮。

【适用】适宜一切体虚、病后虚羸、脾胃气虚者食用；适宜慢性脾虚便溏、长期腹泻、食欲不振、神疲倦怠、妇女脾虚带下者食用；适宜肺肾不足所致虚劳咳喘、遗精盗汗、夜尿频多者食用；适宜糖尿病患者口渴、多尿、善饥者长期食用；适宜慢性肾炎及小儿遗尿者食用。

【忌用】诸无所忌。

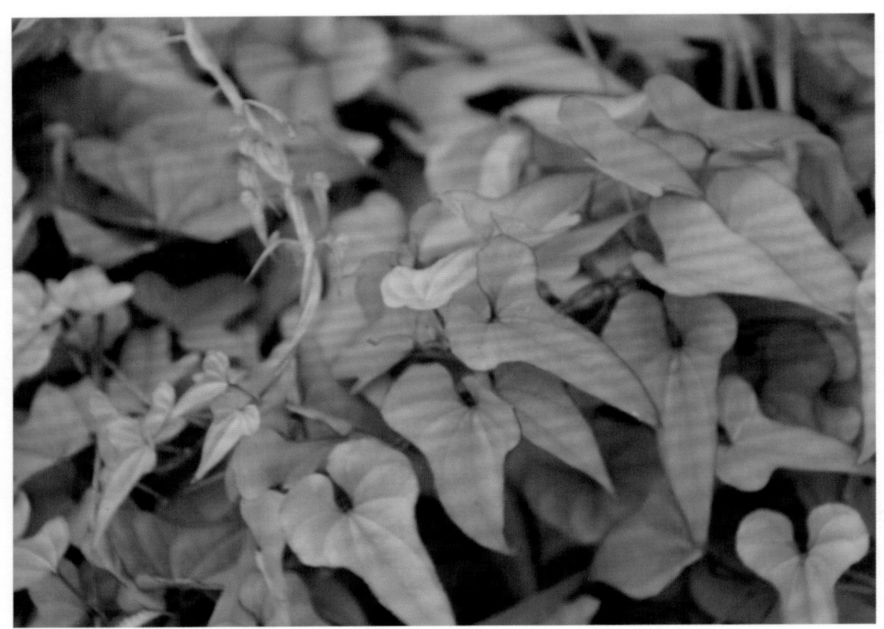

山药

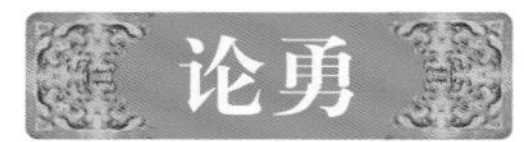

论勇

本篇要点

1. 说明了人体性格的勇敢和怯懦有哪些表现形式。
2. 举例阐述了酒对人的性格与行为造成的影响。

原文译注

原文 黄帝曰：愿闻勇怯之所由然。少俞曰：勇士者，目深以固，长冲直扬，三焦理横，其心端直，其肝大以坚，其胆满以傍。怒则气盛而胸张，肝举而胆横，眦裂而目扬，毛起而面苍，此勇士之由然者也。

译文 黄帝说：我想了解人体性格的勇敢和怯懦，是从哪些方式表现出来的。少俞说：勇敢的人，目光深邃而凝视不动，眉毛宽大长直，皮肤肌腠的纹理是横的，心脏端正，肝脏坚厚，胆汁盛满。在发怒时，气壮盛而胸廓张大，肝气上升而胆气横溢，眼瞪得很大，目光逼射，毛发竖起，面色铁青，这就是勇敢人的表现。

原文 黄帝曰：愿闻怯士之所由然。少俞曰：怯士者，目大而不减，阴阳相失，其焦理纵，髑骬短而小，肝系缓，其胆不满而纵，肠胃挺，胁下空，虽方大怒，气不能满其胸，肝肺虽举，气衰复下，故不能久怒，此怯士之所由然者也。

译文 黄帝问道：性格怯懦的人有什么样的表现呢？少俞回答说：怯懦的人眼睛虽大而不深固，阴阳不协调，皮肤肌腠的纹理纵而不横，胸骨剑突的形态短而小，肝脏薄而软，胆汁也不充满，胆囊松弛，肠胃不强健，弯曲少而直，胁下气机空虚而肝气不能充满，虽值大怒，怒气也不能充满胸中，肝肺之气虽因怒而上举，但不能持久，而怒气很快消失，这就是怯懦人的表现。

原文 黄帝曰：怯士之得酒，怒不避勇士者，何脏使然？少俞曰：酒者，水谷之精，熟谷之液也，其气慓悍。其入于胃中，则胃胀，气上逆，满于胸中，肝浮胆横。当是之时，固比于勇士，气衰则悔。与勇士同类，不知避之，名曰酒悖①也。

译文

黄帝问道：怯懦的人喝了酒以后，当他发怒的时候，也和勇士差不多，这是哪一脏的功能使他这样的呢？少俞回答说：酒是水谷的精华，是谷类经发酵后酿造而成的液汁，其气迅利猛急。当酒液进入胃中以后，胃部胀满，气机上逆，而充满于胸中，使肝气冲动，胆气壮横。当酒醉的时候，他的言谈举止，虽然和勇士差不多，但是当酒气一过，则怯态如故，反而懊悔自己不该那样冲动。这种酒醉以后的言谈举止，看上去像勇士那样的不知避忌，所以称为酒悖。

注　释

①酒悖：因酒而出现的反常表现。

养生智慧

1. 说说那些与咳嗽相匹配的食物

（1）风寒型咳嗽

初期咳嗽痰稀或咳痰白黏，或兼有鼻塞流涕，或兼头痛，舌苔薄白。其饮食宜食用辛温散寒或化痰止咳的食物，忌食生冷黏糯滋腻的食物。

宜食用生姜、葱白、紫苏、香菜、淡豆豉、白萝卜、苦杏仁、金橘、佛手柑、橘饼、橘皮等食物。

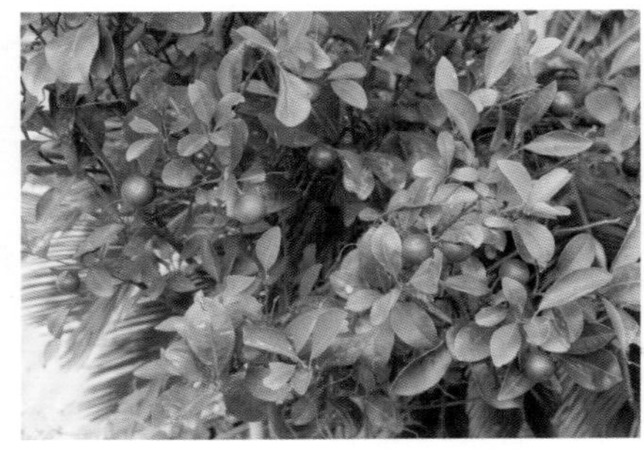

金橘

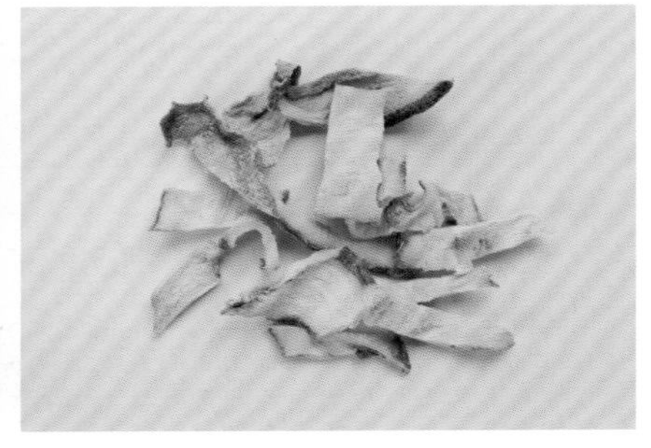

佛手柑

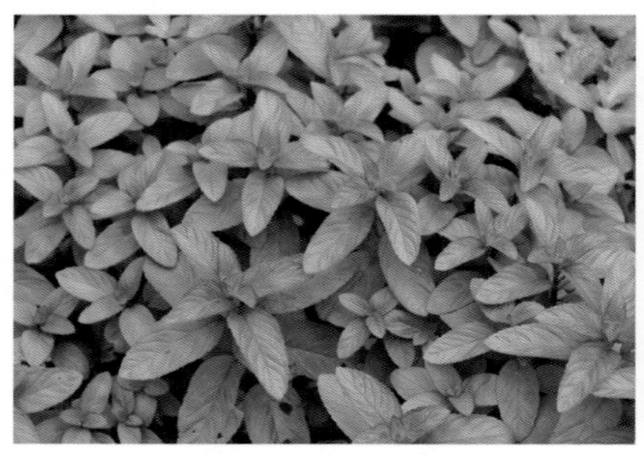
薄荷

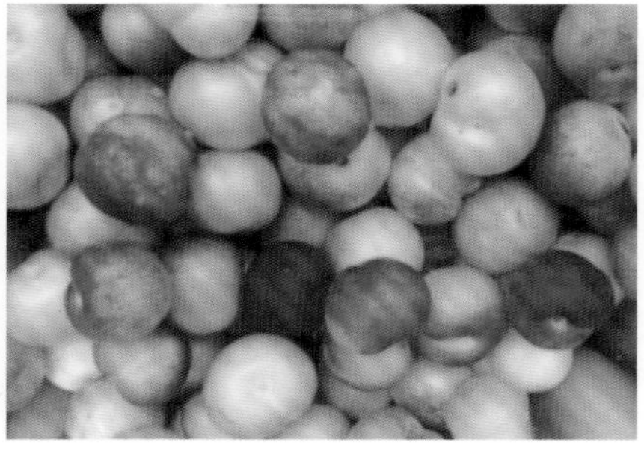
李子

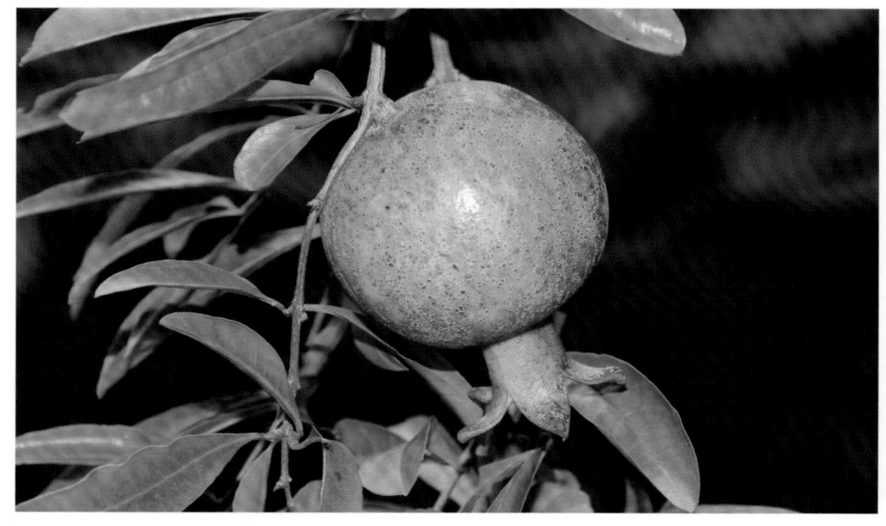
石榴

风寒型咳嗽忌食柿子、百合、薄荷、香蕉、李子、乌梅、石榴、橘子、梨子、蚌肉、螃蟹等。

（2）风热型咳嗽

风热型咳嗽又称“肺热型咳嗽”，咳痰黄稠，咳而不爽，或兼有口渴咽痛，或发热声哑，舌苔薄黄。

此类咳嗽患者宜食用具有清肺化痰止咳作用的食物，如鲤鱼、梨子、罗汉果、柿子、枇杷、无花果、荸荠、萝卜汁、冬瓜、丝瓜、薄荷、胖大海、生藕、竹笋、马兰头、西瓜、鸭蛋、杨桃、发菜、茼蒿、青菜、海藻、紫菜、芦根、海蜇、豆腐、白菊花、金银花等。

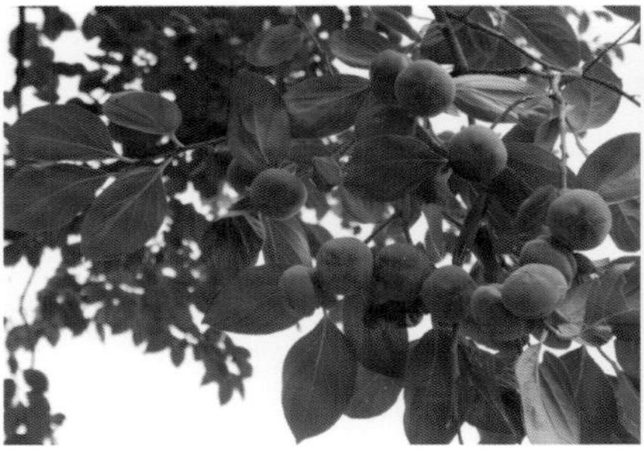

柿子

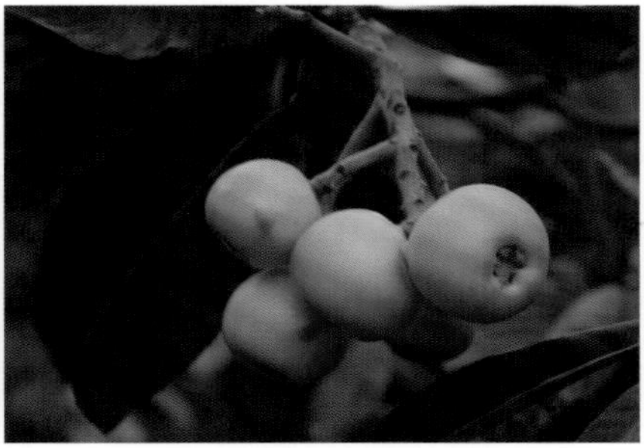

枇杷

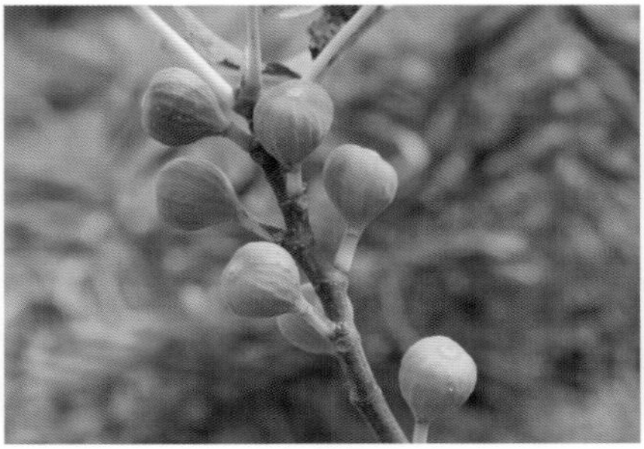

无花果

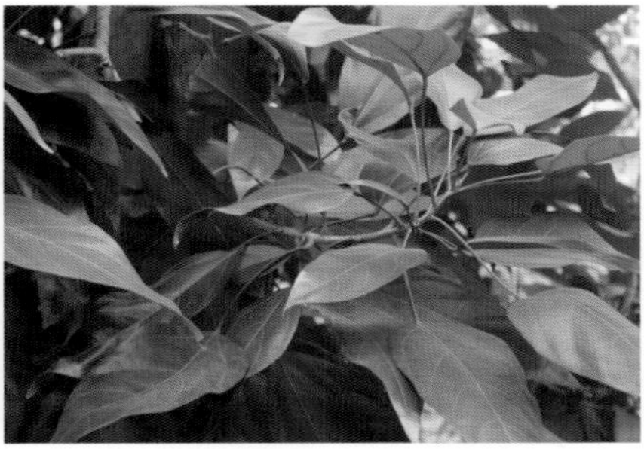

胖大海

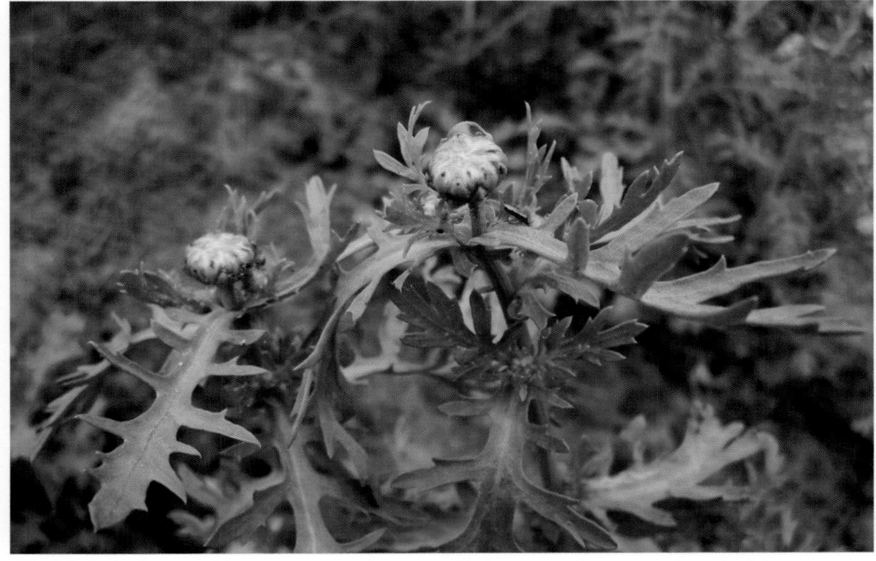

茼蒿

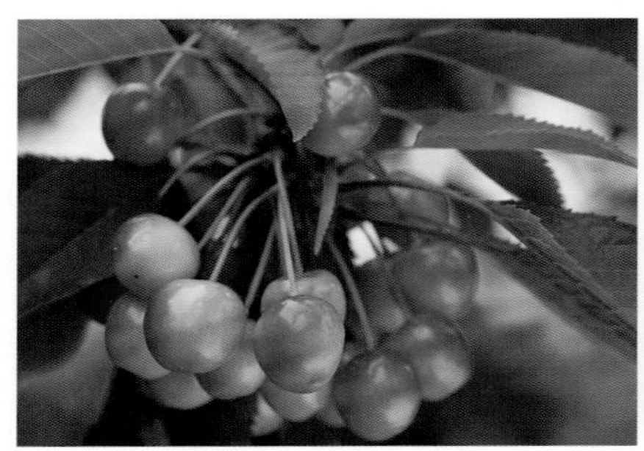
樱桃

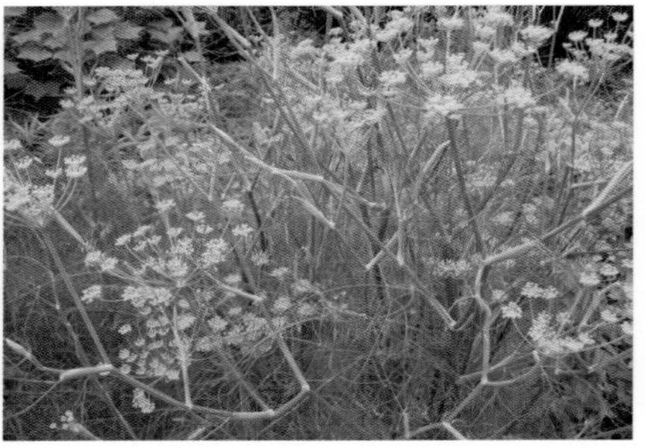
茴香

风热咳嗽或肺热咳嗽者忌食龙眼肉、核桃仁、樱桃、桃、狗肉、桂皮、胡椒、茴香等。

（3）肺燥型咳嗽

干咳无痰，或痰少不容易咳出，或鼻燥咽干，舌苔薄而少津。

燥咳者宜食用具有润肺生津止咳作用的物品，忌食用煎炸温热辛辣的食物。宜食百合、甘蔗、豆浆、蜂蜜、饴糖、白木耳、柿霜、北沙参、海松子、花生、白糖、橄榄、榧子、燕窝、芝麻、黄精、石斛、柿饼、猪肉、阿胶、甜杏仁、鸭肉等。

肺燥型咳嗽者忌食橘皮、橘红、砂仁、生姜、人参等。

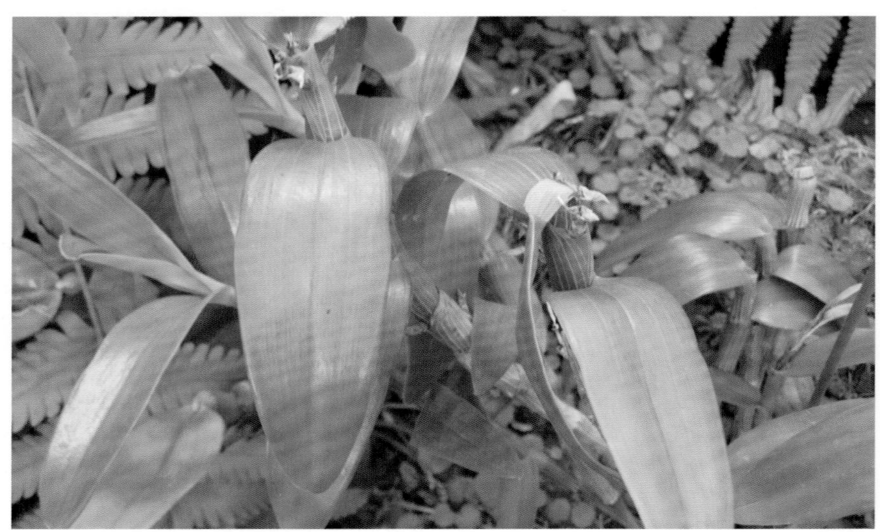
石斛

2. 刺激三大穴位，还你清新口气

（1）合谷穴

找法：位于拇指和示指（食指）之间。当两手指的第1关节的横纹重合时，弯曲的拇指指尖所处部位为合谷穴。两手各一。

刺激方法：用拇指指腹对穴位进行垂直按压3～5秒。重复3～7次。不要过于用力，以感觉舒适为宜。

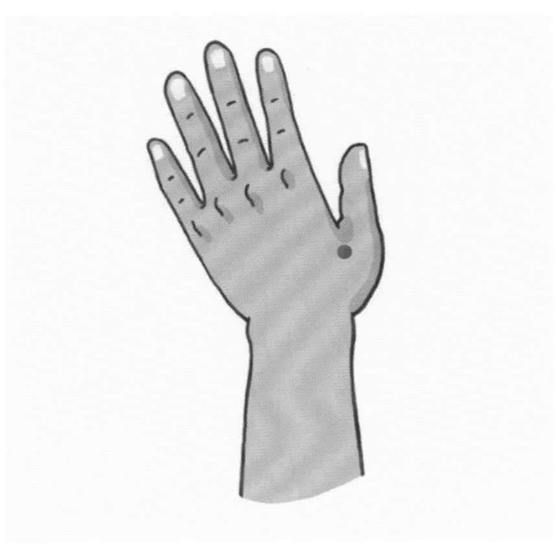

合谷穴

（2）内庭穴

找法：足部第3指和第2指根部之间。两足各一。

刺激方法：用拇指指尖对其进行每次3～5秒的垂直按压，每回3～7次。直至症状缓和为止，强度以感觉舒适为宜。

（3）承浆穴

找法：位于人体的面部，当颏唇沟的正中凹陷处。

刺激方法：双手的中指轻轻按压承浆穴约1分钟，可刺激唾液及消化酶的分泌，消除口气。

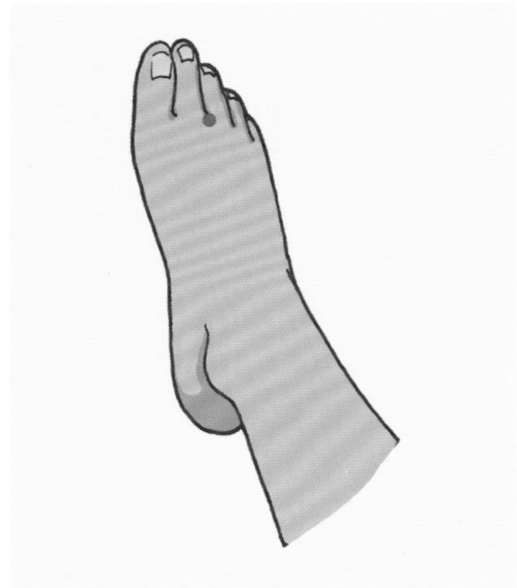

内庭穴

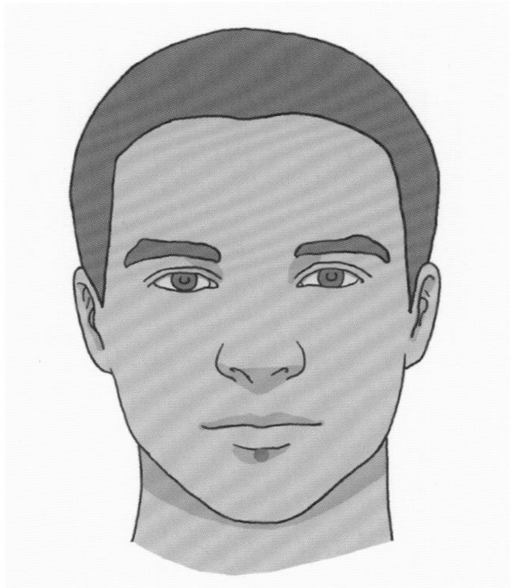

承浆穴

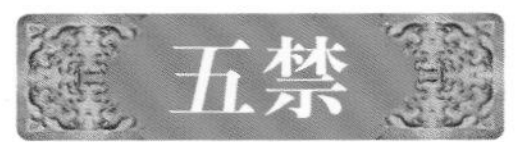

五禁

本篇要点

阐述了五禁、五夺、五过、五逆等针刺宜禁的内容。

原文译注

原文 黄帝问于岐伯曰：余闻刺有五禁，何谓五禁？岐伯曰：禁其不可刺也。黄帝曰：余闻刺有五夺。岐伯曰：无泻其不可夺者也。黄帝曰：余闻刺有五过。岐伯曰：补泻无过其度。黄帝曰：余闻刺有五逆。岐伯曰：病与脉相逆，命曰五逆。黄帝曰：余闻刺有九宜。岐伯曰：明知九针之论，是谓九宜。

译文 黄帝向岐伯问道：我听说针刺有五禁，什么称五禁呢？岐伯回答说：五禁就是不可进行针刺的时日。黄帝说：我听说针刺有五夺。岐伯回答说：五夺就是在气血虚衰、元气大虚时，不能施行泻法针刺。黄帝说：我听说针刺有五过。岐伯回答说：五过是说在用针刺施行补泻时，不能超过常度，超常则为过。黄帝说：我听说针刺有五逆。岐伯回答说：五逆是指疾病与脉象相反的五种情况。黄帝说：我听说针刺有九宜。岐伯回答说：明确了解九针的理论，并能灵活恰当地应用，就叫作九宜。

原文 黄帝曰：何谓五禁？愿闻其不可刺之时。岐伯曰：甲乙日自乘[①]，无刺头，无发蒙[②]于耳内。丙丁日自乘，无振埃[③]于肩喉廉泉。戊己日自乘四季，无刺腹去爪[④]泻水。庚辛日自乘，无刺关节于股膝。壬癸日自乘，无刺足胫。是谓五禁。

译文 黄帝问道：什么称五禁？我想知道不可施行针刺的时日。岐伯回答说：天干应于人身，甲乙日应头，所以遇到甲乙日时，不能刺头部的腧穴，也不用发蒙的针法刺耳内。丙丁日应肩、喉，所以遇到丙丁日时，不能用振埃的针法刺肩、喉及廉泉穴。戊己日应手足四肢，所以遇到戊己日时，不能深刺腹部和用去爪的针法泻水。庚辛日应股膝，所以遇到庚辛日时，不能针刺股膝部的穴位。壬癸日应足胫，所以遇到壬癸日时，不能针刺足胫部的穴位。这就是所谓的针刺五禁。

原文 黄帝曰：何谓五夺？岐伯曰：形肉已夺，是一夺也；大夺血之后，是二夺也；大汗出之后，是三夺也；大泄之后，是四夺也；新产及大血之后，是五夺也。此皆不可泻。

译文

黄帝问道：什么称五夺？岐伯回答说：形体消瘦、肌肉陷下，是一夺；大失血之后，是二夺；大汗出后，是三夺；大泄泻之后，是四夺；新生产后，或大出血后，是五夺。五夺都是元气大虚，不可再用泻法治疗。

原文 黄帝曰：何谓五逆？岐伯曰：热病脉静，汗已出，脉盛躁，是一逆也；病泄，脉洪大，是二逆也；著痹不移，䐃肉破，身热，脉偏绝，是三逆也；淫而夺形、身热，色夭然白，及后下血衃，血衃笃重，是谓四逆也；寒热夺形，脉坚搏，是谓五逆也。

译文

黄帝问道：什么称五逆？岐伯回答说：热性病反见脉象静，汗出后，脉反见躁动之象，此为脉征相反，是一逆；患泄泻的患者，脉象反见脉洪大，是二逆；身患痹病疼痛不移，肉消瘦，身热，一侧脉搏难以摸到，是三逆；淫欲过度，耗竭阴液，形体消瘦，身热，肤色苍白以及大便下血块，出血严重，是四逆；大患寒热，导致形体消瘦，脉坚搏，是五逆。

注 释

①自乘：义为天干值日。人身某一部位每日都能逢到一个值日的天干。

②发蒙：治疗头面耳目疾病的一种刺法。

③振埃：治疗喘咳胸满等病的一种刺法。

④去爪：治疗关节等四肢疾病，以及阴囊水肿的一种刺法。

养生智慧

1. 治疗偏头痛的四大秘汤

（1）颅宁汤

【原料】当归、生地黄各15克，白芍20克，白芷、防风、蝉蜕、川芎、柴胡、甘草各10克。

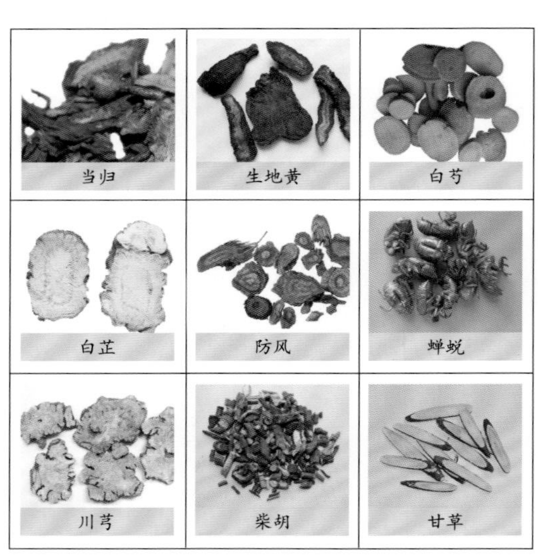

【制法】水煎2次，混合两煎汁。

【用法】每日1剂，分2次服。14日为1个疗程。

【功效】养血补血，活血化瘀，柔肝解郁，祛风散邪。

【适用】偏头痛。

（2）柴胡细辛汤

【原料】柴胡、当归、泽兰、川芎、制半夏、土鳖虫、丹参各10克，细辛、黄连、薄荷（后下）各6克。

【制法】水煎2次，混合两煎汁。

【用法】每日1剂，隔4小时服1次。

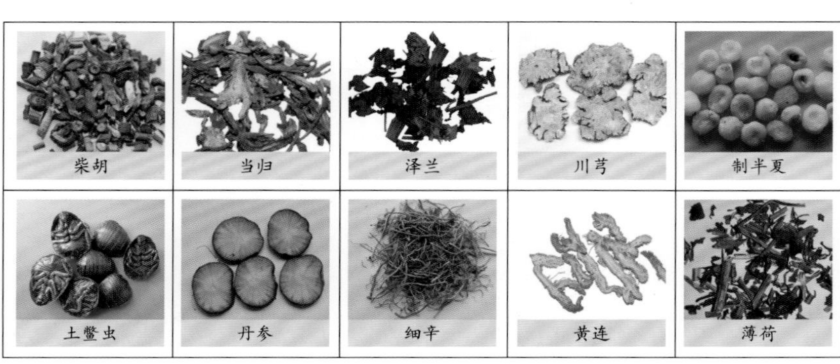

【功效】补血活血，化瘀逐风，清热燥湿。

【适用】偏头痛。

（3）葛根二白汤

【原料】葛根30克，白芍20克，柴胡、钩藤（后下）各15克，白芷、川芎、土鳖虫各10克。

【制法】水煎2次，混合煎汁。

【用法】每日1剂，上、下午分服。12日为1个疗程。

【功效】祛风平肝，活血通络。

【适用】偏头痛。

（4）地肤子川芎汤

【原料】地肤子50克，川芎、菊花各15克。

【制法】水煎，取汁。

【用法】每日1剂，口服。

【功效】清头明目，散瘀止痛。

【适用】偏头痛。

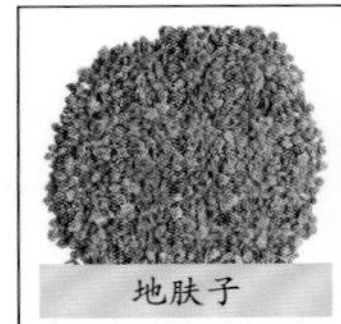
地肤子

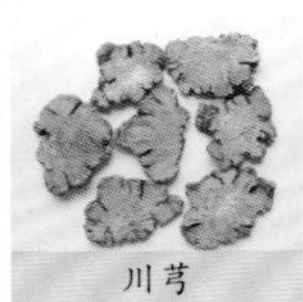
川芎

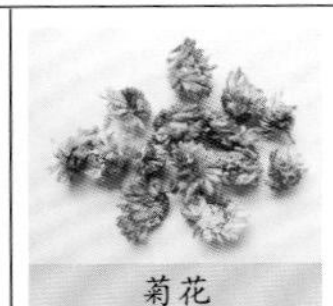
菊花

2. 得了急性淋巴结炎，4种汤不可少

（1）颌下淋巴汤

【原料】蒲公英24克，芦根、玄参各10克，桔梗、青蒿、白芷各6克，黄药子、贝母各3克，夏枯草15克。

【制法】加水1000毫升煎至600毫升。

【用法】每日1剂，分4次服。

【功效】疏风清热，化痰消肿。

【适用】幼儿急性颌下淋巴结炎。

（2）消痈汤

【原料】金银花15克，防风、白芷、天花粉、炙穿山甲、皂角刺、当归尾各9克，赤芍、陈皮各12克，乳香、没药、贝母、甘草各6克。

【制法】水煎，取汁。

【用法】每日1剂，分2次服；将药渣捣烂，蜂蜜

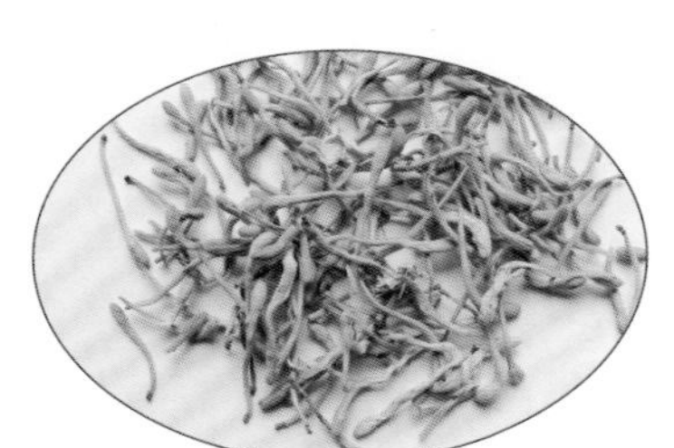
金银花

调敷患部。7日1个疗程，连续治疗1～3个疗程。

【功效】清热解毒，消肿排脓，活血止痛。

【适用】面颈部慢性淋巴结炎。

（3）解毒散结汤

【原料】蒲公英、金银花、夏枯草各15克，连翘、当归各10克，皂角刺、全蝎各3克，玄参、板蓝根各8克，没药5克，僵蚕、炮穿山甲各6克。

【制法】水煎，取汁。

【用法】每日1剂，分2次凉服。

【功效】清热解毒，散结活血。

【适用】急性化脓性颌下淋巴结炎。

（4）加减海藻玉壶汤

【原料】海藻、金银花、连翘、昆布各15克，丹参、黄芩、生地黄、浙贝母各9克，夏枯草12克，穿山甲、青皮、皂角刺各6克，天花粉30克。

【制法】水煎，取汁。

【用法】每日1剂，分2次服，1周1个疗程。小儿剂量酌减。

【功效】泻火解毒，理气化痰，软坚散结，活血通络。

【适用】急性淋巴结炎。

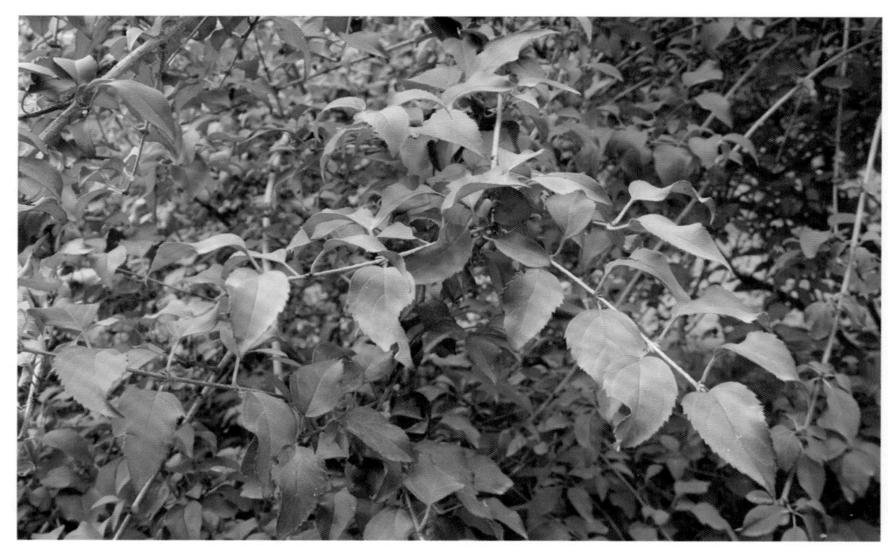

连翘

卫气行

本篇要点

阐述了卫气的运行及其出入的会合之处是怎样的?

原文译注

原文 黄帝问于岐伯曰:愿闻卫气之行,出入之合,何如?岐伯曰:岁有十二月,日有十二辰,子午为经,卯酉为纬。天周二十八宿,而一面七星,四七二十八星。房昴为纬,虚张为经。是故房至毕为阳,昴至心为阴。阳主昼,阴主夜,故卫气之行,一日一夜五十周于身,昼日行于阳二十五周,夜行于阴二十五周,周于五脏[①]。

译文

黄帝向岐伯问道:我想要了解一下卫气的运行及其出入的会合之处是怎样的。岐伯回答说:一年之中有12个月,一日之中有12时。在十二支中,子位为北,午位为南,相对而成纵向之经线;卯位为东,酉位为西,相对而成横向之纬线。在一周天共有28个星座,东南西北每一方各为7星,四七共28星。在28星之中,房宿居东,昴宿居西,相对而成横向之纬线;虚宿居北,张宿居南,相对而成纵向之经线。因此,有房宿至毕宿凡十四宿均位南方,时应白昼,为阳;自昴宿至心宿凡十四宿均位北方,时应黑夜,为阴。由于阳主白昼,阴主黑夜,所以卫气的运行,在一个昼夜间循环全身50周,其中白昼循行在阳分25周,夜间循行在阴分25周,也就是在五脏间循行25周。

原文 是故平旦阴尽,阳气出于目。目张[②]则气上行于头,循项下足太阳,循背下至小趾之端。其散者,别于目锐眦,下手太阳,下至手小指之间外侧。其散者,别于目锐眦,下足少阳,注小趾次趾之间。以上循手少阳之分侧,下至小指之间。别者以上至耳前,合于颔脉,注足阳明,以下行至跗上,入五趾之间。其散者，从耳下下手阳明，入大指之间，入掌中。其至于足也，入足心，出内踝，下行阴分，复合于目，故为一周。

译文

因此，在清晨之时，卫气循行于阴分已经终结，于是，卫气出于目内眦的睛明穴，并从此处开始在阳分的循行。每当清晨之时人刚刚睁开眼睛，卫气就由目内眦向上循行到头部，再经项部沿着足太阳膀胱经下行，经过背部向下到达足小趾的顶端。这其中散行的部分则从目外眦分出，向下沿着手太阳小肠经循行，最终到达手小指的外侧端。另一部分散行的卫气也是从目外眦分出，一面向下沿着足少阳胆经循行，注入足小指和足第四趾之间，一面向上沿着手少阳小肠经的分部循行，向下到达手小指和手第四指之间。更有别行的卫气向上到达耳前，与颔部的经脉相会合，注入足阳明胃经，然后沿经下行，到达足背，再循行到足第二趾和足第三趾之间，其中散行的部分则从耳部下行，沿手阳明经循行到手大指和示指（食指）之间。凡卫气循行到手部的都由掌中入于阴分，循行到足部的都入于足心，再出内踝，然后入于阴分，最后再由阴分上合于目，因此说，卫气循行是一个循环的周期。

注 释

①周于五脏：也就是在五脏间循行二十五周。

②张：睁开。

养生智慧

1. 打嗝了，多按揉这四大穴位

（1）天突穴

找法：在左右锁骨内侧边缘处有个大凹陷，天突穴就在这个凹处的正中央。

刺激方法：以示指（食指）或中指的第一关节（靠近指尖的关节）和第二关节弯曲呈钓钩状，指端按住穴道，朝臀部方向，向斜下方压下。以适当的强度压此穴，打嗝就会止住。

（2）合谷穴

找法：位置在大拇指和示指的虎口间。

刺激方法：指压时应朝小指方向用力，而并非垂直手背直上直下地按压，2分钟为宜。这样才能更好地发挥此穴位的疗效。可以止住打嗝。

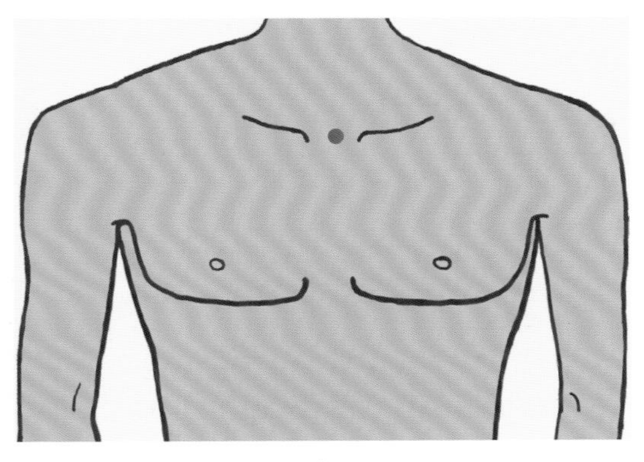

天突穴

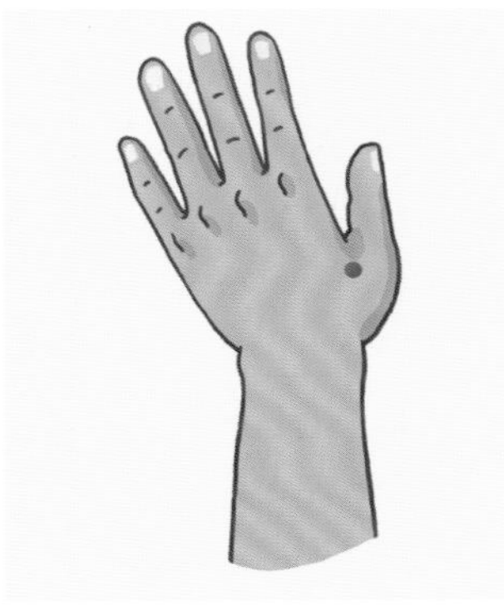

合谷穴

（3）内关穴

找法：位于手腕内侧6~7厘米处，即第一横纹下约2横指的距离。

刺激方法：拇指按压3分钟，其止打嗝的效果也比较好。

（4）少商穴

找法：拇指指甲靠大指外侧，指甲对角线延长0.1寸处。

刺激方法：在打嗝发作时，用拇指和示指（食指）紧压少商穴，使酸痛感持续半分钟，打嗝即可停止。

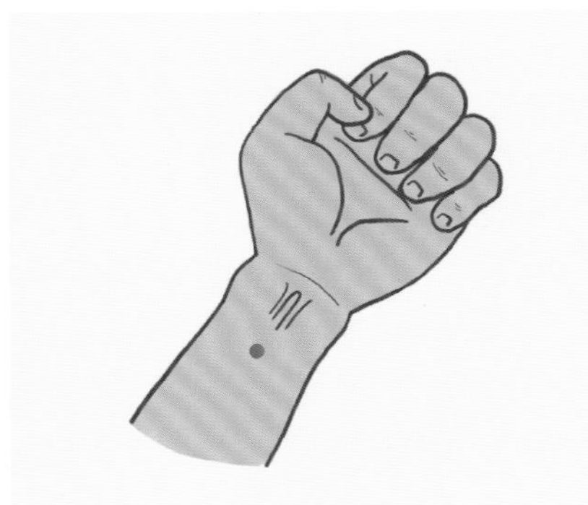

内关穴

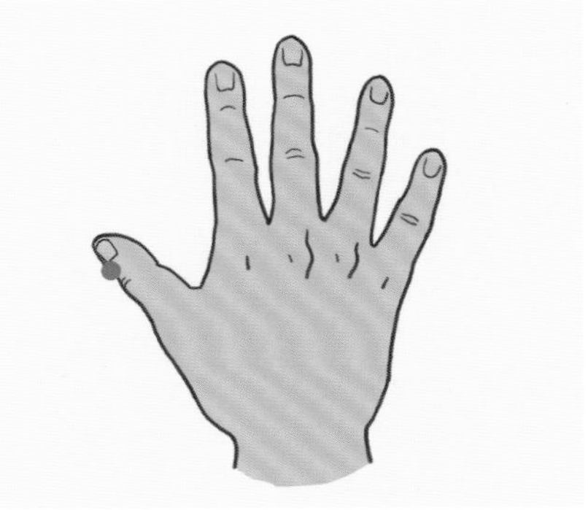

少商穴

2. 气虚体弱者应避开的两样食物

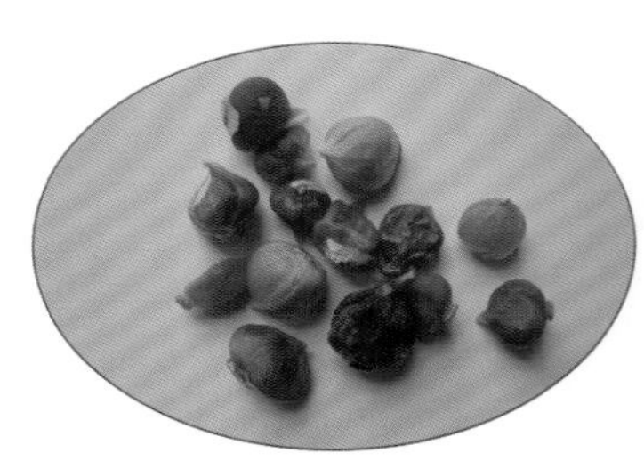
薤白

（1）薤白

【别名】小蒜、薤白头、野蒜。

【性味】性温，味苦辛。

【功效】理气宽胸，散结定痛。

【适用】适宜冠心病、心绞痛、胸闷不舒者食用；适宜急（慢）性肠炎、痢疾、小儿疳痢者食用。

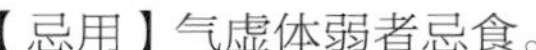

【忌用】气虚体弱者忌食。

（2）萝卜叶

【别名】萝卜缨、莱菔叶。

【性味】性平，味辛苦。

【功效】消食，理气，通乳。

【适宜病症】适宜饮食过饱、胸膈痞满作呃、食积不消之人食用；适宜妇女乳肿或产后乳汁不通者食用；适宜中暑发痧、腹痛腹泻、急性胃肠炎时食用；适宜人参滥用综合征者食用。

【忌用】凡体质虚弱、气血不足者忌食。在服用人参、西洋参时忌食。

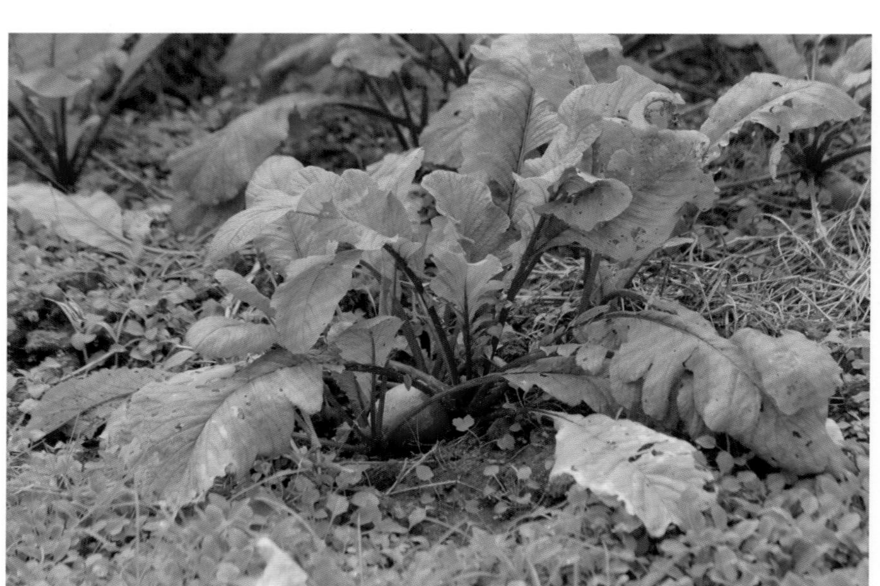
萝卜

图书在版编目（C I P）数据

黄帝内经养生彩色图鉴 / 谢宇主编. -- 长沙 : 湖南科学技术出版社, 2017.9
(中医经典养生文库)
ISBN 978-7-5357-9377-5

Ⅰ. ①黄… Ⅱ. ①谢… Ⅲ. ①《内经》—养生(中医)—图集 Ⅳ. ①R221-64

中国版本图书馆 CIP 数据核字(2017)第 163627 号

中医经典养生文库
HUANGDI NEIJING YANGSHENG CAISE TUJIAN
黄帝内经养生彩色图鉴
主　　编：谢　宇
责任编辑：李　忠
出版发行：湖南科学技术出版社
社　　址：长沙市湘雅路 276 号
网　　址：http://www.hnstp.com
湖南科学技术出版社天猫旗舰店网址：
　　　　http://hnkjcbs.tmall.com
印　　刷：长沙超峰印刷有限公司
　　　　（印装质量问题请直接与本厂联系）
厂　　址：长沙市金洲新区泉洲北路 100 号
邮　　编：410600
版　　次：2017 年 9 月第 1 版第 1 次
开　　本：880mm×1230mm　1/32
印　　张：16
书　　号：ISBN 978-7-5357-9377-5
定　　价：58.00 元